Consensus on Clinical Use of Vitamin and Mineral Supplements

维生素矿物质补充剂
临床应用专家共识

中华医学会　编著

陈君石　周建烈　主编

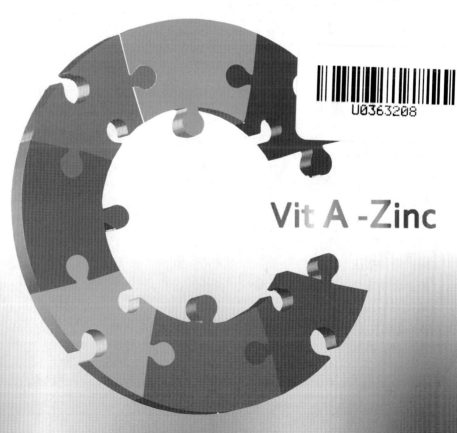

Vit A -Zinc

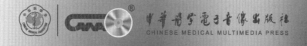

中华医学电子音像出版社
CHINESE MEDICAL MULTIMEDIA PRESS

图书在版编目（CIP）数据

维生素矿物质补充剂临床应用专家共识 / 陈君石，周建烈主编. —北京：中华医学电子音像出版社，2022.1
ISBN 978-7-83005-209-6

Ⅰ.①维… Ⅱ.①陈… ②周… Ⅲ.①维生素 - 营养学 - 基本知识 ②微量元素 - 营养学 - 基本知识 Ⅳ.① R151.2

中国版本图书馆 CIP 数据核字（2020）第 059049 号

维生素矿物质补充剂临床应用专家共识
WEISHENGSU KUANGWUZHI BUCHONGJI LINCHUANG YINGYONG ZHUANJIA GONGSHI

主　　编：陈君石　　周建烈
封面设计：盛佳韵
策划编辑：裴燕
责任编辑：裴燕
校　　对：朱士军
责任印刷：李振坤
出版发行：中华医学电子音像出版社
通信地址：北京市西城区东河沿街 69 号中华医学会 610 室
邮　　编：100052
E - mail：cma-cmc@cma.org.cn
购书热线：010-51322677
经　　销：新华书店
印　　刷：廊坊市佳艺印务有限公司
开　　本：787 mm×1092 mm　1/16
印　　张：20.5
字　　数：476 千字
版　　次：2022 年 1 月第 1 版　　2024 年 1 月第 2 次印刷
定　　价：60.00 元

内 容 提 要

本书由中华医学会组织多位临床医学、营养和循证医学专家共同编写，全书共26章，主要介绍了水溶性维生素、脂溶性维生素、常量元素、微量元素的化学结构、膳食摄入量、主要用途和安全性，重点对膳食补充剂应用观点，维生素D、维生素K健康效应观点，营养素性佝偻病管理全球共识，维生素与疾病的关系，以及儿童、孕妇、中老年人补充维生素和矿物质的健康效应做了详细阐述，集权威性、指导性、实用性于一体，可作为临床医师指导患者和公众服用维生素矿物质补充剂的参考书。

徐　峰　沈阳药科大学药理系

徐　苓　北京协和医院妇产科

薛　琨　复旦大学公共卫生学院营养与食品卫生学教研室

杨晓光　中国疾病预防控制中心营养与食品安全所

于　康　北京协和医院临床营养科

郁　琦　北京协和医院妇产科

翟凤英　中国疾病预防控制中心营养与食品安全所

张博恒　复旦大学循证医学中心 / 临床流行病学培训中心

张萌萌　《中国骨质疏松杂志》

赵家良　北京协和医院眼科

周建烈　医学博士，"今日维生素 K_2"网站，"今日维生素 D"网站

前　言

　　维生素和矿物质是人体不可缺少的营养素。许多维生素和矿物质是维系生命活动功能蛋白的组成部分，是机体赖以正常运行必不可少的营养成分。常见的维生素有脂溶性维生素和水溶性维生素，矿物质又分为常量元素和微量元素。人体每天只需要少量的维生素和矿物质，多样化的平衡饮食通常能提供足够的维生素和矿物质。然而，有些人可能需要服用营养素补充剂纠正某些维生素或矿物质的不足。特别是孕妇、哺乳期妇女、老年人、节食者、减肥者、素食者、月经过多的妇女、对特定食物过敏者、吸收不良者（如腹泻、腹腔疾病或胰腺炎患者）、饮酒量多者、吸烟者等。由于许多维生素由肠道菌群合成，目前部分食物污染可能导致肠道菌群异常，因而使肠道菌群合成维生素的能力下降，以至不能满足正常机体需要而患病。

　　维生素和矿物质在临床上的应用已有很长的历史，如消化不良用复合维生素 B，口腔溃疡用维生素 B_2，骨质疏松用钙和维生素 D 等。然而，随着营养科学的发展，有些经典的维生素和矿物质被发现具有新的功能，如维生素 K_2 能够防治骨质疏松和血管钙化，叶酸能预防出生缺陷 - 神经管畸形，维生素 D 具有许多骨骼和非骨骼健康效应等。研究还表明，许多慢性疾病（癌症、冠心病、糖尿病、白内障等）的发生和发展与体内活性自由基过多有关，从而开始用抗氧化维生素（如维生素 C、维生素 E、β- 胡萝卜素）和微量元素（如硒等）提高机体抗氧化能力。总之，现已证明维生素和矿物质在临床辅助治疗方面已显现出相当广泛的用途，而且还会有新的研究发现。

　　为了推动和引导维生素和矿物质在临床的正确使用，在中华医学会的领导下，2009年我们曾组织内分泌科、消化内科、眼科、骨质疏松科、神经内科、妇产科、肿瘤科、皮肤科和儿科 9 个临床科室的著名临床医学专家和中国营养学会的著名营养学家合作，编写了《维生素矿物质补充剂在疾病防治中的临床应用：专家共识》，按照临床科室的各种疾病编写，介绍其流行病学和维生素、矿物质补充剂防治疾病的临床医学证据。

　　十多年来，我们很高兴地看到中国临床医师发表了很多有关维生素、矿物质临床研究的论文，推动了国内外维生素矿物质补充剂临床应用的研究。现在我们再次组织营养学家、临床医学专家和循证医学专家编写《维生素矿物质补充剂临床应用专家共识》，补充了国外学术权威机构（美国医学科学院、欧盟食品科学委员会、英国维生素矿物质专家组、美国营养责任理事会、欧洲食品安全局等）对补充维生素和矿物质安全性的观点；解读了美国卫生研究院膳食补充剂办公室对膳食补充剂应用的观点和相关的"常见问题解答"，特别介绍了美国膳食补充剂办公室对维生素 D 和维生素 K 健康效应的观点，以及美国药典委员会对维生素 K_2（MK-7）安全性和有效性的评价；综述了补充钙和维生素 D 防治骨质疏松症的全球临床指南，以及营养性佝偻病预防和管理建议的全球共识。同时，更新了一些比较成熟的维生素和矿物质临床应用的研究成果和专家共识，并且标记证据级别和推荐强度，供临床医师指导患者和一般公众服用维生素矿物质补充剂时参考。

对于人体需要的维生素和矿物质，我们认为，健康人首先应该通过正常膳食达到中国营养学会制定的维生素和矿物质的推荐摄入量，满足机体基本营养需要。如果考虑当今社会生活节奏比较快，难以做到膳食多样和平衡，则可从预防出发，每天合理服用多种维生素矿物质补充剂，但是，在处于特殊生理时期（如儿童生长发育期、妇女妊娠和哺乳期、老年期）、胃肠道吸收功能较差或处于疾病状态时，则需要根据医嘱服用维生素和矿物质。本书在编写时，我们引用了《中国居民膳食营养素参考摄入量（2013版）》和我们主编的《维生素矿物质补充剂在疾病防治中的临床应用：专家共识》等资料，在此，对中国营养学会和出版单位深表感谢。

最后须告知读者，本书所引用的大量国内外文献资料中，可能有观点和结果不一致的情况，我们只是想让读者了解实际存在的不同观点，证据级别和推荐强度也仅供参考。读者在实际使用维生素和矿物质时，必须注意附录 A 中国营养学会制定的《中国居民膳食营养素参考摄入量》2013 修订版，特别应该按照推荐摄入量（RNI）摄入，关注可耐受最高摄入量（UL）。注意附录 C、附录 D 的常量元素、微量元素和维生素的功能、来源和过量摄入的不良反应，以及发现剂量可疑之处查阅原始文献，再结合具体情况，与你的保健医师协商后参考使用。

受编者水平和时间所限，对书中的不足或疏漏错误之处，祈望同行和读者不吝指出，以便再版时修改。

中国工程院院士　陈君石

医学博士　周建烈

2021 年 6 月

目 录

第一篇 总 论

第二篇 权威观点与专家共识

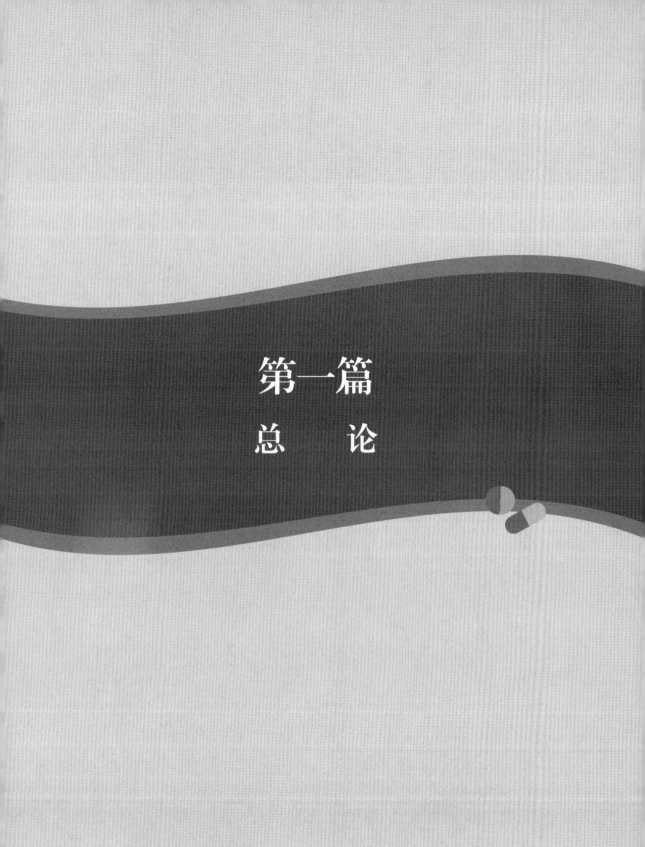

第一篇
总　　论

第1章 水溶性维生素

第一节 维生素 B_1

【化学结构】

维生素 B_1（硫胺素）是一种对热和酸相对稳定的水溶性化合物，由 1 个嘧啶环和 1 个噻唑核通过亚甲基桥连接而成（图 1-1）。硫胺素衍生物包括单磷酸酯、焦磷酸酯和三磷酸酯形式以及合成的盐酸盐和水溶性稍差的单硝酸盐形式。

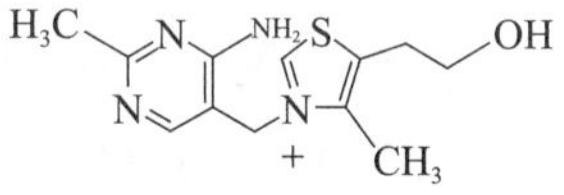

$$H_3C \quad NH_2 \quad S \quad OH$$
$$N \quad N \quad + \quad CH_3$$

图 1-1 维生素 B_1 分子结构式

【膳食参考摄入量】

1. 成人推荐摄入量（RNI） 男性 1.4 mg/d，女性 1.2 mg/d（其余各年龄段见附录 A）。

2. 成人可耐受最高摄入量（UL） 50 mg/d（中国营养学会尚未设立该值）。

3. 无毒副反应水平（NOAEL） 50 mg/d（中国营养学会尚未设立该值）。

4. 最低毒副反应水平（LOAEL） 尚未确定。

【主要用途】

防治维生素 B_1 缺乏病、神经炎、心肌炎、消化不良、感染、发热、甲状腺功能亢进症、充血性心力衰竭、营养支持。

【其他用途】

艾滋病营养支持、阿尔茨海默病、癫痫、口腔溃疡、糖尿病。

【安全性】

口服维生素 B_1（硫胺素）补充剂的历史悠久，经常服用几倍于推荐摄入量亦无不良反应，口服维生素 B_1 几乎是无毒的。事实上，即便服用几百毫克的剂量，也没有任何口服硫胺素的不良反应报告，过敏反应罕见，唯一发生在肠外营养时接受硫胺素的患者。这些反应与口服摄取的安全性没有明显的相关性，可能与注射器具有关。当摄入量达到 5 mg 时，硫胺素吸收率迅速下降。这一限度已被列为口服硫胺素可能没有毒性的解释。硫胺素几乎没有不良反应，除了重复每天静脉注射硫胺素 100 mg 罕见过敏反应以外，这与硫胺素本身毒性很低有关。

【权威观点】

1. 美国医学科学院（IOM） 美国 IOM 尚未确定人或动物口服硫胺素的 LOAEL。由于口服硫铵素没有不良反应，因此，不能确定 LOAEL 或特定的 NOAEL 值，亦没有设置 UL 值。

2. 欧盟食品科学委员会（EC SCF） 欧盟 SCF 发现只是在注射硫胺素时有不良反应的证据。因为没有发现口服硫胺素有不良反应，SCF 认为没有必要设置 UL 值。

3. 英国维生素矿物质专家组（EVM） 英国 EVM 发现一个小型临床试验揭示每日口服硫胺素 6 000～8 000 mg，共 5～6 个月无不良反应。基于 556 例年轻女性给予服用 100 mg 硫胺素共 60～90 日的临床试验，EVM 没有发现任何级别摄入量有任何不良反应的证据，因此，设置补充硫胺素的指导水平为 100 mg/d。

4. 美国营养责任委员会（CRN） 基于临床试验数据，美国 CRN 确定 UL 为补充盐酸硫胺素 100 mg/d。除了 Meador 等的临床试验数据以外，更高剂量硫胺素制剂的安全服用也强烈提示高剂量硫胺素是安全的，但没有足够的数据坚定支持这一结论。

第二节　维生素 B_2

【化学结构】

维生素 B_2（核黄素）是一种水溶性 B 族维生素，是由核糖和异咯嗪组成的呈平面结构的物质（图 1-2）。在 27℃的黑暗环境中对无机酸稳定，但在一般环境的酸性和碱性溶液中均能分解。

【膳食参考摄入量】

1. 成人推荐摄入量（RNI） 男性 1.4 mg/d，女性 1.2 mg/d（其余各年龄段见附录 A）。

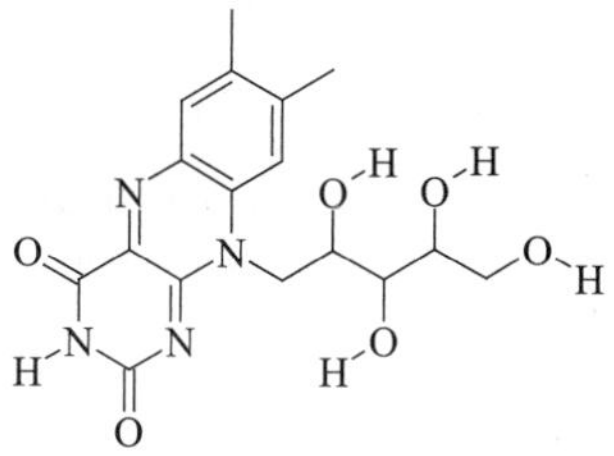

图 1-2　维生素 B_2 分子结构式

2. 可耐受最高摄入量（UL） 尚未确定。

3. 无毒副反应水平（NOAEL） 尚未确定。

4. 最低毒副反应水平（LOAEL） 尚未确定。

【主要用途】

治疗角膜炎、结膜炎、口角炎、舌炎、阴囊炎、脂溢性皮炎、偏头痛。

【其他用途】

白内障、镰状细胞贫血、艾滋病的营养支持、剧烈运动。

【安全性】

尚未见口服维生素 B_2 有毒性的相关报道。不良反应的报道均与动物研究或细胞培养研究有关，这些研究涉及高剂量维生素 B_2 药品与光毒性、晶状体组织被强烈紫外线照射，或两者兼有有关。尚无研究报道口服食品或膳食补充剂的维生素 B_2 出现不良反应。

【权威观点】

1. 美国医学科学院（IOM） 美国 IOM 未发现过量服用食物或补充剂中维生素 B_2 有不良反应的证据，亦无任何毒性数据确定其 LOAEL 或 NOAEL。经过大量高剂量的临床和科学调查，IOM 没有发现可以确定 UL 值的基础。

2. 欧盟食品科学委员会（EC SCF） 欧盟 SCF 没有发现口服维生素 B_2 毒性的任何证据，因此，没有设置 UL 值。

3. 英国维生素和矿物质专家组（EVM） 基于美国 IOM 评审后产生的临床试验数据，英国 EVM 得出结论是每天服用维生素 B_2 400 mg 只发生不确定的、轻微的和偶发的不良反应，由于少数受试者在可控条件下摄取该级别剂量，EVM 确定默认毒理学 UF（uncertainty，不确定系数）为 10，设定补充的指导水平为 40 mg，因为传统食品维生素

B_2 摄入量是 3.3 mg 或更少，总摄入量的指导水平为 43 mg。

4. 美国营养责任委员会（CRN） 美国 CRN 使用 Schoenen 等的数据，确定维生素 B_2 400 mg/d 作为不产生不良反应的水平。摄入 400 mg/d 剂量有轻微的和不一致的不良反应提示，EVM 确定 UF 为 10 是不必要的严格。因此，CRN 确定 LOAEL 为 400 mg，并认为 UF 为 2 是足够的，确定 NOAEL 为 200 mg。市场上广泛的 200 mg 维生素 B_2 补充剂没有不良反应的报道与这个级别剂量的安全性是一致的。

第三节 维生素 B_6

【化学结构】

维生素 B_6（吡哆醇）是一种水溶性维生素，其基本化学结构为 3- 甲基 -3- 羟基 -5- 甲基吡啶。通常在食物中有 3 种存在形式，即吡哆醇（PN）（图 1-3）、吡哆醛（PL）（图 1-4）和吡哆胺（PM）（图 1-5）。吡哆醇具有光敏性，接触光线后会逐渐分解。

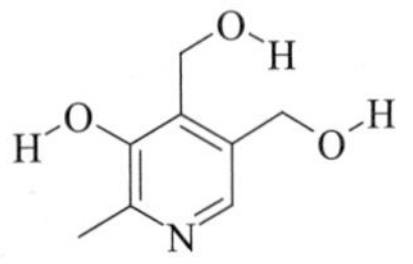

图 1-3　吡哆醇分子结构式 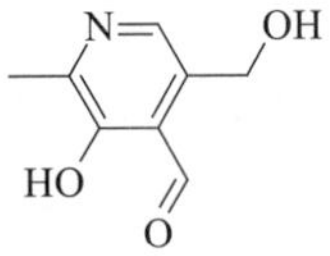　　图 1-4　吡哆醛分子结构式 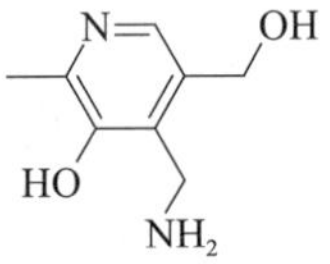　　图 1-5　吡哆胺分子结构式

【膳食参考摄入量】

1. **成人推荐摄入量（RNI）** 1.4 mg/d（其余各年龄段见附录 A）。
2. **成人可耐受最高摄入量（UL）** 60 mg/d。
3. **成人无毒副反应水平（NOAEL）** 300 mg/d（中国营养学会尚未设立该值）。
4. **成人最低毒副反应水平（LOAEL）** 500 mg/d（中国营养学会尚未设立该值）。

【主要用途】

治疗肝炎、周围神经炎、痤疮、斑秃、贫血、动脉粥样硬化、异烟肼中毒，预防心脏病、孕妇晨吐、经前期综合征。

【其他用途】

谷氨酸钠过敏、腕管综合征、糖尿病性神经病变、肾结石、抑郁症、哮喘、艾滋病、迟发性运动障碍、光敏感性疾病、眩晕、孤独症、脂溢性皮炎、帕金森病、糖尿病。

【安全性】

维生素 B_6（吡哆醇）缺乏和过量均可能产生神经紊乱。第一份研究报道人的吡哆醇神经毒性描述：每日摄入吡哆醇 2 000～6 000 mg 的妇女发生四肢感觉神经病变，大多数妇女是试图控制经前期综合征而服用吡哆醇的。停服高剂量吡哆醇后这种四肢感觉神经病变会缓慢且通常不完全地消退。大多数感觉神经病变病例起因于每天吡哆醇摄入量大于 600 mg。但有证据表明，对于某些人可能发生的剂量低至 300～500 mg。在高摄入量时，随着时间的推移，总的吡哆醇剂量可能比每日剂量或高剂量的持续时间更好预测潜在的神经毒性反应。但是，这种关系没有延伸到低的、无毒剂量。

24 例腕管综合征患者服用 150 mg 或 300 mg 吡哆醇进行为期 4 个月的治疗并无产生感觉神经病变或任何其他不良反应。Bernstein 等采用神经生理方法，并未发现每天摄入吡哆醇高达 200 mg 共 4 个月的患者有任何神经系统不良影响的证据。大多数受试者每天补充吡哆醇 150～200 mg 无不良反应。少数受试者服用吡哆醇 200 mg 发生神经系统不良反应的症状，如感觉刺痛和麻木。每天服用吡哆醇 200 mg 可能减少开始服用更高剂量后产生的不良反应时间。

一项双盲、安慰剂对照研究显示，每日服用维生素 B_6 100 mg 或 500 mg 共 14 天，数字编码法测试结果具有改善的边缘证据，但也有产生一些词汇识别的不良反应证据；没有发表进一步支持其中任一种可能作用的证据。在 500 mg 的摄入量时发生明显的不良反应，而不是在 100 mg 时。

对每日摄入维生素 B_6 约 100 mg 或更少时发生不良反应的研究报道的正确性存在强烈的争议。该研究设计涉及采用导向性问题进行电话采访，从而提高了其观察效果有效性存在问题的可能性。虽然 Dalton 等研究报道已被列为证据：每天摄入吡哆醇 100 mg 以下可能会导致感觉神经病变，但是这些数据是在平均每日摄入 117 mg 的妇女发生不良症状和几乎相同的摄入量（平均每天 116 mg）的对照组得到的，报道有症状组的摄入吡哆醇时间较长（平均 2.9 年），而那些无症状组为 1.6 年。有些妇女报道不良反应的摄入量为 50 mg 或更少。电话调查方法的不准确性和缺乏客观神经系统评估就很可能会引入偏差。观察到有症状组没有摄入吡哆醇的剂量 - 反应关系，但却显示时间 - 反应关系。如果该时间 - 剂量关系延伸得足够，将导致的结论是：即使摄入量不足也是"有毒"的，只要摄入的时间足够长。美国 IOM 的结论是该数据没有足够的质量来正确评估摄入吡哆醇的风险。

一些报道表明，高剂量摄入吡哆醇可能带来草酸盐性肾结石的风险，但这些报道是有问题的。该报道的病例可能与药物 pyridoxilate（吡哆醇和乙醛酸的组合）使用相关联，一项最近的前瞻性流行病学研究发现，与摄入小于 3 mg 比较，摄入吡哆醇 40 mg 的男性草酸盐性肾结石的相对风险降低。近期无吡哆醇的神经毒性作用报道，但有许多研究报道这种维生素会影响有毒化合物（例如，镉）的作用。

【权威观点】

1. 美国医学科学院（IOM） 美国 IOM 根据临床数据确定 NOAEL 为 200 mg，但考虑到 Dalton 和 Dalton 的数据充当 UL 的基础太不可靠，因此，应用 UF 为 2 到人的 NOAEL 200 mg，推导得到 UL 为 100 mg。

2. 欧盟食品科学委员会（EC SCF） 欧盟 SCF 认为 Dalton 和 Dalton 数据有弱点，也考虑这个数据其他可用的达到边缘科学质量的临床数据，结果还是使用 Dalton 和 Dalton 数据作为吡哆醇 UL 的基础，每天 100 mg 的 LOAEL 中间值除以复合的 UF 4，这个 LOAEL 100 mg 是从 Dalton 和 Dalton 研究中发生不良反应组的平均摄入量 117 mg 和中值摄入量＜100 mg 得到的（Dalton 和 Dalton 报道，一些有轻微不良反应的人每天只服用 50 mg，但欧盟 SCF 在确定 LOAEL 时并未考虑到）。复合 UF 4 是从长期摄入因素为 2 和允许数据库资料缺陷因素为 2 计算得到的。欧盟 SCF 的 UL 为每天 25 mg，起因于所选择的 LOAEL 和 UF，这被认为在没有每天摄入 25 mg 发生不良反应的任何报道情况下，即使零星发生，也是有道理的。

3. 英国维生素矿物质专家组（EVM） 英国 EVM 根据评估发现犬的 LOAEL 为 50 mg/（kg·d）的研究，得出结论认为现有人的研究数据不充足。他们以复合 UF 为 300 外推犬数据，用成年人体重 60 kg 计算，推导出成年人 SUL（safe upper level，最高安全摄入量，相当于 UL）为 10 mg/d。该复合 UF 表示：LOAEL 外推到 NOAEL 的因素为 3，种间外推的因素为 10，人类的敏感性变化的因素为 10。

总之，这三个政府组织报道的风险评估是基于广泛不同的数据集和方法，特别是在决定不确定性时。其结果是，被认为安全的每日吡哆醇摄入量的差异是显著的：美国 IOM 为 100 mg、欧盟 SCF 为 25 mg 和英国 EVM 为 10 mg。这些不同的结果表明，需要选择较好数据资料和评估不确定性，以及当前对 UL 值确定是有点武断。

4. 美国营养责任委员会（CRN） 完全没有可信的、精心设计的摄入 100 mg 和 150 mg 的不良反应研究，摄入 200 mg 只有临界的不良反应证据。这表明可以确信安全的摄入水平 100 mg 具有比较低的不确定性，因此，美国 CRN 确定吡哆醇的 NOAEL 为 100 mg。单独从传统食品的摄入量一般低于 3 mg，食物来源的吡哆醇摄入量不会明显影响安全问题。CRN 确定 UL 为 100 mg，但对于大多数人和（或）较短的摄入时间，有些更高剂量吡哆醇摄入量可能也是安全的。

第四节　维生素 B_{12}

【化学结构】

维生素 B_{12}（钴胺素）是一种水溶性维生素，也是类咕啉家族的成员，类咕啉含有一个由四吡咯环状结构组成的咕啉（图 1-6）。四吡咯环状核的中心含有一个可与甲基、脱氧腺苷、羟基和氰基结合的钴离子。

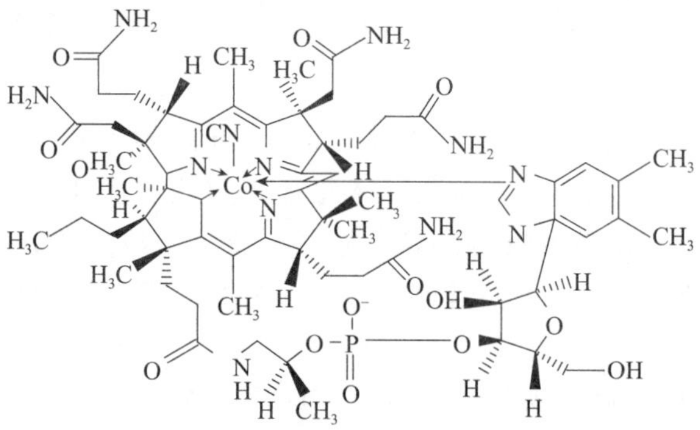

图 1-6　维生素 B_{12} 分子结构式

【膳食参考摄入量】

1. **成人推荐摄入量（RNI）**　2.4 μg/d（其余各年龄段见附录 A）。
2. **可耐受最高摄入量（UL）**　尚未确定。
3. **无毒副反应水平（NOAEL）**　尚未确定。
4. **最低毒副反应水平（LOAEL）**　尚未确定。

【主要用途】

治疗恶性贫血、因药物引起的维生素 B_{12} 缺乏性疾病（如巨幼细胞贫血）或神经系统损害性疾病、肝疾病。

【其他用途】

男性不育、哮喘、艾滋病、外侧索硬化性肌萎缩症、糖尿病性神经病变、多发性硬化症、下肢不宁综合征、耳鸣、阿尔茨海默病、白癜风、抑郁症、骨质疏松症和牙周病。

【安全性】

人类或动物口服维生素 B_{12} 任何水平剂量均未发现任何毒性作用。全部证据表明，维生素 B_{12} 几乎是无毒的。儿童每天静脉注射维生素 B_{12} 1 000 μg 共 1 年，无不良反应。即使假设从维生素 B_{12} 100% 代谢释放钴，1 000 μg 维生素 B_{12} 释放的钴和氰化物的毒性微不足道。这将很容易推测，这些钴几乎无毒，因为经口摄入的维生素 B_{12} 由肠道吸收的百分比很低，但肌内注射维生素 B_{12} 无毒性存在强烈争论：这种方式维生素 B_{12} 化合物被吸收后是否真的无毒性，这可能应该考虑钴有限地进入了细胞。

【权威观点】

1. 美国医学科学院（IOM） 美国 IOM 认为，"健康个体从食品或补充剂摄入过量维生素 B_{12} 不会伴有任何不良反应"。因此，IOM 的结论是没有资料基础确定 UL 值。

2. 欧盟食品科学委员会（EC SCF） 欧盟 SCF 审查维生素 B_{12} 资料，尚未发现维生素 B_{12} 有任何不良反应，不能确定 LOAEL 或 NOAEL。因此，SCF 没有资料基础确定 UL 值。

3. 英国维生素矿物质专家组（EVM） 英国 EVM 没有发现人类使用维生素 B_{12} 有不良反应的证据。他们确实发现小鼠皮下或腹腔内注射维生素 B_{12} 1.5～3 mg/kg（成年人为 100～300 mg）有急性毒性反应。该报道的结论为，没有依据确定口服维生素 B_{12} 的 SUL，但基于 Juhlin 和 Olsson 临床研究以及其他数据，确定维生素 B_{12} 指导水平为 2 000 μg/d。

4. 欧洲食品安全局（EFSA） 欧洲 EFSA 受欧盟委托提供富集维生素 B_{12} 的酵母安全性的科学意见（添加酵母用于营养目的）和酵母来源的维生素 B_{12} 的生物利用度。EFSA 的结论是无法评估酵母来源维生素 B_{12} 的生物利用度，因为既没有数据，也不能提供适合的参考资料支持。这也说明没有额外的数据支持一个正式的维生素 B_{12} 的风险评估。

5. 美国营养责任委员会（CRN） 口服任何剂量维生素 B_{12} 都尚未观察到任何不良反应。即使每周两次静脉注射维生素 B_{12} 1 000 μg 长达 3 年，或每天静脉注射维生素 B_{12} 1 000 μg 长达 1 年，均未观察到任何不良反应。IOM 没有观察到维生素 B_{12} 有任何不良反应，结合恶性贫血患者口服维生素 B_{12} 剂量高达 1 000 μg 的大量测试和使用研究表明，对这些患者高剂量维生素 B_{12} 是安全的。生长迟缓的小鼠口服超高剂量维生素 B_{12}（相当于人 100～300 mg/d）可能产生不良反应，这是由于膳食中其他必需营养素的稀释影响，因此，没有依据确定口服维生素 B_{12} 的 LOAEL。相当丰富的经验和临床安全证据显示，口服维生素 B_{12} 3 000 μg/d 是安全的。摄入量更高也可能是安全的，而且一项临床试验证实了口服维生素 B_{12} 2 000 μg/d 是安全的，因此，CRN 确定补充维生素 B_{12} 的 UL 为 3 000 μg/d。膳食摄入维生素 B_{12} 的量与此补充剂量比较是微不足道的。

第五节　维生素 C

【化学结构】

维生素 C 是一种结构与葡萄糖有关的含 6 碳的化合物（图 1-7），包括两种可相互

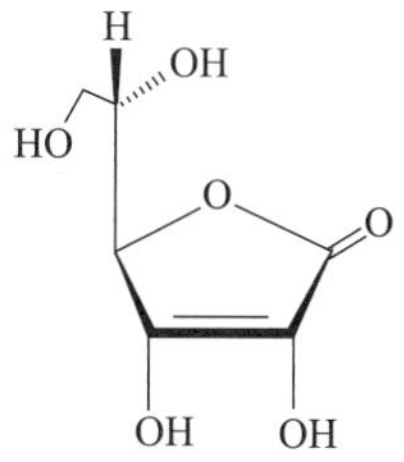

图 1-7　维生素 C 分子结构式

转化的化合物：L- 抗坏血酸（一种强还原剂）及其氧化衍生物——脱氢型抗坏血酸。

【膳食参考摄入量】

1. **成人推荐摄入量（RNI）** 100 mg/d（其余各年龄段见附录 A）。
2. **成人可耐受最高摄入量（UL）** 2 000 mg/d。
3. **无毒副反应水平（NOAEL）** 尚未确定。
4. **最低毒副反应水平（LOAEL）** 3 000 mg/d（中国营养学会尚未设立该值）。

【主要用途】

防治维生素 C 缺乏病，治疗各种急 / 慢性感染、紫癜、感冒、运动后感冒、白内障、黄斑退行性变。

【其他用途】

预防先兆子痫、交感神经性营养不良、哮喘、高血压、肌炎、压疮、精子减少、孤独症、轻微创伤、防晒、光敏感疾病、急性前葡萄膜炎、预防胆囊疾病、血管性痴呆、急躁与抑郁症、膀胱炎、糖尿病、肝炎、疱疹、失眠、绝经期综合征、偏头痛、恶心、帕金森病、牙周病、类风湿关节炎、溃疡、变态反应性疾病，预防和治疗癌症、艾滋病，预防心脏病、骨关节炎，作为抗氧化剂。

【安全性】

维生素 C 毒性非常低，适当高剂量摄入不会引起严重的不良反应。在极高剂量维生素 C 摄入后，最常见的主诉是与肠道未被吸收的维生素 C 的渗透作用相关的腹泻、恶心、腹部绞痛及其他肠胃不适等。虽然有些人大量摄入维生素 C 可能会导致短暂的肠胃炎或腹泻，书和综述文章亦提到几个严重的不良反应，这些结果尚未被口服维生素 C 的研究证实，但还是需要注意可能会发生这种严重不良反应。可能产生的不良反应及其证据如下。

1. 条件性坏血病 大量摄入维生素 C 的成年人和孕妇以及婴幼儿，在停止摄入维生素 C 后使得血液维生素 C 水平迅速下降，导致这种坏血病。但是文献没有证实这个现象。高剂量摄入会导致加速清除，但是这不会引起血维生素 C 水平低于正常水平和接近这种坏血病的水平。有报道称婴儿的条件性坏血病有可能源于其母亲服用维生素 C，但并未提供相关性的数据支持。另有报道，口腔坏血病是由于停止高剂量维生素 C 摄入而发生，但未确诊且发病时间短暂，亦未测定血浆维生素 C 水平。尽管有人服用 1 g 或更大剂量维生素 C 40 年，但条件性坏血病仍未得到证实。

2. 草酸钙性肾结石 有报道，摄入高剂量维生素 C 的人的尿中草酸盐含量大幅增加。最近的报道基于更好的检测：尽管在收集、贮存和分析过程中尿维生素 C 不稳定，但是每日摄入维生素 C 1 000 mg 导致草酸盐排泄仍然有小而显著增加（10～15 mg，仍在正常范围内）。一些报道断言维生素 C 为草酸钙性肾结石的危险因素。改变尿样处理程序的其他研究发现，每天摄入不同制剂的维生素 C 多至 8 g，没有增加尿中草酸盐含量。一项研究发现，草酸盐结晶只发生在口服维生素 C 高达 10 g 人的尿样试管中。

尚无研究显示高剂量维生素 C 摄入会明显增加尿草酸盐。草酸盐性肾结石与高剂量维生素 C 摄入关系尚不明确。事实上，流行病学研究证据表明正好相反：增加维生素 C 摄入伴有草酸盐性肾结石的风险降低。前瞻性流行病学研究发现，与服用维生素 C 低于 250 mg 比较，男性服用维生素 C 1 500 mg 以上者草酸钙性肾结石的相对风险降低。这些数据进一步支持了早期回顾性研究会产生类似结果的结论。权威的评论认为，未发现维生素 C 摄入与草酸盐性肾结石的发生风险相关。

3. 增加尿酸排泄 理论上认为大量增加尿酸盐的排泄会增加尿酸盐性肾结石的风险。已有报道，摄入维生素 C 1 000 mg 显著增加尿酸的排泄。单次摄入 4 g 维生素 C 会增加尿酸的清除率。但是，五项其他研究显示，摄入维生素 C 的量高达 12 g/d 对尿酸排泄没有影响。

4. 促氧化作用，过多的铁吸收，且过量的铁释放 文献已经广泛讨论，摄入高剂量维生素 C 会通过促氧化作用导致潜在的危害，但是权威的评论认为这样的声称不可信。某个研究已引用 1996 年 Herbert 等研究，表明维生素 C 可驱动自由基反应引起细胞破坏，这个研究是在体外使用吞噬细胞，发现仅在异常高的维生素 C 浓度下吞噬细胞从衰老红细胞中增加铁释放。这个浓度比每天服用维生素 C 1 000～2 500 mg 的人最高血浆维生素 C 浓度高 10 倍。这个"摄入高剂量维生素 C 会直接产生促氧化作用"的假设，与铁释放的数据不一致，并与各种条件下观察到的维生素 C 抗氧化作用有差别。

也有研究提出，维生素 C 增强铁吸收会导致过量铁相关疾病的概念，这个概念基于铁 - 心脏疾病的假说。后来的证据和评价不支持这个"高铁状态增加发生心脏疾病风险"的假说。此外，每天摄入维生素 C 2 000 mg 共 2 年，没有引起过量的铁吸收。每天摄入维生素 C 多至 10 000 mg 长达 3 年的临床试验中没有观察到副作用。这些发现提供了额外的证据，表明摄入高剂量维生素 C 不太可能增加产生任何与铁相关的心脏病。此外，内源性维生素 C 盐能防止而不是促进铁过载血浆的脂质过氧化。

5.　维生素 B₁₂ 破坏　体外试验显示，维生素 C 能明显破坏维生素 B_{12}，这个发现已被错误地解释为维生素 C 的不良反应。每天摄入维生素 C 的量高至 4 g，对维生素 B_{12} 没有影响。一篇重要的综述未发现任何可信的证据表明维生素 C 对维生素 B_{12} 有拮抗作用。

6.　牙釉质腐蚀　已有报道，由于维生素 C 的酸度（pH 2.8）和咀嚼片的磨蚀，每天服用可咀嚼的维生素 C 片剂可导致牙釉质腐蚀。然而，服用抗坏血酸钠或使用另一种缓冲剂适当配制（pH 4～5）的维生素 C 咀嚼片不会发生牙釉质腐蚀。

7.　肠胃不适　摄入高剂量维生素 C 后记载的唯一不良反应为胃肠道症状，如恶心、腹部绞痛和渗透性腹泻。当这些影响发生时，通常每天摄入维生素 C 3 000 mg 以上，服用一次就可发生这些不良反应，但也有少数人在单次剂量低至 1 000 mg 也会发生。这些不良反应直接是因为未吸收的维生素 C 渗透压引起的，通常可以通过服用作为缓冲盐形式维生素 C 来避免，而不是作为游离酸形式来避免。这些症状通常在 1～2 周消失，不会造成进一步的后果。

【权威观点】

1.　美国医学科学院（IOM）　除了大剂量摄入维生素 C 导致刺激性和渗透性腹泻相关的肠胃不适以外，美国 IOM 未发现任何可信的不良反应报告。鉴于这些不良反应是轻微和短暂的，IOM 确定 LOAEL 为 3 000 mg/d，但是选择 UF 为 1.5，得出 UL 值为 2 000 mg/d。

2.　英国维生素矿物质专家组（EVM）　除了轻微的肠胃不适和腹泻以外，英国 EVM 亦未发现任何可信的不良反应报告。EVM 采用毒理学标准 UF 为 3，设置指导水平为 1 000 mg/d。

3.　欧洲食品安全局（EFSA）　2004 年 4 月欧洲 EFSA 发布了包括氧化性损伤证据在内的维生素 C 风险评估。评估指出，可能在过渡金属离子存在下发生氧化损伤，且具有遗传毒性。然而，EFSA 理论上认为，这种影响是通过各种系统的抗诱变效果达到的。因为维生素 C 抗氧化性能，预期维生素 C 具有抗诱变性，并有几个类型的数据与这种影响是一致的。EFSA 得出结论，维生素 C 的数据资料不足以确立 UL。值得注意的是，除了正常饮食摄入以外，摄入维生素 C 高达约 1 000 mg 并不伴有不良的胃肠道反应，但更高的摄入量（3 000～4 000 mg/d）可能会发生这样的不良反应。没有关于酯化形式的维生素 C 在胃肠道吸收或耐受性资料。

4.　美国营养责任委员会（CRN，2014）　维生素 C 潜在的毒性极低。补充几克维生素 C 已有数十年，只有轻微和瞬时的胃肠道症状，如肠易激综合征、腹胀和腹泻。非常高的摄入量才引起胃肠道不良反应，有理由确立 UL 为 2 000 mg/d。美国 CRN 还确定 LOAEL 为 3 000 mg/d。鉴于维生素 C 温和的、短暂的和自愈的不良反应，CRN 认为 UF 为 1.5，和美国 IOM 一样。美国 IOM 和英国 EVM 设置 UL 为 1 000 mg/d，但他们均未详细考虑个别的剂量与总体摄取剂量的作用。CRN 建议 UL 为 2 000 mg/d，但至少分成两次剂量。为了避免胃肠道症状，单次剂量不应超过 1 000 mg。

第六节　烟　　酸

【化学结构】

烟酸是尼克酸（吡啶 -3- 羧酸）和烟酰胺（尼克酰胺）及其辅酶形式的总称（图 1-8，图 1-9）。烟酰胺是活性形式，是两种辅酶［即尼克酰胺腺嘌呤二核苷酸（NAD）和尼克酰胺腺嘌呤二核苷酸磷（NADP）］的组成成分。烟酸在动物组织中主要以还原型的辅酶（NADH/NADPH）形式存在。

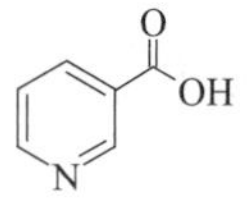

图 1-8　烟酸分子结构式 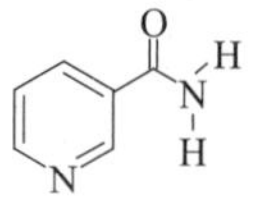　　　　　图 1-9　烟酰胺分子结构式

【膳食参考摄入量】

1. 成人推荐摄入量（RNI） 烟酸：男性 15 mg NE/d，女性 12 mg NE/d（其余各年龄段见附录 A）。

2. 成人可耐受最高摄入量（UL） 烟酸为 35 mg NE/d；烟酰胺为 310 mg/d。

3. 无毒副反应水平（NOAEL） 尚未确定。

4. 最低毒副反应水平（LOAEL） 尚未确定。

【主要用途】

防治烟酸缺乏症（如粗皮病、皮炎、口炎、神经炎、痴呆）；治疗血管病变和内耳眩晕症；防治动脉粥样硬化症，缺血性心肌病，血栓阻塞性疾病；治疗日光性皮炎；治疗神经萎缩及中心性视网膜脉络膜炎；协同治疗精神分裂症；用于高胆固醇 / 高三酰甘油血症；防治糖尿病和骨关节炎。

【其他用途】

间歇性跛行、雷诺病、滑囊炎、白内障、艾滋病、妊娠和迟发性运动障碍。

【安全性】

1. 烟酸和缓释型烟酸 烟酸可产生各种不良反应，这取决于摄入量及服用者健康状况。70 年前就发现烟酸能导致皮肤潮红反应。空腹服用烟酸晶体，即使剂量小至 10 mg 也可能会产生一种温和、短暂但明显的潮红反应，但是不会产生其他不良后果。在服用少量烟酸片剂或胶囊，或作为食品食用时，几乎无潮红反应。

当以克数为单位服用或血脂水平低时，烟酸偶尔会引起肝或肠道的严重副作用。胃肠道副作用包括消化不良、恶心、呕吐和腹泻，某些人可能需要停止补充烟酸。肝中毒的临床表现为肝细胞损伤释放的血清转氨酶升高。摄入烟酸引起轻度血清转氨酶浓度增加并不表明有显著肝损伤，停止摄入后会恢复正常。更严重的反应可能会产生黄疸、乏力，甚至暴发肝衰竭。

临床试验的最小不良反应水平和已发表的零星病例报道的水平之间有很强的对应关系。许多烟酸严重的不良反应，尤其是肝毒性反应，是从缓释型烟酸制剂错误调整烟酸剂量等造成的。大多数报道的烟酸不良反应是在摄入两种形式烟酸（未改性的和缓释的）的元素烟酸达到 2 000～6 000 mg/d 时发生。有两个零星病例报道中烟酸摄入水平低于 1 000 mg：一项报道为缓释烟酸 500 mg/d；另一项报道为烟酸 750 mg/d。McKenney 等的临床试验将成年受试者分成两组：立即释放烟酸组和缓慢释放烟酸组，每天给予 500 mg、1 000 mg、1 500 mg、2 000 mg、3 000 mg 剂量，观察 6 周。结果显示：①两组在摄入量 500 mg/d 水平没有任何不良反应；②两组在摄入量 1 000 mg/d 水平开始出现具有统计学意义明显差异的不良反应（如对于烟酸产生胃肠道反应，对于缓释型烟酸产生轻度肝毒性反应）。

最近 Grundy 等采用缓释型烟酸（美国 FDA 批准的产品 Niaspan）试图控制 2 型糖尿病患者血脂异常。在这个精心设计的中等规模临床试验中，安慰剂组 49 例，缓释型烟酸 1 组 45 例摄入 1 000 mg，缓释型烟酸 2 组 52 例摄入 1 500 mg，评估临床效益和监测不良反应。结果显示：①除了潮红以外的不良事件发生率三组相似；②4 例患者由于潮红终止参与，其中 1 例来自安慰剂组；③没有观察到有肝毒性反应或心肌病反应。这个试验涉及 2 型糖尿病患者，其研究结果应用于一般人群是不确定的。以克剂量作为烟酸的膳食补充剂不应自行服用，但可以在医生的推荐和监督下安全使用。这样的应用，应当作为药物使用，而不是作为膳食补充剂自我服用。特别重要的是，想要达到摄入较高剂量缓释型烟酸的人，只能以逐步的方式达到这个水平。

2. 烟酰胺　烟酰胺不会导致潮红反应。1998 年由美国 IOM 的食品和营养委员会（FNB）的研究确定烟酸血管扩张和潮红反应的 LOAEL，但随后却将这个 LOAEL 都应用于烟酸和烟酰胺。后来的欧洲食品安全局（EFSA）和英国 EVM 的研究纠正了这个错误。

3. 烟酸肌醇酯（IHN）　IHN 不会导致潮红反应。每天使用 IHN 高达 4 000 mg 共 3 个月的临床试验没有表现出不良反应。这些临床试验并没有被设计用来评估 IHN 的安全性，而几个精心设计的临床试验中每日使用 IHN 600～4 000 mg 无实质性的不良反应。

【权威观点】

1. 美国医学科学院（IOM）　美国 IOM 的 FNB 与加拿大科学家合作公布了一套全面的 B 族维生素和胆碱的参考值用于健康的美国人和加拿大人，并且还审查数据和应用风险评估模型，确定每个 B 族维生素和胆碱的 UL。如上所述，1998 年美国 IOM 将烟酸的潮红反应错误地归因于烟酰胺。此外，IOM 还隐含地判断潮红反应为"危险"的，因此，认为 UL 有适当的基础，这主要是因为潮红反应不受欢迎，而不是有实际危害的任何证据。百吉圈生面团意外添加烟酸，导致几个食用这种百吉饼的人明显发生不舒服和意想不到的由烟酸引起的潮红反应。显然，这种潮红反应在普通食品消费者很少可接受，但是膳食补充剂服用者从其标签上可以知道有潮红反应的可能。基于 Sebrelland Butler 和 Spies 等的临床研究，IOM 确定 LOAEL 为 50 mg。因为潮红反应是温和的和短暂性的，IOM 确定 UF 为 1.5，UL 为 35 mg。然而，35 mg 的剂量可能会触发少数人的潮红反应。值得注意的是，来自 IOM 得出 UL 值的临床研究涉及给予空腹受试者大剂量的烟酸，而且以前也没有经常服用这个剂量烟酸，从而增加了发生潮红反应的可能性。1998 年的 IOM 报道没有评估 IHN 的 UL。

2. 欧盟食品科学委员会（EC SCF） 欧盟 SCF 公布了一系列维生素和矿物质的上限水平，包括烟酸和烟酰胺。SCF 承认，更严重的烟酸毒性反应只发生在摄入烟酸剂量大于 500 mg 时，但基于 IOM 依据的相同的皮肤潮红反应研究，确定 LOAEL 为 30 mg。尽管欧盟 SCF 依据美国 IOM 相同的研究结果，但是他们还是选择 UF 为 3，确定 LOAEL 较低，设定烟酸 UL 为 10 mg。欧盟 SCF 试图证明其潮红反应为临界不良反应的终点（即作为 UL 风险评估模型关注的"危险"），他们不但依据不舒适的伤害，而且依据直立性低血压可能性和跌倒风险增加的可能性（老年人发病和死亡风险常见的原因）。自该评估发表的 10 年来没有出现任何证据支持这一假设。

欧盟 SCF 确定烟酰胺 UL 为 900 mg。此值具有相当宽的安全范围，且在无不良反应的临床试验烟酸胺值以下。2002 年 SCF 报告没有对烟酸肌醇酯（IHN）的 UL 作出评估。

3. 英国维生素矿物质专家组（EVM） 英国 EVM 的报道结论是"来自人类或动物研究的数据不足以确立烟酸的安全上限"。尽管如此，EVM 基于动物数据的 UL 方法，设置烟酸的指导水平。与美国 IOM 的 LOAEL 为 50 mg 明显不同，也与欧盟 SCF 的 UF 为 3 不同，EVM 的烟酸指导水平为 17 mg。

像欧盟 SCF 一样区别于烟酸，EVM 确立无不良反应的烟酰胺安全水平为 25 mg/kg，烟酸安全水平为 42 mg/kg。但判定的数据库小到只能确定 UF 为 3，60 kg 的人每天服用补充剂烟酰胺的指导水平是 500 mg。假设从食物摄取烟酰胺不超过 57 mg，EVM 确定每天烟酰胺总摄入量的指导水平为 560 mg。EVM 没有建立 IHN 的指导水平。

4. 美国营养责任委员会（CRN）

（1）烟酸：鉴于烟酸瞬态的非病理效应的影响，补充烟酸导致的潮红反应是短暂的，没有病理改变和危险。当高剂量补充时，合格的产品标签会提醒消费者有潮红反应。为了防止过多补充烟酸，美国 CRN 基于高剂量烟酸引起的肝毒性效应确定其 UL。

只有 2 例摄入烟酸小于 1 000 mg 发生肝毒性作用的报道，而且存在许多不确定因素，如服用量、事先存在或混杂的情况（酗酒或肝功能问题）等。1994 年 McKenney 等临床试验的肝脏或胃肠道反应的数据适用于确定 NOAEL 为 500 mg/d，LOAEL 为 1 000 mg/d。

然而，应当指出，1 000 mg 烟酸的主要不良反应是胃肠道反应，通常很少产生严重后果，而不是某些人每天服用缓释型烟酸 1 000 mg 导致的肝毒性反应。有了合格的标签，消费者就可以了解胃肠道反应和根据需要纠正服用剂量。这些差异提示缓释型烟酸比烟酸更低的限制，根据病例报道和临床试验结果，确定缓释型烟酸的 NOAEL 为 250 mg/d，LOAEL 为 500 mg/d。

基于烟酸的肝毒性作用，美国 IOM、欧盟 SCF 和英国 EVM 的报道没有设置烟酸的NOAEL 和 LOAEL。那些综述确定摄入量约 3 g 烟酸才会经常发生肝毒性效应，但均没有涉及缓释型烟酸制剂。

2002 年 Grundy 等的研究结果挑战假设的正确性：随着剂量逐步增加和细致的临床监控，缓释型烟酸必然比结晶烟酸有更大毒性。Grundy 等的临床研究结果显示，缓释型烟酸的最高剂量是由每周逐步增加来实现的（如，第 1 周睡前服用缓释型烟酸375 mg，第 2 周 500 mg，第 3 周 750 mg，第 4 周 1 000 mg）。这些研究结果表明，逐步增加服用缓释型烟酸 1 000 mg 是安全的。

（2）烟酰胺：烟酰胺的资料比烟酸的资料少很多，且高剂量烟酰胺摄入的病例亦少很多。高剂量烟酰胺的临床试验规模小。一项研究发现 16 例受试者每天服用烟酰胺3 000 mg 无不良反应，但没有指明监测不良反应的方法。其他更详细地描述监测方法的研究发现每天摄入烟酰胺 1 000～2 900 mg 无任何不良反应。每天摄入烟酰胺量超过3 000 mg 会造成胃肠道和肝脏不良反应。

临床研究结果确定 NOAEL 为 25 mg/（kg·d），但一些受试者年龄＜18 岁，体重＜60 kg，NOAEL 亦为 1 500 mg/d。每天摄入烟酰胺剂量高达 3 000 mg 的临床试验没有发现不良反应，这也减少了这个 NOAEL 值的不确定性。

（3）烟酸肌醇酯（IHN）：几项临床研究表明，IHN 可能对内皮依赖性血管舒张具有有益作用。临床研究文献包括几项服用 IHN 改善血流受损患者血流量的研究。IHN 在欧洲被作为专利药物 Hexopal，治疗严重的间歇性跛行和雷诺病的症状，通常成年人 IHN 的治疗剂量为 3 g/d，必要时可以增加到 4 g/d。服用 IHN 的临床试验剂量范围为 600～4 000 mg/d。即使口服 IHN 4 000 mg/d 共 3 个月的临床试验也没有观察到任何不良反应。IHN 的临床试验没有特别设计来评价 IHN 的安全性，然而，几项精心设计的临床试验并没有发现实质性的不良反应。这些临床试验支持 NOAEL 为 4 000 mg。由于没有观察到不良反应，因此，也不支持设立 LOAEL。

第七节　叶　　酸

【化学结构】

叶酸盐是指含有蝶酰谷氨酸（PGA，叶酸）结构的各种衍生物，是常用的药物形式，也是叶酸类中最稳定的形式，由三个主要的亚基——蝶啶、β- 氨基苯甲酸和谷氨酸组成（图 1-10）。依照国际纯粹与应用化学协会和国际分子生物学协会（IUPAC-IUB）顾问专家小组的指导意见，叶酸是指母体化合物蝶酰谷氨酸，而叶酸盐是指单个蝶酰谷氨酸盐或其混合物。

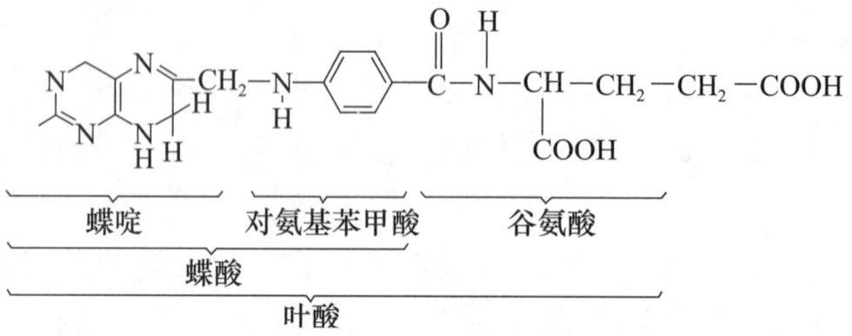

图 1-10　叶酸分子结构式

【膳食参考摄入量】

1. **成人推荐摄入量（RNI）** 400 μg/d（其余各年龄段见附录 A）。
2. **成人可耐受最高摄入量（UL）** 1 000 μg/d。
3. **无毒副反应水平（NOAEL）** 尚未确定。
4. **成人最低毒副反应水平（LOAEL）** 5 000 μg/d。

【主要用途】

预防出生时新生儿神经管缺陷，预防心脏病，预防肿瘤、妊娠期巨幼细胞贫血、婴儿营养大细胞贫血。

【其他用途】

宫颈癌、结肠癌、肺癌、乳腺癌、口腔癌、阿尔茨海默病、痛风、精神障碍、抑郁症、骨关节炎、骨质疏松症、下肢不宁综合征、类风湿关节炎、脂溢性皮炎、眩晕、偏头痛和牙周病。

【安全性】

摄入食物中叶酸盐或强化食品和膳食补充剂的叶酸没有任何不良反应。叶酸和叶酸盐为水溶性，因此，排泄比较简单。过量补充叶酸可能产生不良反应的 3 个主要问题为：①恶性贫血被掩盖，使维生素 B_{12} 缺乏的神经系统疾病病情发展而没有被发现；②锌元素的功能被破坏；③对药物的拮抗作用，尤其是抗叶酸盐制剂（如氨甲蝶呤）。这些问题都应该注意关切。除此以外的任何机制导致叶酸有不良反应的证据几乎不存在。

1. 掩盖维生素 B_{12} 缺乏的神经系统影响　恶性贫血患者服用大剂量叶酸能掩盖贫血的表现，同时使神经系统疾病（后外侧脊髓退行性变）病情发展。当时研究者尚不知道这种严重并发症发生时患者通过普通膳食或绝大多数膳食补充剂已经服用一定量的叶酸。更有说服力的掩盖效应报道是每天摄入叶酸 5 mg 或更多。一些早期的报道显示，恶性贫血患者服用叶酸的剂量低至 0.1～0.8 mg，就发生某些血液学指标的异常。有时这些反应解释为增加叶酸摄入量可能导致的风险，但这个风险是推测的，因为 25% 以上的没有服用叶酸的维生素 B_{12} 缺乏患者没有贫血（血细胞比容正常和平均红细胞体积正常），只有神经系统体征。有个例报道服用叶酸补充剂的维生素 B_{12} 缺乏患者具有神经系统体征，但不是决定性的掩盖效应的证据。

目前没有明确的证据表明叶酸能改变维生素 B_{12} 缺乏的病情发展或神经系统体征的结果。虽然有少数报道摄入叶酸小于 1 mg 会产生不完全掩盖效应，但这种掩盖效应不常见，只有在摄入 5 mg 或更多时可预测。此外，许多对叶酸有反应的恶性贫血患者也可能缺乏叶酸。一些患者服用叶酸会影响血红蛋白和血细胞比容，特别是口服或胃肠外给予高剂量叶酸患者。不管这种掩盖效应如何，维生素 B_{12} 缺乏患者服用叶酸都不能使血液形态学参数完全正常化。

2. 叶酸 - 锌的相互作用　某些叶酸 - 锌的相互作用有据可查，锌缺乏症患者叶酸结合酶的功能降低。然而，问题的关键是高剂量叶酸摄入是否会破坏锌的生物利用度或功能而产生不良反应，如果是的话，多少剂量叶酸会伴有这些效应。一些报道表明，补充叶酸少至 350 μg 即对锌营养状况不利。但最近的报道表明，叶酸对锌的摄取或功能没有不良影响。

每天摄入叶酸低于 400 μg 会拮抗锌功能而对妊娠产生负面影响，但没有得到一项在整个妊娠期摄入叶酸 10 倍量的较大的多中心研究支持。

关于叶酸对锌营养状况不良效应科学文献差异较大。大型精心进行的临床试验已经发现叶酸通过锌拮抗或任何其他机制对妊娠无不良影响，而叶酸能明显减少神经管畸形风险。

3. 叶酸 - 药物的相互作用　在非常高剂量叶酸摄入水平，叶酸可干扰抗惊厥药（如苯妥英钠）对可控制性癫痫患者的治疗效果。有证据表明，癫痫患者口服叶酸 5～30 mg 可增加癫痫发作频率，但叶酸摄入量比较低时无影响。可以推测增加叶酸摄入量可干扰叶酸盐拮抗药物（如氨甲蝶呤）的作用。相反，低剂量氨甲蝶呤治疗的类风湿关节炎患者每日服用叶酸 1 mg 共 6 个月实际上降低氨甲蝶呤毒性而不影响药物的疗效。

【权威观点】

1. 美国医学科学院（IOM，1998）　基于叶酸的 LOAEL 为 5 000 μg 和选择 UF 为 5，美国 IOM 确定叶酸的 UL 为 1 000 μg。确定叶酸 LOAEL 是根据患者没有补充维生素 B_{12} 时服用叶酸 5 000 μg 或更多的神经系统表现。虽然许多引用的研究中没有发现服用叶酸剂量 1～1.25 mg 有不良反应，但是 IOM 拒绝确定 NOAEL。没有食物来源的聚谷氨酸叶酸引起不良反应的记录，也许是由于其生物利用度较低和（或）观察到的摄入量范围有限，没有高剂量的纯聚谷氨叶酸研究报道，因此，该 UL 只适用于纯叶酸，无论是强化食品还是膳食补充剂的纯叶酸。

2. 欧盟食品科学委员会（EC SCF，2000） 同美国 IOM 一样，欧盟 SCF 确定叶酸的 UL 为 1 000 µg，基于 LOAEL 5 000 µg 和 UF 5，同时也基于 NOAEL 1 000 µg 和 UF 1。欧盟 SCF 确定摄入剂量 5 000 µg 以上的不良反应，得出的结论是"剂量高达 1 mg 的叶酸不太可能掩盖恶性贫血患者的血液学体征"。其最终的 UL 是游离叶酸 1 000 µg，但该值不适用天然食品中存在的聚谷氨叶酸。

3. 英国维生素矿物质专家组（EVM，2003） 类似于美国 IOM 和欧盟 SCF，英国 EVM 确定叶酸的指导水平为 1 000 µg。这个值是基于 NOAEL 1 000 µg 和 LOAEL 5 000 µg，以及 UL 1 000 µg。EVM 考虑到整个数据集的不确定性足以阻止设置 SUL 值，但使用 SUL 方法衍生出指导水平，以这种方式得到应用。

4. 美国营养责任委员会（CRN，2014） 一项 1 817 例女性每天服用膳食补充剂叶酸 4 000 µg 的七国 33 个研究中心的报道显示无不良反应。关于叶酸和神经管畸形的问题，一个委员会建议 FDA 的结论是摄入叶酸 1 000 µg 或更小剂量不可能产生不良反应。有足够证据显示，叶酸总摄入量 1 000 µg 加食物的叶酸是没有任何已知可识别的不良反应风险，这足以确定叶酸 NOAEL 为 1 000 µg。这一结论与美国 FDA 的食品顾问委员会（FAC）和美国公共卫生服务部（USPHS）的意见一致，但可能更多是关注谨慎的政策，而不是科学证据。摄入较低量叶酸导致不良反应的报道已与随后的研究相矛盾，因此，这些报道不能用于确定 NOAEL 或 LOAEL。一些数据表明，LOAEL 可能为 5 000 µg。

两项研究发现，每天服用叶酸 1 250 µg 没有增加显著掩盖神经系统影响的风险，而有一些证据表明，服用叶酸 1 500 µg 和 2 550 µg 可能掩盖神经系统影响的风险。基于服用叶酸 1 000 µg 没有不良反应和高达 1 250 µg 没有显著的影响，CRN 确定补充剂叶酸 UL 为 1 000 µg。美国 IOM、欧盟 SCF 和英国 EVM 确定 LOAEL 为 5 000 µg，同时没有任何数据建议一个比 1 500 µg 和 2 550 µg 更低的 LOAEL，这就提供了一个允许摄入叶酸强化的食品的安全边界量，因此，NOAEL 1 000 µg 可应用于补充剂叶酸，这使得 CRN 确定补充剂叶酸的 UL 为 1 000 µg。

第八节 泛 酸

【化学结构】

泛酸由泛酸半酰胺与 β- 丙氨酸亚基连接而成（图 1-11）。泛酰巯基乙胺由泛酸与 β- 巯基乙胺基连接而成。该复合物是活体组织中辅酶 A（CoA）的组成成分。CoA 由 4′- 磷酸泛酰巯基乙胺与腺苷 5′- 单磷酸连接组成，并由 3′- 羟基磷酸钠修饰。现已发现 4′- 磷酸泛酰巯基乙胺与多种蛋白质（尤其是与脂肪酸代谢有关的蛋白质）共价连接。

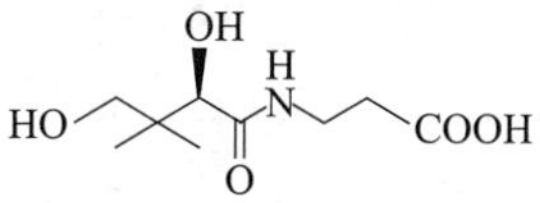

图 1-11　泛酸分子结构式

【膳食参考摄入量】

1. **成人适宜摄入量（AI）** 5.0 mg/d（其余各年龄段见附录 A）。
2. **可耐受最高摄入量（UL）** 尚未确定。
3. **无毒副反应水平（NOAEL）** 尚未确定。
4. **最低毒副反应水平（LOAEL）** 尚未确定。

【主要用途】

预防周围神经炎，术后肠绞痛，播散性红斑狼疮，高三酰甘油 / 高胆固醇血症。

【其他用途】

预防类风湿关节炎，增强运动，缓解紧张情绪。

【安全性】

口服泛酸的毒性非常低，并且没有人类不良反应病例报道。动物摄入高达每日 200 mg/kg 和人类摄入 10 mg/d 较长时间均无不良反应。尽管多数研究涉及的每日摄入量为 5～10 mg，但是每日口服剂量高达 10 g 数周的临床研究均无不良反应。

【权威观点】

1. **美国医学科学院（IOM）** 美国 IOM 确定成年人泛酸的可接受适宜摄入量（AI）为 5 mg/d。IOM 没有发现人类口服泛酸发生不良反应的报道，因此，没有确定 UL。
2. **英国维生素矿物质专家组（EVM）** 英国 EVM 同样没有发现人类口服泛酸或泛酸钙发生不良反应的任何报道或临床试验证据。正因如此，没有适当的风险评估基础，EVM 没有确定 SUL，但是，他们根据口服补充剂泛酸 2 000 mg/d 没有发生不良反应，确定了指导水平。选择保守的 UF 为 10，得出口服补充剂泛酸的指导水平为 200 mg/d，估计从食物中摄入泛酸可高达 10 mg，总摄入量应为 210 mg/d。
3. **欧洲食品安全局（EFSA）** 在评价泛酸时，欧洲 EFSA 发现缺乏系统性口服剂量 - 反应的摄入量研究及泛酸的毒性非常低（口服泛酸钙或泛醇）。EFSA 认为不能确定

LOAEL 和 NOAEL，因此也没有 UL 数值。EFSA 还表示，泛酸的摄入量比当前各种来源摄入的量要高很多，但这并不代表对一般人口的健康有风险。

4. **美国营养责任委员会（CRN）** 尚无口服泛酸有毒性的报道，其 LOAEL 值可以此为基础。EVM 认定的临床试验数据提供的证据表明，摄入补充剂泛酸 2 000 mg 并未产生不良反应。可用的信息数量较少，但每日摄入量高达 10 g 和系统的临床经验每天高达 1 000 mg 都未产生不良反应，CRN 确定补充剂泛酸的 UL 为 1 000 mg/d。

第九节　生　物　素

【化学结构】

D- 生物素（生物素、辅酶 R、维生素 H）是一种水溶性维生素。它有一个双环结构，一个环含脲基，另一个环为一个含硫的杂环带一个戊酸侧链（图 1-12）。

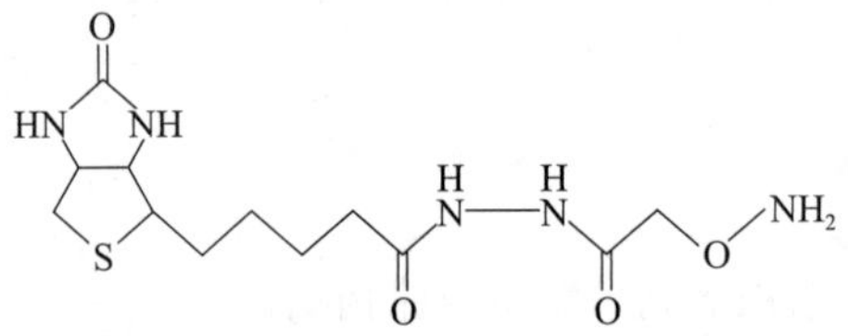

图 1-12　D- 生物素分子结构式

【膳食参考摄入量】

1. **成人适宜摄入量（AI）** 40 µg/d（其余各年龄段见附录 A）。
2. **可耐受最高摄入量（UL）** 尚未确定。
3. **无毒副反应水平（NOAEL）** 尚未确定。
4. **最低毒副反应水平（LOAEL）** 尚未确定。

【主要用途】

增进营养，促进细胞活力，调节机体代谢，延缓衰老。

【其他用途】

糖尿病、儿童脂溢性皮炎、癫痫患者药物治疗时的支持。

【安全性】

已有报道，人类口服生物素无毒性作用。婴儿注射生物素高达 10 mg 共 6 个月，以及口服摄入量高达 10 mg 均未产生不良反应，这表明生物素毒性极低。急性口服剂量 200 mg 或静脉注射 20 mg 亦未产生不良反应。

动物摄入生物素数百毫克每千克体重才能产生边际的不良反应。鉴于人类即使服用极高剂量也无不良反应，动物的不良反应与补充生物素的安全性是不相关的。

【权威观点】

1. 美国医学科学院（IOM） 美国 IOM 确定生物素可接受的适宜摄入量（AI）为 30 mg。IOM 结论是生物素的不良反应数据不足以进行风险评估以确定 UL 值。

2. 欧盟食品科学委员会（EC SCF） 欧盟 SCF 同意：没有数据支持风险评估，因此没有设置 UL 值。

3. 英国维生素矿物质专家组（EVM） 英国 EVM 的结论是来自人类和动物的数据不足以确定 SUL。在缺少摄入任何剂量生物素观察到毒性的情况下，EVM 认可每天口服生物素 9 mg 无不良反应的临床试验结论即生物素无不良影响。鉴于研究例数较少，EVM 确定 UF 为 10，得出每天服用补充剂生物素 0.9 mg 应该是安全的。考虑到有可能从食物摄取生物素，EVM 确定指导水平为每天 0.97 mg（包括所有来源的生物素）。

4. 美国营养责任委员会（CRN） 美国 CRN 同意 IOM、SCF 和 EVM 的观点，不能确定适当的 UL，由于在摄入任何观察到的剂量而缺乏已知的不良反应资料，CRN 可能确定补充剂生物素上限（ULS）为摄取的最高剂量，这有足够的数据支持安全的结论。美国的补充剂含有生物素 5 mg 和 7.5 mg 是相当普遍的。美国 FDA 从未得到公众服用生物素伴有不良反应的任何报告。每天服用生物素 9 mg 无不良反应提示，较低剂量的生物素补充剂可能是安全的。这也表明，EVM 确定 UF 为 10 是不必要的限制。根据补充生物素 9 mg 无不良反应（已认识到该研究样本较小），以及即使是在美国相当普遍的补充剂含有生物素 2.5 mg 及以上，也不存在服用生物素有任何不良反应的报告，CRN 确定补充剂生物素的 UL 为 2.5 mg。

参考文献

［1］ 周建烈，蔡美琴，陈君石，等. 实用维生素矿物质安全手册. 北京：中国轻工业出版社，2005.

［2］ 中国营养学会. 中国居民膳食营养素参考摄入量（2013 版）. 北京：科学出版社，2014.

［3］ 周建烈，柳启沛，顾景范，等. 实用维生素矿物质补充剂手册. 北京：中国轻工业出版社，2003.

［4］ Hathcock JN, Griffiths JC. Vitamin and Mineral Safety. 3rd ed. Washington D. C.: Council for Responsible Nutrition (CRN), 2014.

第 2 章　脂溶性维生素

第一节　维生素 A

【化学结构】

"维生素 A"这一术语是指一类被称为"视黄醇"的脂溶性化合物。一般而言，其结构是由一个 β- 白芷酮环、一条共轭类异戊二烯支链和一个极性端基组成。其母体化合物全反式视黄醇及其脂肪酸酯衍生物是指已经形成的维生素 A，这是相对于维生素 A 的前体（如 β- 胡萝卜素）而言（图 2-1、图 2-2、图 2-3）。根据联合国粮农组织（FAO）和世界卫生组织（WHO）的推荐，考虑维生素 A 和维生素 A 原的活性和吸收程度不同，维生素 A 的需要量和食物中含量的估计值用"视黄醇当量"（RE）表示，1 μg RE＝1 μg 视黄醇＝1.78 μg 视黄基棕榈酸酯＝6 μg β- 胡萝卜素＝12 μg 其他有维生素 A 原活性的类胡萝卜素＝3.33 U 来自视黄醇的维生素 A 活性。2014 年中国营养学会制定中国居民维生素 A 的推荐摄入量（RNI）用"视黄醇活性当量（RAE）"。

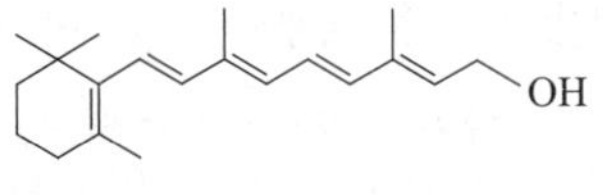

图 2-1　全反式视黄醇分子结构式

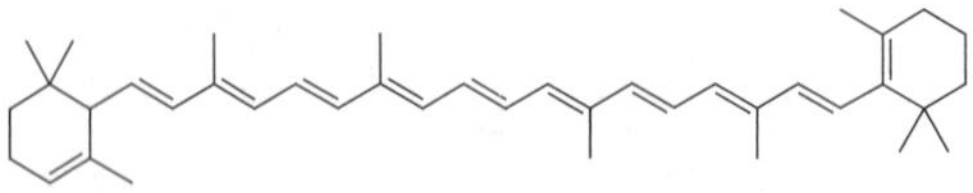

图 2-2　α- 胡萝卜素分子结构式

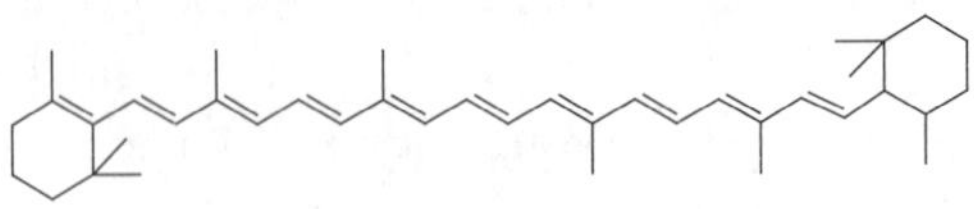

图 2-3　β- 胡萝卜素分子结构式

【膳食参考摄入量】

1. 成人推荐摄入量（RNI）　男性 800 μg RAE/d，女性 700 μg RAE/d（其余各年龄段见附录 A）。

2. 成人可耐受最高摄入量（UL）　3 000 μg RAE/d。

3. 成人无毒副反应水平（NOAEL）　3 000 μg RAE/d（10 000 U/d）（中国营养学会尚未设立该值）。

4. 最低毒副反应水平（LOAEL）　6 500 μg RAE（21 600 U）（中国营养学会尚未设立该值）。

【主要用途】

夜盲症，儿童感染。

【其他用途】

糖尿病，痤疮，银屑病，月经过多，艾滋病支持疗法，唐氏综合征，耳道感染，口腔疾病，青光眼，痛风，肾结石，红斑狼疮，多发性硬化，溃疡性结肠炎，溃疡病，克罗恩病。

【安全性】

维生素 A 为脂溶性，易于在肝内积聚。因此，如果每天服用高剂量维生素 A，很容易在肝和其他组织中积聚到危险水平。但是，没有能摄取足够、稳定的维生素 A 的人群偶尔补充高剂量维生素 A，以预防维生素 A 缺乏带来的严重健康问题是必要的。这就使维生素 A 的安全性高度依赖于每日摄入量和摄入的持续时间。研究人群的维生素 A 营养状况对补充维生素 A 是否安全的结论很关键，研究人群维生素 A 营养充足和营养缺乏必须单独分开考虑。

维生素 A 营养充足人群摄入过量的维生素 A 引起潜在的不良反应已有记录。可以想象的风险是基于摄入大剂量视黄醇或视黄酯形式的预制维生素 A，而不是摄入维生素 A 前体（如 β- 胡萝卜素）或其他维生素 A 前体（如类胡萝卜素）。没有摄入高剂量 β- 胡萝卜素或其他类胡萝卜素而产生维生素 A 毒性的报道。食物和膳食补充剂中维生素 A 的标签显示国际单位（U），而营养学家通常使用 mg 或 μg 视黄醇活性当量（RAEs）。它们之间的转换为 1 U 视黄醇＝0.3 μgRAE。

1. 肝异常　肝不良影响包括可逆性肝转氨酶升高、肝纤维化、肝硬化，甚至死亡（IOM）。但是，要注意这些人类数据通常与其他已经存在的因素混淆，如饮酒、传染性肝炎、肝毒性药物、已患的肝病等。每天摄入维生素 A 25 000～50 000 U 几个月以上，可以产生一些不良影响（包括肝毒性），但这也与原米肝是否健康或肝功能是否有损害相关。有轻度或中度肝受损的人摄入量大约 25 000 U 可能损害肝，这是维生素 A 最低毒副反应水平。

2. **出生缺陷** 通常认为，可能产生出生缺陷的每日补充维生素 A 的最小剂量（LOAEL）为 25 000 U；孕妇每天补充维生素 A 超过 10 000 U，神经管出生缺陷的风险明显增加，但是最近的研究没有证实这个发现。

一项递交 FDA 的报告提出孕妇每天补充维生素 A 18 000 U 与发生特征性出生缺陷有关。另一项报道显示老年人长期每天补充维生素 A 5 000～10 000 U 可能产生边缘的不良影响，但是没有得到证实，后来的研究也无法重复这一发现。每天补充维生素 A 30 000 U 应该被认为是（人类）无致畸的剂量。没有其他报道表明，补充这个水平维生素 A 会产生不良影响。

3. **骨脆性增加** 最近一些关于维生素 A 对骨脆性影响的报道互相矛盾。一些研究提出相对较低摄入量的预制维生素 A（即视黄醇和视黄酯）可以增加骨脆性和骨折风险。但是其他一些研究不支持这样的效应。

2001 年 1 月，美国 IOM 发布了维生素 A 和其他营养素综述中评估维生素 A 的安全性章节，在考虑维生素 A 可能对骨密度和髋部骨折产生不利影响时，IOM 认为这些研究不适合用于设置维生素 A 的 UL。

IOM 审查有关维生素 A 对骨骼的潜在不利影响的证据（包括动物研究、人类机制研究和流行病学调查的证据）。动物和人类的生化数据表明，视黄醇对骨骼可能产生不利影响的机制，但这项研究并没有确立这些效应发生的人类实际摄入维生素 A 水平。单一剂量的临床试验证实，人类的效应 - 剂量视黄醇超过 27 000 U（相当于棕榈酸视黄酯 15 mg）。该临床研究证实并提炼以前了解的维生素 A 和维生素 D 的相互作用。

在 IOM 综述中，唯一的流行病学研究（1998 年瑞典人口调查）提示，高剂量维生素 A 摄入与骨健康之间存在负相关关系。Melhus 等解释这些数据显示，当视黄醇摄入量达到 5 000 U/d 时髋部骨折的风险显著增加。其他可得到的流行病学研究发现，视黄醇摄入量高达 6 600 U/d 时没有这样的关系。

美国全国健康和营养调查（NHANES Ⅲ）没有发现血浆视黄醇和骨密度之间有任何关系。血浆视黄醇水平是维生素 A 摄入量是否过度的良好指标，而骨密度是评价骨折风险的优良指标。NHANES Ⅲ 研究是对整个美国人口大的横截面调查。小型的冰岛流行病学研究也发现维生素 A 和骨密度没有任何关系。

护士健康研究（NHS）结果公布，髋部骨折的风险与维生素 A 摄入量（从食品频率回顾表估计）的比较。除了公认的观察性研究固有的局限性以外，NHS 研究报道所有参加研究的绝经后妇女总髋部骨折平均发生率明显降低，这个结果仅限于髋部骨折的自我报告，而没有确切骨折部位的事件确定或鉴别诊断。此外，多项关于这一特定人口的观察显示，随着时间的推移，开始导致牛奶和钙摄入量与髋部骨折的风险增加具有统计学关系，但这些明显的错误结果随数据积累而得到纠正。一项血清视黄醇浓度和骨折关系的观察性研究支持视黄醇和健康风险增加之间的关系，特别是对髋部骨折。这项研究显示，膳食视黄醇摄入水平与健康风险增加之间无明显相关。视黄醇诱导骨吸收能力可以通过摄入足够的维生素 D 改善。

4. 维生素 A 缺乏的人群　在一些国家，普遍存在维生素 A 缺乏导致的大规模健康问题，特别是干燥症和眼干燥症相关的失明以及死亡。对此，目前的公共卫生方案和医疗实践是，儿童每 3~12 个月补充一次视黄醇维生素 A 5 万~20 万 U 或更多，用于治疗和预防维生素 A 缺乏症。

人体急性维生素 A 中毒很少见，但常发生于大剂量摄入补充剂之后，而不是从膳食中摄入大剂量的维生素 A。维生素 A 在体内有蓄积作用，因此长期摄入高剂量维生素 A 可表现出慢性维生素 A 过多引起的毒副作用。尽管慢性维生素 A 中毒的大多数症状一旦停药即可停止，但有些病例可发生肝、骨和视力的永久性损害以及肌肉和骨骼的慢性疼痛。

流行病学研究表明，妊娠期暴露于高剂量的维生素 A 可增加发生出生缺陷的危险性。有研究提示，在中等剂量时即有致畸作用，但现有的资料无法确定阈剂量。维生素 A 对动物也有致畸性，最近的流行病学资料表明，长期高剂量摄入维生素 A 的绝经后妇女发生髋骨骨折的危险性增加。其他支持这一观点的流行病学研究表明，可发生于女性，也可发生于男性。这些结果得到了动物研究资料的支持，动物实验表明，视黄醇可能通过与维生素 D 的相互作用直接对骨产生作用，并对甲状旁腺激素以及钙的代谢产生作用。

【权威观点】

1. 美国医学科学院（IOM）　根据现有的出生缺陷风险数据，美国 IOM 确定维生素 A 的 NOAEL 为 15 000 U/d，UF 为 1.5，得出 UL 为 10 000 U/d。IOM 认为维生素 A 增加骨脆性风险的证据不足以为确定 UL 值的基础。

2. 欧盟食品科学委员会（EC SCF）　同 IOM 一样，只基于出生缺陷风险考虑，欧盟 SCF 确定维生素 A 的 UL 为 10 000 U/d，并不关注增加骨脆性风险的证据。

3. 英国维生素矿物质专家组（EVM）　英国 EVM 认为，摄入维生素 A 10 000 U/d 不引起出生缺陷，但摄入维生素 A 5 000 U/d 以上可能会增加骨脆性风险。设置维生素 A 的指导水平（而不是 SUL）为 5 000 U/d。

4. 美国营养责任委员会（CRN）　美国 CRN 认为，大多数人摄入维生素 A 10 000 U/d 是安全的。营养良好与营养缺乏人群必须分开考虑。此外，即使营养良好的人群，从食物来源摄入的维生素 A 量也可能有很大不同，因此，对于摄入高剂量维生素 A 强化食品或肝脏的人，推荐维生素 A 摄入量不超过 5 000 U/d。

5. 中国营养学会（CNA）　中国营养学会制定的中国居民（成年人）维生素 A 的参考摄入量（DRIs）：EAR 为 560 μg RAE/d（男）和 480 μg RAE/d（女），RNI 为 800 μg RAE/d（男）和 700 μg RAE/d（女），UL 为 3 000 μg RAE/d。

第二节　维生素 D

【化学结构】

维生素 D 是指一组脂溶性类固醇化合物（图 2-4）。两种在营养学上有意义的化合物为维生素 D_2（麦角钙化醇）和维生素 D_3（胆钙化醇）。维生素 D_3 在肝和肾内通过两次羟化为活性类固醇激素——1, 25- 二羟维生素 D_3。维生素 D_2 通过相同的酶系代谢为 1, 25- 二羟维生素 D_2。维生素 D 1 mg＝40 000 U。

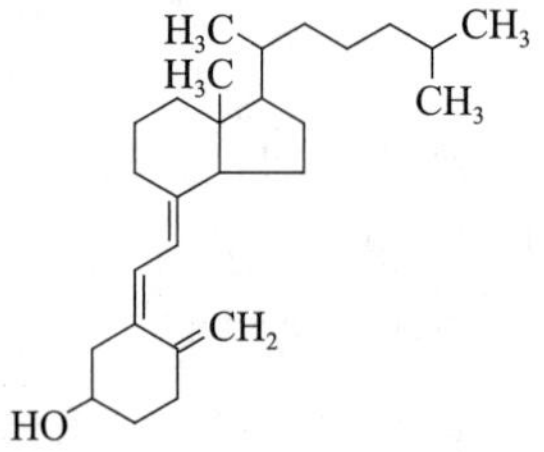

图 2-4　维生素 D 分子结构式

【膳食参考摄入量】

1. **成人推荐摄入量（RNI）** 10 μg/d（其余各年龄段见附录 A）。
2. **成人可耐受最高摄入量（UL）** 50 μg/d。
3. **成人无毒副反应水平（NOAEL）** 尚未确定。
4. **最低毒副反应水平（LOAEL）** 尚未确定。

【主要用途】

预防和治疗佝偻病和骨质疏松症。

【其他用途】

预防癌症、多囊卵巢综合征、银屑病、糖尿病。哮喘、子宫内膜异位症、先兆子痫、代谢综合征、炎症性肠病、中性纤维化、多发性硬化、系统性红斑狼疮、类风湿关节炎、阿尔茨海默病等。

【安全性】

一旦膳食维生素 D 摄入量充足、血活性维生素 D 水平增高，皮肤形成维生素 D 的速率就会减慢，因此，皮肤过多接触阳光不会导致维生素 D 中毒，但是，当非常大量摄入膳食维生素 D 时就可以产生毒性作用，尤其是长期大量地摄入维生素 D 时。研究表明，异常高剂量的维生素 D 摄入者具有广泛的症状和体征，即从软组织脱水到永久性矿物质缺乏，其中包括肌肉、心脏、肾和软骨。持续摄入毒性剂量维生素 D 可造成严重的和不可恢复的不良后果。第二次世界大战后英国儿童因为摄入过分强化维生素 D 的牛奶，引起普遍维生素 D 过量摄入，导致卫生专业人员在估算维生素 D 安全水平时非常保守。

　　长期过量摄入维生素 D 可能导致血浆 25（OH）D 浓度增加，且涨幅与维生素 D 剂量成正比。用维生素 D 或 25（OH）D 治疗通常不会增加血清维生素 D 活性代谢物浓度。然而，过多的维生素 D 引起毒性作用或许是因为血 25（OH）D 浓度增加，过度刺激肠道钙吸收，骨钙过多被动员，导致高钙血症。虽然 IOM 认为高钙血症在维生素 D 中毒中起关键作用，但是没有一项临床试验会使用如此高的维生素 D 剂量产生这样高的血钙水平。所有这些证据都来自于零星的偶然大规模过量摄入维生素 D 的病例报道。

　　产生不良反应的每日维生素 D 摄取量变化很大。大多数成年人每日摄入量超过 50 000 U（1.25 mg）才可能产生毒性。在过去 10 年左右的临床试验中没有发现长期服用 10 000 U（250 μg）的临床试验引起任何高钙血症。在某些疾病（如结节病、分枝杆菌感染、肺结核或特发性高钙血症）患者摄入维生素 D 量比健康人低也可发生中毒。过量的维生素 D 摄入和高钙血症之间不可能有绝对的因果关系，有时患特发性高钙血症人群摄入维生素 D 的量比健康人能耐受的量更低也会产生不良反应。

　　儿童问题。一项研究发现，在未特定体重儿童（10～30 kg），引起不良反应的膳食维生素 D 的量可能低至 2 000～4 000 U/d（50～100 μg/d），足月婴儿低至 1 800 U/d（45 μg/d）。但婴儿摄入 1 600 U/d 的 6 个月研究没有发生任何不良反应。许多报道确认，维生素 D 作为药物应用（无论是肠外或活化形式应用）产生各种不良反应都是非常高的摄入量。这些报道通常不涉及食品或膳食补充剂口服摄入维生素 D，对于膳食来源的维生素 D 安全信息没有使用。

【权威观点】

1. 美国医学科学院（IOM）　美国 IOM 根据 2007 年 Hathcock 等的 UL 风险评估方法，从多项临床试验得出维生素 D 的 NOAEL 为 250 μg（10 000 U）/d 向下推算，已制定维生素 D 的 UL 为 100 μg（4 000 U）/d。考虑到一些新数据［各种原因的死亡率、慢性疾病的风险和在血清 25（OH）D 75～125 nmol/L 时跌倒］的不确定性，美国 IOM 认可 2003 年 Heaney 等的研究结果，制定 UL。在 Heaney 等的研究中，每天摄入维生素 D 5 000 U，共 160 d，导致血清 25（OH）D 水平不超过 150 nmol/L 和血清钙浓度在正常范围内。考虑到仅倚重一项研究和资料的不确定性，该 UL 定为 4 000 U/d（即 5 000 U/d 降低 20%）。美国 IOM 的意图是"不确定明确造成伤害的摄入量水平，而是确定是否有足够令人信服的新数据证明摄入维生素 D 的慎用量"，但是，美国 IOM 并没有考虑 2007 年 Hathcock 等推荐的采用充足的慎用量来确立 NOAEL 和 UL 的方法。此外，美国 IOM 还审查了相关的几个终点数据，但不是根据 UL 为 4 000 U/d 的数据，而是根据一项对几组不同年龄、性别和疾病人群所有原因死亡率在几个不同层面调整的资料。

2. 英国维生素矿物质专家组（EVM） 英国 EVM 没找到足够令人信服的资料来制定维生素 D 的 NOAEL 或 LOAEL。EVM 根据 2001 年 Vieth 等研究的 100 μg/d 和 1980 年 Johnson 等研究的 50 μg/d，制定指导水平为 25 μg/d。EVM 认为，长期服用维生素 D 补充剂 25 μg/d "耐受性良好"，但 EVM 并没有制定安全上限。

3. 欧洲食品安全局（EFSA） 欧洲 EFSA 根据两个研究中，健康年轻男性每天服用 234～275 μg 维生素 D_3，共 8 周至 5 个月没有导致高钙血症，认为每日维生素 D 的 NOAEL 为 250 μg/d。UF 为 2.5，因此 UL 估计为 100 μg/d。

4. 美国营养责任委员会（CRN） 传统的而不是基于数据的保守的维生素 D 推荐量已经被循证医学评估迅速修正。这些评估表明，现在认为对于大多数人来说更大量的维生素 D 摄入是安全的。

2003 年 Heaney 等的研究数据表明，维生素 D 的 NOAEL 至少是 250 μg/d，因此，从现有的数据看，考虑高钙血症，其 LOAEL 大于 250 μg/d。美国 IOM 和英国 EVM 估计从所有非补充剂来源每天摄入的维生素 D 是在 360 U（9 μg）以下。尽管最近一些膳食补充剂含维生素 D 600～800 U，但是大多数膳食补充剂含有维生素 D 10 μg（400 U）以下。以这个水平摄取维生素 D 无不良反应报道。值得注意的是，在随机临床试验中从未观察到与维生素 D 有因果关系的高钙血症。所有维生素 D 引起高钙血症的证据都是来自于超大剂量维生素 D 的意外或误导服用。

考虑最近的临床试验数据，美国 CRN 确定 UL 为 250 μg（10 000 U）/d，这个 UL 水平是依据受试者数量足够大和服用时间足够长的临床试验，以及在各种情况下补充 250 μg/d 维生素 D 未发现不良反应。

第三节　维生素 E

【化学结构】

维生素 E 是一组（8 种）由植物合成的脂溶性化合物。这些化合物分为两类，即生育酚和生育三烯酚，两者都表现出维生素 E 的生物抗氧化活性。这两类维生素分别用希腊字母 α、β、γ 和 δ 命名（图 2-5，图 2-6）。其中生物抗氧化活性最强的是 *d*-α- 生育酚。维生素 E 的活性用 *d*-α- 生育酚当量表示，用国际单位（U）表示。1 U *d*-α- 生育酚（RRR-α- 生育酚）相当于 0.67 mg。如果维生素 E 以 *dl*-α- 生育酚形式（全 -rac-α- 生育酚）存在，0.91 mg 相当于 1 U。

【膳食参考摄入量】

1. 成人推荐摄入量（RNI） 14 mgα-TE/d（其余各年龄段见附录 A）。

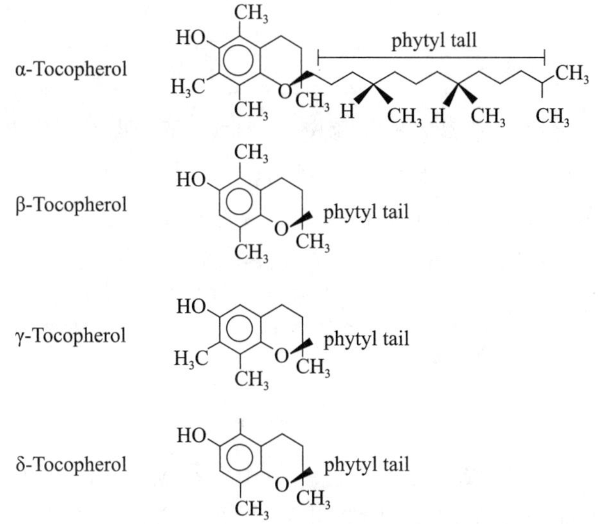

图 2-5　生育酚 E 分子结构式

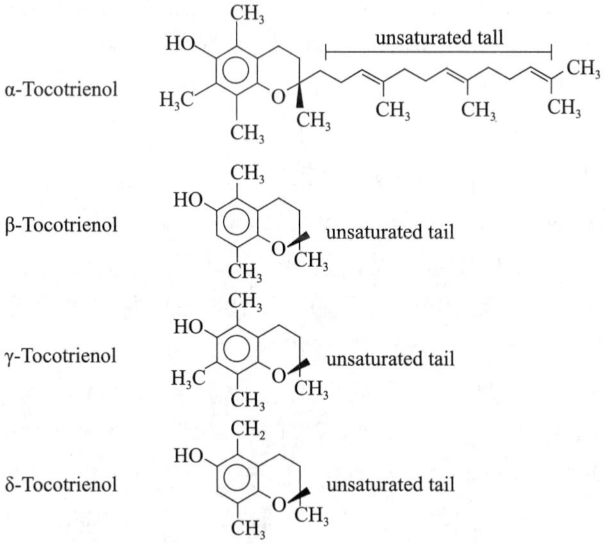

图 2-6　生育三烯酚分子结构式

2. 成人可耐受最高摄入量（UL） 700 mg α-TE/d。

3. 成人无毒副反应水平（NOAEL） 1 200 U（800 mg α-TE）（中国营养学会尚未设立该值）。

4. 最低毒副反应水平（LOAEL） 尚未确定。

【主要用途】

抗氧化和预防心脏病。

【其他用途】

预防癌症、迟发性运动障碍、日光晒斑、急性前葡萄膜炎、先兆子痫、免疫损害、阿尔茨海默病、风湿性关节炎、糖尿病性神经病变、男性不育、白内障、糖尿病、黄斑退行性变、骨性关节炎、下肢不宁综合征、血管性痴呆、更年期综合征、周期性乳腺痛、帕金森病、哮喘、痤疮、掌挛缩病、痛风、银屑病、绝经、间歇性跛行、高血压和吸烟者营养支持。

【安全性】

科学文献中已经有很多报道显示，连续服用推荐剂量（RDA）许多倍的维生素 E 补充剂是安全的。该证据来自不同类型的研究（从几个受试者的观察研究，到关于对癌症、心血管疾病和其他病症影响的大型随机对照干预试验）。已经有几十个发表的研究报道记录维生素 E 补充剂安全服用的观察资料，涉及 10 万以上人群。

1977 年 Gillilan 等对 48 例经心电图和血管造影确诊的稳定型心绞痛患者进行随机双盲、安慰剂对照的交叉研究，随机每天服用维生素 E 1 600 U 共 6 个月，服用维生素 E 之前或之后服用安慰剂 2 个月。虽然维生素 E 并未改善明确诊断心脏疾病患者症状或运动能力，但其证实服用维生素 E 1 600 U 共 6 个月是完全安全的。这些患者服用维生素 E 或服用安慰剂其心脏疾病的症状或实验室指标都没有差异。

1998 年 Meydani 等进行 88 名健康老年人每天服用维生素 E 60、200、800 U 的为期 4 个月的安全性研究。无一例受试者发现任何不良反应，也无表现出任何实验室指标异常，包括血浆蛋白及脂类、葡萄糖、脂蛋白、胆红素及肝肾代谢功能、血细胞计数、出血时间和其他凝血参数，以及一些免疫功能指标。

1996 年 Stephens 等大型剑桥心脏抗氧化研究（CHAOS）证实了 Gillilan 等和 Meydani 等相对较小的试验结果。Stephens 等随机给予 2 002 例患者每天服用维生素 E 400 U 或 800 U，或者安慰剂，平均随访 510 天。结果显示，这些有症状和血管造影诊断冠状动脉疾病患者服用维生素 E 无任何显著不良反应。事实上，停药（仅为 0.55%）会影响不良反应的产生（常用估计患者耐受性），这些患者服用维生素 E 或者安慰剂之间没有差异。

2000 年心脏预后预防评估研究是评估 9 541 例具有多心血管危险因素患者服用血管紧张素转换酶（ACE）抑制药雷米普利和（或）维生素 E 400 U/d。HOPE 研究者结论为"平均随访 4.5 年，维生素 E 的耐受性良好，与安慰剂相比无显著不良反应"。作者的解释并没有停止于一个较小的维生素 E 摄入量和全因死亡率的荟萃分析数据。

2002 年罗氏欧美白内障试验（REACT）。Chylack 等对 297 例年龄相关性白内障患者随机每天给予安慰剂或含维生素 E 600 mg 的抗氧化剂（还含有维生素 C 750 mg 和 β-胡萝卜素 18 mg）。在这项试验中，78% 的患者随访 2 年，53% 随访 3 年，12% 随访 4 年，均未出现严重安全问题。

2001 年年龄相关性眼病研究（AREDS）。AREDS 研究者对视网膜疾病诊所的 3 640 例视力丧失或眼部病变患者随机给予安慰剂或抗氧化剂（含维生素 E 400 U，以及维生素 C 和 β- 胡萝卜素）的鸡尾酒组，或锌补充剂，平均观察 6.3 年。研究人员单挑皮肤泛黄患者（高 β- 胡萝卜素摄入后典型的标志）作为抗氧化剂治疗唯一明显不良反应。研究结果显示，这几组的严重不良反应均无明显统计学差异。

2001 年 Brown 等的研究。Brown 等对 160 例临床冠心病患者测试辛伐他汀和烟酸组合（有或没有抗氧化剂维生素 E 800 U/d），以及匹配的安慰剂对照研究，患者的高密度脂蛋白（HDL）胆固醇水平低，低密度脂蛋白（LDL）胆固醇水平正常。单独服用抗氧化剂的患者没有观察到不良影响。

1998 年 DATATOP 临床研究。DATATOP 临床试验随访 800 例每天服用维生素 E 2 000 U 的受试者 8.2 年，无发现任何不良反应。这项研究支持了长期摄入高剂量维生素 E 是安全的。

1994 年 α- 生育酚、β- 胡萝卜素（ATBC）癌症预防研究。在多项观测研究和前瞻性、随机试验表明，在补充维生素 E 很安全的背景下，ATBC 癌症预防研究仍然谨慎地使用维生素 E，29 133 例 50～69 岁芬兰男性吸烟者每天摄入维生素 E 50 mg，5～8 年，出血性卒中死亡的发生率为 7.8%，与安慰剂组的 5.2% 相比（维生素组 66 例，而对照组 44 例）。作者没有讨论缺血性卒中接近显著下降，缺血性卒中人数远大于出血性卒中人数。总体而言，总的卒中人数接近显著减少。

ATBC 研究显示，维生素 E 也与前列腺癌发生率降低以及缺血性卒中和缺血性心脏疾病死亡率减少相关，但无显著统计学意义。结果显示，服用维生素 E，只有出血性卒中的死亡率较高。

2000 年 Leppälä 等认为，α- 生育酚补充增加致命出血性卒中的风险，但可预防脑梗死。在这项研究中，在 3 个月初始诊断卒中的患者中，有 85 例死于蛛网膜下腔出血患者，维生素 E 组比对照组多 28 例，或多 50%；相反，有 807 例患者死于脑梗死，维生素 E 组比对照组少 53 例，或少 14%；服用维生素 E 补充剂对卒中死亡率差异无统计学意义，但维生素 E 治疗的总体卒中死亡数量实际上是下降的。除了 ATBC 试验以外，少量研究报道认为，补充维生素 E 暂定与出血性并发症有关。有时这些报道会涉及维生素 K 缺乏症的患者，尤其是配合慢性抗凝血疗法（如华法林或高剂量阿司匹林）患者。这些关联已导致一些专家建议患者在同时服用维生素 E 补充剂和长期应用华法林时需要谨慎和观察。

这也提示，维生素 K 缺乏症的患者摄入高剂量维生素 E 可能影响凝血，但对于维生素 K 充足的人（绝大多数人）没有影响。事实上，一项最近大型研究显示，长期华法林治疗患者服用 800～1 200 mg 维生素 E，其增加出血风险的凝血功能参数没有改变。

ATBC 试验结果没有改变现行的共识：服用维生素 E 剂量在 UL 以下是安全的。美国 IOM 认为，划定维生素 E 和维生素 C 的膳食参考摄入量（DRI）值是"初步的"，ATBC 研究结果缺乏其他大规模临床试验的确认，是"不能令人信服的"。

正确认识荟萃分析研究：多项研究数据组合的荟萃分析增加了受试者的总数，提高了重复和统计学能力，从而使微小差异能被检测到。初看似乎是一个很大的进步，也就是说，增加了统计学能力而发现微小差异，但不是实际效果。可信的荟萃分析结论，必须恰如其分地考虑和解释下列两个关键因素：①统计（数学）公式必须适当和有效；②纳入／排除标准必须适当。不幸的是，这两个方面都普遍被滥用。一个典型的例子是 2005 年 Miller 等报道大剂量补充维生素 E 的荟萃分析，作者绘制的服用维生素 E 的风险与"全因死亡率"。服用较低剂量维生素 E 的风险在零线以下（提示有保护作用），400 U 或更高剂量的风险在零线以上（提示有不良反应）。鉴于一些无法解释的原因，作者改变了数学公式，将低风险的线性方程改变零线以上为二次方程。显然，这是唯一使服用维生素 E 有害具有显著统计学意义的方法，即使采用这种数学处理，其结果也只是表明 WAVE 试验中维生素 E 的伤害。

考虑 WAVE 研究的统计问题，2009 年 Berry 等重新审视了荟萃分析的 WAVE 研究数据和最近的数据，得出结论为"不管维生素 E 的剂量，服用维生素 E 不太可能影响死亡率"。另一个荟萃分析统计程序表面上有根据，但是其纳入／排除标准没有一个逻辑方式。

在这几个随机试验中的死亡率荟萃分析中，研究包括了 β- 胡萝卜素、维生素 A、维生素 C、维生素 E 和硒，因为它们都是"抗氧化剂"。其实，众所周知硒可降低中国缺硒高风险人群患癌症的风险，β- 胡萝卜素会增加吸烟者和石棉工人患癌症的风险，因此，在一项荟萃分析中既包括已知阴性的因素，也包括已知阳性的因素，应预期导致无效的结果，因为这两种效应彼此抵消了。

【权威观点】

1. 美国医学科学院（IOM） 美国 IOM 审查了维生素 E 安全的所有相关数据，但并没有确定人的 NOAEL 或 LOAEL。相反，IOM 从动物的数据确定了 LOAEL 为 500 mg/（kg·d），并且以 UF 为 36 计算出人的 UL 为 1 000 mg/d（假定体重 68.5 kg）。尽管不同化学形式的维生素 E 具有不同的有益效能（U/mg），IOM 不知道潜在的不良反应的效能是否有什么不同。对于可能的不良反应，IOM 没有区分维生素 E 的全 -rac-α- 生育酚和 RRR-α- 生育酚形式。因此，IOM 对于所有形式的维生素 E 都应用统一的 UL 值。

2. 欧盟食品科学委员会（EC SCF） 欧盟 SCF 审查了所有的证据未发现人类口服维生素 E 有不良反应。鉴于较高剂量摄入的证据不充分，SCF 选择 1998 年 Meydani 等的临床研究，确定 NOAEL 为 800 U/d。判断数据库证据只有中等强度，SCF 确定 UF 为 2，转换 UL 为 300 mg/d。

3. 英国维生素矿物质专家组（EVM） 英国 EVM 基于 Meydani 研究和 Gillilan 研究，确定 SUL 的范围为 800～1 600 U/d，然后用更保守的值 800 U/d，计算出维生素 E 的 SUL 为 540 mg/d。

4. 美国营养责任委员会（CRN） 为了简化不同形式的维生素 E 安全方面的考虑，并且适当谨慎地做出结论，美国 CRN 建议 U 转化为 mgα- 生育酚当量（α-TE）。因为大多数的临床试验已经应用全消旋的 α- 生育酚乙酸酯统计数据，补充剂 UL 以 U 转换为以 mg 的 α-TE 的相应维生素 E 活性，这将导致一个更保守的 UL。根据 1977 年 Gillilan

等的研究资料显示，摄入 1 600 U/d 无任何不良反应，CRN 确定维生素 E 的 UL 为 1 600 U/d。鉴于摄入 3 200 U/d 无不良反应，CRN 认为 1 600 U/d 作为上限的不确定性非常低。考虑到英国 EVM 转换到 mg α-TE，CRN 补充剂上限 1 600 U/d 相当于 1 073 mg/d，这非常类似于美国 IOM 通过动物数据外推确定的 UL。CRN 的补充剂上限适用于没有使用任何抗凝血药的健康成年人。

第四节　维生素 K

【化学结构】

维生素 K 并不是一种化合物，而是一组来源于 2- 甲基 -1, 4- 萘醌的脂溶性同系化合物。叶绿醌被命名为维生素 K_1（图 2-7）。维生素 K_2 是甲基萘醌类化合物（图 2-8），其甲基 -1, 4- 萘醌核的第 3 个位点的侧链含有不同数目的异戊二烯单位，命名为甲基萘醌 -n（MK-n）；后缀（-n）表示侧链上异戊二烯单位的数目（例如 MK-7）。

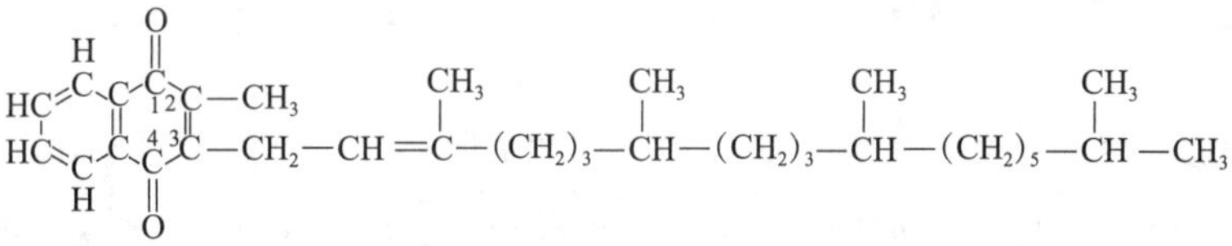

图 2-7　维生素 K_1 分子结构式

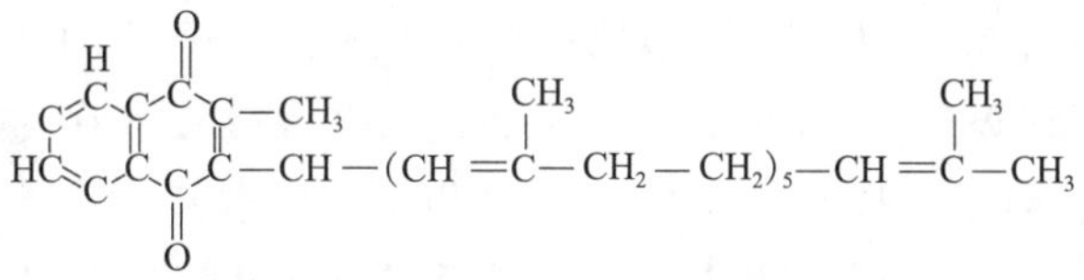

图 2-8　维生素 K_2 分子结构式

【膳食参考摄入量】

1. **成人推荐摄入量（RNI）**　80 μg/d（其余各年龄段见附录 A）。
2. **可耐受最高摄入量（UL）**　尚未确定。
3. **无毒副反应水平（NOAEL）**　尚未确定。
4. **最低毒副反应水平（LOAEL）**　尚未确定。

【主要用途】

维生素 K_1 治疗新生儿出血症和药物引起的维生素 K_1 缺乏。

【其他用途】

维生素 K_2 预防骨质疏松症、血管钙化等。

【安全性】

摄入高剂量的两种天然形式维生素 K（维生素 K_1 和维生素 K_2）未观察到任何毒性反应。因此，这两种形式的维生素 K 没有 UL。人类凝血研究显示，每天服用维生素 K_2（MK-4）45 mg，甚至到 135 mg（45 mg，3 次 /d）未增加血凝块的风险。然而，各种合成的维生素 K 异构体，如 K_3（甲萘醌）、K_4 和 K_5 是明确有毒性的。研究显示，大剂量的维生素 K_3、K_4 和 K_5 可导致过敏反应、溶血性贫血和肝细胞毒性。美国 FDA 已经禁止所有的合成维生素 K 产品在美国作为 OTC 产品销售。

【权威观点】

1. 美国医学科学院（IOM）　美国 IOM 没有发现维生素 K_1 不良反应的报道。因此，得出的结论是不能设立 LOAEL 或 NOAEL 值，亦没有 UL 值。

2. 英国维生素矿物质专家组（EVM）　英国 EVM 引用 1998 年 Craciun 等研究每天服用维生素 K_1 10 mg 无不良反应作为证据。因为此研究样本量小，EVM 选择 UF 为 10，以纠正潜在的个体差异，因此，计算指导水平为 1 mg/d。

3. 欧洲食品安全局（EFSA）　欧洲 EFSA 认可每天服用维生素 K_1 10 mg 无不良反应的小型、短期临床试验结果。根据这些发现，EFSA 没有设置 UL 值。

4. 美国营养责任委员会（CRN）　天然形式的维生素 K 潜在的毒性极低，但无足够的数据确立到底有多低。鉴于摄入 30 mg/d 或以上维生素 K 没有不良反应报告，EVM 采用 UF 为 10 好像是没有必要的谨慎。然而支持 30 mg/d 的数据很少。因此，CRN 确定维生素 K 的 UL 为 10 mg/d。这个值是基于英国 EVM 相同的临床研究结果，但没有选用 UF 为 10。膳食摄入量和小肠的生物合成量与 UL 10 mg/d 相比是微不足道的。因为维生素 K 与抗凝血药的强烈相互作用，UL 不适用于服用这些药物的人。

参考文献

[1]　周建烈，蔡美琴，陈君石，等. 实用维生素矿物质安全手册. 北京：中国轻工业出版社，2005.

[2]　中国营养学会. 中国居民膳食营养素参考摄入量（2013 版）. 北京：科学出版社，2014.

[3]　周建烈，柳启沛，顾景范，等. 实用维生素矿物质补充剂手册. 北京：中国轻工业出版社，2003.

[4]　Hathcock JN, Griffiths JC. Vitamin and Mineral Safety. 3rd ed. Washington D. C.: Council for Responsible Nutrition (CRN), 2014.

第3章 常量元素

第一节 钙

【化学结构】

钙是一种碱性元素，位于周期表第Ⅱ族。分子量为 40，是二价阳离子，唯一的氧化态为+2。本节中除了特殊指出的钙化合物外，指的均是元素钙。

【膳食参考摄入量】

1. **成人推荐摄入量（RNI）** 800 mg/d（其余各年龄段见附录 A）。
2. **成人可耐受最高摄入量（UL）** 2 000 mg/d。
3. **无毒副反应水平（NOAEL）** 尚未确定。
4. **最低毒副反应水平（LOAEL）** 4 000～5 000 mg/d（中国营养学会尚未设立该值）。

【主要用途】

预防和治疗骨质疏松症和经前期综合征。

【其他用途】

预防结肠息肉和癌、高血压、高胆固醇血症、多囊卵巢综合征、先兆子痫、注意力集中障碍、偏头痛和牙周病。

【安全性】

一些钙过量摄入会产生不良反应的假设已经研究多年，包括肾结石、肾功能不全伴高钙血症（乳-碱综合征）、钙与其他矿物质相互有害的作用。来自食品和补充剂的高钙摄入增加肾结石的危险证据不一致，其中一些研究显示高钙摄入伴有肾结石风险降低。高膳食钙水平可以影响多种微量元素的生物利用度和吸收率，特别是二价阳离子，如镁、锰和锌，但这些作用通常不足以有临床的影响，肠道的相互作用主要是动物研究。

【权威观点】

1. 美国医学科学院（IOM） 美国 IOM 评估过多的钙摄入引起的各种潜在不良反应，得出结论认为只有一个适当的数据支持肾结石形成的风险。IOM 确定钙的可耐受最高摄入量（UL）值：8 岁以下儿童为 2 500 mg、9～18 岁为 3 000 mg、19～50 岁成年人为 2 500 mg，70 岁以上老年人为 2 000 mg。然而，使用这些值时有一些困难，由于 UL 是基于 UF，而 UF 会因为实施实例的差异而各不相同。IOM 认为，肾结石患者的数据不可能用于正常成年人，因此没有利用 Burtis 等的数据，这可能预示 LOAEL 为 1 685 mg/d。

2. 英国维生素矿物质专家组（EVM） 英国 EVM 发布了在 2003 年对钙的调查结果，现有的数据不足以设置安全的 UL，他们决定钙摄入量的指导水平，避免乳 - 碱综合征、便秘和腹胀。该报道认为，口服补充剂钙 1 600 mg 或 2 000 mg 的临床试验中很少发生不良反应。根据英国饮食钙摄入量平均 830 mg/d，EVM 设定补充剂钙的指导水平为 1 500 mg/d，说明这样的补充剂量"不会被期望导致任何不良反应"。

3. 欧洲食品安全局（EFSA） 欧洲 EFSA 考虑的成年人干预研究表明，来自食品和补充剂的钙摄入量 2 500 mg/d 不会引起不良反应。综合使用欧盟食品科学委员会（EC SCF）的强大数据库，2003 年欧洲 EFSA 确定 UL 为 2 500 mg（基于 NOAEL 为 2 500 mg 和 UF 为 1），EFSA 还提出成年人每天从所有来源补充的钙的 UL 为 2 500 mg。

4. 近期关注 大量已经公布的流行病学研究和一个较好的随机对照临床试验的荟萃分析结果提示，需要关注补钙和有害心血管事件风险略有增加之间可能相关。由于设计或解释有显著的限制性，这些报道没有提供补钙有害心血管事件作用的有力证据。来自一项大型临床试验妇女健康倡议（WHI）的亚组分析结果在这个荟萃分析中起了重要作用。这项试验的设计和执行存在一些局限性，使许多概念无效。这些局限性包括：①没有充分监督和评估治疗方案的依顺性；②大多数安慰剂组和钙治疗组受试者服用非试验用钙补充剂；③缺乏信息和调整已知的心血管危险因素。有了这些限制，解释这些结果就不能排除混杂和偏见。

从未有报道提示服用钙补充剂或钙和维生素 D 有严重不良反应，直到 2008 年 Bolland 等和 Reid 等提出可能会增加不良心血管事件风险的问题。虽然一些数据表明对钙或钙加维生素 D 的风险比高达 1.43（风险增加 43%），但是调整已知心血管疾病的危险因素后，统计学即无显著性。Bolland 等和 Reid 等只是根据一篇其他临床试验的荟萃分析，以及 WHI 的亚组分析，在此基础和一个后续的荟萃分析，这些研究人员得出结论，补钙和（或）无维生素 D 可适当地增加心肌梗死或卒中的危险，并建议老年人服用这样的补充剂应重新评估。

然而，Bolland、Reid 等的结论和建议是基于自己的数据和解释，一些专家提出质疑，他们关注 Bolland 等和 Reid 等采用的方法和悬而未决的潜在偏差和混淆问题。这些问题仍未得到答案。

最近，Li 等报道一项大规模流行病学研究，摄入膳食和乳制品的总钙量较高能显著减少心肌梗死的风险，但服用较高剂量钙补充剂却显著增加风险。

鉴于广泛使用钙补充剂和钙摄入量不足的潜在危害，美国营养责任理事会（CRN）得出结论认为，应该证实补钙的好处和危害的证据。为了实现这一目标，CRN 召集了学术界和工业界的专家，达到了对现有证据的共识，并且强调 Bradford-Hill 的数据因果推理五项标准：证据强度、一致性、剂量 - 反应关系、生物学的合理性和实验的结果。

Heaney 等总结了 Bolland 等和 Li 等论文的数据以及其他相关的长期前瞻性队列研究和临床试验结果。由美国心脏协会和国家心、肺和血液研究所资助的 Wang 等审查和荟萃分析表明，补钙但无维生素 D 的研究中心血管疾病事件的相对危险度为 1.14（95%CI 0.92～1.41）；另外一项包括同时补钙和维生素 D 临床试验的荟萃分析表明，心血管疾病事件的相对危险度为 1.04，作者认为服用中到高剂量维生素 D 可降低心血管疾病的风险，而单独补充钙似乎有轻微的心血管效应。

虽然钙摄入和动脉粥样硬化性心脏病或卒中之间无相关，但是一些被引用的研究显示，钙摄入量和心血管疾病有微弱的但显著的统计学正相关关系，而类似数量的研究显示相反的（补钙有保护作用）的影响。因为这些混杂结果，Heaner 等确定可用的临床试验和前瞻性队列研究的结果表明，钙补充剂对心血管疾病无显著影响。

5. 美国营养责任委员会（CRN） 由美国 IOM、欧盟 SCF、英国 EVM 和几项已经发表的综述和荟萃分析讨论的大量临床研究和流行病学研究显示，51 岁以上的成年人钙摄入量 2 000 mg/d 或更少不会产生任何不良反应。基于 IOM 的判断，19～50 岁钙的 UL 为 2 500 mg/d，青少年钙的 UL 为 3 000 mg/d。考虑到从食品、乳制品以及强化食品摄入钙量变化很大，CRN 同意 EVM 的成年人最高补充剂量为 1 500 mg/d。因此，CRN 确定成年人补充剂钙的 UL 为 1 500 mg/d。

第二节　磷

【化学结构】

磷是非金属元素，原子序数为 15，相对原子质量为 31。本节中除了特殊指出的磷化合物外，指的均是元素磷。

【膳食参考摄入量】

1. 成人推荐摄入量（RNI） 720 mg/d（其余各年龄段见附录 A）。

2. **成人可耐受最高摄入量（UL）** 3 500 mg/d。

3. **无毒副反应水平（NOAEL）** 尚未确定。

4. **最低毒副反应水平（LOAEL）** 尚未确定。

【主要用途】

治疗佝偻病、骨软化和骨质疏松症。

【其他用途】

作为核酸、蛋白质、磷酸和辅酶的组成成分，控制并参与多种代谢过程。

【安全性】

正常饮食中的磷水平是无害的，特别是摄入足量的钙和维生素 D 时。大多数膳食补充剂不含大量的磷，膳食补充剂对磷摄取的贡献很低。钙磷比低于 1∶2 能引起血钙水平小幅下降，因此，钙磷比最好接近 1∶1。磷的需要量受到钙和磷酸盐相互作用的影响，但研究证明，磷摄入量明显变化可能不会显著影响钙平衡。如，成年男性膳食磷每天从 800 mg 增加到 2 000 mg，无论钙的摄入量是多少都不影响其钙平衡。由于过量磷的临床症状缺乏，血浆磷水平是过量磷酸盐的最可靠指标。没有令人信服的科学证据支持已被大众广泛接受的概念：从某些碳酸饮料摄入过多的磷而导致钙丢失和增加骨质疏松症的危险。事实上，产生相反的效果可能是真实的，就是摄入钙同时没有磷可降低钙的利用率，至少部分抵消钙对骨重塑的潜在好处。

【权威观点】

1. **美国医学科学院（IOM）** 美国 IOM 审查饮食磷潜在的不良反应，包括钙调节激素的调整、转移性钙化、骨骼多孔隙和干扰钙吸收，但是并没有发现任何有这样作用的证据。鉴于没有明显的不良反应，IOM 选择血浆磷水平作为合适的过量磷摄入指标。因此，IOM 评估其安全的最高摄入量基于必须是干扰血浆磷动态平衡的水平。IOM 确定磷的 NOAEL 为 10.2 g/d，并且采用 UF 为 2.5，得出成年人 UL 为 4 g/d。UF 为 2.5 是不能确定食物摄取和其血液水平之间的药动学关系的默认值。IOM 的报道指出，过去 10 年中磷摄入量急剧增加，从而产生过多磷摄入的关注。但是，补钙可暂时降低血浆磷水平，同时补充钙及磷酸盐可以抵消过多磷的影响。

2. **英国维生素矿物质专家组（EVM）** 同欧洲食品安全局一样，英国 EVM 发现现有的证据不足以得出 SUL 值。相反，其设置了总磷及补充剂磷的指导水平。EVM 表示关注每天摄入补充剂磷 750 mg 以上发生轻度胃肠道症状（如渗透性腹泻和胃肠道紊乱）的少数报道；在此基础上 EVM 确定补充剂磷的 NOAEL 为 750 mg/d。采用 UF 为 3，得出补充剂磷指导水平为 250 mg/d。假设从进食和水摄入磷为 2 100 mg，EVM 的结论为：来自所有来源的磷总摄入量的指导水平为 2 400 mg/d 是适当的。

3. 欧洲食品安全局（EFSA） 2006 年欧洲 EFSA 公布了其对磷安全上限的科学观点。EFSA 任命的饮食产品、营养与过敏的科学小组结论：现有的数据不足以确定磷的安全上限。现有数据表明，正常健康个体能够耐受磷（磷酸盐）摄入高达 3 000 mg/d 以上而无全身不良反应。但是，一些个体每天摄入补充剂磷 750 mg 以上会发生轻度胃肠道症状。无证据显示欧盟国家目前饮食磷摄入与不良反应相关联。

4. 美国营养责任委员会（CRN） 肾功能正常的成年人容易排泄磷，除了极端高的磷摄入量，不会发生钙代谢失衡。没有合适的数据确定饮食磷会发生直接不良反应，因此不能确定任何 NOAEL。同样，没有特定的摄入水平可以定量作为 NOAEL 水平。IOM 确定的 NOAEL 值非常高，也许是过分了，正如 EVM 确定的 NOAEL 非常低是基于对非常少的报道胃肠道副作用的推测在最坏情况下的解释，也可能由其他原因引起，因此，在没有更明确的证据的情况下，有必要确定可广泛接受的钙磷摄入的适当比例，CRN 设置补充剂磷的 UL 为 1 500 mg/d。

第三节　镁

【化学结构】

镁是位于周期表中第 Ⅱ 族的金属元素，原子量是 24.3。

【膳食参考摄入量】

1. 成人推荐摄入量（RNI） 330 mg/d（其余各年龄段见附录 A）。
2. 成人可耐受最高摄入量（UL） 700 mg/d（中国营养学会尚未设立该值）。
3. 无毒副反应水平（NOAEL） 尚未确定。
4. 最低毒副反应水平（LOAEL） 尚未确定。

【主要用途】

偏头痛、噪声相关性听力丧失、肾结石、高血压。

【其他用途】

动脉粥样硬化、下肢不宁综合征、经前期综合征、痛经、糖尿病、骨质疏松症、低血糖、青光眼、纤维肌痛、疲劳、低 HDL 血症、卒中、自闭症以及不同类型的心脏病，如二尖瓣脱垂和充血性心力衰竭。

【安全性】

健康人的肾能够快速排泄大量吸收或注射的镁。即使大量摄入镁，血浆镁水平通常保持在安全范围内。当镁持续输注时，正常肾功能受试者每天可排泄 40～60 g 镁而无不良反应。当长期使用含镁药物（通常是抗酸药和泻药，每天超过 15 g 镁）时有可能出现血浆镁水平升高。血浆镁水平中度增加可能会诱发症状（如恶心、呕吐和低血压）。由于镁主要涉及神经系统功能，大剂量镁静脉注射会导致血浆镁水平升高，引起不良反应变得更加严重，有时甚至危及生命。镁的不良反应主要发生在下列三种情况：产妇治疗子痫静脉注射镁制剂后新生儿可出现神经性抑郁症，意外或蓄意的非常大的单剂量服用镁中毒，以及肾衰竭患者对含镁药物敏感性增加。除了与未吸收的镁有关的渗透性腹泻，没有证据表明肾功能正常者口服大剂量镁是有害的。美国成年人平均膳食镁总摄入量为 300～400 mg/d。摄入镁 375 mg/d 没有任何已知的不良反应，直到补充剂镁大于 10 mg/（kg·d）（70 kg 体重的人补充镁 700 mg/d），此时血浆镁浓度升高。有假设钙与镁的相互作用可能产生相反的后果，但尚未见报道。

【权威观点】

1. 美国医学科学院（IOM） 美国 IOM 的结论是没有发现食物中的镁会产生不良反应，"过量口服从其他非食物来源的镁主要首发症状是腹泻"。仅在肾功能异常患者能观察到长期大剂量口服镁的不良反应。因此，确定镁 UL 的合适基础关键不良反应是腹泻。基于镁的剂量-反应评估，IOM 分析了一些主要的年老体弱者研究，发现服用补充剂（氯化镁或其他可溶性镁盐），每天补充镁 360～460 mg 的人腹泻发生率增加，但富含 452 mg 镁（氧化镁）的食物没有引起腹泻。另一项研究发现，给予绝经后妇女最多 678 mg 镁（氢氧化镁）不会引起腹泻。同样，糖尿病患者补充 400 mg 镁（氧化镁或氯化镁）也不会引起腹泻。给予老年受试者补充镁 372 mg 也没有增加腹泻或胃肠道不适。基于这些研究，特别是 Bashir 等的研究，IOM 确定非食品镁的 LOAEL 为 360 mg，即使应用 LOAEL 得出 UL，IOM 仍然选择 UF 为 1，因为"镁盐摄入引起的渗透性腹泻是非常温和的和可逆的"，但是，尚未有研究比较不同的镁化合物是否会引起不同的不良反应。

2. 欧盟食品科学委员会（EC SCF） 欧盟 SCF 一致认为，渗透性腹泻是识别镁 UL 的关键因素。SCF 确定非食品镁的 LOAEL 为 360 mg/d 和 NOAEL 为 250 mg/d，选择 UF 为 1，得出 UL 为 250 mg/d。

3. 英国维生素矿物质专家组（EVM） 英国 EVM 同意渗透性腹泻是需要关注的不良反应，但认为该数据不足以确立 SUL 值。相反，他们确定非食品镁的指导水平为 400 mg/d，因为"这个水平不会被预期导致任何显著的不良反应"。所有三个综述均未发现证据表明，从食物中摄入镁会引起渗透性腹泻，但非食品（如补充剂、泻药、制酸药）

来源的镁可以产生这种温和的、可逆的不良反应，因此，EVM 确定 SUL 或指导水平的值只是被应用到非食品来源的镁。

4. 美国营养责任委员会（CRN）　唯一严重的不良反应归因于长期口服克数量级的抗酸药或泻药的镁。每天摄入非食品镁高于 400 mg 可导致轻度至中度，但不频繁、易可逆的腹泻。CRN 认为，这种轻微的不良反应就不必要确定 LOAEL，建议 UF 为 1 对于补充剂镁是合适的，导出健康成年人的补充剂镁 UL 为 400 mg/d，最好相隔数小时分多次服用以进一步减轻不良反应。服用补充剂镁者应该知道一些抗酸药和轻泻药也含有镁。

第四节　钾

【化学结构】

钾是一种碱性金属元素。在自然界中，它不是游离存在，而是与其他元素组成化合物（通常是 KCl）。钾广泛分布于硅酸盐岩石、盐层和海水。本节中除了特殊指出的钾化合物外，指的均是元素钾。

【膳食参考摄入量】

1. 成人适宜摄入量（AI）　2 000 mg/d（其余各年龄段见附录 A）。
2. 成人可耐受最高摄入量（UL）　尚未确定。

【主要用途】

高血压。

【其他用途】

低钾血症、卒中。

【安全性】

正常血钾水平为 3.5～5.0 mEq/L。健康成年人通过正常饮食或补充剂摄入过量钾的风险很小。通常在肾衰竭或 Addison 病才会引起高钾血症（中毒的血钾水平超过 6.5 mEq/L）。高钾血症会导致严重的心脏毒性，但高钾血症的钾摄入量很大程度上取决于饮水量和肾功能。由于这些因素和其他电解质（主要钠和氯）的影响，应谨慎判断任何特定摄入钾的量是否安全或有毒性的证据。几项研究评估了补充钾的影响。Siani

等发现每日摄入氯化钾 1 900 mg 无任何不良影响。Fotherby 和 Potter 发现每日摄入氯化钾 2 340 mg 无任何不良影响。然而，对于评价可能的不良反应并不是这些临床试验所能决定的。每天给药 3 次钾剂量 1 250 mg（每日总钾剂量为 3 750 mg）只产生轻微的和偶发的不良影响，正如内镜所揭示的那样。在后续研究应用蜡基质配方，给药剂量每天为 900～3 700 mg 钾。上消化道内镜所显示，几个受试者每日补充 1 560～3 120 mg 钾共 21 个月有明显上消化道侵蚀现象。胃肠道症状温和但与内镜检查显示的病变不相关。

钾（主要是氯化钾）可能降低血压的临床试验的荟萃分析表明，钾"在所有被包括的研究中都有很好的耐受性"。在这些临床试验中每天钾的服用剂量为 1 876～7 820 mg。膳食钾的含量没有确定，但通常在 2～5 g/d。

【权威观点】

1. 美国食品药物管理局（FDA） 1975 年美国 FDA 发表的声明称"有过多次发表和未发表的关于非特异性小肠病变的报告"与口服含钾 100 mg 或以上的药品有关，因此，这种药品需要警示标签。FDA 没有提供证明这一发现的任何剂量 - 反应评估，但得出的结论为：任何胶囊或包衣片剂的钾盐药品用于口服摄取而事先没有充足液体稀释以排除胃肠道伤害者应执行 FDA 规定的警告声明。

2. 英国维生素矿物质专家组（EVM） 2003 年英国 EVM 审查的结论是没有足够的证据设置钾 SUL，但可以支持设置钾的指导水平。鉴于最相关的临床试验证据，EVM 得出的结论是"每天摄入补充剂钾量高达 3 700 mg 无明显不良反应，但可能伴有内镜诊断的胃肠损伤"。基于这一结论（不确定性没有校正），EVM 确定钾的指导水平为 3 700 mg/d，其没有特别指定这个指导水平是否适用于补充剂钾或所有来源的钾总摄入量。EVM 认识到，英国 18 岁以上的成年人钾的营养素推荐摄入量（RNI）是 3 500 mg，但没有确定任何估计整体人口钾的平均摄入量。

3. 美国医学科学院（IOM） 美国 IOM 已经审查钾、其他电解质和水，确定了新的膳食参考摄入量（DRIs）。IOM 认为，没有证据表明健康个体长期摄入过多的钾，因此，没有确定 UL。

4. 欧洲食品安全局（EFSA） 欧洲 EFSA 的结论是，可以得到的数据不足以建立钾的 UL，但注意到，健康个体从食物摄入钾的量（成年人平均每天 3～4 g，一般不超过 5～6 g）加上每天补充剂钾（氯化钾）的量约 3 g，尚未伴有不良反应。EFSA 指出，某些个体对钾摄入的敏感性增加，特别是肾排泄钾功能受损的个体。欧盟要求 EFSA 的食品添加剂和添加到食品的营养源小组（ANS）发表：当硫酸钾和硫酸钠作为钾和钠的来源，以营养为目的和以膳食补充剂形式添加到食品时分别的安全性的科学观点。这项评论仅限于按照要求综述成年人使用硫酸钾膳食补充剂，每日最高补充钾 100 mg 的报道。EFSA 的结论是硫酸钾作为钾的来源建议补充，这种补充不是一个安全关注问题。

5. 美国营养责任委员会（CRN） 氯化钾的临床试验数据与来自水果和蔬菜的更大剂量钾安全的流行病学资料表明，摄入钾的安全范围很大。临床试验均表明，摄入补充剂钾 1 500 mg 与不确定剂量的食物中钾一起没有引起不良反应。大剂量钾（氯化钾）可产生胃肠道反应，特别是如果每日总摄入量全部一次服用，尤其空腹时，这些胃肠道反应更有可能发生。EVM 确定钾指导水平为 3 750 mg/d，但没有区分是食物钾摄入量还是补充剂钾摄入量，但是，EVM 证据仅与补充剂钾有关。考虑到临床试验的证据和来自水果和蔬菜钾的每天摄入量高达 8～11 g 的明显安全的资料，CRN 确定钾 UL 为 1 500 mg/d，但应该是分成几次摄入，每次不能超过 500 mg。

参考文献

［1］ 周建烈，蔡美琴，陈君石，等. 实用维生素矿物质安全手册. 北京：中国轻工业出版社，2005.

［2］ 中国营养学会. 中国居民膳食营养素参考摄入量（2013 版）. 北京：科学出版社，2014.

［3］ 周建烈，柳启沛，顾景范，等. 实用维生素矿物质补充剂手册. 北京：中国轻工业出版社，2003.

［4］ Hathcock JN, Griffiths JC. Vitamin and Mineral Safety. 3rd ed. Washington D. C.: Council for Responsible Nutrition (CRN), 2014.

第4章 微量元素

第一节 铬

【化学结构】

铬的化学符号为 Cr，原子序数 24，位于元素周期表中第四周期第ⅥB族。铬是一种过渡金属元素，能够以多种氧化物形式存在，氧化物中的铬通常为 0、+2、+3 或 +6 价，其中三价铬和六价铬在生物学方面更为重要。在本文中，除了特别指出的铬化合物外，"铬"指的均是元素铬。

【膳食参考摄入量】

1. **成人推荐摄入量（RNI）** 30 μg/d（其余各年龄段见附录 A）。
2. **可耐受最高摄入量（UL）** 500 μg/d（中国营养学会尚未设立该值）。
3. **无毒副反应水平（NOAEL）** 1 000 μg/d（中国营养学会尚未设立该值）。
4. **最低毒副反应水平（LOAEL）** 尚未确立。

【主要用途】

糖尿病和减肥。

【其他用途】

提高运动能力，高胆固醇血症和高脂血症，改善 X 综合征、功能性低血糖、痤疮、偏头痛和银屑病。

【安全性】

在铬酸盐和不锈钢工人的研究中已经明确六价铬（铬酸盐，原子价 6^+）为与肺部疾病（包括肺癌）相关起作用的因素。然而，任何生物学系统不会从饮食中产生这种六价铬，因此这些资料与膳食铬安全性不相关。

关于三价铬（原子价 3^+），没有可信的数据或报道显示人类摄入三价铬出现不良反应，动物实验数据也表明口服铬绝对无害。

几个试验研究评估了三价铬潜在的遗传毒性。体外测定的结果是相互矛盾的，一些体外试验证据表明某些三价铬化合物高浓度时可能会导致染色体损伤；然而，体内试验显示许多三价铬化合物不具有遗传毒性。此外，小鼠和大鼠的长期研究显示摄入各种三价铬化合物没有产生致癌性。美国卫生与人类服务部（DHHS）的国家毒理学项目（NTP）进行了吡啶甲酸铬水合物的致癌试验，结论是雌性大鼠和雄性或雌性小鼠的实验表明没有致癌活性的证据。美国国家毒理学项目显示，虽然雄性大鼠实验致癌活性证据（基于包皮腺腺瘤的发病率增加）模棱两可，但是缺乏剂量 - 反应效应的评估，以及缺乏跨性别或跨物种的致癌活性评估，因此，表明吡啶甲酸铬不是致癌物。

可用的小鼠研究数据提供了摄入三价铬没有发育毒性的证据。在数量有限的动物实验中关于生殖毒性研究结果不一致，一些研究中没有观察对生殖参数的影响，但应该注意到另外一些研究有某些生殖参数的影响。铬的 LOAEL 值是来自后面的几个从食物和补充剂摄入三价铬高几个数量级的研究，这表示三价铬的安全范围很大。

【权威观点】

1. 世界卫生组织（WHO） 世界卫生组织审查了补充铬的安全性认为，补充铬不应超过 250 μg/d。然而，值得注意的是，研究表明居民平均铬摄入量的安全范围上限可能高于这个水平。

2. 美国环境保护署（EPA） 从小鼠的氧化铬数据来看，EPA 确定动物铬的 NOAEL 为 1.47 g/kg，但不能确定 LOAEL。美国环保局用去尾法为 1 g/kg，并采用 UF 为 1 000，计算出铬最大摄入量为 1 mg/kg，这相当于 70 kg 的人为 70 000 μg，因此，3 价铬具有非常大的安全范围。

3. 美国医学科学院（IOM） 美国医学科学院无法确定铬平均需求量，但设定铬 AI 年轻成年女性为 25 μg 及年轻成年男性为 35 μg。健康人群正常膳食铬摄入量支持这一铬适宜摄入量，但尚不清楚，中年人这个铬适宜摄入量是否会降低 2 型糖尿病的风险。IOM 考虑与慢性肾衰竭、遗传毒性、致癌性、肝毒性、生殖毒性和其他可能影响的相关证据，不能确定一个膳食铬可溶盐（三价铬）的危害或剂量 - 反应关系。因此，IOM 没有设立铬的 UL。IOM 已经发布了一份吡啶甲酸铬安全性的草案专著，但没有吡啶甲酸铬风险评估的结论。然而，这个草案专著确实提供了一些铬临床试验的总结。

4. 欧盟食品科学委员会（EC SCF） 欧盟 SCF 回顾了铬的毒性，并从整体上得出和 IOM 一样的结论。欧盟 SCF 考虑到 Anderson 和 Cheng 等的动物资料缺乏铬不良反应，但是仍然决定不设立铬的 UL。

5. 英国维生素矿物质专家组（EVM） 英国 EVM 没有发现可信的铬不良反应证据，但基于外推氯化铬和吡啶羧酸铬的动物研究结果，确定铬的指导水平为 10 mg/d。在做出这个决定时，EVM 从 Anderson 等喂饲氯化铬或吡啶甲酸铬大鼠［铬 15 mg/（kg·d）］的组织病理学检查结果和尤不良反应，直接导出铬指导水平。EVM 对应用氯化铬的最高水平采用 UF 为 100，确定铬的 NOAEL。在 EVM 依赖的 Anderson 研究中，所用的氯化铬和吡啶羧酸铬的铬量相同，而且两种铬化合物都没有产生任何毒性反应证据。基于体外试验吡啶甲酸铬引起哺乳动物细胞 DNA 损伤，EVM 拒绝从 Anderson 的吡啶甲酸铬研究数据导出指导水平。随后，致突变性委员会进一步审查这些数据，平衡证据得出结论提示，吡啶甲酸铬没有遗传毒性。因此，2004 年英国食品标准局（FSA）声明，没有必要避免使用吡啶甲酸铬。

6. 欧洲食品安全局（EFSA） 三价铬作为营养素添加到食品用于特殊营养用途和一般人群的食物（包括补充剂），欧洲 EFSA 主要集中考虑三价铬潜在的遗传毒性。EFSA 的结论为：三价铬作为营养素添加到食品中的安全性问题并不令人担忧，但从食物中摄取铬的量不能超过 250 μg/d（这是世界卫生组织认为补充铬不能超过的剂量）。EFSA 的结论是基于以下几点：①世界卫生组织确定的铬最大补充剂量与欧盟国家正常膳食铬摄入量处于同一级别。②体外试验显示，高浓度的吡啶甲酸铬（和三价铬的其他来源）可能导致 DNA 损伤。③体外发生的 DNA 损伤在体内遗传毒性试验中尚未报道。④三价铬不致癌。⑤安全性范围较大：每天摄入量 250 μg（60 kg 成人为每天摄入量 4.1 μg/kg）；美国卫生与人类服务部（DHHS）的国家毒理学项目（NTP）进行的长期研究结果小鼠吡啶甲酸铬的 NOAEL 为 6 100 mg［三价铬 727 mg/（kg·d）］；大鼠吡啶甲酸铬的 NOAEL 为 2 400 mg［三价铬 300 mg/（kg·d）］。

7. 美国营养责任委员会（CRN） 美国 CRN 的结论为：现有的临床试验数据足以表明成年人服用铬补充剂的安全性最高可以达到 1 000 μg/d。基于美国 IOM 2006 年三价铬草案专著中关注的大量临床试验结果和其他官方对三价铬的评论，CRN 设立铬补充剂的 UL 为 1 000 μg/d，包括吡啶甲酸铬和三价铬的其他来源。

第二节 锌

【化学结构】

锌是一种含量丰富的ⅡB族金属元素。在自然界中以硫化物（ZnS）的形式存在于闪锌矿，以硅酸盐（$ZnSiO_4$）的形式存在于菱锌矿、硅锌矿和锌晶石，以氧化物（ZnO）的形式存在于红锌矿。在本文中除特别说明的锌化合物外，锌专指元素锌。

【膳食参考摄入量】

1. **成人推荐摄入量（RNI）** 男性 12.5 mg/d，女性 7.5 mg/d（其余各年龄段见附录 A）。
2. **成人可耐受最高摄入量（UL）** 40 mg/d。
3. **无毒副反应水平（NOAEL）** 尚未确定。
4. **成人最低毒副反应水平（LOAEL）** 60 mg/d（中国营养学会尚未设立该值）。

【主要用途】

锌缺乏症，营养支持，妊娠。

【其他用途】

感冒，痤疮，镰状红细胞贫血，溃疡，风湿性关节炎，HIV 感染，男性不育，神经性厌食，注意缺陷障碍，膀胱炎，白内障，湿疹，黄斑退行性变，牙周病，银屑病和其他疾病。

【安全性】

锌的毒性反应可能急性发生或慢性发生。急性毒性反应包括恶心、呕吐、食欲缺乏、腹绞痛、腹泻和头痛。过量锌摄入的急性反应通常是由摄入克级别的锌量导致的，这可能要服用 40～60 份典型的多种维生素补充剂（提供 RDA 水平的必需营养素）才会发生。

过量锌的慢性不良反应更轻微。基于摄入 60 mg 锌可抑制铜依赖性超氧化物歧化酶活性的临床试验，美国 IOM 设置锌的 UL 值。然而，研究人员并不确定储备多少锌会对这种酶有效以及这种酶活性下降很少是否会有其他相关的临床影响。IOM 采用 UF 为 1.5，计算得出成年人锌的 UL 为 40 mg/d。

补充剂锌已被证明可影响某些人群与临床相关的几个生物标志物。健康受试者每天服用锌补充剂 150 mg 共 6 周可抑制淋巴细胞刺激反应，从而损害免疫功能。每天服用锌补充剂 50 mg 以上显示降低血清 HDL 胆固醇水平。锌总摄入量 60 mg 可降低铜的水平和铁的水平。

有几种药物可以与锌相互作用，包括抗生素（如喹啉化合物和青霉胺）和几种利尿药（如氢氯噻嗪）。补充锌可干扰药物的活性，或在某些情况下，药物可以导致锌耗竭。药物 - 营养素相互作用的全面讨论超出了本书的范围，但是应该特别重视。个人服用处方药应向健康保健提供者咨询，了解是否存在潜在的药物 - 营养素相互作用。

某些锌 - 叶酸相互作用是有据可查的，但关键的问题是锌或叶酸摄入量较高是否会打乱它们的生物利用度或对方的功能，以及多少摄入量与这些作用相关联。一些锌 - 叶酸相互作用的报道显示，补充剂叶酸可能对锌营养状况产生不良影响，但是最近的报道并未发现任何这样的相互作用。Medline 没有报道高锌摄入量通过对叶酸的拮抗作用造成不良反应。与锌摄入量超过≥110 mg/d 相关的贫血报道描述了小红细胞性、低色素性贫血与铜缺乏有关，这种情况也可能干扰铁的利用率。

某些化学相似性可导致锌和铜广泛的相互作用。锌的大量摄入可干扰铜的吸收和改变铜的结合，这种效应已在治疗 Wilson 病（导致过量铜储存的疾病）时使用。当服用锌溶液时，铁能干扰锌的吸收，但是，当锌在进餐时服用，这种干扰不表现出来。虽然高钙摄入也可以干扰锌的吸收，但是其效果没有显示出有重要的实际意义。

【权威观点】

1. 美国医学科学院（IOM） 美国 IOM 发现，过量锌的不良反应包括抑制免疫应答，降低 HDL 胆固醇水平和降低铜的水平。IOM 在他们的研究中没有发现过量锌对人类生殖的不良反应。在各种不良反应中，IOM 选择降低铜的水平为关键作用，来推导锌的 UL。具体来说，IOM 采用补充锌 50 mg 可抑制铜依赖的超氧化物歧化酶活性的数据来确定锌的 LOAEL。虽然 Yadrick 等认为从食物中没有摄入锌，但是 IOM 使用人口数据来估计这个研究膳食摄入锌为 10 mg，因此，IOM 确定所有来源锌总摄入量的 LOAEL 为 60 mg/d。采用 UF 为 1.5 来纠正从 LOAEL 外推到 NOAEL 的不确定性：IOM 判定 UF 为 1.5 是足够的，因为降低铜水平是很难的，因此，IOM 确定所有来源锌总摄入量的 UL 为 40 mg/d。

2. 欧盟食品科学委员会（EC SCF） 欧盟 SCF 确定锌的 NOAEL 约为 50 mg/d。这 NOAEL 基于一些研究的总体结论。虽然锌的摄入量低至 18.2 mg 仍可能会减少铜潴留，但是这种效应很容易被足够的铜摄入量纠正。锌和铜之间相互作用的研究表明，当锌摄入量高达 53 mg 时，能够维持铜的平衡和铜的一些营养状态指标。当膳食锌摄入接近 10 mg 时再补充锌 30 mg，没有发现任何不良反应。基于所有这些数据，欧盟 SCF 确定锌的 NOAEL 为 50 mg/d，并采用 UF 为 2，得出所有来源锌总摄入量的 UL 为 25 mg/d。

3. 英国维生素矿物质专家组（EVM） 基于几项研究，英国 EVM 确定补充剂锌的 LOAEL 为 50 mg/d。要从 LOAEL 推断到 NOAEL，EVM 选择 UF 为 2，得出补充剂锌的 SUL 为 25 mg/d。预期不会导致任何不良反应的锌总摄入量为 42 mg/d。

4. 美国营养责任委员会（CRN） 基于长期服用补充剂锌 30 mg/d 无任何已知的不良反应，以及这个补充剂锌水平提供了安全性的实质余量（至少服用补充剂锌 50 mg 才与不良反应相关联），美国 CRN 确定补充剂锌的 UL 为 30 mg/d。假设膳食锌摄入量为 10 mg/d，CRN 的补充剂锌 UL 与美国 IOM 总锌摄入量的 UL 40 mg/d 完全相同。CRN 的补充剂锌 UL 值只比英国 EVM 设置补充剂锌 SUL 25 mg/d 略高。

第三节　碘

【化学结构】

碘是一种Ⅶ族非金属元素（卤素）。在室温下碘是一种紫灰色固体，可升华为气体。碘的反应很活跃，常见的化合物是碘化物（如碘化钾）和碘酸盐（如碘酸钾）。碘可以

氧化状态存在如 −1、+1、+5、+7 价，−1 价（碘化物）最常见。本文中碘指的是元素碘和离子状态的碘。

【膳食参考摄入量】

1. **成人推荐摄入量（RNI）** 120 μg/d（其余各年龄段见附录 A）。
2. **成人可耐受最高摄入量（UL）** 600 μg/d。
3. **成人无毒副反应水平（NOAEL）** 1 000 μg/d（中国营养学会尚未设立该值）。
4. **最低毒副反应水平（LOAEL）** 尚未确立。

【主要用途】

预防地方性碘缺乏甲状腺肿，治疗碘缺乏性营养障碍。

【其他用途】

治疗周期性乳腺病。

【安全性】

除了对碘过敏的罕见病例外，人类是非常能耐受碘高摄入量的。虽然人类每日碘摄入量超过 10 000 μg 亦未观察到毒性作用，但是每日碘摄入量 2 000 μg 应视为过度摄入和有潜在危害。在一些日本的沿海地区居民长期每日碘摄入量高达 50 000~80 000 μg。不适应碘缺乏的人每天摄入膳食碘几毫克，能维持正常的甲状腺大小和功能，但是因为先前的缺乏可导致碘过敏反应。在这种情况下，当每天碘摄入量超过 200~300 μg 时，就可能会发生甲状腺功能亢进和碘引起的甲状腺炎。健康成年人很少对过量碘过敏。

【权威观点】

1. **美国医学科学院（IOM）** 美国 IOM 的结论是，与高水平碘摄入量相关的促甲状腺激素（TSH）水平升高，是健康成年人碘过量引起不良反应的关键指标。对于不适应碘缺乏的正常人，IOM 确定 LOAEL 为每天 1 700 μg。采用 UF1.5 从 LOAEL 计算得到 UL 为 1 100 μg/d（所有来源的碘）。IOM 的结论是，美国成年人通常每天摄入的碘量食品来源 240~300 μg，加上膳食补充剂来源 140 μg。

2. **欧盟食品科学委员会（EC SCF）** 欧盟 SCF 利用碘摄入量 1 700 μg/d 和 1 800 μg/d 来确立 UL 值，但是选择默认的 UF 值为 3，得到 UL 为每天 600 μg。欧盟 SCF 的报道得出的结论，因为欧洲男子第 97.5 百分位数摄入量为每日 434 μg，所以，膳食摄入量不大可能会超过每天 500 μg。

3. 英国维生素矿物质专家组（EVM） 英国 EVM 决定，无论是人类数据还是动物实验数据，都不足以设置碘的 UL 值，因此设置碘的指导水平来代替。从一些补充碘的临床研究得出结论，补充剂的碘 500 μg/d "不能被期望造成成年人任何显著的不良反应"。EVM 认定 430 μg/d 作为成年人第 97 百分位数摄入量。这就导致得出碘的指导水平：来自补充剂的碘为 500 μg/d，所有来源的碘总摄入量为 930 μg/d。值得注意的是，EVM 没有引用 Laurenberg 等的文章，而美国 IOM 和欧盟 SCF 在他们的计算中是依赖这篇文章的。

4. 美国营养责任委员会（CRN） 美国 CRN 确定碘 NOAEL 为每天 500 μg（来自补充剂）和 1 000 μg（总的摄入量）。这些值是基于健康成年人服用补充剂碘 500 μg/d 无不良反应。尽管实验对象摄入的饮食未知其成分，他们的膳食碘摄入量几乎可以肯定没有超过 500 μg/d。补充剂碘的 NOAEL 就作为 CRN 的 UL 是有道理的，因为只有在碘总摄入量 1 700 μg/d 或更高的时候，才发生不良反应（由美国 IOM 和欧盟 SCF 确定的 LOAEL），也因为膳食碘摄入量几乎可以肯定不会超过 500 μg/d。

第四节　铁

【化学结构】

铁是生物系统广泛存在的金属元素，它在固体中以游离铁或含铁化合物的形式存在。在水溶液里，铁以两种氧化形式 Fe^{2+}、Fe^{3+} 存在，Fe^{2+} 有很强的氧化还原能力。本节中除了特别指出的铁化合物外，主要指的是元素 Fe^{2+}。

【膳食参考摄入量】

1. **成人推荐摄入量（RNI）** 男性 12 mg/d，女性 20 mg/d（其余各年龄段见附录 A）。
2. **成人可耐受最高摄入量（UL）** 40 mg/d。
3. **无毒副反应水平（NOAEL）** 尚未确定。
4. **成人最低毒副反应水平（LOAEL）** 60 mg/d（中国营养学会尚未设立该值）。

【主要用途】

治疗缺铁性贫血，铁缺乏症，增强运动能力。

【其他用途】

月经过多，注意力集中障碍，下肢不宁综合征，HIV 感染。

【安全性】

几乎所有铁的补充剂或强化食品的铁都是亚铁的化合物形式。这些化合物量的安全性不但取决于身体的铁负荷和特定的化学形式，也取决于所消耗的亚铁血红蛋白的量（主要是基于动物性食物，如肉、鱼）。在美国只有一些亚铁血红蛋白补充剂可以使用。如果亚铁血红蛋白摄入量高，对于补充剂或强化食品中非血红蛋白铁的耐受性就会降低。很少几个实验描述和量化这种关系。

因此，政策和监管决策只能采用非常不完整的证据进行。因为许多临床试验是采用补充剂非血红蛋白铁各种浓度在短期到中期进行的，摄入膳食血红蛋白铁通常有变化，有些证据不足以对补充剂非血红蛋白铁的安全性产生重大影响。因为缺乏适当的量化数据，因此必须假设一些平均亚铁血红蛋白摄取量变化不是很大，足以对大多数人有安全影响。

对于没有任何增加铁的吸收或潴留的遗传缺陷的人，长期习惯性摄入的铁量已经显示在几倍级别水平（2001 年美国 IOM 的 RDA：男性 8 mg 和年轻妇女 18 mg）无不良影响。月经期间丢失的铁占男女性 RDA 的大部分或全部差异。

几种情况或环境（包括遗传性血红蛋白沉着病、酒精性肝病，膳食铁摄入过量，特别是从自家酿造的酒精饮料）会导致慢性铁超负荷。长期每天摄取自家酿造的酒精饮料的铁可能会每天超过 100 mg。长期摄入这个水平的铁，至少与长期高酒精摄入量一起，能够导致铁末沉着病（Bantu siderosis），这是一种涉及铁过量储存的肝和其他器官的疾病，首次在非洲发现。

遗传性血红蛋白沉着病是一种铁摄取和存储的遗传性疾病，纯合子欧洲人的发病率<0.4%。即使大多数患者服用铁的推荐摄入量水平，这种情况也可能会导致铁储存量过多。还没有任何明确的证据显示，（杂合子）基因携带者有过度的铁吸收和存储风险增加，但如果有这样的影响，与那些纯合子人的影响比较，一定是非常小的。

心脏病：选择高血浆铁蛋白水平的研究导致一些科学家们认为，膳食铁可能与心脏疾病的风险增加有联系。随后的证据和评价驳斥了这种关系，这些研究表明事实上没有这种因果关系。虽然欧洲和日本的一些随访研究支持饮食铁可能会增加心脏疾病发生的风险，但是占优势的证据和专家意见提示这种风险不显著。

延长服用但不是长期服用（如妊娠期间服用），每日最多常规补充 60 mg 铁是安全的。在其他的成年人第 95 百分位数服用补充剂铁 54 mg（男性）和 67 mg（女性）。许多高效力的多种维生素矿物质膳食补充剂含有铁 27 mg。摄入这一水平的铁无不良反应。

结肠癌：基于膳食铁可能会增加结肠癌风险的假设涉及以下几个因素：铁的氧化催化作用、致癌物原的氧化应激作用、与结肠腺瘤性息肉发生风险相关的血浆铁蛋白水平升高，以及息肉发展为结肠癌。虽然在这些机制或相关链中大多数步骤有强有力的证据支持，但是这并不意味着膳食铁增加必然会导致结肠癌发生风险增加。膳食铁吸收效率低至 1% 或 2%（饮食中铁吸收的抑制剂如植酸），高达 30%（妊娠妇女或缺铁的人）。铁的黏膜控制仅适用于非血红蛋白铁的形式，使得血红蛋白铁吸收通常比非血红蛋白铁吸收效率更高。然而，尽管存在各种吸收因素，大多数摄入的铁不被吸收，在肠道转运过程的结肠内容物中潜在产生氧化作用。这种在肠道内未被吸收的铁的氧化作用有可能增加患癌症的风险，但尚未得到证实。

儿童急性铁中毒：急性铁中毒发生在 3 岁以内的儿童，因为偶然食用高效力的单纯铁补充剂的大量铁盐（通常 60 mg 或 65 mg）。这种单纯铁补充剂通常推荐给产前孕妇服用，急性铁中毒病例所涉及的铁摄入量单次超过 900 mg。过多的铁超过了肠道调节机制导致血浆铁的水平大幅增加。然而，据报道，急性摄入含有铁（大多数铁含量≤27 mg）的许多儿童多种维生素补充剂，除了轻度胃肠道症状以外没有严重的不良反应。急性摄入大量的铁可能导致的不良反应与适当服用铁补充剂的安全性无关。

【权威观点】

全面审查和分析后，关注维生素矿物质问题的主要组织机构没有发现任何可信的证据表明健康成年人铁摄入量高会引起心血管疾病或增加癌症的发生风险。

1. 美国医学科学院（IOM） 基于 Frykman 等的临床证据，美国 IOM 审查认定，服用富马酸亚铁（补充剂的可溶性铁盐）≥60 mg/d 后会发生明显但发生率低的胃肠道不良反应（便秘和肠道刺激）。因此，IOM 推荐补充剂铁的 LOAEL 为 60 mg/d。采用 Frykman 研究，这个值加上每天 10～11 mg 膳食铁摄入量，确立铁总摄入量的 LOAEL 为 70 mg/d。由于不良反应发生率低和患者能够注意并更正它们的能力低，IOM 选择了一个比较小的 UF 1.5，从而得出成年人铁的 UL 为 45 mg/d。

2. 英国维生素矿物质专家组（EVM） 英国 EVM 结论是证据不足以设置铁的 SUL 值。相反，基于摄入可溶性铁盐的铁水平低至 50 mg/d 引起胃肠反应的一些临床研究报道，EVM 设置指导水平。应用标准默认的 UF 3 到引起胃肠反应的最低剂量计算指导水平，即指导水平是 50 mg/d 除以 3，或每天 17 mg。这个值比美国 IOM 的值低得多，并与欧洲食品安全局的结论（现有的数据根本不足以达成任何结论）形成对比。

3. 欧洲食品安全局（EFSA） 欧洲食品安全局审查和评估铁的安全，但结论是现有的数据不足以确定铁的 UL 值。

4. 美国营养责任委员会（CRN） 基于长期补充铁（亚铁和三价铁化合物）18～65 mg/d（中间值的数据很少），大量证据支持可以确定铁 NOAEL 值。Frykman 等的研究数据表明，轻微的胃肠道反应发生频率很低，其不是病理性，是由于消费者认知问题而呈自限性。如果产品标签使得消费者意识到服用后有潜在的胃肠道反应，轻微的胃肠道反应发生频率很低代表了令人讨厌而不是危害，也代表 60 mg/d 铁作为补充剂铁 NOAEL 合适。大型数据库支持这个结论，并且摄入补充剂铁的较低水平（至少没有空腹服用铁补充剂）完全没有发生类似的胃肠道反应，这些使得有理由应用 UF 为 1，因此，CRN 确定铁的 UL 为 60 mg/d。适合于标签声明，含铁补充剂应与食品同时服用。请注意，以上的推荐仅适用于亚铁和三价铁化合物，不适用于血红蛋白铁。

第五节　铜

【化学结构】

铜的化学符号为 Cu，原子序数 29，位于元素周期表中第四周期第 I B 族。铜有两种离子价状态，一价铜和二价铜。在自然环境中铜多以 Cu_2O 这种氧化物的形式存在，有时以氯化物（$CuCl_2$）形式存在，当环境中湿度和氧气充足的情况下 $CuCl_2$ 还可被氧化成氯化氢氧化铜（二价）[$Cu(OH)Cl$]。在水生环境中比较重要的铜化合物有氯化铜（$CuCl_2$）、硝酸铜 [$Cu(NO_3)_2$] 和硫酸铜（$CuSO_4$）。在本文中，除了特别指出的铜化合物外，"铜"专指元素铜。

【膳食参考摄入量】

1. **成人适宜摄入量（AI）** 0.8 mg/d（其余各年龄段见附录 A）。
2. **成人可耐受最高摄入量（UL）** 8 mg/d。
3. **成人无毒副反应水平（NOAEL）** 9 mg/d（中国营养学会尚未设立该值）。
4. **最低毒副反应水平（LOAEL）** 尚未确定。

【主要用途】

缺铜性贫血，铜缺乏症。

【其他用途】

预防骨质疏松症、高胆固醇血症、心脏病、骨关节炎、风湿性关节炎。

【安全性】

铜对大多数哺乳动物（包括人类在内）相对无毒性。引起急性或慢性不良反应的过量铜摄入是罕见的，因为机体对大量铜摄入的维持内环境稳态的反应是铜吸收降低和排泄增加。由于物种和饮食的差异（如膳食中铁、锌和钼的含量差异），最小有毒的铜含量也各不相同。此外，铜的化学形式对铜中毒的敏感性也有影响。

急性摄入大量的铜之后可能出现的不良反应包括上腹部疼痛、恶心、呕吐和腹泻。这些不良反应往往会消除引起不良反应的大量摄入的铜，从而有助于减少其更严重的临床表现（包括昏迷、肝肾病变和死亡）发生风险。印度已报道过婴儿有关比较长期摄取过量铜的不良反应，这些"印度儿童肝硬化"病例在服用黄铜盆加热的配方奶粉后发生，因为大量的铜浸出到配方奶粉中。与这些病例相关的铜摄入量尚不知晓。动物实验显示，喂养含有超大量铜（例如每千克饲料含铜 2 000 mg）的饲料可以产生类似的不良反应。人类慢性铜中毒最明显的影响是肝功能。

【权威观点】

1. 美国医学科学院（IOM） 美国 IOM 审查了铜对胃肠道、肝和其他系统器官可能产生的不良反应证据。采用 Pratt 的临床研究铜没有肝毒性的结果，IOM 确定铜的 NOAEL 为 10 mg/d（补充葡萄糖酸铜）。基于大型国际数据库表明摄入铜 10～12 mg/d 无任何不良反应，采用 UF 为 1，得出 IOM 的 UL 为 10 mg/d。这个 UL 名义上适用于所有来源的铜总摄入量，但是它来自非特定膳食铜摄入量的人服用补充剂铜 10 mg/d 的资料。IOM 确定典型的膳食铜摄入量为 1.2～1.6 mg/d。这个报道明确指出，UL 不适用于 Wilson 病患者或任何导致铜潴留和毒性的其他病症患者。

2. 欧盟食品科学委员会（EC SCF） 欧盟 SCF 在准备铜的可耐受最高摄入量（UL）的观点时，审查了过量铜摄入引起急性和慢性毒性反应的证据。下列可能被认为是慢性毒性：致癌性、遗传毒性、冠状动脉性心脏病和神经性疾病发生风险增加。基于与 IOM 选择的相同的证据，欧盟 SCF 还确定铜的 NOAEL 为 10 mg/d。必须牢记，铜的身体耐受量随着铜摄入量的不同而增加，欧盟 SCF 选定 UF 为 2，得出 UL 为 5 mg/d。要注意的是，欧洲成年人第 97.5 百分位数铜摄入量接近 UL（即每天低于 5 mg），而这不被认为是需要关注的问题。

3. 英国维生素矿物质专家组（EVM） 英国 EVM 审查了与美国 IOM 和欧盟 SCF 同样的人类证据，但选择动物研究结果得出铜的 SUL。从铜摄入量范围很广得到的数据，EVM 确定雄性大鼠铜（如硫酸铜）NOAEL 为 16 mg/kg。从这个 NOAEL 值，EVM 采用 UF 为 100 及校正到体重 60 kg 的人，得出铜的 SUL 为 10 mg/d。这个 SUL 旨在应用于各种渠道来源的铜总摄入量。EVM 关注的是，英国某些人群从水中摄入铜可能达到 6 mg/d。

4. 美国营养责任委员会（CRN） 基于未特定膳食铜摄入量的人服用补充剂铜的临床试验，美国 IOM 和欧盟 SCF 确定铜的 NOAEL 为 10 mg/d。CRN 的结论是，这个值代表目前的补充剂铜 NOAEL 数据。考虑到摄入铜 10～12 mg/d 不存在不良反应，以及通常铜摄入量<2 mg/d，CRN 确定补充剂铜的 UL 为 9 mg/d。

第六节 锰

【化学结构】

锰是一种含量丰富的金属元素，以多种氧化状态存在。生物学上最重要的是 Mn^{2+} 和 Mn^{3+}。除特别指出是锰化合物外，本文中锰指的是元素锰。

【膳食参考摄入量】

1. **成人推荐摄入量（RNI）** 4.5 mg/d（其余各年龄段见附录 A）。
2. **成人可耐受最高摄入量（UL）** 11 mg/d。
3. **成人无毒副反应水平（NOAEL）** 10 mg/d（中国营养学会尚未设立该值）。
4. **最低毒副反应水平（LOAEL）** 尚未确定。

【主要用途】

骨质疏松症、痛经。

【其他用途】

肌肉扭伤、风湿性关节炎、迟发性运动障碍、癫痫、糖尿病。

【安全性】

口服时锰被认为是毒性最小的微量元素。这可能是由于锰吸收的自我控制来保护身体免受过量锰的危害。在动物中，过量的锰会导致大脑中的神经化学改变，以及神经运动效果和行为的改变。人类的神经系统影响也与口服高剂量锰相关。与口服锰相对低的毒性对比，环境和工作场所锰暴露（主要是通过吸入进入体内）已经导致各种严重的神经和大脑问题，包括共济失调、假性帕金森病和行为改变。当给动物注射锰，锰可以产生中枢神经系统毒性。

来自希腊的流行病学报道提供了一些在高锰地区不良神经系统影响的证据。在希腊高锰地区井水的锰含量平均约为 2 mg/L，这相当于成年人每天锰摄入量大约 3 mg。从高锰地区食物中摄取锰最初被估计为每天 10～15 mg，不过，以后纠正为每天 5～6 mg。这些报道表明，高锰地区锰的总摄入量为 8～9 mg/d 或 13～18 mg/d，这取决于所用的食物锰摄入量数据。这些差异导致其他人得出结论：该膳食数据不足以估计高锰地区总的口服锰摄入量。

【权威观点】

1. 美国环境保护署（EPA） 基于人的锰 NOAEL 为 10 mg/d，美国 EPA 已为口服锰制定参考剂量：相当于 70 kg 的人 10 mg/d。可能被选为 LOAEL 的任何值都要高得多，因此有理由采用 UF 为 1，锰的 NOAEL 为 10 mg/d，从而获得锰最大的安全口服摄入量为 10 mg/d。

2. 欧盟食品科学委员会（EC SCF） 欧盟 SCF 审查锰的毒性，但拒绝设置 UL，其理由是 "人类数据有限和来自动物研究关键的终点不可以用来制定 NOAEL"。根据神经毒性的结果和一些人群亚组潜在的易感性增加，欧盟 SCF 注意到，"口服锰超出食品和饮料通常存在的锰含量可能就代表有不良反应发生风险而没有任何健康益处的证据"。

3. 美国医学科学院（IOM） 基于 1999 年 Greger 的临床资料（食用西方型饮食每天摄入锰 11 mg 无任何不良反应），美国 IOM 设置锰的 NOAEL 为 11 mg/d。基于锰依赖超氧化物歧化酶（SOD）潜在的不良反应以及其他变化，IOM 还确定了锰的 LOAEL 为 15 mg/d。无任何证据显示锰摄入量低于 11 mg/d 有毒性，因此，选择 UF 为 1，从而 IOM 得出锰的 UL 为 11 mg/d。

4. 英国维生素矿物质专家组（EVM） 英国的 EVM 结论是人类和动物长期摄入过量的锰会造成神经毒性，但发现没有足够的数据来设置 SUL。相反，基于 Vieregge 等研究数据结果发现，除了摄入食物的锰以外再摄入锰 4 mg/d 不引起任何不良反应。EVM 设置指导水平：补允剂锰为 4 mg/d 和所有来源的锰摄入量为 12.2 mg/d，因为据估计食品锰摄入量平均为 8.2 mg/d。因为没有发现不良反应，没有必要校正不确定性。根据估计从食物锰摄入量平均为 4.9 mg/d 和从补充剂锰摄入量平均为 10 mg/d。EVM 注意到，来自茶的高锰摄入量可能几乎没有影响，因为存在于茶的单宁酸会限制锰的吸收。

5. 美国营养责任委员会（CRN） 几种类型的资料表明，成年人口服锰的摄入量高达 10 mg/d 并未导致不良反应。从希腊井水摄入锰的相关流行病学数据并没有提供与这上述结论相矛盾的任何可靠估计，食物和水的锰摄入量存在潜在的很大差异，以及可能限制锰吸收的因素，使得难以设定补充剂锰的 UL。食物的锰摄入量变化似乎支持对补充剂锰的量需要谨慎，但由于高达 20 mg/d 锰摄入量没有引起不良反应的临床症状（与生化标志物成对比），表明这种谨慎不需要。考虑到锰的吸收效率低和缺少任何可信的不良反应报道，CRN 设置长期服用补充剂锰的 UL 为 10 mg/d。

第七节　硒

【化学结构】

硒是元素周期表中第四周期第 VI A 族中的一种金属元素，它有四种氧化形式（-2，$+1$，$+2$ 和 $+6$）。硒在本文中除了特别说明以外，指的都是元素硒。

【膳食参考摄入量】

1. **成人推荐摄入量（RNI）** 60 μg/d（其余各年龄段见附录 A）。
2. **成人可耐受最高摄入量（UL）** 400 μg/d。
3. **成人无毒副反应水平（NOAEL）** 尚未确定。
4. **成人最低毒副反应水平（LOAEL）** 尚未确定。

【主要用途】

预防肿瘤。

【其他用途】

糖尿病周围神经炎、HIV 感染支持疗法、痤疮、艾滋病、哮喘、白内障、宫颈发育不良、心脏病、多发性硬化、类风湿关节炎、焦虑症、痛风、男性不育、骨质疏松症、银屑病、纤维性肌痛和溃疡。

【安全性】

动物从富硒植物中过量摄入硒会产生各种不同的不良反应。家畜慢性硒中毒症状，包括肝硬化、跛行、蹄畸形、脱毛发和消瘦。实验动物最常见的中毒症状为肝硬化。农场动物造成不良反应的饲料摄入硒量≥4 μg/g 饲料干重。

人体硒中毒的一个插曲涉及制造错误导致膳食补充剂产品标签上声称约含 200 倍量的硒。在数周内发生不良反应，包括头发、指甲和肝的变化。在中国的高硒区发生人的硒中毒，也在指甲、皮肤、神经系统和牙产生不良反应。发生这些硒中毒的易感者每天硒的摄入量≥910 μg。没有一个硒中毒与硒摄入量较低相关，但每天饮食硒摄入量≥750 μg 时血浆硒与红细胞硒的比率增加。在美国富硒地区调查未能发现每天硒摄入量略多于 700 μg 的人有硒中毒的任何症状。因为已知富硒地区种植的食物并不是所有硒的化学形式都一样，长期大量摄入硒引起不良反应的人体数据只适用于总膳食硒量，而不是任何特殊形式的硒量。Clark 等每天服用补充剂酵母的硒摄入量 200 μg 共 8～10 年的临床试验没有观察到任何不良反应。这种酵母制剂的大多数硒是硒代蛋氨酸形式。

最终，基于少数人长期饮食摄入硒 910 μg/d 发生不良反应，确定硒 LOAEL 值为 910 μg/d。Yang 和 Yin 等的数据没有发现任何明显的不良反应，但发现了摄入硒 750 μg/d 时增加血浆硒 / 红细胞硒的比例。虽然这种比例的变化本身不是一个不良反应，但它可以表明消除多余硒的能力接近饱和。应用回归方程 Yang 和 Zhou 等的数据和 Yang 和 Yin 等的数据都支持 55 kg 的中国成年人总膳食硒的 NOAEL 为 853 μg/d。

癌症：许多观察研究表明，血硒水平高或硒摄入量较高的人癌症（包括肺癌、结肠直肠癌和前列腺癌）死亡率降低。一些临床试验表明，硒摄入量增加可能会降低许多类型癌症发生的风险。流行病学资料（实际上是一个巢式病例对照研究，来自一项大型临床试验"卫生专业人员随访研究"的数据事后分析）综述和汇总表明，硒与 2 型糖尿病的发病率较低有关。为了更彻底地测试这些可能的关系，两个大型临床试验"SELECT 试验"和"SU.VI.MAX 研究"监测 2 型糖尿病以及许多类型的癌症。

SELECT 试验的设计主要由一些癌症［但不是 Clark 等的硒研究中最有希望的皮肤癌］发生率低的结果和 ATBC 研究维生素 E 降低前列腺癌发生率的结果所驱动。虽然 Clark 研究提供了硒化酵母的硒 200 μg（在高硒培养基中生长的酵母），SELECT 试验提供硒代蛋氨酸的硒（相同量），这 200 μg 硒剂量远高于 IOM 的 RDA（55 μg）和远低于 UL（400 μg）。

ATBC 研究发现，与安慰剂组相比，服用 α- 生育酚（50 U）组的临床确诊的前列腺癌发生率下降 32% 和前列腺癌的死亡率降低 41%。SELECT 试验显示，不管补充硒或维生素 E，都对前列腺癌没有任何保护作用。

SU.VI.MAX 研究比较了含有中等量维生素 E、维生素 C、β- 胡萝卜素、锌和硒的复合补充剂与安慰剂对慢性疾病（如癌症、心血管疾病和糖尿病）的发生风险，研究开始前列腺特异抗原（PSA）水平正常（＜3 ng/ml）的男性服用复合补充剂患前列腺癌的风险减少 1/2。然而，研究开始前列腺特异抗原（PSA）水平升高（＞3 ng/ml）的男性服用复合补充剂患前列腺癌的风险小幅不明显增加。总体而言，SU.VI.MAX 研究数据表明，PSA 水平低的男性服用复合补充剂具有高度保护性，PSA 水平高的男性服用复合补充剂对患前列腺癌的风险没有任何影响或可能造成风险小幅增加。

最近，SELECT 试验数据表明，男性服用硒对前列腺癌的发生风险无显著整体影响，其中许多人 PSA 水平可能升高（≥50 岁的非洲裔美国男子和≥55 岁的白种人男子）。

总之，SELECT 研究和 SU.VI.MAX 研究结果都表明，PSA 水平低的男性服用含有硒的补充剂有保护作用，但 PSA 水平高的男性就没有任何影响或可能造成风险小幅增加。此外，趾甲硒浓度的数据表明，增加硒摄入量（范围有限但相对较低）能很好预防前列腺癌的发生风险。

2 型糖尿病：补充硒对 2 型糖尿病影响的证据是看似矛盾的。Rajpathak 等报道，与健康对照组比较，有或无心血管疾病的男性糖尿病患者趾甲硒水平较低。趾甲硒浓度最高四分位数组与最低四分位数组发生 2 型糖尿病的比值（类似于相对风险）为 0.45。

最近，Bleys 等检查第三次美国全国健康和营养调查（大型的多年观察的流行病学研究）发现，与非糖尿病成年患者相比，糖尿病成年患者具有略高的血清硒浓度。在调整一些因素（性别、年龄、种族等）前其差异非常小且不显著，但调整后的平均血清硒浓度如下：糖尿病患者为 126.8 ng/ml，非糖尿病患者为 124.7 ng/ml。因为评估人数量大，这个小小的差异标记为"显著"（$P=0.02$）。随访的报道在文章标题上宣布这些数据是"对于补充剂有更多的坏消息"。

有几个因素无法支持甚至违背 Bleys 等观察和结论的正确性。首先是缺乏生物学的合理性，硒浓度这样小的差异不可能有与糖尿病的因果关系。其次，没有剂量 - 反应关系的任何证据。只有一个临床试验似乎支持 Bleys 等的研究结果。此外，新的观察性研究继续支持较高的硒摄入量会对 2 型糖尿病产生保护作用。

【权威观点】

1. 美国医学科学院（IOM） 美国 IOM 判断由 Yang 和 Zhou 对硒摄入量的再调查，确定硒的 NOAEL 为 800 μg/d。为了对敏感人群提供保护，采用 UF 为 2，成年人总的口服所有来源的硒 UL 为 400 μg/d。此外，IOM 还未对补充硒的安全水平表达意见。

2. 欧盟食品科学委员会（EC SCF） 欧盟 SCF 考虑 Yang 和 Yin 等的数据足以确定硒的 NOAEL 为 850 μg/d。采用 UF 为 3，从而这个 NOAEL 得出硒 UL 为 300 μg/d。欧盟 SCF 注意到，这个 UL 300 μg/d 得到 Clark 等临床试验中涉及补充剂硒 200 μg/d 和饮食硒约 100 μg/d 无不良反应的支持。

3. 英国维生素矿物质专家组（EVM） 英国 EVM 没有确定硒的 NOAEL，但认为 Yang 等的研究支持硒的 LOAEL 为 910 μg/d。此外，基于众多人口一生的摄入量，EVM 采用 UF 为 2，从 LOAEL 推导出硒的 SUL 为 450 μg/d。EVM 注意到，硒的 SUL 与 Clark 等临床试验数据是一致的。这个专家小组还没有提供任何解释：为什么他们的 NOAEL、LOAEL 和不确定度是如此不同。

4. 美国营养责任委员会（CRN） 尚不清楚中国人口流行病学调查研究所摄入的硒确切形式，但是，它很可能大部分会是硒代蛋氨酸，与 Clark 等的临床试验一样。考虑到饮食硒摄入量的变化，从临床试验数据可以确定补充剂硒的 NOAEL 为 200 μg/d。基于这个补充剂硒水平没有不良反应和安全范围很大，提供伴有不良反应的硒摄入量的水平低，CRN 采用 UF 为 1，并且确定补充剂硒的 UL 为 200 μg/d。当膳食硒为 100 μg/d，通过这种硒补充安全性的直接方法，CRN 确定总摄入量硒的 SUL 为 300 μg/d，相当于 SCF 的 UL。稍大一些的硒量应该是安全的，但安全范围会小一些。

第八节　钼

【化学结构】

钼位于元素周期表第五周期、第Ⅵ B 族，为一过渡性元素。钼原子序数 42，原子量 95.94，原子中电子排布为：ls2s2p3s3p3d4s4p4d5s。由于价电子层轨道呈半充满状态，钼介于亲石元素（8 电子离子构型）和亲铜元素（18 电子离子构型）之间，表现典型过渡状态。

【膳食参考摄入量】

1. 成人推荐摄入量（RNI） 100 μg/d（其余各年龄段见附录 A）。

2. 成人可耐受最高摄入量（UL） 900 μg/d。

3. 成人无毒副反应水平（NOAEL） 尚未确定。

4. 成人最低毒副反应水平（LOAEL） 尚未确定。

【主要用途】

可能预防疾病。钼是几种酶的辅助因子，包括醛氧化酶、亚硫酸盐氧化酶和黄嘌呤氧化酶，实验动物钼缺乏可抑制生长发育，特别是在产前和新生儿发育阶段。

【其他用途】

作为一些氧化酶的辅基，催化氧化、羟化和解毒过程；保护类固醇激素受体，以免其失活。

【安全性】

大多数与钼有关的动物中毒数据都是反刍动物，在铜缺乏和临界的含硫氨基酸摄入量情况下反刍动物易受钼不良反应的影响。然而，反刍动物的毒性机制与人类不相关。已经有单胃动物实验报道，过量钼摄入的不同反应，包括生长抑制、肾功能的影响和骨骼异常。补充剂钼≥1.6 mg/（kg·d）添加到饮用水会对大鼠几个生殖和发育参数产生不良影响。此研究钼的 NOAEL 为 0.9 mg/（kg·d）。

钼在人的毒性数据很有限。一项研究显示，男性长期摄入钼 10～15 mg/d 会产生异常高的血清尿酸水平和增加细胞黄嘌呤氧化酶活性。然而，另一项研究显示，饮用含钼高至 7 μg/（kg·d）水平的水的受试者对血清尿酸水平没有不利影响。

【权威观点】

1. **美国环境保护署（EPA）** 采用 Kovalsky 等的流行病学数据，美国 EPA 建议钼的 LOAEL 为 140 μg/（kg·d）。采用复合 UF 为 30（10 为 LOAEL 到 NOAEL 的外推，3 为人群之间的差异），从这个 LOAEL 值计算出参考剂量（RfD）为 5 μg/（kg·d），70 kg 的人为 350 μg/d。

2. **欧盟食品科学委员会（EC SCF）** 欧盟 SCF 的结论是，没有精心设计的人体研究可以作为评估摄入钼风险的基础。像美国 IOM 一样，从啮齿动物生殖影响的研究数据，欧盟 SCF 确定钼的 NOAEL 为 0.9 mg/（kg·d），并采用复合 UF 为 100（10 为种间差异，10 为种内变异），得出钼的 UL 为 100 μg/（kg·d），60 kg 的成年人钼的 UL 为 600 μg/d。

3. **美国医学科学院（IOM）** 美国 IOM 审查 Kovalsky 等研究资料，发现方法学上的缺陷太多，足以排除使用这些数据来建立 UL 值。IOM 不是使用质量不高的人的研究数据，而是使用动物实验数据作为基础确定钼的 UL。大鼠和小鼠高剂量钼摄入对生殖系统和胎儿发育产生的不良影响是最敏感的指标，因此，可以作为 IOM 确定钼的 UL 基础。具体来说，IOM 确定钼的 NOAEL 为 0.9 mg/（kg·d），基于雌性大鼠的生殖毒性，IOM 确定钼的 LOAEL 为 1.6 mg/（kg·d）。使用这个 NOAEL，IOM 采用复合 UF 为 30（10 为种间差异，3 为种内变异），并以成年人体重 68.5 kg，得出所有来源钼摄入量的 UL 为 2 000 μg/d。IOM 估计美国男性食物钼摄入量是 109 μg/d。

4. 英国维生素矿物质专家组（EVM）　英国 EVM 的结论是，有些人的研究数据表明，每天钼摄入量 1～15 mg 的人群类痛风症状增加，但大多数人的研究数据或相关性的动物研究数据太不肯定，以至于不能作为确定 SUL 的基础。面临如此大的不确定性，而且还有一些研究数据提示在较低钼摄入量水平可发生不良反应，EVM 确定钼总摄入量的指导水平就相当于英国人从食物钼摄入量（230 μg/d）。EVM 拒绝提供有关补充剂钼摄入量指导水平。

5. 美国营养责任委员会（CRN）　Kovalsky 等研究显示人体钼摄入量 140 μg/(kg·d) 可产生血浆尿酸水平异常。然而，其他人的研究一直没有证实这一发现。虽然这些数据不足以制定 LOAEL 值，但是可能的话，CRN 宁愿依靠人类研究数据，而不依靠动物实验数据。同时考虑到不确定性和相对较小的食物钼摄入量（在美国 109 μg/d），CRN 认为美国环保局参考剂量（RfD）的计算是足够保守来确定 CRN 的补充剂钼的 UL 为 350 μg/d。与美国 IOM 和欧盟 SCF 根据动物实验数据确定它们的 UL 值比较，CRN 的这一结论是较为保守的。

短期内较高剂量的钼摄入是安全的。如成年人在 24 天的治疗期间服用补充剂钼 1 490 μg/d 无任何不良影响。

参考文献

［1］　周建烈，蔡美琴，陈君石，等. 实用维生素矿物质安全手册. 北京：中国轻工业出版社，2005.
［2］　中国营养学会. 中国居民膳食营养素参考摄入量（2013 版）. 北京：科学出版社，2014.
［3］　周建烈，柳启沛，顾景范，等. 实用维生素矿物质补充剂手册. 北京：中国轻工业出版社，2003.
［4］　Hathcock JN, Griffiths JC. Vitamin and Mineral Safety. 3rd ed. Washington D. C.: Council for Responsible Nutrition (CRN), 2014.

第二篇

权威观点与专家共识

第5章 美国 OSD 对膳食补充剂应用的观点

大多数美国成年人每天或偶尔服用一种或多种膳食补充剂，包括维生素、矿物质、草药和植物、氨基酸、酶和许多其他产品。膳食补充剂有多种形式：传统的片剂、胶囊和粉末，以及饮料和能量棒。常用的补充剂包括维生素 D 和维生素 E、矿物质（如钙和铁）、草药（如紫锥菊和大蒜）、特殊产品（如氨基葡萄糖、益生菌和鱼油）。美国膳食补充剂办公室（OSD）是美国政府卫生与人类服务部的国立卫生研究院（NIH）下属官方机构，2011 年 6 月 17 日该办公室发表了"你必须知道的膳食补充剂"观点。我们摘译如下，供参考。

一、标签

所有膳食补充剂产品都应该有一个标签列明每份含有的活性成分、含量，以及其他添加成分（如填料、黏合剂和香料）。制造商提示每份的量，但你或你的医疗保健提供者可能会决定更适合你的量。

二、有效性

如果你不吃营养丰富的食物，一些补充剂可能会帮助你获得足够量的必需营养素。然而，补充剂不能取代对健康饮食很重要的各种食物。美国膳食指南和 MyPlate 是健康饮食的信息来源。

科学证据表明，一些膳食补充剂有利于整体健康及改善一些健康状况。如，钙和维生素 D 对于保持骨骼强壮和减少骨质流失很重要，叶酸能降低某些出生缺陷的风险，鱼油中的 ω-3 脂肪酸可以帮助一些患有心脏病的人。其他补充剂需要更多的研究，以确定其价值。美国食品药品监督管理局（FDA）在膳食补充剂上市以前并没有确定这个膳食补充剂是否有效。

三、安全性与服用风险

许多补充剂含有的有效成分能够在体内产生强烈的影响，因此，总是应该警惕不良反应发生的可能性，尤其是在服用新的补充剂时。

当人们服用补充剂而不是处方药或服用许多补充剂的时候，补充剂最容易造成不良反应或伤害。一些补充剂可以增加出血的风险；在术前或术后服用补充剂，会影响人对麻醉的反应。膳食补充剂也可以与某些处方药相互作用，从而可能会导致一些问题。如：①维生素 K 可降低血液稀释剂华法林防止血液凝固的能力；②圣约翰草（St. John's wort）能加速许多药物（包括抗抑郁药和避孕药）的分解，从而降低这些药物的有效性；③抗氧化剂补充剂（如维生素 C 和维生素 E）可能会降低某些癌症化疗的有效性。

请记住，膳食补充剂的一些成分添加到越来越多的食品中，包括早餐谷物和饮料，因此，你可能会得到比你想象的更多的成分，而且可能不是更好。服用超过你需要的成分总是更昂贵，也可能增加你发生不良反应的风险。如摄入过多的维生素 A 会导致头痛和肝损伤，降低骨骼强度，并导致出生缺陷。摄入过量铁会引起恶心和呕吐，并可能损害肝和其他器官。

如果你妊娠或哺乳的话，要谨慎服用膳食补充剂。此外，要小心那些超出基础含量的多种维生素 / 矿物质产品。大多数膳食补充剂没有对孕妇、乳母或儿童进行很好的安全性测试。

如果你怀疑服用膳食补充剂发生严重的反应，你应该让你的医疗保健提供者知道。他或她可以向 FDA 报告你的经历。你也可以通过电话提交报告给 FDA。此外，通过使用产品标签上的联系信息，向膳食补充剂公司报告你的反应。

四、质量

膳食补充剂是复杂的产品。FDA 已经建立了膳食补充剂的良好生产规范（GMP）来帮助确保膳食补充剂的身份、纯度、强度及组成成分。这些 GMP 都是为了防止错误的成分夹杂，太多或太少的成分添加，生产过程中污染的可能性，以及产品的不适当包装和标签。FDA 定期检查生产膳食补充剂的设施。

此外，一些独立的组织提供膳食补充剂的质量测试，并允许通过测试的产品显示其批准的证书。这些批准的证书能保证产品的正确制造，包含标签上列出的成分，并且不含污染物达到有害水平。这些批准的证书不能保证产品安全性或有效性。提供这种质量测试的组织包括：①美国药典委员会；②消费者实验室（Consumer Lab.com）；③美国国家卫生基金会（NSF International）。

五、必须记住的要点

如果没有咨询你的卫生保健提供者，就不要决定服用膳食补充剂来治疗你自己诊断的疾病。特别是：①没有你的卫生保健提供者批准，不要服用补充剂来代替处方药物或与处方药物一起服用。②如果你计划做任何类型的外科手术，请你的卫生保健提供者检查你所服用的补充剂。③术语"天然"并不总是意味着安全。补充剂的安全问题取决于许多因素，如补充剂的化学成分，在体内如何起作用，这些化学成分是如何制备的，所用的剂量是多少。某些中草药（如紫草和卡瓦胡椒）会伤害肝。④在服用膳食补充剂之前，你应该先问问自己这些问题：这种膳食补充剂产品的潜在健康益处是什么？它对我有什么潜在的好处？这个产品有安全隐患吗？服用适合的剂量是多少？我应该如何、何时服用这种膳食补充剂？持续服用多久？

如果你不知道这些问题的答案，请使用下列信息来源，并与你的卫生保健提供者交谈。

六、与你的卫生保健提供者讨论

让你的卫生保健提供者（包括医师、药剂师和营养师）知道你正在服用哪一种膳食补充剂，从而你可以与他们讨论什么对你的整体健康是最好的。如果膳食补充剂确实对你有价值的话，你的卫生保健提供者可以帮助你确定补充剂的种类。

就像你应该对你服用所有的药物那样，在一个地方保存你服用补充剂的记录。注明：具体的产品名称，你服用的剂量，你服用多久，以及你服用每一种膳食补充剂的理由。当你去拜访你的卫生保健提供者时，你也可以带上你服用的膳食补充剂。

七、美国的膳食补充剂法规

膳食补充剂是用来补充膳食的产品。膳食补充剂不是药物，不能用来治疗、诊断、减轻、预防或治愈疾病。FDA 是监督膳食补充剂和药品的联邦机构。

一般来说，FDA 注册的膳食补充剂不同于处方药或非处方药。不像药物在上市销售前必须获得 FDA 的批准，膳食补充剂在上市前不需要 FDA 审查或批准。然而补充剂公司负责有证据表明其产品是安全的和产品标签声称是真实的而不是误导的，但是补充剂公司在产品上市前不必提供证据给 FDA。

膳食补充剂标签可能携带某些健康相关的声称。如允许制造商说，膳食补充剂可解决营养素缺乏，支持健康，或与特定的身体功能（如免疫或心脏健康）有关。这种声称必须紧跟"FDA 尚未评估这个声称，本产品不用于诊断、治疗、治愈或预防任何疾病"。

制造商必须遵循良好的生产规范实践（GMP），以确保其产品的标识、纯度、强度和组成成分。如果 FDA 发现产品存在不安全性或其他不适合人类食用的问题，就可采取强制措施将此产品从市场上剔除或与制造商合作来自愿召回产品。

此外，一旦膳食补充剂上市，FDA 就监视膳食补充剂产品的标签和包装上的信息，以确保补充剂含量的准确，任何产品的声称是真实的而不是误导的。监督产品广告的美国联邦贸易委员会还要求所有关于膳食补充剂产品的信息都是真实的而不是误导的。

当销售膳食补充剂的公司在陈述其产品存在虚假或欺骗时，当其将膳食补充剂作为治疗药物来促销时，或当其产品不安全时，美国联邦政府可以对公司和网站采取法律行动。

八、信息来源

美国国立卫生研究院（NIH）支持膳食补充剂的研究。膳食补充剂办公室（ODS）提供关于膳食补充剂的准确和最新的科学信息。美国联邦政府关于膳食补充剂的信息来源：① Office of Dietary Supplements；② National Center for Complementary and Alternative Medicine；③ National Library of Medicine；④ Medline Plus；⑤ Pub Med；⑥ NIH Health Information。

（摘译自 https://ods.od.nih.gov/HealthInformation/DS_WhatYouNeedToKnow.aspx）

第6章 美国OSD对维生素D健康效应的观点

一、基础知识

维生素D是一种脂溶性维生素，少量食物中含有，其可作为膳食添加剂使用。皮肤在阳光紫外线作用下可合成维生素D。通过光照、食物和补品中获得的维生素D不具有生物学活性，必须在体内经过两个羟基化过程。第一次发生在肝，维生素D转化为25-羟维生素D [（25（OH）D]，也称为骨化二醇；第二次主要发生在肾，形成具有生物学活性的1,25-二羟维生素D [1,25-（OH）$_2$D]，也称为骨化三醇。

维生素D可以促进肠道对钙的吸收和保持足够的血清钙和磷酸盐浓度，使正常的骨矿化，并防止低钙性手足抽搐。它还通过成骨细胞和破骨细胞的相互作用来完成骨骼生长和骨重建。没有足够的维生素D，骨可变薄、脆，或畸形。维生素D充足，可预防儿童佝偻病和成人软骨病。维生素D与钙联用，也有助于防止老年人骨质疏松症。

维生素D在体内具有其他功能，包括调节细胞的生长、神经肌肉和免疫系统的功能，以及减少炎症的反应。维生素D也参与了部分基因编码蛋白调节细胞增殖、分化和凋亡的过程。同时许多细胞具有维生素D受体，能让25（OH）D转换为1,25-（OH）$_2$D。

血清25（OH）D的浓度是反映机体维生素D状况的最佳指标。它可以反映机体来自皮肤合成、从食物中获取以及补充维生素D的总体情况，并且血清25（OH）D具有长达15天的循环半衰期。25（OH）D结果可以作为机体的光照生物学指标，但目前还不清楚25（OH）D水平在效应生物学指标方面占多大分量（例如，与健康状况或结局的相关性）。血清25（OH）D水平也不能反映维生素D的体内存储量。

与25（OH）D相比，外周血1,25-（OH）$_2$D通常不是反映维生素D状况的良好指标，因为其半衰期短，只有15小时；结果容易受到血清甲状旁腺素、钙和磷酸盐影响。1,25-（OH）$_2$D的结果只有在严重维生素D缺乏时才会降低。

关于血清25（OH）D的浓度过低（佝偻病）或过高与骨骼健康和机体总体的健康程度的相关关系有大量的研究讨论，但是就制定参考值范围仍无科学的共识。基于对维生素D的数据需求，医学研究院委员会得出结论：血清25（OH）D浓度<30 nmol/L（<12 ng/ml）为缺乏维生素D，血清25（OH）D浓度在30～50 nmol/L（12～20 ng/ml）为潜在维生素D不足，大多数人血清25（OH）D浓度≥50 nmol/L（≥20 ng/ml）为维

生素 D 允足。该委员会表示，血清 25（OH）D 浓度 50 nmol/L 覆盖了 97.5% 的人群。血清 25（OH）D 浓度＞125 nmol/L 与潜在不利影响相关（表 6-1）。

表 6-1　血清 25（OH）D 浓度与健康

血清 25（OH）D 浓度	健康状况
＜30 nmol/L（12 ng/ml）	与维生素 D 缺乏相关，婴儿和儿童中的佝偻病和成人中的骨软化
30～50 nmol/L（12～20 ng/ml）	在健康个体通常被认为不适用于骨骼和整体健康评估
≥50 nmol/L（20 ng/ml）	在健康个体通常被认为是骨骼和整体健康的评估范围
＞125 nmol/L（50 ng/ml）	新证据表明，过高水平与潜在不利影响相关，特别是＞150 nmol/L（60 ng/ml）

评估维生素 D 水平的另一个问题是血清 25（OH）D 浓度的实际测量值。不同的实验方法（最常用的两种方法是基于抗体和液相色谱法）以及进行数据分析的不同实验室，存在相当大的可变性。这意味着，同一份 25（OH）D 实际浓度的血清样本，在不同实验条件，可能出现偏低或偏高的错误结果。2009 年 7 月，25（OH）D 的标准参考材料可以在实验室中对结果进行标准化，并可改进与方法相关的可变性。

二、参考摄入量

由美国国家科学院医学研究所（原国家科学院）的食品和营养委员会（FNB）开发的膳食参考摄入量（DRIs）中，提供了维生素 D 和其他营养素的摄入量参考值。DRI 是一套用于计划和评估健康人群营养素摄入量的参考值。这些值随年龄和性别而变化，包括以下方面。

1. 推荐膳食标准（RDA）　每天的平均摄入量足以满足几乎所有（97%～98%）的健康人群的营养需求。

2. 适宜摄入量（AI）　当证据不足以建立一个 RDA 时，则设定一个确保营养充足的水平。

3. 可耐受的最高摄入量（UL）　不太可能造成不良的健康影响的每日最大摄入量。

FNB 建立了 RDA 的维生素 D 每日摄取量，足以维持骨骼健康和正常健康人的钙代谢。维生素 D 推荐日摄入量以国际单位（U）和微克（μg）为单位：具有生物学活性的维生素 D 40 U＝1 μg（表 6-2）。尽管阳光照射可能是维生素 D 的主要来源，但 RDAs 中维生素 D 的每日摄取量是基于最低限度的阳光照射时间而设定的。

表 6-2　维生素 D 的膳食推荐摄入量（RDAs）

年龄	男性	女性	孕妇	哺乳期
0～12 月 [1]	400 U	400 U		
1～13 岁	600 U	600 U		
14～18 岁	600 U	600 U	600 U	600 U

（待续）

（续表）

年龄	男性	女性	孕妇	哺乳期
19～50 岁	600 U（15 µg）	600 U（15 µg）	600 U（15 µg）	600 U（15 µg）
51～70 岁	600 U（15 µg）	600 U（15 µg）		
>70 岁	800 U（20 µg）	800 U（20 µg）		

1. 适宜摄入量（adequate intake，AI）

三、维生素 D 的主要来源

1. 食物　很少有食物含维生素 D，富含脂肪的鱼（如鲑鱼、金枪鱼、鲭鱼）和鱼肝油是维生素 D 的最好来源；牛肝、奶酪和蛋黄含有少量的维生素 D。这些食物中维生素 D 的形式主要是维生素 D_3 及其代谢物 25（OH）D_3。蘑菇含有维生素 D_2，但含量不一，其维生素 D_2 的含量在有限的条件下暴露于紫外线也会增加。

添加食品在美国饮食中提供了大部分维生素 D。例如，美国供应的牛奶几乎每杯都加入了 100 U 的维生素 D。在加拿大，牛奶要依法加入维生素 D_3 5～40 U/100 ml，人造黄油维生素 D 含量≥530 U/100 g。在 1930 年，美国实施了一项牛奶添加维生素 D 计划来对抗佝偻病，这是一个主要的公共卫生问题。其他奶制品，如奶酪和冰淇淋，通常不在添加范围。即食的早餐麦片通常添加维生素 D，一些品牌的橙汁、酸奶、人造黄油和其他食品也是如此。

美国和加拿大都要求婴儿配方奶粉添加维生素 D：美国标准 40～100 U/100 kcal；加拿大标准 40～80 U/100 kcal。

维生素 D 的食物来源见表 6-3。

表 6-3　选择维生素 D 的食物来源

食物	维生素 D 含量（U/ 份）[1]	每日营养素摄入值（DV）[2]（%）
鱼肝油，1 汤匙	1 360	340（即每份提供 3.40 的 DV）
煮熟的剑鱼，3 盎司	566	142
煮熟的大马哈鱼（红鲑），3 盎司	447	112
滤干的罐装金枪鱼，3 盎司	154	39
添加维生素 D 的橙汁，1 杯（检查产品标签，补充维生素 D 的数量变化）	137	34
添加维生素 D 的牛奶（脱脂，少脂，全脂），1 杯	115～124	29～31
含有维生素 D 日摄量 20% 的酸奶，6 盎司（高含量的维生素 D 提供更多的日摄量）	80	20
添加维生素 D 的人造黄油，1 汤匙	60	15
滤干的沙丁鱼油罐头，2 个沙丁鱼	46	12
煮熟的牛肉肝，3 盎司	42	11
大鸡蛋，1 枚（蛋黄含有维生素 D）	41	10

（待续）

（续表）

食物	维生素 D 含量（U/ 份）[1]	每日营养素摄入值（DV）[2]（%）
含有维生素 D 日摄量 10% 的即食谷物，0.75～1 杯（高含量维生素D的即食谷物提供更多的日摄量）	40	10
瑞士奶酪，1 盎司	6	2

1. 国际单位（U）；2. 每日摄入值（DV）是由美国食品药品监督管理局开发的旨在帮助消费者在日常饮食中比较产品的营养成分。对于 4 岁以上的儿童和成人，维生素 D 的 DV 目前设定为 400 U。然而，食品标签不需要列出维生素 D 的含量，除非食物中含有这种营养成分。提供 20% 或更多 DV 的食物被认为是一种高营养的食物，但是提供低比例 DV 的食物同样有助于健康

美国农业部（USDA）营养数据库 / 网站列出了许多食物的营养成分并提供了一份含有维生素 D 的食物名称清单。越来越多的食品开始分析维生素 D 含量，所以需要更快捷的方法来测量食物中的维生素 D，如食品标准的参考材料和维生素 D 的认证值，以确保准确的测量值。

以动物为基础的食物可以提供 25（OH）D，提高血清 25（OH）D 的浓度，其效力大约是母体维生素的 5 倍。一项研究发现，从牛肉、猪肉、鸡肉、火鸡到鸡蛋，根据食物的不同，食物中维生素 D 的含量可以增加 2～18 倍。目前，美国农业部的营养数据库在报告食物的维生素 D 含量时不包括 25（OH）D。由于这个原因，美国人体内的维生素 D 摄入量可能被低估了。

2. 太阳光照射　大多数人通过光照来满足对维生素 D 的需求。波长为 290～320 nm 的紫外线 B（UVB），照射暴露的皮肤，在皮肤将 7- 脱氢胆甾醇转换为前维生素 D_3，进而成为维生素 D_3。季节、时间、白昼、云层覆盖、烟雾、皮肤黑色素含量，以及防晒霜是影响紫外线辐射暴露和维生素 D 合成的因素。令人惊讶的是，地理纬度并不能预测一个人群的平均血清 25（OH）D 水平。在春季、夏季和秋季，即使是在遥远的北纬地区，也有充足的机会来形成维生素 D（并将其储存在肝和脂肪中）。

完全的云覆盖可以减少 50% 的紫外线：遮阴区域（包括严重污染所产生的）使紫外线减少 60%。UVB 辐射不会穿透玻璃，因此透过窗户暴露在阳光下不会产生维生素 D。防晒系数（SPF）为 8 或以上的防晒霜似乎可以阻挡紫外线照射引起的维生素 D 合成；再加上在实际生活中，人们通常不会使用足够量的防晒霜涂擦暴露在阳光下的所有皮肤，或定期加涂防晒霜，因此，即使是在通常使用防晒霜的情况下，皮肤也可能会合成一些维生素 D。

迄今为止，关于影响紫外线辐射暴露的因素，以及保持足够维生素 D 水平所需的阳光照射量的研究，使我们很难提供一般的指导方针。一些研究维生素 D 的人员建议：未擦防晒霜情况下上午 10 时到下午 3 时的阳光照射脸、胳膊和腿大约 30 min，每周至少 2 次，通常可以合成足够的维生素 D。适度使用商业日光床，其释放的 2%～6% UVB 辐射也是有效的。阳光照射量有限的个体需要在饮食中加入足量维生素 D 或补充维生素 D 以达到推荐的摄入量。

尽管阳光对维生素 D 的合成很重要，但要限制皮肤在阳光下和紫外线日光床上的暴露时间。紫外线辐射是一种致癌物质，在美国每年大约有 150 万皮肤癌患者，其中

8 000 例出现转移性黑色素瘤而死亡。终身紫外线累积对皮肤造成的伤害主要是由一些与年龄有关的干燥和其他皮肤病变造成的。美国皮肤病学会建议，当人们暴露在阳光下时，应采取包括使用防晒霜在内的保护措施。公共健康对皮肤癌的关注提示：对维生素 D 的需求评估不能决定光照水平。目前没有研究确定紫外线照射是否能在不增加皮肤癌风险的情况下实现维生素 D 的合成。

3. 膳食补充剂　在膳食补充剂和添加食品中维生素 D 有两种形式：D_2（麦角钙化醇）和 D_3（胆钙化醇），它们的化学结构侧链不同。维生素 D_2 是由紫外线照射酵母中的麦角甾醇制成的，维生素 D_3 是由羊毛脂的 7- 脱氢胆固醇和胆固醇化学合成的。通常认为维生素 D_2 和维生素 D_3 治疗佝偻病效果相当，并且它们的新陈代谢相当。两种形式（食物来源和皮肤合成）的维生素 D 能有效地提高血清 25（OH）D 水平。对于这两种维生素 D 的不同效果，我们不能得出确切的结论。然而，在营养剂量上，维生素 D_2 和 D_3 是等同的，但是高剂量维生素 D_2 的效力就不那么强了。

美国儿科学会（AAP）建议，纯母乳喂养的婴儿在出生后不久要补充 400 U/d 的维生素 D，持续到断奶，然后每天摄入 1 000 ml 的维生素 D 强化配方或全脂牛奶。同样，所有非母乳喂养的婴儿每天摄入低于 1 000 ml 的维生素 D 强化配方或牛奶，应补充 400 U/d 的维生素 D。AAP 还建议饮食摄取不足 400 U/d 的年龄较大儿童和青少年，需要额外补充 400 U/d 的维生素 D。美国食品和营养委员会推荐儿童和青少年需要补充 600 U/d 的维生素 D（2010 年 11 月发布，此前是 200 U/d）。2008 年 11 月发布的补充 400 U/d 的维生素 D 的建议需要重新评估。

四、维生素 D 摄入和营养状况

2005—2006 年美国全国健康和营养调查（NHANES）评估食物和膳食添加剂中维生素 D 摄入情况。摄入量取决于生活阶层，男性的平均摄入量为 204～288 U/d，女性则是 144～276 U/d。当人们考虑使用膳食添加剂时，这些平均价值明显增加（37% 的美国人口使用含有维生素 D 添加的膳食）。老年妇女所占比例显著增加。51～70 岁的女性，单从食物中摄入的维生素 D 是 156 U/d，但是膳食添加剂中可以获得 404 U/d。>70 岁的女性，则是 180～400 U/d。

用摄入食物和膳食添加剂中维生素 D 的量来估计推断血清 25（OH）D 的浓度是有问题的。原因之一，比较数据只基于群体而不是个人；另一个是阳光照射影响维生素 D 结果。血清 25（OH）D 水平通常高于维生素 D 摄入量预测值。2005—2006 年美国全国健康和营养检查（NHANES）的调查发现，美国总体的 25（OH）D 平均水平超过了 56 nmol/L（最高的平均值是 1～3 岁的女孩 71.4 nmol/L），最低平均值是 71 岁以上的女性 56.5 nmol/L（22.6 ng/ml）。一般而言，年轻人比老年人的水平高，雄性比雌性的水平略高。25（OH）D 的水平大约在 50 nmol/L 时证明符合 RDA 的维生素 D 摄入标准。

美国在过去的 20 年中，男性的血清 25（OH）D 平均浓度略有下降，女性没有下降。这种下降可能与男性体重增加、牛奶摄入量降低和户外使用防晒保护有关。

五、维生素 D 缺乏症

营养不良通常是饮食不足、吸收消化不良、需求增加或排泄增加导致的。维生素 D 缺乏通常是因为长时间的摄入量低于推荐水平，光照时间有限，肾不能将 25（OH）D 转换成其活性形式，或从消化道吸收的维生素 D 不足。维生素 D 缺乏与牛奶过敏、乳糖不耐受及纯素食主义有关。

佝偻病和软骨病是维生素 D 缺乏的常见疾病。儿童缺乏维生素 D 会导致佝偻病，疾病特点是骨组织矿化失败，导致软骨和骨骼畸形。佝偻病在 17 世纪中期由英国的研究人员首次描述。在 19 世纪末和 20 世纪初，德国医生指出，每天服用 1~3 茶匙的鱼肝油可以使佝偻病好转。从 20 世纪 30 年代开始，在美国尽管佝偻病仍定期报告，但是维生素 D 的添加使佝偻病成为一种罕见病，尤其是在非洲裔美国婴儿和儿童中。

长时间的纯母乳喂养，没有遵照 AAP 推荐补充维生素 D 是导致佝偻病的一个重要原因，尤其是在母乳喂养的黑皮肤婴儿，母亲没有补充维生素 D 的人群。导致佝偻病的其他原因包括：大量使用防晒霜和儿童日托所生活，导致他们户外活动时间少，日照时间短。佝偻病在来自亚洲、非洲和中东的移民中也很常见，可能由于维生素 D 的代谢遗传和日照时间的差异所致。

在成人中，维生素 D 缺乏导致骨软化，引发骨质疏松症。骨痛和肌无力的症状可以提示维生素 D 水平不足，但这些症状轻微不易发现。

六、维生素 D 不足的高危人群

人们很难从天然食物中获取足够的维生素 D。对许多人来说，食用富含维生素 D 的食物、日光浴对保持正常的维生素 D 至关重要。某些群体，需要补充膳食添加剂来满足每日维生素 D 的需求。

1. 母乳喂养的婴儿　维生素 D 仅靠母乳通常不能满足需求，它仅提供了 25~78 U/L 的维生素 D（母乳中的维生素 D 含量与母亲的维生素 D 水平有关，所以，补充高剂量维生素 D 的母亲可能有相应高水平的维生素 D 母乳）。回顾佝偻病的报道发现，大多数病例发生在年轻母乳喂养的非裔美国人。加拿大儿科医生的调查发现佝偻病在儿童的发病率是每 100 000 人中有 2.9 人，这些佝偻病患儿几乎一直母乳喂养。虽然光照可以获得维生素 D，但 AAP 建议让婴儿穿防护服和擦防晒霜，远离阳光直射。如前所述，AAP 建议完全和部分母乳喂养的婴儿每天补充 400 U 的维生素 D，也是 RDA 推荐的婴儿期营养摄入值。

2. 老年人　老年人维生素 D 不足的风险增加，部分原因在于随着年龄的增长，皮肤不能有效地合成维生素 D，他们可能更多的时间是待在家里，也可能摄入的维生素 D 不足。在美国，有 50% 的老年人有髋骨骨折可能，他们的血清 25（OH）D 水平<30 nmol/L。

3. 太阳光照射有限的人　出于宗教原因，穿戴长袍和头巾的女性，以及限制阳光照射的职业女性不太可能从阳光中获得充足的维生素 D。因为防晒霜的使用范围和频率是未知的，所以防晒霜在降低维生素 D 合成中的作用尚不清楚。从 RDA 推荐的食物和（或）添加剂中摄取维生素 D，将为这些人群提供足够的营养。

4. 深色皮肤的人种　在表皮层中，更多的黑色素会导致皮肤颜色变深，从而降低皮肤在阳光中产生维生素 D 的能力。许多报道显示，黑种人的血清 25（OH）D 水平低于白种人，但是对于深色皮肤的人来说，低水平的 25（OH）D 对健康有多大影响尚不清楚。如与高加索人相比，非洲裔美国人的骨折和骨质疏松症的发病率降低了（参见下面的骨质疏松症段落）。从 RDA 推荐的食物和（或）添加剂中摄取维生素 D，将为这些人群提供足够的营养。

5. 导致脂肪吸收不良的炎症性肠病和其他疾病的人群　因为维生素 D 是脂溶性维生素，其吸收取决于肠道吸收膳食脂肪的能力。脂肪吸收能力弱的个体可能需要补充维生素 D。脂肪吸收不良与多种疾病有关，包括肝疾病、囊性纤维化、乳糜泻、克罗恩病、溃疡性结肠炎和回肠末端炎。此外，这些患者可能摄入的富含维生素 D 的奶制品较少。

6. 肥胖的人群或做过胃分流手术的患者　与非肥胖个体相比，体质量指数（BMI）≥ 30 kg/m² 的肥胖人群血清 25（OH）D 水平较低。与正常体重的人群相比，他们需要摄入更多维生素 D 来达到 25（OH）D 的水平。肥胖不影响皮肤合成维生素 D 的能力，但更多的皮下脂肪吸收更多的维生素并改变其释放到血液循环的量。进行过胃分流手术的肥胖患者可能从食物或补充剂中摄取的维生素 D 不足，随着时间的推移而缺乏这种营养素；再者他们小肠上部因为手术被旷置，不能吸收维生素 D；即使脂肪储存的维生素 D 被动员到血液可能都无法补偿。

七、维生素 D 和健康

关于骨健康和总体健康状态的最理想 25（OH）D 血清浓度尚未确定；它们可能在生命的每个阶段都有所不同，这取决于生理性选择。如前所述，血清 25（OH）D 数值是反映暴露因素产生维生素 D 多少的生物学标志（如从光照、食物和膳食添加剂中获得的维生素 D），但是血清 25（OH）D 的水平在评估（如健康结局）方面起了多大的作用尚不明确。

此外，由于维生素 D 的摄入增加，血清 25（OH）D 水平也增加，但是这种关系是非线性的，原因并不完全清楚。由于血清基础水平和补充的持续时间不同，导致 25（OH）D 水平多变。与血清 25（OH）D＜50 nmol/L 的人群相比，要使血清 25（OH）D＞50 nmol/L 的人群提高 25（OH）D 的数值，需要补充更多的维生素 D。当补充维生素 D 剂量＜1 000 U/d，血清 25（OH）D 水平会有一个急速的上升期，但是更高的每日摄入量，血清 25（OH）D 水平反而趋于平稳。当维生素 D 摄入剂量≥1 000 U/d 时，每摄入维生素 D 40 U 使血清 25（OH）D 大约上升 1 nmol/L；当维生素 D 摄入剂量≤600 U/d 时，每摄入维生素 D 40 U 使血清 25（OH）D 大约上升 2.3 nmol/L。

2011 年内分泌学会发布了临床维生素 D 使用指南，说明血清 25（OH）D 的浓度＞75 nmol/L 可以最大化地影响钙、骨骼和肌肉的代谢。除此之外，要将血清 25（OH）D 水平持续提高到 75 nmol/L 以上，成年人至少要补充维生素 D 1 500～2 000 U/d，儿童和青少年至少要补充 1 000 U/d。

美国 FNB 委员会基于 DRIs 的推荐情况，回顾了维生素 D 与健康之间的潜在关系，确立了维生素 D 的摄入量。这些健康关系包括对慢性疾病的抵抗（如癌症和心血管疾病）、生理参数（如免疫反应或甲状旁腺激素水平）和功能状况（如骨骼健康、身体表现和跌倒时机体的调节能力）。除了骨骼健康以外，没有足够的证据支持维生素 D 的摄入量或血清 25（OH）D 的水平与健康之间的因果关系。这个结论得到了美国卫生保健研究和质量机构的一份关于维生素 D 和钙的报道的证实。该结论来自 2009—2013 年近 250 个新研究数据。该报道得出结论：除了骨骼健康之外，还不能确定维生素 D 和健康结局之间的关系。

1. 骨质疏松症 在美国，超过 4 000 万成年人存在患骨质疏松症的风险，该疾病以低骨量和骨组织结构破坏为特点，导致骨骼脆弱增加和骨折风险显著增加。骨质疏松症常与钙的摄入量不足有关，维生素 D 不足可导致钙的吸收减少，引起骨质疏松症。尽管佝偻病和骨软化症是维生素 D 缺乏的极端病例，但骨质疏松症是钙和维生素 D 长期不足的结局。充足的维生素 D 储存水平保持骨骼的强度可能有助于老年人、活动困难的人群、绝经后妇女和类固醇长期治疗的个体预防骨质疏松症。

正常的骨骼具有不断重塑的功能。在更年期，重塑过程发生平衡紊乱，导致骨吸收增加，骨重建减少。雌激素和孕激素的治疗可以延缓骨质疏松症的发生。几个医疗团队和专业团体支持骨质疏松症和骨折风险高的女性人群应用激素替代治疗。这些妇女应该和她们的卫生保健提供者讨论这个问题。

大多数维生素 D 对骨骼健康影响的补充试验中有钙因素参与，所以，很难区分每个养分的作用。在绝经后妇女和老年男性中，维生素 D 和钙的补充可以使整体的骨密度有小幅增加。尽管社区居住的个体益处不一致，但是，维生素 D 和钙同样有助于减少老年人的骨折发生率。单独补充维生素 D 似乎没有影响骨折的风险，也没有减少老年人跌倒的发生率；一项被广泛引用的荟萃分析表明补充维生素 D 可以降低跌倒发生率，此项分析受到了严厉的批评。然而，一个随访≥69 岁女性，耗时 4.5 年的大型研究结果发现：25（OH）D 平均水平＜50 nmol/L 比≥75 nmol/L 的人群骨折风险高。女性应该咨询她们的卫生保健提供者需要补充维生素 D 和钙的剂量作为预防或治疗骨质疏松症的保健方法之一。

2. 癌症 实验室数据、动物实验以及流行病学数据表明，维生素 D 水平可能影响患癌症的风险。强大的生物科学基础表明，维生素 D 有助于预防结肠癌、前列腺癌和乳腺癌。最新的流行病学数据表明，维生素 D 可能对预防结肠癌有保护作用，但对预防前列腺癌和乳腺癌的保护作用不强，对其他部位的癌症可能也有影响。但是关于维生素 D 对肿瘤是否有作用，很多研究结果不一致。如，芬兰的一项研究发现：吸烟者中 1/5 的人群发现维生素 D 水平高，他们患胰腺癌的风险增加了 3 倍。最近的一项研究发现，高水平的血清 25（OH）D（≥100 nmol/L）与发生胰腺癌的风险增加相关。

在一项对 3 121 例≥50 岁（96% 的男性）的人群进行结肠镜检查的前瞻性研究中发现，维生素 D 是一个保护性因素。研究发现，10% 的人至少有一个晚期癌症病变。维生素 D 摄入量高的（＞645 U/d），这些病变的发生风险显著降低。妇女健康计划组研究显示：他们将不同种族的 36 282 例绝经妇女随机分为两组，一组每天服用 400 U 的维生素 D 和 1 000 mg 的钙，另一组服用安慰剂，在长达 7 年多的观察后，发现结肠直肠癌发病率两组差异不显著。最近，一项针对 1 179 例住在美国内布拉斯加州农村的绝经后妇女的骨骼健康的临床试验发现，与服用安慰剂的妇女相比，每天服用钙剂（1 400～1 500 mg）和维生素 D_3（1 100 U）的妇女癌症发病率要低。但是少量的癌症无论是在营养方面还是在不同的地理位置，均没有保护作用。这一结果得到了 NHANES Ⅲ 研究的支持，该研究有 16 618 名参与者，得出结论：总癌症死亡率与基础的维生素 D 水平无关。然而，结肠直肠癌死亡率与血清 25（OH）D 浓度成负相关关系。来自 10 个西欧国家的一项大型研究也发现，在 25（OH）D 浓度和结肠直肠癌患病风险之间存在显著的负相关关系。

关于维生素 D 的不足是否会增加癌症风险，增加维生素 D 是否是一种保护因素，需要进一步的研究确定；以及是否有部分人群因为维生素 D 的过量而增加患癌症的风险。综上所述，很多研究不支持维生素 D 有减少患癌风险的作用，无论加不加钙。

3. 其他疾病　越来越多的研究表明，维生素 D 在预防和治疗一些疾病中可能扮演着部分角色，如 1 型糖尿病和 2 型糖尿病，高血压，糖耐量异常，多发性硬化症和其他疾病。然而，大多数证据来自于体外、动物和流行病学研究，而不是来自可信度更大的随机临床试验。在进行试验之前，公众健康和患者护理的证据将会被讨论。一项 Meta 分析发现，维生素 D 的补充与任何原因导致的总死亡率的降低有关，统计有显著差异，但重新分析发现数据之间没有关联。系统回顾健康相关的维生素 D 和钙的摄入量，单独补充和联合补充的情况发表在 2009 年 8 月。

八、维生素 D 过量的健康风险

维生素 D 中毒引起非特异性症状，如厌食、体重减轻、多尿症和心律失常。更严重的是，它还能提高血钙水平，从而导致血管和组织钙化，进而对心脏、血管和肾造成损害。女性健康项目（Women's Health Initiative，WHI）长达 7 年的观察发现绝经后妇女服用钙（1 000 mg/d）和维生素 D（400 U/d）导致肾结石发病率升高 17%。血清 25（OH）D 浓度持续＞500 nmol/L 被认为存在潜在毒性。

过度暴晒不会导致维生素 D 中毒，因为皮肤通过光照产生前体维生素 D_3；此外，皮肤还可以使前体维生素 D_3 转化成各种非维生素 D 形态，限制了维生素 D_3 形成，部分维生素 D_3 也可以转化为非活性形式。由食物摄入导致维生素 D 中毒可能性不大，摄入富含维生素 D 的膳食添加剂更容易发生中毒。

长期摄入高于可耐受的最大摄入量（UL）的人会增加健康不良的风险（表 6-4）。大多数研究表明维生素 D 中毒阈值为每天摄入维生素 D 10 000～40 000 U，血清 25（OH）D 在 500～600 nmol/L、摄入量低于 10 000 U/d 出现中毒症状是不可能的。FNB

通过来自全国调查数据研究观察以及临床试验指出，即使摄入较少量的维生素 D，血清 25（OH）D 水平随着时间的推移，可能对健康有不良影响。FNB 认为血清 25（OH）D 水平应该避免超过 125～150 nmol/L，但是低血清维生素水平（75～120 nmol/L）与全因死亡率增加有关，其中胰腺、重大心血管事件、老年人跌倒骨折的风险会更大。FNB 委员会引用的研究发现，维生素 D 摄入 5 000 U/d 可以使血清 25（OH）D 浓度达到 100～150 nmol/L，但没有再升高。关于最高可耐受摄入量，存在 20% 的不确定危险因素，FNB 推荐最高可耐受摄入量：9 岁以上儿童及成人是 4 000 U，推荐年幼儿童较低摄入量。

表 6-4 维生素 D 的最高可耐受摄入量（ULs）

年龄	男性维生素 D 的 ULs	女性维生素 D 的 ULs	妊娠期维生素 D 的 ULs	哺乳期维生素 D 的 ULs
0～6 月	1 000 U	1 000 U		
7～12 月	1 500 U	1 500 U		
1～3 岁	2 500 U	2 500 U		
4～8 岁	3 000 U	3 000 U		
9～18 岁	4 000 U	4 000 U	4 000 U	4 000 U
>19 岁	4 000 U	4 000 U	4 000 U	4 000 U

九、维生素 D 与药物的相互作用

维生素 D 补充剂有可能与几种类型的药物相互作用。如，定期服用这些药物的个人应该与他们的医师讨论维生素 D 摄入量。

1. 类固醇类 糖皮质激素药物如泼尼松，常用于减轻炎症，可减少钙的吸收，影响维生素 D 代谢。这些影响会进一步导致骨丢失，长期使用导致骨质疏松症的发展。

2. 其他药物 减肥药奥利司他（商品名赛尼可®和 Alli®）和降胆固醇药物考来烯胺（商品名消胆胺®，Locholest®，和 Prevalite®）可以减少维生素 D 和其他脂溶性维生素的吸收。苯巴比妥和苯妥英钠（商品 Dilantin®），用于预防和控制癫痫发作，增加了维生素 D 在肝代谢成的非活性化合物，减少钙吸收。

十、维生素 D 与健康饮食

美国联邦政府的 2015—2020 年美国人饮食指南指出，"营养需求应该主要来自食物……营养丰富的食物含有必需的维生素和矿物质，也含有膳食纤维和其他自然产生的物质，可能对健康有积极作用。在某些情况下，强化食品和膳食补充剂可能有益于提供一种或多种营养素，而这些营养素可能以低于推荐量食用。"

欲了解更多有关建立健康饮食的信息，请参考《美国饮食指南》（the Dietary Guidelines for Americans）和美国农业部"我的餐盘"（MyPlate）。

美国人的饮食指南描述了一个健康的饮食模式。

1. 各种蔬菜、水果、全谷物、无脂或低脂牛奶和奶制品以及油类。

2. 牛奶，以及许多即食谷类食品和一些品牌的酸奶和橙汁富含维生素 D。奶酪含有少量的维生素 D。

3. 各种蛋白质食品，包括海鲜、瘦肉和家禽、蛋类、豆类（豆类和豌豆）、坚果、种子和豆制品。

4. 鲑鱼、金枪鱼和鲭鱼等富含脂肪的鱼类是维生素 D 的极好来源。在牛肉、肝和蛋黄中也发现少量维生素 D。

5. 限制饱和反式脂肪、添加糖和钠的摄入。

6. 人造黄油中加入维生素 D。

7. 保持您的每日热量需求。

参考文献

[1] Institute of Medicine, Food and Nutrition Board. Dietary Reference Intakes for Calcium and Vitamin D. Washington, DC: National Academy Press, 2010.

[2] Cranney C, Horsely T, O'Donnell S, et al. Effectiveness and safety of vitamin D. Evidence Report/Technology Assessment No. 158 prepared by the University of Ottawa Evidence-based Practice Center under Contract No. 290-02.0021. AHRQ Publication No. 07-E013. Rockville, MD: Agency for Healthcare Research and Quality, 2007.

[3] Holick MF. Vitamin D//Shils ME, Shike M, Ross AC, Caballero B, Cousins RJ, eds. Modern Nutrition in Health and Disease. 10th ed. Philadelphia: Lippincott Williams & Wilkins, 2006.

[4] Norman AW, Henry HH. Vitamin D//Bowman BA, Russell RM, ed. Washington DC: Present Knowledge in Nutrition. 9th ed. ILSI Press, 2006.

[5] Jones G. Pharmacokinetics of vitamin D toxicity. Am J Clin Nutr, 2008, 88: 582S-6S.

[6] Holick MF. Vitamin D deficiency. N Engl J Med, 2007, 357: 266-281.

[7] Carter GD. 25-hydroxyvitamin D assays: the quest for accuracy. Clin Chem, 2009, 55: 1300-1302.

[8] Hollis BW. Editorial: the determination of circulating 25-hydroxyvitamin D: no easy task. J Clin Endocrinol Metab, 2004, 89: 3149-3151.

[9] Binkley N, Krueger D, Cowgill CS, et al. Assay variation confounds the diagnosis of hypovitaminosis D: a call for standardization. J Clin Endocrinol Metab, 2004, 89: 3152-3157.

[10] U.S. Department of Agriculture, Agricultural Research Service. 2011. USDA National Nutrient Database for Standard Reference, Release 24. Nutrient Data Laboratory Home Page, http://www.ars.usda.gov/ba/bhnrc/ndl.

[11] Ovesen L, Brot C, Jakobsen J. Food contents and biological activity of 25-hydroxyvitamin D: a vitamin D metabolite to be reckoned with? Ann Nutr Metab, 2003, 47: 107-113.

[12] Mattila PH, Piironen VI, Uusi-Rauva EJ, et al. Vitamin D contents in edible mushrooms. J Agric Food Chem, 1994, 42: 2449-2453.

[13] Calvo MS, Whiting SJ, Barton CN. Vitamin D fortification in the United States and Canada: current status and data needs. Am J Clin Nutr, 2004, 80: 1710S-6S.

[14] Byrdwell WC, DeVries J, Exler J, et al. Analyzing vitamin D in foods and supplements: methodologic

challenges. Am J Clin Nutr, 2008, 88: 554S-7S.

[15]　Taylor CL, Patterson KY, Roseland JM, et al. Including food 25-hydroxyvitamin D in intake estimates may reduce the discrepancy between dietary and serum measures of vitamin D status. J Nutr, 2014, 144: 654-659.

[16]　Wharton B, Bishop N. Rickets. Lancet, 2003, 362: 1389-1400.

[17]　Holick MF. Photobiology of vitamin D//Feldman D, Pike JW, Glorieux FH, eds. Vitamin D. Second Edition, Volume I. Burlington, MA: Elsevier, 2005.

[18]　Wolpowitz D, Gilchrest BA. The vitamin D questions: how much do you need and how should you get it? J Am Acad Dermatol, 2006, 54: 301-317.

[19]　Holick MF. Vitamin D: the underappreciated D-lightful hormone that is important for skeletal and cellular health. Curr Opin Endocrinol Diabetes, 2002, 9: 87-98.

[20]　International Agency for Research on Cancer Working Group on ultraviolet (UV) light and skin cancer. The association of use of sunbeds with cutaneous malignant melanoma and other skin cancers: a systematic review. Int J Cancer, 2006, 120: 1116-1122.

[21]　Wagner CL, Greer FR. American Academy of Pediatrics Section on Breastfeeding; American Academy of Pediatrics Committee on Nutrition. Prevention of rickets and vitamin D deficiency in infants, children, and adolescents. Pediatrics, 2008, 122: 1142-1152.

[22]　Bailey RL, Dodd KW, Goldman JA, et al. Estimation of total usual calcium and vitamin D intakes in the United States. J Nutr, 2010, 140: 817-822.

[23]　Looker AC, Pfeiffer CM, Lacher DA, et al. Serum 25-hydroxyvitamin D status of the US population: 1988-1994 compared with 2000-2004. Am J Clin Nutr, 2008, 88: 1519-1527.

[24]　Chesney R. Rickets: an old form for a new century. Pediatr Int, 2003, 45: 509-511.

[25]　Goldring SR, Krane S, Avioli LV. Disorders of calcification: osteomalacia and rickets//DeGroot LJ, Besser M, Burger HG, et al. Endocrinology. 3rd ed. Philadelphia: WB Saunders, 1995: 1204-1227.

[26]　Picciano MF. Nutrient composition of human milk. Pediatr Clin North Am, 2001, 48: 53-67.

[27]　Weisberg P, Scanlon KS, Li R, et al. Nutritional rickets among children in the United States: review of cases reported between 1986 and 2003. Am J Clin Nutr, 2004, 80: 1697S-705S.

[28]　Ward LM, Gaboury I, Ladhani M, et al. Vitamin D-deficiency rickets among children in Canada. CMAJ, 2007, 177: 161-166.

[29]　American Academy of Pediatrics Committee on Environmental Health. Ultraviolet light: a hazard to children. Pediatrics, 1999, 104: 328-333.

[30]　Webb AR, Kline L, Holick MF. Influence of season and latitude on the cutaneous synthesis of vitamin D3: Exposure to winter sunlight in Boston and Edmonton will not promote vitamin D3 synthesis in human skin. J Clin Endocrinol Metab, 1988, 67: 373-378.

[31]　Webb AR, Pilbeam C, Hanafin N, et al. An evaluation of the relative contributions of exposure to sunlight and of diet to the circulating concentrations of 25-hydroxyvitamin D in an elderly nursing home population in Boston. Am J Clin Nutr, 1990, 51: 1075-1081.

[32]　Pappa HM, Bern E, Kamin D, et al. Vitamin D status in gastrointestinal and liver disease. Curr Opin Gastroenterol, 2008, 24: 176-183.

[33]　Malone M. Recommended nutritional supplements for bariatric surgery patients. Ann Pharmacother, 2008, 42: 1851-1858.

[34]　Compher CW, Badellino KO, Boullata JI. Vitamin D and the bariatric surgical patient: a review. Obes Surg, 2008, 18: 220-224.

[35]　Holick MF, Binkley NC, Bischoff-Ferrari HA, et al. Evaluation, treatment, and prevention of

vitamin D deficiency: an Endocrine Society Clinical Practice Guideline. J Clin Endocrinol Metab, 2011, 96: 1911-1930.

[36]　Newberry SJ, Chung M, Shekelle PG, et al. Vitamin D and calcium: a systematic review of health outcomes (update). Evidence report/technology assessment No. 217 prepared by the Southern California Evidence-based Practice Center under contract No. 290- 2012-00006-I. AHRQ Publication No. 14-E004-EF. Rockville, MD: Agency for Healthcare Research and Quality, 2014.

[37]　Heaney RP. Long-latency deficiency disease: insights from calcium and vitamin D. Am J Clin Nutr, 2003, 78: 912-919.

[38]　LeBoff MS, Kohlmeier L, Hurwitz S, et al. Glowacki J. Occult vitamin D deficiency in postmenopausal US women with acute hip fracture. JAMA, 1999, 251: 1505-1511.

[39]　National Institute of Arthritis and Musculoskeletal and Skin Diseases, National Institutes of Health. Osteoporosis Handout on Health. NIH Publication No, 2011, 11: 51-58.

[40]　North American Menopause Society. The 2012 hormone therapy position statement of: The North American Menopause Society. Menopause, 2012, 19: 257-271.

[41]　Chung M, Balk EM, Brendel M, et al. Vitamin D and calcium: a systematic review of health outcomes. Evidence Report/Technology Assessment No. 183 prepared by the Tufts Evidence-based Practice Center under Contract No. 290-2007-10055-I. AHRQ Publication No. 09-E015. Rockville, MD: Agency for Healthcare Research and Quality, 2009.

[42]　Bischoff-Ferrari HA, Dawson-Hughes B, Staehelin HB, et al. Fall prevention with supplemental and active forms of vitamin D: a meta-analysis of randomised controlled trials. BMJ, 2009, 339: b3692.

[43]　Ensrud KE, Ewing SK, Fredman L, et al. Circulating 25-hydroxyvitamin D levels and frailty status in older women. J Clin Endocrinol Metab, 2010, 95: 5266-5273.

[44]　Davis CD. Vitamin D and cancer: current dilemmas and future research needs. Am J Clin Nutr, 2008, 88: 565S-9S.

[45]　Davis CD, Hartmuller V, Freedman M, et al. Vitamin D and cancer: current dilemmas and future needs. Nutr Rev, 2007, 65: S71-S74.

[46]　Stolzenberg-Solomon RZ, Vieth R, Azad A, et al. A prospective nested case-control study of vitamin D status and pancreatic cancer risk in male smokers. Cancer Res, 2006, 66: 10213-10219.

[47]　Kathy J. Helzlsouer for the VDPP Steering Committee. Overview of the Cohort Consortium Vitamin D Pooling Project of Rarer Cancers. Am J Epidemiol, 2010, 172: 4-9.

[48]　Lieberman DA, Prindiville S, Weiss DG, et al. Risk factors for advanced colonic neoplasia and hyperplastic polyps in asymptomatic individuals. JAMA, 2003, 290: 2959-2967.

[49]　Wactawski-Wende J, Kotchen JM, Anderson GL, et al. Calcium plus vitamin D supplementation and the risk of colorectal cancer. N Engl J Med, 2006, 354: 684-696.

[50]　Parfitt AM. Osteomalacia and related disorders//Avioli LV, Krane SM, eds. Metabolic bone disease and clinically related disorders. 2nd ed. Philadelphia: WB Saunders, 1990: 329-396.

[51]　Freedman DM, Looker AC, Chang S-C, et al. Prospective study of serum vitamin D and cancer mortality in the United States. J Natl Cancer Inst, 2007, 99: 1594-1602.

[52]　Jenab M, Bueno-de-Mesquita HB, Ferrari P, et al. Association between pre-diagnostic circulating vitamin D concentration and risk of colorectal cancer in European populations: a nested case-control study. BMJ, 2010, 340: b5500.

[53]　Davis CD, Dwyer JT. The 'sunshine vitamin': benefits beyond bone? J Natl Cancer Inst, 2007, 99: 1563-1565.

[54]　Hyppönen E, Läärä E, Reunanen A, et al. Intake of vitamin D and risk of type 1 diabetes: a birth-cohort

study. Lancet, 2001, 358: 1500-1503.

[55] Pittas AG, Dawson-Hughes B, Li T, et al. Vitamin D and calcium intake in relation to type 2 diabetes in women. Diabetes Care, 2006, 29: 650-656.

[56] Krause R, Bühring M, Hopfenmüller W, et al. Ultraviolet B and blood pressure. Lancet, 1998, 352: 709-710.

[57] Chiu KC, Chu A, Go VL, et al. Hypovitaminosis D is associated with insulin resistance and beta cell dysfunction. Am J Clin Nutr, 2004, 79: 820-825.

[58] Munger KL, Levin LI, Hollis BW, et al. Serum 25-hydroxyvitamin D levels and risk of multiple sclerosis. JAMA, 2006, 296: 2832-2838.

[59] Merlino LA, Curtis J, Mikuls TR, et al. Vitamin D intake is inversely associated with rheumatoid arthritis: results from the Iowa Women's Health Study. Arthritis Rheum, 2004, 50: 72-77.

[60] Schleithoff SS, Zittermann A, Tenderich G, et al. Vitamin D supplementation improves cytokine profiles in patients with congestive heart failure: a double-blind, randomized, placebo-controlled trial. Am J Clin Nutr, 2006, 83: 754-759.

[61] Autier P, Gandini S. Vitamin D supplementation and total mortality: a meta-analysis of randomized controlled trials. Arch Intern Med, 2007, 167: 1730-1737.

[62] Giovannucci E. Can vitamin D reduce total mortality? Arch Intern Med, 2007, 167: 1709-1710.

[63] Jackson RD, LaCroix AZ, Gass M, et al. Calcium plus vitamin D supplementation and the risk of fractures. N Engl J Med, 2006, 354: 669-683.

[64] Buckley LM, Leib ES, Cartularo KS, et al. Calcium and vitamin D3 supplementation prevents bone loss in the spine secondary to low-dose corticosteroids in patients with rheumatoid arthritis. A randomized, double-blind, placebo-controlled trial. Ann Intern Med, 1996, 125: 961-968.

[65] Lukert BP, Raisz LG. Glucocorticoid-induced osteoporosis: pathogenesis and management. Ann Intern Med, 1990, 112: 352-364.

[66] de Sevaux RGL, Hoitsma AJ, Corstens FHM, et al. Treatment with vitamin D and calcium reduces bone loss after renal transplantation: a randomized study. J Am Soc Nephrol, 2002, 13: 1608-1614.

[67] McDuffie JR, Calis KA, Booth SL, et al. Effects of orlistat on fat-soluble vitamins in obese adolescents. Pharmacotherapy, 2002, 22: 814-822.

[68] Compston JE, Horton LW. Oral 25-hydroxyvitamin D3 in treatment of osteomalacia associated with ileal resection and cholestyramine therapy. Gastroenterology, 1978, 74: 900-902.

[69] Gough H, Goggin T, Bissessar A, et al. A comparative study of the relative influence of different anticonvulsant drugs, UV exposure and diet on vitamin D and calcium metabolism in outpatients with epilepsy. Q J Med, 1986, 59: 569-577.

第 7 章　美国 OSD 对维生素 K 健康效应的观点

　　20 世纪 30 年代发现维生素 K_1 是血液凝固的重要因素。近 20 年来，发现维生素 K_2 有着与维生素 K_1 不同的健康效应：抗骨质疏松、抗动脉粥样硬化、抗癌、抗炎、抗氧化等。2016 年 2 月 11 日，美国国立卫生研究院（NIH）膳食补充剂办公室（ODS）向维生素 K 健康专业人员介绍 ODS 提供的维生素 K 缺乏症、维生素 K 不足的高危人群、维生素 K_2 的健康效应、过量摄入维生素 K 的健康风险、维生素 K 与药物相互作用等信息。

一、基础知识

　　1. 主要种类　"维生素 K"（甲萘氢醌）是具有 2- 甲基 -1, 4- 萘醌的共同化学结构的化合物家族的通用名称，是一种脂溶性维生素，维生素 K 天然存在于一些食物中，也可以从膳食补充剂获取。这些化合物包括叶绿醌（维生素 K_1）和甲基萘醌系列（维生素 K_2）。甲基萘醌具有不饱和异戊二烯基侧链，并且基于它们侧链被命名为 MK-4～MK-13。MK-4、MK-7 和 MK-9 是研究最多的甲基萘醌。

　　叶绿醌（维生素 K_1）主要存在于绿叶蔬菜中，是维生素 K 的主要膳食形式。主要是细菌来源的甲基萘醌（维生素 K_2）适量存在于各种动物和发酵食品中。几乎所有的甲基萘醌，特别是长链甲基萘醌，也可以由人体肠道中的细菌产生。MK-4 是独特的，它是由身体从叶绿醌通过不涉及细菌作用的转化过程产生。

　　2. 主要生理功能　维生素 K 是维生素 K 依赖性羧化酶的辅酶，维生素 K 依赖性羧化酶是参与止血（血液凝固）、骨代谢和其他不同的生理功能的蛋白质合成所需的酶。凝血酶原（凝血因子Ⅱ）是血浆中的一种维生素 K 依赖性蛋白，其直接参与血液凝固。华法林（Coumadin®）和一些抗凝血药（主要在欧洲使用）拮抗维生素 K 的活性，反过来又抑制凝血酶原，因此，服用这些抗凝血药的患者需要维持相一致的维生素 K 摄取量。

　　基质 Gla 蛋白（一种维生素 K 依赖性蛋白）存在于血管平滑肌、骨和软骨中，这是大量科学研究的焦点，因为它可能有助于减少异常钙化。骨钙素是另一种维生素 K 依赖性蛋白，存在于骨骼中，可能参与骨矿化或骨质转化。

　　3. 主要代谢特点　像膳食脂肪和其他脂溶性维生素一样，摄入的维生素 K 通过胆汁和胰酶的作用被掺入乳糜微粒中，被小肠的肠黏膜细胞吸收。从维生素 K 被纳入乳糜微粒，分泌到淋巴毛细管，运输到肝，并再形成极低密度脂蛋白。维生素 K 存在于肝和其他身体组织（包括脑、心脏、胰腺和骨骼）。

在循环中，维生素 K 主要携带脂蛋白。与其他脂溶性维生素相比，血液中循环的维生素 K 量非常少。维生素 K 能快速代谢和排泄。基于叶绿醌测量结果，身体仅保留口服生理剂量的 30%～40%，而通过尿液排泄 20%，通过胆汁在粪便中排出 40%～50%。与其他脂溶性维生素相比，这种快速代谢导致维生素 K 的血液水平和组织储存量相对比较低。

关于由肠道细菌产生维生素 K 的吸收和转运了解甚少，但研究表明大量长链甲基萘醌存在于大肠。尽管肠道细菌产生的维生素 K 的量尚不清楚，但是，专家认为这些甲基萘醌至少能满足一些身体对维生素 K 的需求。

4. 营养状态评估　除非是服用抗凝血药或出血性疾病的患者，在大多数情况下维生素 K 营养状态没有被常规评估。维生素 K 营养状态的唯一临床明显指征是凝血酶原时间（血液凝结所需的时间），通常维生素 K 摄入量的变化很少，但是显示凝血酶原时间有改变。在健康人群中，据报道血浆叶绿醌空腹浓度为 0.29～2.64 nmol/L。然而，尚不清楚这一测量方法是否可用于定量评估维生素 K 营养状况。血浆叶绿醌浓度略低于正常范围的人可以没有维生素 K 缺乏的任何临床迹象，这可能是因为测量的血浆叶绿醌浓度没有包括来自膳食和大肠中甲基萘醌的量。目前也没有关于甲基萘醌正常范围的数据。

二、推荐摄入量

美国国家科学院医学研究所的食物和营养委员会（FNB）制定的膳食参考摄入量（DRI）提供了维生素 K 和其他营养素的推荐摄入量。DRI 是用于规划和评估健康人营养素摄入的一组参考值的通用术语。该数值因年龄和性别而异，包括①膳食推荐摄入量（RDA）：平均每日的摄入量足以满足几乎所有（97%～98%）健康个体的营养素需求。②适宜摄入量（AI）：在证据不足以制定 RDA 时，假设该推荐摄入量水平能确保营养素充足。③估计平均需求量（EAR）：估计平均每日摄入量，以满足 50% 健康个体的需求，通常用于评估群体中营养素摄入量是否充足，但不评估个体。④可耐受最高摄入量（UL）：最大每日摄入量，它不太可能对健康产生不良影响。

美国 FNB 认为，缺乏足够的数据来确立维生素 K 的 EAR，因此 FNB 基于健康人群维生素 K 摄入情况制定所有年龄的 AI。表 7-1 列出以微克（μg）表示的维生素 K 当前的 AI。婴儿的 AI 是基于健康母乳喂养的平均维生素 K 摄入量计算，也基于美国和加拿大儿科学会推荐的婴儿在出生时接受预防性维生素 K 剂量的假设。

表 7-1　维生素 K 的适宜摄入量（AIs）

年龄	男性维生素 K 的 AIs（μg）	女性维生素 K 的 AIs（μg）	妊娠期维生素 K 的 AIs（μg）	哺乳期维生素 K 的 AIs（μg）
出生至 6 个月	2.0	2.0		
7～12 个月	2.5	2.5		
1～3 岁	30	30		
4～8 岁	55	55		

（待续）

（续表）

年龄	男性维生素 K 的 AIs（μg）	女性维生素 K 的 AIs（μg）	妊娠期维生素 K 的 AIs（μg）	哺乳期维生素 K 的 AIs（μg）
9～13 岁	60	60		
14～18 岁	75	75	75	75
19 岁以上	120	90	90	90

三、维生素 K 的主要来源

1. 食物 叶绿醌的食物来源包括蔬菜（特别是绿叶蔬菜）、植物油和水果、肉类、乳制品和鸡蛋，这些食品含有少量的叶绿醌和适量的甲基萘醌。纳豆（由发酵大豆制成的传统日本食品）具有大量的甲基萘醌。其他发酵食品（如奶酪）也含有甲基萘醌。然而，这些食品中维生素 K 的形式和数量可能会随着制作食品使用的细菌菌株不同及其发酵条件不同而有变化。动物从甲萘醌（可用于家禽和猪饲料的维生素 K 合成形式）合成 MK-4，因此，如果将甲萘醌添加到动物饲料中，家禽和猪肉产品就含有 MK-4。

美国膳食中最常见的维生素 K 来源是菠菜、西蓝花、卷心莴苣、脂肪和油，特别是大豆和芥花油。几乎没有用维生素 K 强化的食品。虽然有一些膳食替代食品是维生素 K 强化食品，但是通常早餐谷物不是典型的维生素 K 强化食品。

不同形式的维生素 K 食物来源的生物利用度的资料非常有限。叶绿醌的游离形式的吸收率为 80%，但来自食物的叶绿醌吸收率显著降低。植物食品中的叶绿醌与叶绿体紧密结合，因此，它比来自食用油或膳食补充剂的叶绿醌生物利用度更低。如，来自菠菜的叶绿醌就像来自膳食补充剂片剂的叶绿醌那样身体只吸收 4%～17%。同时进食蔬菜与脂肪能提高蔬菜中叶绿醌的吸收率，但是其吸收量仍然低于来自食用油的叶绿醌量。有限的研究表明，长链 MK 可能比绿色蔬菜中的叶绿素具有更高的吸收率。

几种食物来源的维生素 K 列于表 7-2 中。除非另有说明，该表中的所有值都是叶绿醌的含量，因为甲基萘醌的食物组成数据是很有限的。

表 7-2 维生素 K（叶绿醌，除非另有说明）的食物来源

食品	维生素 K 含量（μg/ 份）	每日营养素摄入值（DV）[1]（%）
纳豆，3 盎司（作为 MK-7）	850	1 062（即每份提供 10.62 倍 DV）
羽衣甘蓝，冷冻，煮沸，1/2 杯	530	662
萝卜、青菜，冷冻，煮 1/2 杯	426	532
菠菜，生的，1 杯	145	181
羽衣甘蓝，生的，1 杯	113	141
西蓝花，切碎，水煮，1/2 杯	110	138
大豆，烤，1/2 杯	43	54
胡萝卜汁，3/4 杯	28	34
大豆油，1 汤匙	25	31

（待续）

（续表）

食品	维生素 K 含量（μg/ 份）	每日营养素摄入值（DV）[1]（%）
毛豆，冷冻，熟的，1/2 杯	21	26
南瓜，罐头，1/2 杯	20	25
石榴汁，3/4 杯	19	24
黄秋葵，生的，1/2 杯	16	20
沙拉酱，1 汤匙	15	19
松坚果，干的，1 盎司	15	19
蓝莓，生的，1/2 杯	14	18
冰生菜，生的，1 杯	14	18
鸡胸肉，烤肉，3 盎司（作为 MK-4）	13	17
葡萄，1/2 杯	11	14
蔬菜汁的鸡尾酒，3/4 杯	10	13
双低油（Canola oil），1 汤匙	10	13
腰果，干烤，1 盎司	10	13
胡萝卜，生的，1 中份	8	10
橄榄油，1 汤匙	8	10
牛肉，烤，3 盎司（作为 MK-4）	6	8
无花果干，1/4 杯	6	8
鸡肝，红烧，3 盎司（作为 MK-4）	6	8
火腿，烤或锅煮，3 盎司（作为 MK-4）	4	5
Cheddar 奶酪，1 1/2 盎司（作为 MK-4）	4	5
混合坚果，干烤，1 盎司	4	5
鸡蛋，煮熟的，1 个大的（作为 MK-4）	4	5
芝士，1 1/2 盎司（作为 MK-4）	2	3
牛奶，2%、1 杯（作为 MK-4）	1	1
鲑鱼，红鲑，煮熟，3 盎司（作为 MK-4）	0.3	0
虾，熟的，3 盎司（作为 MK-4）	0.3	0

1. DV＝每日摄入营养素值。DV 是由美国食品药品监督管理局（FDA）制定，帮助消费者在总的膳食范围内比较产品的营养素含量。成人和 4 岁及以上儿童维生素 K 的 DV 是 80 μg。然而，FDA 不要求一般食品标签列出维生素 K 含量，除非是已被维生素 K 强化的食品要求其标签列出维生素 K 含量。提供 DV 为 20% 或更多的食物被认为是高营养来源的食物

美国农业部（USDA）的营养数据库网站列出了许多食物的营养素成分，并提供了按营养成分含量和食品名称排列的含有维生素 K（叶绿醌）的食品的完整列表，以及食物含有维生素 K（MK-4）按营养成分含量和食物名称排列的列表。

2. 膳食补充剂 大多数多种维生素 / 矿物质补充剂都含有维生素 K，通常其维生素 K 的 DV＜75%，也可得到只含有维生素 K 或含有维生素 K 与少量其他营养素［通常是钙、镁和（或）维生素 D］的膳食补充剂。这些膳食补充剂往往比多种维生素 / 矿物质补充剂具有更多的维生素 K 剂量，有一些能提供维生素 K 4 050 μg（DV 5.063%）

或另一些能提供非常高的维生素 K 剂量。

膳食补充剂中含有几种形式的维生素 K，包括维生素 K_1（叶绿醌）或植物甲萘醌（维生素 K_1 的合成形式）和维生素 K_2（MK-4 或 MK-7）。关于各种形式的维生素 K 补充剂的相对生物利用度的数据很少。有研究发现，植物甲萘醌和 MK-7 补充剂均能被很好吸收，而且 MK-7 具有较长的半衰期。

甲萘醌，有时被称为"维生素 K_3"，是另一种合成形式的维生素 K。20 世纪 80 年代和 90 年代进行的实验室研究表明，甲萘醌损伤肝细胞，所以它不再用于膳食补充剂或强化食品。

四、维生素 K 的摄入和营养状况

大多数美国膳食含有足量的维生素 K。来自 2011—2012 年美国国家健康和营养调查（NHANES）的数据显示，2～19 岁的儿童和青少年平均每日从食物摄取的维生素 K 为 66 μg。20 岁及以上的成年人平均每日从食物摄取的维生素 K 为 122 μg（女性）和 138 μg（男性）。考虑食物和补充剂的维生素 K 量，妇女平均每日维生素 K 摄入量增加到 164 μg，男性增加到 182 μg。

对 2003—2006 年和 2007—2010 年 NHANES 数据的一些分析引起了对平均维生素 K 摄入量的关注，因为只有约 1/3 的美国人的维生素 K 达到 AI。这些发现的意义尚不清楚，因为 AI 只是需要量的估计，特别是对于内源性合成的维生素（如维生素高于 K）更加不清楚其意义了。此外，成人维生素 K 缺乏的报道非常罕见。最后，食品成分数据库主要提供了叶绿醌的信息；甲基萘醌——不管是来自膳食或来自肠道细菌的生产，都很可能也有助于改善维生素 K 的营养状况。

五、维生素 K 缺乏

由于血液凝血酶原活性降低而凝血酶原时间显著增加时，临床上认为与维生素 K 缺乏相关。因此，出血点和出血是维生素 K 缺乏的典型症状，尽管这些作用仅在严重的维生素 K 缺乏情况下发生。因为维生素 K 是骨中骨钙素羧化所必需的，维生素 K 缺乏也可以减少骨矿化并导致骨质疏松症。

由于胎盘转运叶绿醌低、凝血因子水平低和母乳维生素 K 含量低，最初几周的新生儿就可能发生维生素 K 缺乏。成年人临床上显著的维生素 K 缺乏非常罕见，通常仅限于维生素 K 吸收障碍患者或服用干扰维生素 K 代谢药物的患者。多样化膳食的健康人群几乎不可能会摄入维生素 K 的量低到足以使标准的临床血液凝固指标发生变化。

1. 新生儿　新生儿最可能缺乏维生素 K，特别是在出生时没有用维生素 K 治疗的新生儿。

胎盘转运维生素 K 能力差，增加了新生儿维生素 K 缺乏的风险。在生命最初几周，维生素 K 缺乏可导致维生素 K 缺乏性出血（VKDB），一种以前称为"新生儿的经典出血性疾病"的病症。VKDB 与脐、胃肠道、皮肤、鼻或其他部位的出血相关。VKDB 在生命的第 1 周发生时称为"早期 VKDB"。"晚期 VKDB"发生在 2～12 周龄，特别是在纯母乳喂养的婴儿，原因是母乳中维生素 K 含量低或婴儿维生素 K 吸收不良（如胆汁淤积性黄疸或囊性纤维化）。VKDB，尤其是晚期 VKDB，也可以表现为突发性颅内出血，其死亡率很高。为了预防 VKDB，美国儿科学会建议新生儿出生时单次肌内注射维生素 K_1 0.5～1 mg。

2. 有吸收障碍的患者　患有吸收不良综合征和其他胃肠道疾病（如囊性纤维化、腹腔疾病、溃疡性结肠炎和短肠综合征）的患者可能不能适当地吸收维生素 K。那些经历减肥手术的患者尽管维生素 K 缺乏的临床症状可能没有出现，但是维生素 K 的营养状态也可能较差。这些患者可能需要监测维生素 K 的营养状态，在某些情况下需要补充维生素 K。

六、健康效应

1. 骨质疏松症　骨质疏松症是一种以多孔和脆弱骨骼为特征的疾病，是严重的公共卫生问题，影响超过 1 000 万美国成年人，其中 80% 是女性。服用足量的钙和维生素 D，特别是在整个儿童期、青春期和成年早期服用，对于骨量最大化和降低骨质疏松症的风险很重要。维生素 K 摄入量和营养状态对骨骼健康和骨质疏松症的影响始终是科学研究的焦点。

维生素 K 是许多蛋白质（包括骨钙蛋白，骨骼主要蛋白质之一）γ-羧化的辅因子。一些研究表明，高血清低羧化骨钙素水平与较低的骨密度相关。一些研究将比较高的维生素 K 摄入量与更高的骨密度和（或）更低的髋骨骨折发生率联系起来。

尽管维生素 K 参与骨钙蛋白的羧化，但是尚不清楚补充任何形式的维生素 K 是否能降低骨质疏松症的风险。2006 年 Cockayne 等对随机对照试验进行了系统综述和荟萃分析，研究维生素 K 补充对骨密度和骨折的影响。大多数试验在日本进行，涉及绝经后妇女，试验持续时间为 6～36 个月。13 项试验纳入系统综述，其中 12 项试验表明补充植物甲萘醌或 MK-4 均能改善骨密度。13 项试验中的 7 项也有骨折数据，合并在荟萃分析中。所有试验都服用 MK-4 15 mg/d（1 项试验）或 45 mg/d（6 项试验）。补充 MK-4 能显著降低髋部骨折、椎骨骨折和所有非椎骨骨折的发生率。

随后的临床试验发现，绝经后妇女服用 MK-7（180 mg/d，3 年）能改善下胸部椎骨的骨强度，降低椎体高度的丢失。自从 2006 年 Cockayne 等综述后的其他随机临床试验发现，老年男性或女性补充维生素 K 对骨密度没有影响。在其中一项研究中，381 名绝经后妇女每天接受 1 mg 叶绿醌、45 mg MK-4 或安慰剂，持续 12 个月，所有参与者还接受每日服用含有 630 mg 钙和 400 U 维生素 D_3 的补充剂。在研究结束时，与接受安慰剂的患者相比，接受叶绿醌或 MK-4 的患者未羧化骨钙蛋白水平显著较低。然而，在任何治疗组中腰椎或股骨近端的骨密度没有显著差异。作者指出，当比较维生素 K 补充研究的结果时，要考虑维生素 D 对骨健康影响的重要性，特别是如果将维生素 K 和维生素 D［和（或）钙］两者都用于治疗组而不是安慰剂组。维生素 D 和（或）钙与维生素 K 的服用可以部分解释为什么一些研究发现维生素 K 补充改善骨健康，而其他的没有。

在日本和亚洲其他地区，使用药理剂量（45 mg）的 MK-4 作为骨质疏松症的治疗。欧洲食品安全局（EFSA）已批准维生素 K 的健康声明，指出"膳食摄入维生素 K 与维持正常骨骼之间已建立起因果关系"。FDA 在美国没有授权维生素 K 的健康声明。

2. 冠状动脉性心脏病　血管钙化是冠心病的危险因素之一，因为它降低了主动脉和动脉弹性。基质 Gla 蛋白（MGP）是维生素 K 依赖性蛋白，它可以在预防血管钙化中起作用。虽然 MGP 的全部生物学功能尚不清楚，但是基于动物数据的假设表明，维生素 K 营养状态不良会导致 MGP 羧基化不全，这就可能会增加血管钙化和冠心病的风险。这些发现可能与慢性肾疾病患者特别相关，因为慢性肾疾病患者的血管钙化率远高于一般人群。

荷兰 564 名绝经后妇女的观察性研究显示，膳食甲基萘醌（但不是叶绿醌）摄入量与冠状动脉钙化呈负相关关系。在一项包括来自荷兰的 4 807 例 55 岁及以上的男性和女性的前瞻性队列研究中，甲基萘醌的摄入量也与主动脉钙化的严重程度呈负相关关系。在该研究中，膳食甲基萘醌摄入量中三分位数（21.6～32.7 μg/d）和上三分位数（＞32.7 μg/d）的参与者的冠状动脉性心脏病死亡风险分别比低三分位数（＜21.6 μg/d）的参与者降低 27% 和 57%。而叶绿醌摄入量对任何结果都没有影响。

尽管有这些数据，但是很少有研究调查补充维生素 K 对动脉钙化或冠心病风险的影响。一项随机双盲的临床试验研究了 388 例 60～80 岁健康男性和绝经后女性补充叶绿醌的作用，治疗组：每天服用多种维生素补充剂（含有 B 族维生素、维生素 C 和维生素 E）加维生素 D_3 500 U、钙 600 mg 和叶绿醌 500 μg；对照组：每天仅服用多种维生素补充剂加钙和维生素 D_3，共 3 年。结果显示在治疗组和对照组之间其冠状动脉钙化程度没有显著差异。然而，在坚持补充方案的 295 名参与者中，治疗组的冠状动脉钙化进展明显少于对照组。此外，在研究开始就有冠状动脉钙化的患者中，与对照组相比，治疗组的叶绿醌治疗使钙化进展减少 6%。基于这些发现，作者没有提出任何临床建议，他们呼吁在其他人群中进行更大规模的研究。

此时，不同形式的维生素 K 对动脉钙化和冠心病风险的作用尚不清楚，但它仍然是一般人群和慢性肾疾病患者的一个积极的研究领域。

七、维生素 K 过量对健康的风险

美国 FNB 尚未确立维生素 K 的 UL，因为维生素 K 潜在的毒性很低。FNB 指出"在人类或动物中尚没有报道服用食物或补充剂的维生素 K 后伴有任何不良影响"。

维生素 K 与药物的相互作用：维生素 K 与很少药物发生相互作用。此外，某些药物可能对维生素 K 水平有不利影响。下面提供一些示例。定期服用维生素 K 和其他药物的个体应该与其保健提供者讨论他们的维生素 K 营养状态。

1. 华法林（Coumadin®）和类似的抗凝血药　维生素 K 可能与抗凝血药如华法林（Coumadin®）以及一些欧洲国家常用的 Phenprocoumon、Acenocoumarol 和 Tioclomarol 具有严重的和潜在危险的相互作用。这些药物拮抗维生素 K 的活性，导致维生素 K

依赖性凝血因子的消耗。服用华法林和类似抗凝血药的患者需要维持从食物和补充剂中摄取一定衡量的维生素 K，因为维生素 K 摄入量的突然变化可以增加或减少抗凝血作用。

2. 抗生素　抗生素可以在肠道里消灭产生维生素 K 的细菌，可能降低维生素 K 营养状态。服用头孢菌素类抗生素，如头孢哌酮（Cefobid®），这种效应可能会更明显，因为这些抗生素也可能抑制体内维生素 K 的作用。除非长期使用（超过几周）抗生素，并伴随维生素 K 摄入量不足以外，通常不需要服用维生素 K 补充剂。

3. 胆汁酸多价螯合剂　胆汁酸多价螯合剂，如考来烯胺（Questran®）和考来替泊（Colestid®）是通过防止胆汁酸的重吸收降低胆固醇水平。它们也可以减少维生素 K 和其他脂溶性维生素的吸收，但是这种作用的临床意义还不清楚。服用这些药物的患者应该监测维生素 K 的营养状态，特别是服用药物许多年的患者。

4. 奥利司他　奥利司他是一种减肥药，可作为非处方药（Alli®）和处方药（Xenical®）使用。它能减少身体对膳食脂肪的吸收，还可以减少脂溶性维生素（如维生素 K）的吸收。将奥利司他与华法林联合治疗可能会导致凝血酶原时间的显著增加。此外，奥利司他通常在临床上不对维生素 K 营养状态有显著影响，尽管临床医师常推荐服用奥利司他的患者同时服用含维生素 K 的多种维生素补充剂。

综上所述，美国"膳食补充剂办公室"提供的维生素 K 信息，当然不应完全取代您咨询医师的医疗建议。相反，美国"膳食补充剂办公室"鼓励您和您的医疗保健提供者（医师、注册营养师、药剂师等）讨论你感兴趣的相关问题或想服用的膳食补充剂，医疗保健提供者可能对你整体健康的建议是最好的。我们的解读发现，美国"膳食补充剂办公室"没有明确区分维生素 K_1 和维生素 K_2 相关的健康效应信息，特别是吸收率和生物利用度均比维生素 K_1 和短链 MK-4 更好的长链 MK-7 的健康效应和安全性，因此，我们希望能够继续收集维生素 K（特别是 MK-7）相关的健康效应和安全性信息，帮助临床医师深入了解和合理使用维生素 K_2 补充剂。

参考文献

［1］　Booth SL. Vitamin K: food composition and dietary intakes. Food Nutr Res, 2012, 56. doi: 10.3402/fnr. v56i0.5505. Epub, 2012, Apr 2.

［2］　Ferland G. Vitamin K//Erdman JW, Macdonald IA, Zeisel SH, ed. Washington D.C.: Present Knowledge in Nutrition. 10th ed. Wiley-Blackwell, 2012: 230-247.

［3］　Institute of Medicine. Dietary reference intakes for vitamin A, vitamin K, arsenic, boron, chromium, copper, iodine, iron, manganese, molybdenum, nickel, silicon, vanadium, and zinc. Washington D.C.: National Academy Press, 2001.

［4］　Elder SJ, Haytowitz DB, Howe J, et al. Vitamin K contents of meat, dairy, and fast food in the U.S. Diet. J Agric Food Chem, 2006, 54: 463-467.

［5］　Suttie JW. Vitamin K//Coates PM, Betz JM, Blackman MR, et al., eds. Encyclopedia of Dietary Supplements. 2nd ed. London and New York: Informa Healthcare, 2010: 851-860.

［6］　Conly JM, Stein K, Worobetz L, et al. The contribution of vitamin K_2 (menaquinones) produced by the intestinal microflora to human nutritional requirements for vitamin K. Am J Gastroenterol, 1994, 89: 915-923.

［7］　Suttie JW. Vitamin K//Ross AC, Caballero B, Cousins RJ, et al. Modern Nutrition in Health and Disease. 11th ed. Baltimore MD: Lippincott Williams & Wilkins, 2014: 305-316.

［8］　Ufer M. Comparative pharmacokinetics of vitamin K antagonists: warfarin, phenprocoumon and acenocoumarol. Clin Pharmacokinet, 2005, 44: 1227-1246.

［9］　Schurgers LJ. Vitamin K: key vitamin in controlling vascular calcification in chronic kidney disease. Kidney Int, 2013, 83: 782-784.

［10］　Shearer MJ, Fu X, Booth SL. Vitamin K nutrition, metabolism, and requirements: current concepts and future research. Adv Nutr, 2012, 3: 182-195.

［11］　Shearer MJ, Newman P. Metabolism and cell biology of vitamin K. Thromb Haemost, 2008, 100: 530-547.

［12］　Sadowski JA, Hood SJ, Dallal GE, et al. Phylloquinone in plasma from elderly and young adults: factors influencing its concentration. Am J Clin Nutr, 1989, 50: 100-108.

［13］　Schurgers LJ, Vermeer C. Determination of phylloquinone and menaquinones in food. Effect of food matrix on circulating vitamin K concentrations. Haemostasis, 2000, 30: 298-307.

［14］　Walther B, Karl JP, Booth SL, et al. Menaquinones, bacteria, and the food supply: the relevance of dairy and fermented food products to vitamin K requirements. Adv Nutr, 2013, 4: 463-473.

［15］　Schurgers LJ, Teunissen KJ, Hamulyak K, et al. Vitamin K-containing dietary supplements: comparison of synthetic vitamin K1 and natto-derived menaquinone-7. Blood, 2007, 109: 3279-3283.

［16］　Fulgoni VL 3rd, Keast DR, Bailey RL, et al. Foods, fortificants, and supplements: Where do Americans get their nutrients? J Nutr, 2011, 141: 1847-1854.

［17］　Wallace TC, McBurney M, Fulgoni VL 3rd. Multivitamin/mineral supplement contribution to micronutrient intakes in the United States, 2007-2010. J Am Coll Nutr, 2014, 33: 94-102.

［18］　Jagannath VA, Fedorowicz Z, Thaker V, et al. Vitamin K supplementation for cystic fibrosis. The Cochrane database of systematic reviews, 2013, 4: CD008482.

［19］　American Academy of Pediatrics Committee on F, Newborn. Controversies concerning vitamin K and the newborn. American Academy of Pediatrics Committee on Fetus and Newborn. Pediatrics, 2003, 112: 191-192.

［20］　Pichler E, Pichler L. The neonatal coagulation system and the vitamin K deficiency bleeding-a mini review. Wien Med Wochenschr, 2008, 158: 385-395.

［21］　Heber D, Greenway FL, Kaplan LM, et al. Endocrine and nutritional management of the post-bariatric surgery patient: an Endocrine Society Clinical Practice Guideline. J Clin Endocrinol Metab, 2010, 95: 4823-4843.

［22］　National Institutes of Health. Osteoporosis prevention, diagnosis, and therapy. NIH consensus statement, 2000, 17: 1-45.

［23］　Gundberg CM, Lian JB, Booth SL. Vitamin K-dependent carboxylation of osteocalcin: friend or foe? Adv Nutr, 2012, 3: 149-157.

［24］　Yaegashi Y, Onoda T, Tanno K, et al. Association of hip fracture incidence and intake of calcium, magnesium, vitamin D, and vitamin K. Eur J Epidemiol, 2008, 23: 219-225.

［25］　Rejnmark L, Vestergaard P, Charles P, et al. No effect of vitamin K1 intake on bone mineral density and fracture risk in perimenopausal women. Osteoporos Int, 2006, 17: 1122-1132.

［26］　Feskanich D, Weber P, Willett WC, et al. Vitamin K intake and hip fractures in women: a prospective study. Am J Clin Nutr, 1999, 69: 74-79.

［27］　Booth SL, Broe KE, Gagnon DR, et al. Vitamin K intake and bone mineral density in women and men. Am J Clin Nutr, 2003, 77: 512-516.

［28］　Booth SL, Tucker KL, Chen H, et al. Dietary vitamin K intakes are associated with hip fracture but not with bone mineral density in elderly men and women. Am J Clin Nutr, 2000, 71: 1201-1208.

[29] Chan R, Leung J, Woo J. No association between dietary vitamin K intake and fracture risk in chinese community-dwelling older men and women: a prospective study. Calcif Tissue Int, 2012, 90: 396-403.

[30] Cockayne S, Adamson J, Lanham-New S, et al. Vitamin K and the prevention of fractures: systematic review and meta-analysis of randomized controlled trials. Arch Intern Med, 2006, 166: 1256-1261.

[31] Knapen MH, Drummen NE, Smit E, et al. Three-year low-dose menaquinone-7 supplementation helps decrease bone loss in healthy postmenopausal women. Osteoporos Int, 2013, 24: 2499-2507.

[32] Booth SL, Dallal G, Shea MK, et al. Effect of vitamin K supplementation on bone loss in elderly men and women. J Clin Endocrinol Metab, 2008, 93: 1217-1223.

[33] Binkley N, Harke J, Krueger D, et al. Vitamin K treatment reduces undercarboxylated osteocalcin but does not alter bone turnover, density, or geometry in healthy postmenopausal North American women. J Bone Miner Res, 2009, 24: 983-991.

[34] European Food Safety Authority. Scientific opinion on the substantiation of health claims related to vitamin K and maintenance of bone pursuant to Article 13 (1) of Regulation (EC) No 1924/2006. The EFSA Journal, 2009, 7: 1228.

[35] Demer LL, Tintut Y. Vascular calcification: pathobiology of a multifaceted disease. Circulation, 2008, 117: 2938-2948.

[36] Geleijnse JM, Vermeer C, Grobbee DE, et al. Dietary intake of menaquinone is associated with a reduced risk of coronary heart disease: the Rotterdam Study. J Nutr, 2004, 134: 3100-3105.

[37] Beulens JW, Bots ML, Atsma F, et al. High dietary menaquinone intake is associated with reduced coronary calcification. Atherosclerosis, 2009, 203: 489-493.

[38] Shea MK, O'Donnell CJ, Hoffmann U, et al. Vitamin K supplementation and progression of coronary artery calcium in older men and women. Am J Clin Nutr, 2009, 89: 1799-1807.

[39] Gallieni M, Fusaro M. Vitamin K and cardiovascular calcification in CKD: is patient supplementation on the horizon? Kidney Int, 2014, 86: 232-234.

[40] Vroonhof K, van Rijn HJ, van Hattum J. Vitamin K deficiency and bleeding after long-term use of cholestyramine. Neth J Med, 2003, 61: 19-21.

[41] MacWalter RS, Fraser HW, Armstrong KM. Orlistat enhances warfarin effect. The Ann Pharmacother, 2003, 37: 510-512.

[42] McDuffie JR, Calis KA, Booth SL, et al. Effects of orlistat on fat-soluble vitamins in obese adolescents. Pharmacotherapy, 2002, 22: 814-822.

[43] Davidson MH, Hauptman J, DiGirolamo M, et al. Weight control and risk factor reduction in obese subjects treated for 2 years with orlistat: a randomized controlled trial. JAMA, 1999, 281: 235-242.

第8章 美国 OSD 的膳食补充剂相关的"常见问题解答"

一、常见问题

1. 膳食补充剂的使用和安全性

（1）问：怎么知道我需要膳食补充剂？

答：因为许多产品作为膳食补充剂销售的，重要的是要记住：膳食补充剂包括维生素和矿物质，以及草药、植物萃取物等物质。

如果你没有按照 MyPlat 和美国膳食指南推荐的摄入各种食品，有些膳食补充剂可以帮助确保您能获得必需营养素充足的剂量或有助于促进最佳的健康和体能。

然而，膳食补充剂并非旨在治疗、诊断、缓解、预防或治愈疾病。在某些情况下，特别是在手术前或与其他膳食补充剂或药品一起服用，或存在某些健康问题时，服用膳食补充剂可能有意想不到的效果。

不要自我诊断任何健康问题。在服用膳食补充剂之前，与您的保健医师合作，以确定如何最好地实现最佳的健康状态，经常请您的保健医师检查身体，特别是当同时服用或替代其他食物或药物时。

（2）问：如何获得有关特定膳食补充剂的信息（如是否安全和有效）？

答：公认的科学证据支持一些膳食补充剂（如维生素和矿物质）可改善某些健康问题，但其他一些膳食补充剂则需要进一步研究。这部分是由于美国食品药品监督管理局（FDA）的膳食补充剂法规规定的。

膳食补充剂（不像药物）上市前不需要临床研究证明膳食补充剂是安全的。膳食补充剂生产商／分销商的责任是确保其产品安全，而且确保产品的标签声称是准确的和真实的。如果 FDA 发现某种膳食补充剂不安全，一旦上市，FDA 只能将针对制造商和（或）分销商采取行动，如发出警告或要求将此产品从市场上清除。

与药物不同的是制造商不必证明膳食补充剂是有效的。如果真是有效，制造商可以说，该产品有助于纠正营养素缺乏，支持健康，或降低健康问题的发生风险。如果制造商提出这样的声称，则必须声明"本声称尚未经过美国食品药品监督管理局的评估。本产品不用于诊断、治疗、治愈或预防任何疾病。"

膳食补充剂并非旨在治疗、诊断、缓解、预防或治愈疾病。在某些情况下，膳食补充剂可以具有意想不到的效果，特别是如果在手术前或与其他膳食补充剂或药品一起服用时，或如果你有某些健康问题时。无论你选择什么膳食补充剂，都不应取代处方药或取代对健康饮食很重要的食物多样性。

不要自我诊断任何健康问题。在服用膳食补充剂之前，与您的保健医师合作，以确定如何最好地实现你最佳的健康状态，并请保健医师经常检查您的身体，特别是当你同时服用或替代其他食物或药物的时候。

除了与您的保健医师讨论膳食补充剂以外，您可以在网上搜索关于特定膳食补充剂的信息，重要的是确保您获取的信息有可靠的来源。

① 来自美国国立卫生研究院的膳食补充剂的情况介绍（Fact sheets on dietary supplements from the National Institutes of Health）。

② 营养素推荐摄入量：膳食参考摄入量（DRI）和推荐摄入量（RDA）［Nutrient Recommendations: Dietary Reference Intakes（DRI）and Recommended Dietary Allowances（RDA）］。

③ 美国国立医学图书馆膳食补充剂分集（PubMed Dietary Supplement Subset）。

④ 美国食品药品监督管理局（FDA）膳食补充剂的警示和安全信息（Dietary supplement warnings and safety information from the U.S. Food and Drug Administration）。

⑤ 美国联邦贸易委员会（FTC）消费者信息（Consumer information from the Federal Trade Commission）。

（3）问：在哪里可以找到有关对特定健康状况或疾病使用膳食补充剂的信息？

答：公认的科学证据支持一些膳食补充剂（如维生素和矿物质）可改善某些健康问题，但其他一些膳食补充剂则需要进一步研究。无论你选择什么膳食补充剂，都不应该取代处方药或对健康饮食很重要的食物多样性。

膳食补充剂并非旨在治疗、诊断、缓解、预防或治愈疾病。在某些情况下，膳食补充剂可以具有意想不到的效果，特别在手术前或与其他膳食补充剂或药品一起服用时，或者如果你有某些健康问题时，服用膳食补充剂可能有意想不到的效果。

不要自我诊断任何健康问题。在服用膳食补充剂之前，与您的保健医师合作，以确定如何最好地实现你最佳的健康状态，并请保健医师经常检查您的身体，特别是当你同时服用或替代其他食物或药物的时候。

除了与您的保健医师讨论膳食补充剂以外，你可以在网上搜索关于特定膳食补充剂的信息，重要的是确保您获取的信息有可靠的来源。

① 美国国立医学图书馆 MedlinePlus 资料库健康信息（Health Information from the National Library of Medicine's MedlinePlus Database）。

② 来自美国国立卫生研究院的膳食补充剂的情况介绍（Fact sheets on dietary supplements from the National Institutes of Health）。

③ 美国国立医学图书馆膳食补充剂分集（PubMed Dietary Supplement Subset）。

（4）问：维生素或矿物质之间的区别是什么？

答：当提及你得到的特定营养素（如钙或维生素 D）摄入量或食品或膳食补充剂的量时，采用许多术语。两种最常见的术语是推荐摄入量（Recommended Dietary Allowance，RDA）和每日摄取值（Daily Value，DV）。这两种术语可能会造成混淆。

RDA 是健康人群营养素每日推荐摄入量。RDA 告诉你平均每天应该摄入多少营养素，RDA 是由美国国家医学科学院食品营养委员会制定的。随着年龄、性别、是否妊娠或哺乳，其 RDA 各不相同；因此每种营养素的 RDA 有许多不同。

DV 是由美国食品药品监督管理局（FDA）制定的，用于食品和膳食补充剂标签。对于每种营养素，所有 4 岁以上的人只有一个 DV，因此，DV 不是推荐摄入量，但建议一份食品或膳食补充剂在每日总膳食中提供多种营养素。对大多数人来说，DV 经常达到或超过 RDA，但并非所有的情况下都这样。

DV 以百分比出现在食品和膳食补充剂标签上，它可以帮助你比较几种产品。如在食品标签上钙的 % DV 可以说 20%。这意味着一份食品含有钙 200 mg，因为钙的 DV 是 1 000 mg/d。如果另外一种食品钙 %DV 为 40%，就很容易看到它能够提供更多的钙量。

美国食品药品监督管理局（FDA）网站中有一个网页列出所有 DV（DVs for all nutrients），并提供其他详细信息。

（5）问：可以向哪里投诉有关特定膳食补充剂或查找补充剂公司信息？

答：要报告有关膳食补充剂相关的疾病或伤害，请与您的保健医师讨论，并向美国食品药品监督管理局（FDA）［contact the U.S. Food and Drug Administration（FDA）］投诉。

涉及膳食补充剂相关的误导性广告、欺诈或其他消费者保护方面的投诉，请联系美国联邦贸易委员会（FTC）。美国联邦贸易委员会网站有帮助网页（tips for resolving common consumer problems），提供能帮助您的州、地方和国家相关组织。

如果你很难找到膳食补充剂制造商或经销商的联系信息，查询我们的膳食补充剂标签资料库（Dietary Supplement Label Database），它能提供许多膳食补充剂公司的联系信息。

2. 购买膳食补充剂

（1）问：在哪里可以购买到膳食补充剂？

答：膳食补充剂可以在一些零售网点（包括杂货店、药店、一般商品零售商、天然食品商店和专业的健康营养商店）购买，不需要处方。许多膳食补充剂也可通过互联网在线购买。

（2）问：应该购买哪些品牌的膳食补充剂？

答：有很多因素（包括价格、质量和有效性）会影响你的购买决策。膳食补充剂办公室（ODS）没有对膳食补充剂进行测试、分析或评级，也不能推荐某些品牌。你不妨请你的保健医师推荐。

如果您对特定品牌的膳食补充剂有问题，您可以联系制造商以获取更多信息。要求与可以解决您问题的人对话，其中可能包括以下内容。

① 请问公司有哪些信息可以证实该产品提出的声称？要知道，有时公司援引来自满意的消费者没有记载的报告，或误解完成很好的科学研究的图表，提供所谓的"证据"来证明他们的声称。

② 企业是否可以分享该产品成分的安全性或有效性试验的信息？

③ 企业是否遵循良好生产规范（GMP）并有质量控制体系（QC），以确保该产品实际上含有标签上列出的成分而且无污染物？

④ 公司是否接到过消费者使用其产品时发生任何不良反应报告？

此外，有几个独立组织可能提供"批准印章"来显示某些膳食补充剂产品合格。这表明该产品已通过该组织的质量测试（如效价和污染物）。这些"批准印章"并不意味产品是安全的或有效的；他们提供保证：该产品是恰当地制造，它包含标签上列出的成分和它不含有到危害程度的污染物。

下面是能提供这些项目的几个组织列表。

① 消费者实验室审批产品质量印章（Consumerlab.com approved quality product seal）。

② NSF 国际膳食补充剂认证（NSF International dietary supplement certification）。

③ 美国药典膳食补充剂验证项目（U.S. Pharmacopeia dietary supplement verification program）。

（3）问：怎么知道我购买的膳食补充剂是否含有它标签上声称的成分，或膳食补充剂是否被污染？

答：您应该知道，美国食品药物管理局（FDA）不分析膳食补充剂成分。然而，FDA 已发布膳食补充剂的良好生产操作规范（GMP），这是一套制造、检验和储存膳食补充剂过程中必须达到的要求和规范，以保证膳食补充剂的质量。期望膳食补充剂制造商保证其膳食补充剂同一性、纯度、强度和组成成分。如，GMP 旨在防止混杂错误成分，防止添加过多或过少的膳食补充剂成分，防止污染的可能性（由农药、重金属如铅、细菌等污染），以及防止不当的包装和产品标签。

一些制造商使用"标准化"术语形容制造其产品的一贯努力。然而，美国的法律没有定义标准化，因此，使用该术语（或类似的术语，如"证实"或"认证"）并不能保证产品质量和产品一致性。

如果您对特定品牌的膳食补充剂有问题，您可以联系制造商以获取更多信息。要求可以解决您的问题的人对话。

① 请问公司有哪些信息可以证实该产品提出的声称？要知道，有时公司援引来自满意的消费者没有记载的报告，或误解完成很好的科学研究的图表，提供所谓的"证据"来证明他们的声称。

② 企业是否可以分享该产品成分的安全性或有效性试验的信息？

③ 企业是否遵循良好生产规范（GMP）并有质量控制体系（QC），以确保该产品实际上含有标签上列出的成分而且没有污染物？

④ 公司是否接到过消费者使用其产品时发生任何不良反应报告？

此外，有几个独立组织可能提供"批准印章"显示某些膳食补充剂产品合格。这表明该产品已通过该组织的质量测试（如效价和污染物）。这些"批准印章"并不意味产品是安全的或有效的；他们提供保证：该产品是恰当地制造，它包含标签上列出的成分和它不含有到危害程度的污染物。

下面是能提供这些项目的几个组织列表。

① 消费者实验室审批产品质量印章（Consumerlab.com approved quality product seal）。

② NSF 国际膳食补充剂认证（NSF International dietary supplement certification）。

③ 美国药典膳食补充剂验证项目（U.S. Pharmacopeia dietary supplement verification program）。

（4）问：有这么多的膳食补充剂供选择，我能如何比较产品的成分和剂量？

答：膳食补充剂的标签数据库［Dietary Supplement Label Database（DSLD）］载有数以千计的在美国市场上提供膳食补充剂产品的标签信息。它可以被用于搜索，如，用于在产品的特定成分，特定的补充剂制造商，标签上的文字，以及特定的健康相关的声称。

3. 监管信息

（1）**问**：在美国谁负责监督管理膳食补充剂？

答：在美国，美国食品药品监督管理局（FDA）负责对膳食补充剂的监管责任。FDA 规定了一套与"常规"食品和药品（处方药和非处方）不同的监管规则管理膳食补充剂。根据 1994 年的膳食补充剂健康与教育法规，膳食补充剂生产商有责任确保膳食补充剂在上市销售之前是安全的。FDA 负责对上市后任何不安全的膳食补充剂产品采取监管行动。

制造商必须确保产品标签信息是真实的且无误导语句。FDA 的上市后职责包括监控产品的安全（如膳食补充剂不良事件报告）和监控产品信息（如标签、声称、包装、说明书和相应的文献）。

欲了解更多信息，请通过 FDA 网站或 1-888-723-3366 联系美国 FDA 食品安全和应用营养中心联系。

美国联邦贸易委员会（FTC）监管国家或地区报纸和杂志上膳食补充剂的广告；监管广播和电视商业广告（包括电视购物节目）；监管通过直接邮寄给消费者或在互联网上销售的广告。美国联邦贸易委员会要求所有膳食补充剂信息是真实的且无误导语句。

欲了解更多信息，请与 FTC 网站联系。

（2）**问**：在美国是如何生产、上市、进口、分销、或销售膳食补充剂？

答：美国食品和药物管理局食品安全和应用营养中心（CFSAN）处理所有膳食补充剂的监管事项。请与 CFSAN 网站或致电 1-888-723-3366 联系，获取更多信息。

4. 膳食补充剂销售和市场资料

问：在哪里可以找到有关膳食补充剂销售和使用的信息和资料？

答：膳食补充剂办公室（ODS）并不跟踪膳食补充剂销售或使用。可以通过医学和科学文献数据库（PubMed 膳食补充剂子集），搜索相关的出版物。

除了寻找科学出版物，您不妨联系市场研究公司，他们可提供营养产业的销售和营销数据。如营养商业杂志（Nutrition Business Journal）可提供全球营养产业的市场数据和分析，包括膳食补充剂。

二、膳食补充剂办公室（ODS）网站上的资料和链接需求

1. 问：可以复制膳食补充剂办公室网站的信息发布文件和其他资料吗？

答：大多数膳食补充剂办公室（ODS）网站上的信息，是属于公共领域内的（除非另有说明），可以自由下载并复制，只要尚未更改或修改内容。你也可以链接 ODS 网站的个别网页，对 ODS 作出贡献，但是必须注意任何描述都要准确反映被链接网页的内容。

有时，ODS 网站可能包含文档或链接的文档，如期刊的文章全文，可能受版权保

护。可能需要授权才能复制受版权保护的文件。

2. 问：可以在我的网站添加膳食补充剂办公室网站链接吗?

答：膳食补充剂办公室鼓励链接到公共网络资源中。如果你想链接 ODS 网站，请直接链接 http://ods.od.nih.gov。如果你打算提供膳食补充剂办公室的描述，膳食补充剂办公室宁愿如下写法："膳食补充剂办公室（美国国立卫生研究院的一部分）的工作是通过评估科学信息，鼓励和支持科学研究，传播研究成果，以及教育公众膳食补充剂的有效性和安全性，加强对膳食补充剂的认识和了解，达到提高和促进美国人的生命和健康质量。"

缩写 "http://ods.od.nih.gov：膳食补充剂办公室网站" 也是可以接受的。

您也可以在你的网站内链接个别网页，提供给膳食补充剂办公室帮助，但是任何被链接的内容描述都必须准确地反映该网页的内容。

3. 问：如何能指定我的网站与膳食补充剂办公室（ODS）网站链接?

答：ODS 提供链接到符合以下条件的政府资助或政府支持的网站。

① 与 ODS 使命有关的。

② 补充和加强 ODS 网站的信息。

③ 提供可靠、准确、及时、科学的信息。

④ 倾向于审查和更新材料的相应程序。

⑤ 主要集中于信息或教育内容，而不是促销或服务一个产品。

⑥ 坚持关于外部链接和用户数据隐私的相应政策。

这些标准可能会改变，以反映 ODS 网站的新政策。

如果你的网站符合上述标准，则可以与我们联系，提出你的网站与 ODS 网站链接。

所有的递交文件将通过 ODS 工作人员或外部评审人员进行相关主题的专业知识审查。目前链接的网站将定期进行再次审查。您将在约 1 个月内通过电子邮件收到 ODS 的决定。

为了提供来自非政府资助或非政府支持的网站信息给我们网站的访客，ODS 链接国家医学图书馆网站（MedlinePlus），MedlinePlus 可提供卫生专业人员和消费者很好的健康信息，这些超过 700 种疾病和症状的健康信息来自国立卫生研究院（NIH）和其他可靠来源。如果你的网站提供膳食补充剂是可靠的、科学的信息，我们建议您联系 MedlinePlus 咨询与他们网站上建立链接的事宜。

三、媒体查询

问：我是媒体工作人员，想请膳食补充剂办公室工作人员讨论我的膳食补充剂问题，该如何操作呢?

答：我们的媒体资源网页有我们的办公室和工作人员的信息，并提供链接膳食补充剂的专业信息、数据库和其他资源。如果你需要的信息在我们的网站上没有找到，或如果你想当面询问，请发送电子邮件至 ODSMedia@mail.nih.gov（仅适用于传媒询问）。在邮件的正文中应该包括您的问题，附属机构与最后期限。这让我们可以研究您的问题，并安排适当的工作人员与您联系。我们将尽一切努力，满足您的最后期限。

　　美国膳食补充剂办公室（ODS）声明：膳食补充剂办公室提供材料是作为我们对使用膳食补充剂的民众服务。本文中所有与健康有关的材料和这个文件包含的链接都是仅供参考的信息，并不代表膳食补充剂办公室赞同，也不代表膳食补充剂办公室或任何其他联邦机构的官方立场。膳食补充剂办公室不负责链接网站信息和不认可链接网站上的任何产品及其服务。膳食补充剂办公室提供这些信息并不能取代医师的意见和建议。对于处理个别患者或保健的建议，应通过与检查过该患者或熟悉患者病史的医师或经过培训的保健医师会诊获得。

　　来源：（https://ods.od.nih.gov/Health_Information/ODS_Frequently_Asked_Questions.aspx）

第9章 美国USPC对MK-7的安全性和有效性评价

2017年7月1日，美国药典委员会（USPC）发表《美国药典委员会对MK-7（维生素K_2）安全性评价》认为，MK-7（Menaquinone-7，甲萘醌-7）通过食用肉类、奶制品和发酵食品可以获得，也可以由体内大肠细菌产生。MK-7是维生素K_2的一种类型，可以在某些发酵或人工培养的蔬菜和乳制品中发现，因此从MK-7膳食补充剂可以得到。纳豆（发酵的大豆食品）是MK-7主要的食物来源，日本人食用已经有几个世纪。作为维生素K的来源，服用MK-7是一个新的发展，主要由于大量研究结果证明：MK-7有比其他维生素K_2类型优越的生物利用度，美国药典（USP）委员会发表质量标准，如《美国药典》（USP）、《美国国家处方集》（NF）以及在美国、加拿大和许多国家具有法律地位的《美国食品化学品法典》。《美国药典-美国国家处方集》（USP-NF）是美国USP和NF的汇编。膳食补充剂专论是作为《美国药典-美国国家处方集》中单独章节出版的。为了确定膳食食品成分和膳食补充剂准许进入专论的剂型开发过程的适用性，美国药典"膳食补充剂准许进入评价联合标准设置分委员会"（the USP Dietary Supplements Admission Evaluations Joint Standard Setting Subcommittee）完成准入评估，支持MK-7开发的准入标准和准入评价结论的专著已经发表在《2015年膳食补充剂纲要》。该专著提供了更全面、更新的MK-7评论，也提供支持MK-7作为膳食补充剂成分安全的现有证据。

一、MK-7的药代动力学

MK-7为7个类异戊二烯单元组成侧链的维生素K_2（甲基萘醌）。国际纯化学与应用化学联合会对天然异构体（all-E）-MK-7，也称为（全反式）-MK-7的系统化学名称是2-［（2E，6E，10E，14E，18E，22E）-3，7，11，15，19，23，27-七甲基十二烷醇-2，6，10，14，18，22，26-庚烯基］-3-甲基-1，4-萘二酮。分子式为$C_{46}H_{64}O_2$，分子量为649.00，化学文摘社（CAS）编号为2124-57-4。

Shearer等综述了MK-7的吸收、分布、代谢和排泄，这些都是MK-7的安全性和有效性的关键因素。MK-7进入小肠，通过掺入由胆盐、胰脂解产物和其他膳食脂肪混合组成的微粒中，被迅速吸收并保持不变。混合的微粒在肠上皮细胞中被包入乳糜微粒，并通过小肠绒毛胞吐分泌，进入淋巴毛细血管，最终通过较大的淋巴管达到全身体循环。循环乳糜微粒（含有 MK-7）经历载脂蛋白含量的变化，在肝通过受体介导的内吞作用和在骨骼通过成骨细胞都可促进载脂蛋白的摄取，这个过程涉及表面载脂蛋白和低密度脂蛋白受体相关的蛋白之间的相互作用。

一项大鼠喂食实验意外发现，在喂食中含有 MK-7 201 mg/kg，共 6 周，结果卵巢切除的大鼠血清中存在 MK-7 环氧化物。由于在肝中 MK-7 被代谢成 MK-7 环氧化物，在进入胆汁和尿液前被葡萄糖醛酸化，血清 MK-7 环氧化物的存在可能表明 MK-7 在肝中代谢不完全。血清 MK-7 环氧化物的结果尚不清楚，也不知道人类长期高水平摄入MK-7 后是否会发生类似的累积，但是，Shearer 和 Newman 报道，人类摄入过量的维生素 K 2, 3- 环氧化物不会造成任何已知的不良结果。

Schurgers 等比较 MK-7 和维生素 K_1 发现，最大血清 MK-7 和维生素 K_1 浓度在摄入约 4 小时后观察到，表明这两个维生素 K 都被良好吸收，第一阶段两个维生素 K 的血清浓度急剧下降，第二阶段维生素 K_1 浓度下降至基线的时间为 8～96 小时，但 MK-7仍然稳定长达 4 天或以上。使用 24 小时的曲线下面积计算，生物利用度比例 MK-7：维生素 K_1 =2.5。使用 96 小时的曲线下面积计算，生物利用度比例 MK-7：维生素 K_1 =6。作者得出结论：MK-7 半衰期 68 小时比维生素 K_1 的 1～2 小时长得多。口服 MK-7和维生素 K_1 后 4 小时都有线性的剂量 - 反应曲线（0～500 μg）；在 24 小时时，维生素K_1 剂量一直到 200 μg 都没有效果，但 MK-7 剂量在 100 μg 时就达到总血清维生素 K 浓度的正常范围上限（1.5 nmol/L 或 1 μg/L）。在整个研究期间，最初 2 周的 MK-7 积累到约 10 nmol/L（6 μg/L）平台水平，而维生素 K_1 保持略高于安慰剂组值。在 3 天内，这两种维生素 K 已经引起骨钙素羧化明显增加，但是只有 MK-7 在整个研究期间使循环羧化骨钙素与羧化不全骨钙素的比例持续增加。这表明如果每日服用 MK-7（25 μg/d）比维生素 K_1（100 μg/d）更有效。然而，值得注意的是 Shearer 和 Newman 等提出的用于测定MK-7 生物利用度的模型将需要用稳定的核素研究进行确认。

Schurgers 等也报道，以摩尔比较，MK-7 干扰口服抗凝血药物作用的强度是维生素 K_1 的 3～4 倍；按重量比较，MK-7 的作用强度为维生素 K_1 的 2.5 倍，因此，超过50 μg/d 的 MK-7 剂量能够以临床相关的方式干扰抗凝血药治疗，这是基于 MK-7 与维生素 K_1 作用强度比较的结果以及外推先前研究含有不超过 100 μg/d 维生素 K_1 补充剂不可能导致健康个体口服抗凝血药治疗的临床相关紊乱。Schurgers 等进行的研究并没有设计或进行安全性评价。

总之，各种维生素 K_2 类型的生物利用度似乎部分与侧链长度有关，长侧链的维生素 K_2（如 MK-7）比短侧链 MK-4 从食物中吸收更好。

二、MK-7 的生物学效应

在人体中，维生素 K_2（MK-7）是一种特定的羧化酶辅助因子，可将选择性谷氨酸残基转化为 Gla（γ- 羧基谷氨酸）残基。主要的维生素 K_2 依赖性蛋白为骨钙素（OC，骨钙蛋白）参与骨形成以及基质 Gla 蛋白（MGP）有效抑制血管壁和其他软组织钙化。维生素 K 依赖性羧化对其功能至关重要。最近，Heinonen 等为欧洲食品安局制定维生素 K 的膳食参考值，进行相关科学文献综述。他们发现维生素 K_1 和维生素 K_2 摄入量与骨骼健康标志物之间有良好的相关性，与前列腺癌之间无相关性，与冠心病发生风险降低之间呈正相关，与 2 型糖尿病发生风险降低之间呈正相关，以及在长期随访中维生素 K_2 摄入量与全因死亡率呈负相关关系。

1. 骨钙素（OC）健康效应的作用机制 骨钙素是重要的维生素 K_2 依赖性蛋白。骨钙素在成骨细胞中骨矿化开始时表达，并最终成为骨基质中第二丰富的蛋白（仅次于胶原蛋白），束缚钙离子能力较弱，但结合羟基磷灰石能力强烈，使骨钙素在羧基化时结合矿化的骨基质，这种作用在牙本质中也有发现。与血液凝固调节有关的维生素 K 依赖性血浆蛋白不相同，骨钙素的转录和翻译受 1, 25（OH）D_2 的调节；维生素 K 和 1, 25（OH）D_2 刺激骨钙素羧化以激活钙的结合，但受到华法林治疗的抑制。在人体骨骼中，骨钙素在其每个 Gla 位点都没有被完全羧化，人的血浆中许多骨钙素为羧化不全。为了支持骨钙素完全羧化，人们需要维生素 K_2 的摄入量远超过营养需求的维生素 K_2 量。这表明，骨钙素羧化不全可能反映维生素 K_2 摄入量低，与骨重建功能失调以及其他骨吸收和骨矿化障碍疾病有关；补充维生素 K_2 可明显增加羧化骨钙素与羧化不全骨钙素的比例，并且以剂量依赖性方式增加（如，补充 100～200 μg/d 的 MK-7，持续 4～12 周）；人类骨钙素在所有 Gla 位点上完全羧化可能不是正常状态。与许多动物模型中观察骨钙素完全羧化不同，这会导致维生素 K 动物实验的解释面临挑战。美国 IOM 制定的维生素 K 适宜摄入量（AI）是基于营养素摄入量的中位数而不是针对特定的生理功能，但是现在认识到，人类维生素 K 依赖性 γ- 谷氨酰羧化酶（GGCX）基因和维生素 K 环氧化物还原酶复合体亚基 1 基因（VKORC1）的多态性，会造成血清维生素 K 水平与羧化不全骨钙素和完全羧化骨钙素的比值之间相关性发生显著变化。

表达骨钙素的成骨细胞是关键的骨形成细胞，它能从血液循环中摄取钙并将钙束缚到骨基质。然而，骨生长和骨重塑的另一个重要方面就是破骨细胞的骨吸收，破骨细胞附着在骨基质，然后分泌酸和溶解酶以降解骨质。破骨细胞来源于单核细胞/巨噬细胞造血谱系的特化细胞，其分化、激活和存活受到生物学相关蛋白家族的控制，这些生物学相关蛋白包括巨噬细胞集落刺激因子、白介素 1、肿瘤坏死因子 α、骨保护素、核因子 -κB 受体激活药（RANK）和 RANK 配体（RANKL）。

成骨细胞活性和破骨细胞活性之间恰当的平衡对于良好的骨骼健康是必需的，成年人中的许多骨骼疾病（如骨质疏松症、牙周病、类风湿关节炎、多发性骨髓瘤和一些转移性癌症）归因于（至少部分归因于）过度的破骨细胞活性导致骨重塑不平衡，增加骨骼重吸收。正常的骨重塑会导致骨骼每 7～10 年全部更新，普通女性从 50～65 岁骨骼更新速率增加为 3 倍。骨重塑可以通过修复获得性骨缺陷改善骨强度，但当钙和维生素 D 的摄入量不足时，恒定的骨重塑必须维持血钙水平，这就会通过骨质疏松症导致骨结构脆弱和释放钙离子，达到维持血钙水平。骨钙素可作为破骨细胞母细胞的诱导剂调节骨矿化的成熟。单核细胞和巨噬细胞具有骨吸收能力。缺乏骨钙素的骨骼在体内骨吸收很少；体外研究显示缺乏骨钙素的骨骼不能有效地吸引单核细胞，而完全羧化的骨钙素是人外周血单核细胞良好的化学吸引剂。所有这些发现都支持骨钙素在破骨细胞介导的骨吸收中起作用的假设。

2. 基质 Gla 蛋白（MGP）健康效应的作用机制　基质 Gla 蛋白是另一种结构上与骨钙素相关的重要的维生素 K_2 依赖性蛋白，含有 5 个能束缚钙离子的 Gla 残基。它被软骨细胞、血管平滑肌细胞、内皮细胞和成纤维细胞表达。对基质 Gla 蛋白的两种翻译后修饰（丝氨酸磷酸化和谷氨酸羧化），导致在血液循环和组织中发现各种形式的基质 Gla 蛋白：非磷酸化（去磷酸）、磷酸化、羧化不全和羧化基质 Gla 蛋白。与维生素 K_1 相比，维生素 K_2 组织分布更广泛，维生素 K_2 可能更特殊地涉及激活基质 Gla 蛋白所需的 γ- 羧基化，羧化基质 Gla 蛋白能束缚钙晶体，抑制钙晶体生长，抑制羟基磷灰石形成，束缚和失活骨形态生成蛋白，同时维生素 K_2 可能还有其他与血管钙化有关的作用。羧化基质 Gla 蛋白能阻止血管平滑肌细胞成骨的转化和矿化，并且在血管壁抑制钙的沉积，在动脉钙化、动脉粥样硬化和动脉硬化中发挥保护作用，因此，羧化和羧化不全的基质 Gla 蛋白之间平衡是非常重要的，血浆基质 Gla 蛋白羧化不全的碎片被认为是血管维生素 K 状态的标志物，去磷酸化羧化不全基质 Gla 蛋白水平高是心血管发病率和死亡率的风险标志。

3. 维生素 K_2（MK-7）与维生素 D 和钙的协同健康效应　再次强调，为了身体健康需要钙、维生素 D 和维生素 K_2 的正确比例配方。

维生素 K 的临床研究应考虑补充维生素 K 的有益作用高于单独补充钙和维生素 D 所获得的作用。骨钙素的产生是受维 A 酸、雌激素、糖皮质激素和 1, 25（OH）D_2（活性维生素 D）的调节。越来越多的证据表明，在减少骨折的风险和改善骨质量方面，维生素 D 和维生素 K 之间有协同作用。Forli 等报道心肺移植后患者补充 MK-7 对腰椎骨密度的潜在有利影响，而且注意到 MK-7 治疗组甲状旁腺激素水平升高的混杂效应，这表明许多患者存在维生素 D 不足的状态。Kanellakis 等指出绝经后妇女同时补充钙、维生素 D 和维生素 K_2（MK-7）也导致血清胰岛素样生长因子 1（合成代谢激素样肽）水平升高，通过成骨细胞分化，刺激骨形成，虽然他们发现这种联合补充对骨保护素或破骨细胞生成诱导剂 RANKL 没有作用。

Knapen 等研究发现，绝经后妇女补充 MK-7 能够减少与年龄相关的骨矿物质浓度下降和腰椎、股骨颈骨密度下降，但没有影响全髋关节部骨密度下降。Schurgers 等指出，老年人补充 MK-7 可改善骨骼几何形状，有助于骨强度增加。Iwamoto 等认为维生素 K 对绝经后妇女骨骼的有益作用除通过骨密度和骨转换变化以外，至少部分可能是通过其他机制介导。

三、MK-7 的安全性评价

1. 文献综述分析　美国 IOM 对文献检索结果尚未发现与天然维生素 K_2 或维生素 K_1 相关毒性的任何证据。由于缺乏人体或动物摄入高剂量维生素 K 的不良影响，因此，美国 IOM 无法得出可耐受最高摄入量（UL）。

欧洲食品安全局（EFSA）的饮食产品、营养和过敏研究小组对普通人群营养用途的食品添加维生素 K_2（主要是 MK-7 和少量 MK-6）进行安全性评估。EFSA 小组审查了 2008 年底以前的文献，包括申请者提供的未发表的临床研究，结论：成年人 MK-7 剂量高达 6 μg/（kg·d）和儿童高达 1.5 μg/（kg·d）对凝血功能没有任何不良影响。欧洲食品安全局的结论：一般人群摄入食品中的 MK-7（包括食品补充剂）以及补充特殊营养用途食品中的 MK-7，而不是婴儿食品和婴儿配方奶粉中的 MK-7，在建议的服用剂量（一份不超过 10 μg）范围内不造成安全问题。

2. MK-7 临床试验的不良反应　美国 NIH 临床试验数据库有 34 项 MK-7 临床试验，其中至少有 7 项试验尚未完成。WHO 国际临床试验注册平台有 18 项 MK-7 临床试验，其中 6 个不在美国 NIH 临床试验数据库中。与服用安慰剂相比，多达 120 例个体的 MK-7 治疗量高至 180 μg/d（3 年）、高至 360 μg/d（12 周），或高至 1 080 μg/d（每周 3 次，共 8 周），不伴有任何明显的不良反应，特别归因于 MK-7 的不良影响仅限于与产品气味相关的肠胃不适。

Cockayne 等对 13 项补充维生素 K_1 和 K_2 预防骨折的随机对照试验进行系统综述和荟萃分析，尚未发现研究报道与维生素 K 有关的任何严重不良事件。有作者报道了轻微的胃肠道问题，但这种临床试验的不良事件几乎普遍存在。

3. MK-7 的不良事件报告　"加拿大警戒项目数据库"用搜索词 "menaquinones（甲基萘醌）" 检索到 1 个不良事件报道：非严重事件腹泻和呕吐与 "可疑" 产品［含有 6 μg/d 维生素 K_2（未详细说明）］相关。英国医药和保健产品管理机构的 "药物分析出版数据库" 没有任何 MK-7 或含有 MK-7 产品的不良反应报告。"澳大利亚药品不良事件报告的治疗性物品管理数据库" 有 2 个涉及含有甲基萘醌的可疑产品的不良事件报告，1 例 "潮红" 和视物模糊与名为 K2-180 的医药产品相关，该产品是每粒含有 MK-7 180 μg 的单一成分的胶囊。另 1 例是心肌梗死和脾梗死与下列药品相关：未详细说明含有甲基萘醌的产品，同时服用多种处方药包括人体凝血酶原复合物（也是不良事件中的可疑产品）和非处方药包括乙酰水杨酸。"新西兰 MedSafe 可疑药物不良反应检索系统" 不包含与甲基萘醌有关的任何不良事件报道。

4. MK-7 和抗凝血药物之间的相互作用　有证据表明，维生素 K 摄入量的改变可影响抗凝血药物的反应。Theuwissen 等对 18 例使用醋硝香豆素抗凝血治疗的健康男性和女性，其中 15 例达到目标的国际标准化比值（INR）为 2。在随后的 6 周继续醋硝香豆素抗凝血治疗同时服用 MK-7（剂量增加 10 μg/d、20 μg/d 和 45 μg/d）。除了 INR 增加以外，醋硝香豆素抗凝血治疗显著增加羧化不全的因子 Ⅱ、羧化不全骨钙素和去磷酸羧化不全基质 Gla 蛋白水平，降低内源性凝血酶生成。45 μg/d MK-7 组 INR 和羧化不全的因子 Ⅱ 的平均值都明显下降 40%。由两位血液学专家独立判断发现，10 μg/d MK-7 组和 20 μg/d MK-7 组与临床相关的 INR 至少分别降低 40% 和 60%，分别明显增加内源性凝血酶产生达 20% 和 30%。MK-7 摄入不影响循环的羧化不全骨钙素和去磷酸羧化不全基质 Gla 蛋白水平。结论：补充 MK-7 剂量低至 10 μg/d（低于通常零售剂量为 45 μg/d）就会显著影响某些患者对抗凝血治疗的敏感性。

相反，42 例 18～45 岁的健康男女患者随餐服用 MK-7 剂量 0、10、20、45、90、180、360 μg/d，共 12 周。结果：改进了肝外维生素 K 依赖性蛋白的羧化程度，对凝血酶产生无不良反应。与 Theuwissen 等结果对比表明，与止血系统相关的不良反应风险主要是与服用香豆素类抗凝血药的易感人群有关。

有意义的是，Sconce 等指出，26 例服用香豆素类抗凝血药治疗控制不稳定患者（INR 值的标准偏差＞0.5、在过去 6 个月华法林的剂量变化≥3）膳食维生素 K 摄入量（主要是基于食物维生素 K_1 的信息）显著低于 26 例抗凝血治疗控制稳定患者（$P<0.001$）。作者建议，抗凝血治疗控制不稳定患者每日口服维生素 K 可导致对华法林治疗更稳定的抗凝反应。同样，70 例对华法林抗凝血治疗控制不稳定患者的随机双盲研究，随机口服维生素 K_1 150 μg/d 或安慰剂，共 6 个月，结果：口服维生素 K_1 可以导致 INR 标准差显著大幅度下降（$P<0.001$）和在目标 INR 范围内的百分比时间显著大幅度增加（$P<0.01$）。口服维生素 K_1 治疗的 35 例患者中有 33 例改善了抗凝血控制，有 19 例抗凝血控制良好。然而，接受安慰剂的 33 例患者中只有 24 例抗凝血控制一定程度的改善，只有 7 例抗凝血控制良好。

Li 等对 368 例华法林治疗启动阶段患者进行膳食维生素 K 摄入量和抗凝血控制稳定性的前瞻性队列研究，结论：适量的维生素 K 摄入可能优化华法林治疗启动阶段的抗凝血控制稳定性。Gebuis 等对 400 例患者服用维生素 K_1 改善抗凝血治疗稳定性进行随机双盲、安慰剂对照的剂量研究，结果：100 μg/d 组和 150 μg/d 组在至少 85% 的治疗时间内 INR 都增加 2 倍。两组的血栓栓塞并发症或出血并发症之间没有差异。同样，Majeed 等发现，与服用安慰剂（24 例）比较，抗凝血治疗控制不稳定患者补充维生素 K_1 200 μg/d（26 例）能显著降低 INR 值的标准偏差（$P=0.026$）。然而，Zuchinali 等报道，一些患者维生素 K 环氧化物还原酶复合体 1 的基因多态性能够部分解释维生素 K 逆转抗凝血过度作用的个体显著差异。

因此，MK-7 或其他类型的维生素 K 与华法林或其他抗凝血治疗之间存在相互作用的风险。但是，通过剂量调整和患者咨询，只要医师或药师知道患者的维生素 K 摄入量，就能够降低风险以维持稳定的抗凝血控制。医师和药剂师特别需要警惕，注意维生素 K 补充剂与抗凝血药物之间相互作用的风险，告诉接受抗凝血治疗的患者应该保持稳定的膳食维生素 K 摄入量。在膳食补充剂标签数据库和被批准的天然健康产品数据库中，含有甲基萘醌的产品都标记为维生素 K_2。只有通过仔细查看产品标签才能鉴别是否含有 MK-7 的产品。降低风险的一个重要步骤是将含有 MK-7 的所有产品继续标记为维生素 K 的一种类型。

5. MK-7 食物过敏的安全性问题　因为 MK-7 是由大豆蛋白制成，尽管发酵的蛋白可能携带非常低量的过敏原，美国 FDA 和加拿大卫生署都认为大豆是主要的食物过敏原。大豆作为食物过敏原的 LOAELs 是 88～522 mg 蛋白。即使 MK-7 纯化到 99% 以上，任何携带大豆蛋白浓度低于 2.5 mg/kg 限量，对过敏的消费者才不会存在问题。尽管如此，一些对食物过敏的消费者即使对极微量蛋白也非常敏感，在 MK-7 生产中，可能携带发酵底物蛋白、活菌发酵制备的益生菌等。因此，MK-7 产品的标签应该标示：本产品由大豆制成，建议消费者可做出明智的选择。

6. MK-7 的安全系数　没有发现设计和统计评估 MK-7 安全性的人类临床试验报道。MK-7 的动物研究（急性、亚慢性毒性、生殖毒性和发育毒性，遗传毒性）及 MK-7 的体外研究（致突变性、致癌性）都显示无明显不良风险。基于 Pucaj 等的大鼠 MK-7 的亚慢性毒性研究制定的 NOAEL，这个值转换到人类的等效剂量及其与美国 NHANES Ⅲ 中摄入量的最高第 95 百分位数 [（51～70 岁男性为 223 μg/d，相当于 3 μg/（kg·d）] 推导出安全系数为 540。欧洲食品安全局（EFSA）使用基于 MK-4 的大鼠实验得出的 LOAEL [（20 mg/（kg·d）] 和儿童维生素 K 摄入量的最高第 97.5 百分位数 [（5.4 mg/（kg·d）] 推导出安全系数为 3 700。因为这些摄入量估计是高度保守的，所以如此大的安全系数表明在高达 6 μg/（kg·d）水平健康人群摄入 MK-7 不可能对健康构成任何风险。

四、膳食 MK-7 补充剂

MK-7 是目前上市销售的膳食补充剂中的一种成分。"膳食补充剂标签数据库"列出了 200 种以上含有 MK-7 的产品，大多数制造商建议 MK-7 的服用剂量为 50 μg/d。最低推荐摄入量为 5 μg/d，最高推荐摄入量为 600 μg/d。补充剂标签标明的百分比每日值（%DV）（MK-7 含量），目前是基于每日参考摄入量（RDI）为 80 μg/d，最近修订为每日允许摄入量（ADI）120 μg/d。

根据加拿大的"天然保健产品条例"，加拿大的膳食补充剂作为药物子集进行管理。加拿大卫生署的"天然保健产品成分数据库"列出的维生素 K_1、维生素 K_2、MK-4、MK-6 和 MK-7 均作为天然保健产品的药用成分。"获得生产许可的天然健康产品数据库"列出了 500 种以上含有维生素 K_2 的上市销售天然保健产品（没有特殊标明甲基萘醌，但在某些情况下，商标名为 MK-7）。同时含有维生素 K_1 和维生素 K_2 的天然保健产品提供的剂量最高达 120 μg/d。任何口服 MK-7 超过 120 μg/d 必须提供处方。

欧洲食品安全局（EFSA）评估了为了营养目的而添加 MK-7 到食品中时，各种食品每份添加 MK-7 的建议使用量 10 μg 将导致估计的 MK-7 平均摄入量（基于保守的假设）：女性成年人和男性青少年在 36～54 μg/d，儿童最高第 97.5 百分位摄入量达 5.4 μg/（kg·d）。

五、结论

MK-7 是一种由细菌生物合成的维生素 K_2 类型，MK-7 自然存在于某些肉类（<0.5 μg/100 g）、乳制品（0.1～65 μg/100 g）和发酵食品纳豆（高达 1 000 μg/100 g）。然而，与膳食摄入 MK-7 相比，肠道菌群生物合成的 MK-7 吸收量尚不清楚。在美国市场上销售的合成或发酵得到的 MK-7 成分膳食补充剂超过 200 种，在加拿大含有 MK-7 的天然保健产品超过 500 种。通常产品标签的 MK-7 推荐摄入量 50 μg/d，但在美国可推荐高至 600 μg/d，在加拿大可推荐高至 120 μg/d。

MK-7 摄入量可能不超过 5% 的膳食维生素 K 摄入量，在西方国家主要是维生素 K_1。成年人从食物和饮料平均摄取维生素 K_1 一般比美国 IOM 制定的适宜摄入量 AI 高（男性为 116%，女性为 134%）。来自补充剂中维生素 K_1 的平均摄入量男性增加了 32 μg/d 和女性增加了 35 μg/d，从而导致服用补充剂后平均摄入量是 AI 的（男性为

152%，女性为 182%）。机体可以转换 MK-7 和维生素 K_1 成为活性形式，但 MK-4，因为其异戊二烯侧链的长度影响其药动学和生物活性。维生素 K 在维持正常血凝、骨矿化、软组织生理学和神经系统发育中发挥重要的营养作用。

健康人群中 MK-7 没有不良反应，使得美国 IOM、欧盟、英国 EVM 和 WHO/FAO 不能设定任何形式维生素 K 的最高可耐受摄入量（UL），当维生素 K 摄入量超过适宜摄入量 AI 的水平，即使从食物和补充剂额外摄入 MK-7，也不能解释为对健康有潜在的风险。英国 EVM 推荐指导水平为 1 000 μg/d，美国营养责任委员会（CRN）制定补充剂的可耐受最高摄入量（UL）为 10 000 μg/d。

尚未发现设计和统计评估 MK-7 安全性的人类临床试验报道。MK-7 的动物研究（急性、亚慢性毒性、生殖毒性和发育毒性，遗传毒性）及 MK-7 的体外研究（致突变性、致癌性）都显示无明显不良风险。基于 Pucaj 等的大鼠 MK-7 的亚慢性毒性研究制定的 NOAEL，这个值转换到人类的等效剂量及其与美国 NHANES III 中摄入量的最高第 95 百分位数推导出安全系数为 540。欧洲食品安全局（EFSA）使用基于 MK-4 的大鼠实验得出的 LOAEL 和儿童维生素 K 摄入量的第 97.5 百分位数推导出安全系数为 3 700。因为这些摄入量估计是高度保守的，所以如此大的安全系数表明在高达 6 μg/（kg·d）水平健康人群摄入 MK-7 是不可能对健康构成任何风险。

因为 MK-7 是由大豆蛋白制成的，尽管发酵的蛋白可能携带非常低量的过敏原，美国 FDA 和加拿大卫生署均认为大豆是主要的食物过敏原，MK-7 产品的标签应该标示：本产品由大豆制成，建议消费者可做出明智的选择。

MK-7 与抗凝血药物之间存在相互作用的风险，因此，抗凝血治疗的患者应该接受医师和药剂师的建议，特别需要警惕既要保持稳定的膳食维生素 K 摄入量，又要注意维生素 K 补充剂与抗凝血药物之间相互作用的风险。MK-7 产品的标签已列明为维生素 K 的一种类型。

我们综述的近年来的临床和非临床研究数据，与信誉良好的评审机构（如欧洲食品安全局、英国 EVM，美国 IOM 和世界卫生组织）完成的综述结果一起，支持这样的结论：根据目前上市和服用各种形式含维生素 K 的膳食补充剂的实际情况，在通常推荐摄入量水平，服用 MK-7 膳食补充剂不可能产生对个人或公共健康有任何严重事件风险相关联。

参考文献

［1］ Marles RJ, Roe AL, Oketch-Rabah HA. US Pharmacopeial Convention safety evaluation of menaquinone-7, a form of vitamin K. Nutr Rev, 2017, 75 (7): 553-578.

［2］ Shurtleff W, Aoyagi A. History of Natto and Its Relatives (1405–2012): Extensively Annotated Bibliography and Sourcebook. Lafayette, CA: Soyinfo Center, 2012.

［3］ Schurgers LJ, Teunissen KJF, Hamulyak K, et al.Vitamin K-containing dietary supplements: comparison of synthetic vitamin K_1 and natto-derived menaquinone-7.Blood, 2007, 109: 3279-3283.

［4］ Sato T, Schurgers LJ, Uenishi K. Comparison of menaquinone-4 and menaquinone-7 bioavailability in healthy women. Nutr J, 2012, 11: 93.

［5］   Shearer MJ, Fu X, Booth SL. Vitamin K nutrition, metabolism, and requirements: current concepts and future research. Adv Nutr, 2012, 3: 182-195.

［6］   Fu X, Moreines J, Booth SL. Vitamin K supplementation does not prevent bone loss in ovariectomized Norway rats. Nutr Metab (London), 2012, 9: 12.

［7］   Shearer MJ, Newman P. Metabolism and cell biology of vitamin K. Thromb Haemost, 2008, 100: 530-547.

［8］   Schurgers LJ, Vermeer C. Determination of phylloquinone and menaquinones in food. Effect of food matrix on circulating vitamin K concentrations. Haemostasis, 2000, 30: 298-307.

［9］   Schurgers LJ. Studies on the Role of Vitamin K_1 and K_2 in Bone Metabolism and Cardiovascular Disease. Structural Differences Determine Different Metabolic Pathways [dissertation]. Maastricht, the Netherlands: Universiteit Maastricht, 2002.

［10］   Cranenburg ECM, Schurgers LJ, Vermeer C. Vitamin K: the coagulation vitamin that became omnipotent. Thromb Haemost, 2007, 98: 120-125.

［11］   Vermeer C. γ-Carboxyglutamate-containing proteins and the vitamin K-dependentcarboxylase.Biochem J, 1990, 266: 625-636.

［12］   Suttie JW.Vitamin K and human nutrition.J Am Diet Assoc, 1992, 92: 585–590.

［13］   Shearer MJ.Vitamin K. Lancet, 1995, 345: 229-234.

［14］   Schurgers LJ, Uitto J, Reutelingsperger CP. Vitamin K-dependent carboxylation of matrix Gla-protein: a crucial switch to control ectopic mineralization. Trends Mol Med, 2013, 19: 217-226.

［15］   Heinonen M, K € arkk € ainen M, Riuttam € aki M-A, et al. Literature search and review related to specific preparatory work in the establishment of Dietary Reference Values: preparation of an evidence report identifying health outcomes upon which Dietary Reference Values could potentially be based for vitamins A, C, E, and K. EFSA Supporting Publications, 2012, 9: 256E.

［16］   Combs GF Jr, McClung JP. Vitamin K//The Vitamins: Fundamental Aspects in Nutrition and Health. 5th ed. New York, NY: Elsevier-Academic Press, 2017: 243-265.

［17］   Hauschka PV. Osteocalcin: the vitamin K-dependent Ca2þ-binding protein of bonematrix.Haemostasis, 1986, 16: 258-272.

［18］   Booth SL. Roles for vitamin K beyond coagulation. Annu Rev Nutr, 2009, 29: 89-110.

［19］   Inaba N, Sato T, Yamashita T.Low-dose daily intake of vitaminK2 (menaquinone-7) improves osteocalcin γ-carboxylation: a double-blind, randomized controlled trials.J Nutr Sci Vitaminol (Tokyo) , 2015, 61: 471-480.

［20］   Shea MK, Booth SL. Role of vitamin K in the regulation of calcification. Int Congr Ser, 2007, 1297: 165-178.

［21］   Institute of Medicine, Food and Nutrition Board. Vitamin K//Dietary Reference Intakes for Vitamin A, Vitamin K, Arsenic, Boron, Chromium, Copper, Iodine, Iron, Manganese, Molybdenum, Nickel, Silicon, Vanadium and Zinc. Washington D.C.: National Academy Press, 2001: 162-196.

［22］   Sogabe N, Tsugawa N, Maruyama R, et al. Nutritional effects of γ-glutamyl carboxylase gene polymorphism on the correlation between the vitamin K status and γ-carboxylation of osteocalcin in young males. J Nutr Sci Vitaminol (Tokyo) , 2007, 53: 419-425.

［23］   Teitelbaum SL.Bone resorption by osteoclasts.Science, 2000, 289: 1504-1508.

［24］   Boyle WJ, Simonet WS, Lacey DL. Osteoclast differentiation and activation. Nature, 2003, 423: 337-342.

［25］   Nakamura I, Takahashi N, Jimi E, et al. Regulation of osteoclast function. Mod Rheumatol, 2012, 22: 167-177.

［26］ Maresz K.Proper calcium use: vitamin K_2 as a promoter of bone and cardiovascular health.Integr Med (Encinitas) , 2015, 14: 34-39.

［27］ Heaney RP, Weaver CM. Newer perspectives on calcium nutrition and bone quality.J Am Coll Nutr, 2005, 24 (suppl): 574S-581S.

［28］ Evrard S, Delanaye P, Kamel S, et al.Vascular calcification: from pathophysiology to biomarkers. Clin Chim Acta, 2015, 438: 401-414.

［29］ Kurnatowska I, Grzelak P, Masajtis-Zagajewska A, et al. Plasma desphosphouncarboxylated matrix Gla protein as a marker of kidney damage and cardiovascular risk in advanced stage of chronic kidney disease. Kidney Blood Press Res, 2015, 41: 231-239.

［30］ Pivin E, Ponte B, Pruijm M, et al. Inactive matrix Gla-protein is associated with arterial stiffness in an adult population–based study.Hypertension, 2015, 66: 85-92.

［31］ Kidd PM. Vitamins D and K as pleiotropic nutrients: clinical importance to the skeletal and cardiovascular systems and preliminary evidence for synergy.Altern Med Rev, 2010, 1: 199-222.

［32］ Forli L, Bollerslev J, Simonsen S, et al. Dietary vitamin K_2 supplement improves bone status after lung and heart transplantation. Transplantation, 2010, 89: 458-464.

［33］ Kanellakis S, Moschonis G, Tenta R, et al.Changes in parameters of bone metabolism in postmenopausal women following a 12-month intervention period using dairy products enriched with calcium, vitamin D, and phylloquinone (vitamin K_1) or menaquinone-7 (vitamin K_2): The Postmenopausal Health Study Ⅱ. Calcif TissueInt, 2012, 90: 251-262.

［34］ United States Pharmacopeial Convention.United States Pharmacopeia 39–National Formulary 34. Rockville MD: United States Pharmacopeial Convention, 2016.

［35］ Schurgers L, Knapen M, Vermeer C. Vitamin K_2 improves bone strength in postmenopausalwomen.Int Congress Ser, 2007, 1297: 179-187.

［36］ Iwamoto J, Sato Y, Takeda T, et al. High-dose vitamin K supplementation reduces fracture incidence in postmenopausal women: a review of the literature. Nutr Res, 2009, 29: 221-228.

［37］ European Food Safety Authority, Panel on Dietetic Products, Nutrition and Allergies. Scientific Opinion: Vitamin K_2 added for nutritional purposes in foods for particular nutritional uses, food supplements and foods intended for the general population and vitamin K2 as a source of vitamin K added for nutritional purposes to foodstuffs, in the context of Regulation (EC) No. 258/971. EFSA J, 2008, 822: 1-31.

［38］ World Health Organization. International Clinical Trials Registry Platform Search Portal. Geneva, Switzerland: World Health Organization, 2016.

［39］ Cockayne S, Adamson J, Lanham-New S, et al. Vitamin K and the prevention of fractures: systematic review and meta-analysis of randomized controlled trials. Arch Intern Med, 2006, 166: 1256-1261.

［40］ Theuwissen E, Teunissen KJ, Spronk HMH, et al. Effect of low-dose supplements of menaquinone-7 (vitamin K_2) on the stability of oral anticoagulant treatment: dose-response relationship in healthy volunteers. J Thromb Haemost, 2013, 11: 1085-1092.

［41］ Theuwissen E, Cranenburg EC, Knapen MH, et al.Low-dose menaquinone-7 supplementation improved extra-hepatic vitamin K status, but had no effect on thrombin generation in health subjects.Br J Nutr, 2012, 108: 1652-1657.

［42］ Sconce E, Khan T, Mason J, et al. Patients with unstable control have a poorer dietary intake of vitamin K compared to patients with stable control of anticoagulation. Thromb Haemost, 2005, 93: 872-875.

［43］ Sconce E, Avery P, Wynne H, et al. Vitamin K supplementation can improve stability of anticoagulation for patients with unexplained variability in response to warfarin. Blood, 2007, 109: 2419-2423.

［44］ Li RC, Finkelman BS, Chen J, et al. Dietary vitamin K intake and anticoagulation control during initiation phase of warfarin therapy: a prospective cohort study. Thromb Haemost, 2013, 109: 195-196.

［45］ Gebuis EPA, Rosendaal FR, van Meegan E, et al. Vitamin K1 supplementation to improve the stability of anticoagulation therapy with vitamin K antagonists: a dose-findingstudy.Haematologica, 2011, 96: 583-589.

［46］ Majeed H, Rodger M, Forgie M, et al. Effect of 200 mg/day of vitamin K1 on the variability of anticoagulation control in patients on warfarin: a randomized controlledtrial.Thromb Res, 2013, 132: 329-335.

［47］ Zuchinali P, Souza GC, Aliti G, et al.Influence of VKORC1 gene polymorphisms on the effect of oral vitamin K supplementation in over-anticoagulated patients. J Thromb Thrombolysis, 2014, 37: 338-344.

［48］ Ravishankar B, Dound YA, Mehta DS, et al. Safety assessment of menaquinone-7 for use in human nutrition. J Food Drug Anal, 2015, 23: 99-108.

［49］ Pucaj K, Rasmussen H, Møller M, et al. Safety and toxicological evaluation of a synthetic vitamin K2, menaquinone-7. Toxicol Mech Methods, 2011, 21: 520-532.

第10章 补充钙和维生素 D 防治骨质疏松症的全球临床指南

　　钙和维生素 D 是骨骼健康的基本组分，补充钙和维生素 D 是防治骨质疏松症重要的基本策略。骨质疏松症的常见严重并发症是骨折，2016 年美国国家骨质疏松基金会的荟萃分析结论为中老年人服用钙和维生素 D 补充剂能够作为降低骨折风险的干预措施。然而，近来对补充钙和维生素 D 的健康骨骼益处发生争议，甚至提出过量钙补充对心血管健康发生潜在的有害影响，从而混淆了临床医师的视听，干扰了国际公认的防治骨质疏松症的基本策略。2016 年 10 月 25 日美国国家骨质疏松基金会和美国预防心脏病学会的临床指南明确指出：一般健康成年人无论从食物或补充剂补充钙（不管有或没有维生素 D）与其心脑血管疾病风险、死亡率、全因死亡率都没有任何关系（有益或有害）。为此，我们综述近几年来中国、美国、加拿大、英国、波兰、日本、韩国等权威学术机构的补充钙和维生素 D 防治骨质疏松症的临床指南的观点，引用指南中的学术文献，以期介绍骨质疏松症的发病机制和病理生理学进展，分析补充钙和维生素 D 的健康骨骼争议，指导正确的钙和维生素 D 补充剂量等，供我国临床医师参考。

一、骨质疏松症的定义

　　骨质疏松症（osteoporosis，OP）是一种以骨量低下，骨微结构损坏，导致骨脆性增加，易发生骨折为特征的全身性骨病（世界卫生组织，WHO）。2001 年美国国立卫生研究院（NIH）提出骨质疏松症是以骨强度下降、骨折风险性增加为特征的骨骼系统疾病，骨强度反映骨骼的两个主要方面，即骨密度（占 70%）和骨质量（占 30%）。

二、骨质疏松症的流行病学

　　骨质疏松症是一种静悄悄的疾病，直到由于轻微创伤后发生骨折或在某些情况下没有创伤就发生骨折才知道患有骨质疏松症。

　　2016 年张智海等通过对万方数据与清华 CHKD 数据库检索，对国内已发表骨质疏松症发病率文献中 10 011 例男性和 12 943 例女性分析骨质疏松发病率的结果：① 40～49 岁年龄段：女性为 7.75%±6.38%，男性为 4.0%±2.90%；② 50～59 岁年龄段：女性为 28.0%±15.72%，男性为 15.73%±9.49%；③ 60～69 岁年龄段：女性为 52.67%±10.76%，男性为 30.55%±10.79%；④ 70～79 岁年龄段：女性为 79.45%±9.53%，男性为 43.46%±7.30%；⑤ 80 岁以上年龄段：女性为 89.55%±1.04%，男性为 66.19%±17.56%。结论：中国男性在各年龄段发病率均低于同年龄段女性发病率，并随年龄增长骨质疏松症发病率逐渐增多，男性与女性的每 10 年骨质疏松症增长率分别约为 15% 和 20%；40 岁以上人群骨质疏松症发病率为 24.62%（约 25%），约 1.4 亿患病人群。

2013 年 Svedbom 等报告，在欧盟每年约有 350 万新的脆性骨折发生，仅仅在 2010 年这些脆性骨折就产生了 37 亿欧元的花费，造成 43 000 人死亡。

三、骨质疏松症的发病机制和病理生理

1. 骨质疏松症的发病机制　2010 年美国临床内分泌学家协会的临床实践医学指南提出，成年人的低骨量和骨骼脆性可能是由于青少年时期的低峰值骨量、以后的骨丢失过多或两者都有的结果。人的一生骨骼总是在不断变化。童年期和青春期是骨骼的成长时期，骨骼的大小、形状和成分都在改变。在青春期结束时骨骺闭合，骨骼形状和大小的变化完成，随后 5 至 10 年是骨骼成长的巩固时期（取决于骨骼的部位），一直到达到成年人的峰值骨量，这通常发生在青少年或 20 岁左右。

70%～80% 的峰值骨量由遗传决定。许多非遗传因素也有助于骨骼成长，这包括营养（例如钙、磷酸盐、蛋白质和维生素 D）、承重的活动、与儿童成长期和青春期相关的激素。

2. 骨质疏松症的病理生理　一旦达到成年人的峰值骨量维持期后，就进入骨骼的重建阶段，老骨被新骨替换。骨重建取决于吸收老骨的破骨细胞和产生新骨的成骨细胞相互作用。这些细胞的数量和活性，以及全身的激素和局部的细胞因子参与。最近，受体激活剂核因子 κB（RANK）及其配体 RANKL 和诱饵受体骨保护素（OPG），已经成为骨重建的主要局部调节剂。RANKL 是由成骨细胞和基质细胞合成并存在于骨微环境中，结合 RANK，在骨髓的破骨细胞前体细胞中表达，并促进破骨细胞生成。OPG 也是由成骨细胞和基质细胞合成并作为 RANKL 的诱饵受体起作用，防止 RANKL 结合至 RANK。破骨细胞活性的调节至少部分地取决于 RANKL 和 OPG 之间的平衡。RANKL 和 OPG 的相对含量是受到全身激素（如雌激素）、局部因子（如白介素 -6 和肿瘤坏死因子），也许还有其他因素控制。刺激能导致特异性部位骨重建的级联活动触发机制尚不知道。然而，研究表明健康个人骨重建过程至少五十年是平衡的（也就是说，骨形成速率等于骨吸收速率）。直到 50 岁，骨量一般几乎没有净丢失或净增加。Wnt 信号是影响成骨细胞骨形成的重要途径。这是复杂的，涉及许多超越骨骼的生理系统。

妇女整个围绝经期和绝经后初期的激素变化（直接和间接地）刺激 RANKL 产生，导致骨丢失加速。大多数数据表明，骨转换率（和骨质丢失）在最后一次月经前 3～5 年加速和在最后一次月经后 3～5 年又减缓。随着骨转换率的加速，骨质平衡受到干扰，因为每一次骨重建被激活，其骨量净丢失比净增加多。在这一时期平均骨质流失速率大约每年 1%，或者说，在绝经期的过渡阶段平均骨质流失速率大约 10%。与绝经相关的骨丢失相反，男性和女性在 60 岁开始发生与年龄相关的骨丢失，从而使较慢的骨质流失速率每年

增加大约 0.5%。虽然年龄相关的骨丢失涉及的骨重建骨量与绝经相关的骨丢失发生有相同的不平衡，但是起始过程尚不清晰。

结合由于绝经或老龄化的骨量丢失，骨质量也有变化。骨质量变化包括松质骨的微结构单位（骨小梁）破坏、骨皮层变薄、骨骼矿化程度降低、以及可能其他尚未知道的情况。许多因素，包括营养、维生素 D、运动、吸烟以及患有其他疾病和使用药物都可以影响骨丢失速率和骨折风险。在老龄化期间和骨生长期间营养很重要。尤其是维生素 D 缺乏，无论是单独发生还是伴有更广泛的营养不良，几乎已经在世界各地普遍发生。虽然严重维生素 D 缺乏会损害骨骼的矿化，但是，即使轻度至中度维生素 D 缺乏也会减少钙吸收并可导致甲状旁腺激素（PTH）介导的骨吸收增加。维生素 D 缺乏也能够引起肌肉力量和人体平衡的损害，导致跌倒风险增加。大多数骨质疏松性骨折就是跌倒的结果，越来越多的证据表明，低骨量的患者在更广泛的创伤后骨折风险也增加。

四、补充钙防治骨质疏松症

1. 钙的生物学作用　2014 年美国国家骨质疏松症基金会（NOF）的预防和治疗骨质疏松症临床医生指南认为，人体 99% 的钙储量在骨骼中，终身足够的钙摄入量对于人体获得理想的峰值骨量和随后维持骨骼健康是必要的。当外源性钙供应不足时，骨组织从骨骼吸收出钙，释放到血液，以保持血清钙水平的恒定，因此，足够的钙摄入量对骨骼健康是很重要的。基于钙的生物学作用，几项流行病学研究已经证实钙摄入量和骨密度或骨质量之间存在正相关关系，因此，鼓励足够的钙摄入量或服用钙补充剂已经成为治疗或预防骨质疏松症的基本策略。

2. 钙推荐总摄入量的权威观点　2014 年美国国家骨质疏松症基金会（NOF）的预防和治疗骨质疏松症临床医生指南认为，足够的钙摄入量是任何骨质疏松症预防或治疗方案的基本要求和任何年龄健康骨骼的生活方式。美国 NOF 与美国医学科学院（IOM）的膳食钙推荐摄入量一致，2014 年的美国 NOF 的临床医生指南对绝经后妇女和 50 岁及以上的男性推荐的膳食总钙摄入量：50～70 岁男性为 1 000 mg/d，男性（70 岁以上）和女性（50 岁以上）为 1 200 mg/d，如果饮食钙摄入量不足，就应该服用钙补充剂。没有证据表明，超过这些钙的摄入量会赋予额外的骨强度增加。也没有证据表明，1 200～1 500 mg/d 的摄入量可能增加发生肾结石、心血管疾病和卒中的风险。

2010 年加拿大骨质疏松症诊断和治疗的临床实践指南推荐，50 岁以上中老年人每日摄入总的元素钙（通过膳食和补充剂）应该为 1 200 mg。

2015 年韩国骨矿物研究学会的补充钙和维生素 D 指南认为：研究明确显示韩国人钙摄入量增加能够显著降低骨质疏松症的风险。钙摄入量与所有骨骼部位的骨密度（BMD）值呈正相关关系。达到饮食膳食钙总摄入量 800～1 200 mg/d 的水平，钙摄入量和骨密度之间的关联增加。中国或日本妇女的短期和长期研究都已经证明补充钙对骨质流失有预防作用。2015 年韩国的补充钙和维生素 D 指南提出：众所周知韩国人膳食钙摄入量低。绝经后妇女和 50 岁以上男性每日钙推荐摄入量为 800～1 000 mg/d。当膳食钙摄入不足时，应考虑服用钙补充剂。

2011 年日本骨质疏松学会、日本骨矿物研究学会和日本骨质疏松基金会的预防和治疗骨质疏松症的指南建议补充钙和维生素 D 作为防治骨质疏松症的基本治疗，每天摄入钙 700～800 mg，以优化药物治疗骨质疏松症的效果。

2013 年中国居民膳食每天钙推荐摄入量：18～50 岁为 800 mg，50 岁以上为 1 000 mg。中、晚期孕妇和乳母为 1 000 mg。2017 年中华医学会骨质疏松和骨矿盐疾病分会的原发性骨质疏松症诊疗指南（2017）建议：成人推荐补充元素钙为 500～600 mg/d，应注意避免超大剂量补充钙剂潜在增加肾结石和心血管疾病的风险。2013 年中国居民膳食指南钙每天可耐受最高摄入量（UL 值）为 2 000 mg（4 岁以上到老年人）。

3. 补充钙的安全问题　众所周知补充钙具有健康骨骼益处，但是近来全球各国的指南越来越多地关注过量钙补充对人类健康（特别是与心血管疾病风险相关）的潜在有害影响。最近几个流行病学调查或荟萃分析研究提出了在奥克兰钙研究报告后较高钙摄入量增加心血管事件的风险问题。在瑞典 61 433 名妇女乳房 X 线照相队列研究中，与每天膳食钙摄入量为 600～1 000 mg/d 组相比较，钙摄入量大于 1 400 mg/d 组全因死亡率和心血管死亡率更高。在包括 11 项前瞻性研究的荟萃分析数据中，每日膳食钙摄入量高于 1 200 mg 时，心血管死亡率开始增加。来自美国国立卫生研究院的 AARP 饮食和健康前瞻性队列研究的数据显示，388 229 名 50 岁以上男性和女性的前瞻性队列研究，总心血管病死亡率与男性的总钙摄入量呈 U 型相关关联，在钙摄入量 1 500 mg/d 和更高时能够观察到总心血管病死亡率增加。一项关注钙补充与肾结石风险的大型研究显示，钙补充可能恶化高钙尿症，但是研究并没有评估参与者的肾脏钙排泄量。此外，肾结石的绝对风险差别很小（钙补充剂组为 2.5%，而对照组为 2.1%）。另外，这些研究对象的平均总钙摄入量（饮食和补充剂）高于目前的钙推荐摄入量。一般来说，健康人不应该每天服用超过 1 000 mg 的钙补充剂。具有肾结石病史的患者在决定服用钙补充剂前，应评估肾结石形成的原因和是否患有高钙尿症。

另一方面，一些观察性研究报道了钙摄入量和心血管病风险或死亡风险之间缺乏相关关联或甚至负相关关联，研究表明较高水平的钙摄入量可能减少心血管病发生或降低死亡率。妇女健康倡议的钙加维生素 D 补充（钙剂服用的是碳酸钙，元素钙量每天 1 000 mg；维生素 D₃ 为每天 400 U）的随机试验报道，绝经后妇女服用钙和维生素 D 补充剂的 7 年期间，既不增加也不降低其冠心病或脑血管意外的风险。在艾奥瓦州妇女健康研究中，超过 30 000 名绝经后妇女，高膳食或补充剂的钙摄入量与缺血性心脏病死亡率降低相关。

4. 权威学术机构的观点　2016 年 10 月 25 日美国国家骨质疏松基金会和美国预防心脏病学会的临床指南的立场：钙是存在于骨骼中的主要矿物质，但是在美国膳食中钙是短缺的营养素。我们已经推荐那些膳食摄入钙不足的人服用钙补充剂作为预防骨质疏松症和骨质疏松性骨折的标准策略。有中等质量医学证据（B 级）证实一般健康成年人无论从食物或补充剂补充钙（不管有或没有维生素 D）与其心脑血管疾病风险、死亡率、全因死亡率都没有任何关系（有益或有害）。根据迄今可获得的证据来看，从食物和补充剂补充钙的总摄入量不超过可耐受最高摄入量（美国国家医学科学院制定的 2 000～2 500 mg/d），对于美国人应该是安全的，不会引起心血管疾病。

　　2013 年英国国家骨质疏松指南组（NOGG）更新的骨质疏松症的诊断和治疗指南指出，有研究提示，钙补充可能潜在与不良心血管结果相关，但这些研究已受到广泛批评，这种假定的关联需要进一步澄清。虽然纵向队列研究也提示钙补充可能心血管事件的风险，但是这个现象并没有在高膳食钙摄入者中看到，因此，可能需要谨慎地增加膳食钙摄入量和单独服用维生素 D，应该考虑同时补充钙和维生素 D。

　　2011 年日本骨质疏松学会、日本骨矿物研究学会和日本骨质疏松基金会的预防和治疗骨质疏松症的指南指出，据报道钙补充剂可能增加心血管疾病的风险，但是，相同的膳食钙摄入量尚未显示增加心血管风险。此外，这些不良结果是从日本外部报告的，其中钙摄入量、血清脂质水平和体重指数（BMI）与日本不同。此时，钙作为药物或补充剂，每次剂量不应该超过 500 mg。

　　2015 年韩国骨矿物研究学会的补充钙和维生素 D 指南指出：膳食钙摄入量低也被认为与心血管事件或死亡风险增加有关。亚洲人群的膳食钙摄入量较低，50 岁以上人群的平均饮食钙摄入量约为 470 mg/d，远低于可比的西方人群。此外，一些提示较高钙摄入量伴有心血管病发生或死亡率增加的研究显示，钙摄入量较低的人群心血管病发生率或死亡率明显增加或有增加的倾向。

　　2004 年中华人民共和国卫生部、中华人民共和国科学技术部、中华人民共和国国家统计局发布的《中国居民营养与健康现状》指出：全国城乡居民膳食钙摄入量仅为 391 mg，相当于中国营养学会钙推荐摄入量（800~1 000 mg）的 41%，因此，中国居民平均每日补充元素钙的剂量为 500~600 mg。

五、补充维生素 D 防治骨质疏松症

　　1. 维生素 D 的生物学作用　维生素 D 在钙吸收、骨骼健康、肌肉性能、人体平衡和跌倒的风险中起主要作用。维生素 D 在骨骼和矿物质代谢中起着关键作用。维生素 D 能增加肠道吸收钙和磷酸盐，促进骨矿化。维生素 D 也对骨细胞有直接作用，因此，临床维生素 D 不足会伴有骨质疏松症和骨折，维生素 D 缺乏可导致骨矿化缺陷，造成佝偻病和骨软化症，因此，维持充足的维生素 D 状态是骨骼健康必要的先决条件。同时，大量研究证明维生素 D 对非骨骼疾病（包括心血管疾病、糖尿病、癌症、感染和自身免疫性疾病）具有潜在预防作用。

　　2. 权威学术机构的观点　2010 年美国临床内分泌学家协会的临床实践医学指南认为，儿童和成年人预防骨质疏松症，重要的是要确保其维生素 D 的充足。大多数"健康"成年人血清 25（OH）D 低于所期望的值。大多数天然食物不含有维生素 D。主要含有维生素 D 的食物：鱼油（包括鳕鱼肝油）、强化的牛奶、谷物和面包。没有涂防晒剂的皮肤在阳光下能够产生维生素 D，但是在北部或南部的冬天是不能产生维生素 D。美国国家科学院推荐：51~70 岁正常成年人每天需要维生素 D 400 U 和 70 岁以上的正常成年人需要 600 U。现在许多专家认为这些推荐摄入量太低。美国国家骨质疏松症基金会推荐：50 岁或以上的成年人每天需要维生素 D 800~1 000 U，但许多专家推荐更多：每天 1 000~2 000 U（维生素 D 的"安全上限"是每天 4 000 U）。居家行动受限的

个人、肠道吸收不良的患者或正在接受长期抗惊厥药或糖皮质激素治疗的患者，尤其存在维生素 D 缺乏风险的患者，需要相当多的维生素 D 补充才能达到所需的水平。25（OH）D 水平低于 30 ng/ml 的患者补充维生素 D 能改善钙吸收分数，但是 25（OH）D 水平高于 30 ng/ml 的患者补充维生素 D 不能改善钙吸收分数。一项绝经后妇女研究的荟萃分析发现，每天补充维生素 D 剂量 700～800 U 以上的绝经后妇女髋骨骨折和非椎骨骨折明显减少。

美国国家骨质疏松症基金会（NOF）的膳食维生素 D 推荐摄入量比美国医学科学院（IOM）高，IOM 的膳食维生素 D 推荐摄入量为 600 U/d（直到 70 岁）和 800 U/d（70 岁以上）。2014 年的美国 NOF 的临床医生指南指出，适当提高维生素 D 摄入量：800～1 000 U/d（50 岁以上中老年人），如果需要应该服用维生素 D 补充剂。

2010 年加拿大骨质疏松症诊断和治疗的临床实践指南指出，维生素 D 缺乏风险低的健康成年人每日常规补充维生素 D_3 400～1 000 U；维生素 D 缺乏中度风险的 50 岁以上成年人每日补充维生素 D_3 800～1 000 U。为了达到最佳的维生素 D 状态，可能需要每日补充维生素 D_3 1 000 U 以上。每日补充维生素 D_3 剂量高达 2 000 U 是安全的，不需要监测。

2011 年日本骨质疏松学会、日本骨矿物研究学会和日本骨质疏松基金会的预防和治疗骨质疏松症的指南推荐，每天维生素 D 摄入量为 400～800 U。

2015 年韩国骨矿物研究学会的补充钙和维生素 D 指南提出：众所周知韩国人维生素 D 缺乏。建议维生素 D 摄入量每天超过 800 U，这似乎可以降低骨折的风险。

2017 年中华医学会骨质疏松和骨矿盐疾病分会的原发性骨质疏松症诊疗指南（2017）建议：成人推荐维生素 D 摄入量为 400 U/d，65 岁以上老年人为 600 U/d；维生素 D 用于骨质疏松症防治时，剂量可为 800～1 200 U/d。维生素 D 可耐受最高摄入量为 2 000 U/d。补充元素钙 500～600 mg/d。2013 年中国居民膳食指南维生素 D 每天可耐受最高摄入量（UL 值）为 2 000 U（11 岁以上）。

六、同时补充钙和维生素 D 防治骨质疏松症

2010 年美国临床内分泌学家协会的临床实践医学指南指出，"骨健康"的生活方式（足够的膳食钙和维生素 D、运动、避免烟草等）对每个人都很重要，包括婴儿、儿童、青少年、年轻的成人和骨质疏松症患者。其目标为：①骨骼成熟期优化骨骼发育和最大化峰值骨量；②预防年龄相关性骨质流失和继发性骨质流失的原因；③保持骨架的结构完整性；④预防骨折。

2010 年美国临床内分泌学家协会的临床实践医学指南认为，老年人钙的需求量增加，因此，老年人特别容易钙缺乏，其导致钙缺乏的因素包括肠吸收钙和维生素 D 都减少和肾功能不全导致维生素 D 激活降低 . 患有胃肠道吸收不良的患者，那些正在服用大剂量糖皮质激素的患者，那些胃酸产生减少的患者（例如有胃旁路术史、伴有恶性贫血或使用质子泵抑制剂），那些接受抗癫痫药物的患者，甚至那些无症状的腹腔疾病患者，都特别容易发生钙和维生素 D 缺乏。那些需要药物治疗的候选患者应考虑

实验室检查来评估钙和维生素 D 是否充足。研究已被证明服用钙补充剂能够轻微增加 BMD，但没有科学证据支持单独服用钙补充剂（而不同时补充维生素 D）能够减少骨折风险。单独服用钙补充剂降低骨折风险的证据缺乏可能部分归因于研究设计和患者依从性问题。

2014 年波兰骨质疏松症的诊断和处理指南指出，2012 年中欧国家、2011 年美国和 2012 年欧洲的维生素 D 补充的专家共识明确推荐，需要同时补充钙和维生素 D（血清 25 ［OH］D 水平＞30 ng/ml）作为预防和药物治疗骨质疏松症必不可少的标准。

2014 年美国国家骨质疏松症基金会的临床医生指南认为，所有骨质疏松症患者每日摄入充足的钙和维生素 D 是一种安全和廉价的防治方法，有助于降低骨折风险。对照的临床试验已经证明，同时补充钙和维生素 D 可以降低骨折的风险。骨质疏松症常见的并发症骨折，给老年人带来巨大的医疗负担和个人痛苦，并对国家造成重大的经济损失。

2016 年美国国家骨质疏松基金会从 PubMed 检索 2011 年 7 月 1 日至 2015 年 7 月 31 日期间的补充钙和维生素 D 与预防骨折的随机对照研究，符合纳入标准的 8 项研究 30 970 例参与者中，有髋部骨折 195 例和所有骨折 2231 例。Meta 分析结果显示：补充钙和维生素 D 能够显著降低总的骨折风险 15%，其总体相对风险评估［SRRE］为 0.85（95%CI 0.73～0.98）和显著降低髋骨骨折风险 30%，其 SRRE 为 0.70（95%CI 0.56～0.87）。结论：本项 RCT 的荟萃分析支持社区和养老院的中老年人服用钙加维生素 D 补充剂作为 降低骨折风险的干预措施。

2014 年 Hiligsmann 等对老年骨质疏松症患者（女性和男性）补充钙和维生素 D 与未补充治疗所获得的每个质量调整生命年（QALY）的成本效益进行比较。结果：补充钙和维生素 D 组的成本小于无补充组治疗骨质疏松性骨折的成本。结论：本研究提示 60 岁以上的骨质疏松症患者（女性和男性）补充维生素 D 和钙成本效益好。从经济角度来看，年龄超过 60 岁的人群（包括正在采取其他骨质疏松症治疗的患者）都应该服用钙和维生素 D 补充剂。

2010 年美国临床内分泌学家协会的临床实践医学指南关注的妇女健康倡议（WHI）研究显示，每天补充钙 1 000 mg 和维生素 D 400 U 组的患者髋骨 BMD 有小但显著的增加（1%）。除了维生素 D 的骨骼效应以外，研究也显示补充维生素 D 能改善肌肉力量、人体平衡能力和降低跌倒风险，还能改善存活率。

2013 年英国国家骨质疏松指南组（NOGG）更新的骨质疏松症的诊断和治疗指南指出，50 岁以上的绝经后妇女和男性应该纠正钙和维生素 D 缺乏。目前已经广泛向居家不出或生活在住宅区或养老院的老年人推荐补充钙和维生素 D，因为他们常见维生素 D 缺乏和膳食钙摄入量低。经常提倡补充钙和维生素 D 作为其他治疗骨质疏松症的辅助措施。有研究提示，钙补充可能潜在与不良心血管结果相关，绝经后妇女的骨质疏松症患者治疗骨质疏松症的主要药物是双膦酸盐、狄诺塞麦、雷奈酸锶、雷洛昔芬和甲状旁腺激素肽。所有这些药物治疗已经显示，当患者服用钙和维生素 D 补充剂时，都能够降低椎骨骨折的风险，有些也能够降低非椎骨骨折的风险，在某些情况下特别降低髋骨骨折的风险。

2015 年韩国骨矿物研究学会考虑到 50 岁以上的韩国男性和绝经后妇女补充钙和维

生素 D 防治骨质疏松症的重要性，研究表明，同时补充维生素 D 与钙可以降低骨折和跌倒的风险，但单独补充维生素 D 可能无效；荟萃分析结果显示，50 岁或以上人群补充 1 200 mg 钙和 800 U 维生素 D 的最小推荐剂量防治骨质疏松症的效果最佳。

七、补充钙和维生素 D 防治继发性骨质疏松症

继发性骨质疏松症是由于疾病、药物、器官移植等原因所致的骨量减少、骨微结构破坏、骨脆性增加和易于骨折的代谢性骨病。

2013 年英国国家骨质疏松指南组（NOGG）更新的骨质疏松症的诊断和治疗指南指出，继发性骨质疏松症的原因：类风湿关节炎、男性和女性未治疗性腺功能减退、长时间不动、器官移植、1 型糖尿病、甲状腺功能亢进、胃肠道疾病、慢性肝病、慢性阻塞性肺疾病，特别是糖皮质激素治疗（任何剂量、口服 3 个月以上）。

2006 年中华医学会骨质疏松和骨矿盐疾病分会的《继发性骨质疏松症诊疗指南（讨论稿）》指出，继发性骨质疏松症的基础治疗之一是适当补充钙和维生素 D 制剂。大部分继发性骨质疏松症（例如糖皮质激素性骨质疏松症、制动性骨质疏松症、长期肠外营养支持性骨质疏松症、糖尿病性骨质疏松症、器官移植后骨质疏松症等）除了原发疾病的治疗以外，可以参考上述原发性骨质疏松症诊疗指南补充钙和维生素 D 制剂，但是，对于少数特殊疾病需要特别注意：血液透析性骨质疏松症避免使用含铝透析液和低磷低钙透析液；如果患者伴有高钙血症（如肿瘤或甲状旁腺功能亢进症者）应该禁忌使用钙剂及维生素 D 制剂；如患者伴有肾结石及高尿钙，则应慎用钙剂及维生素 D 制剂。

2012 年巴西风湿性疾病学会与巴西医学会和巴西风湿内科医师学会制定的预防和治疗糖皮质激素性骨质疏松症指南推荐，糖皮质激素性骨质疏松症患者同时补充钙和维生素 D 有益于预防骨量丢失。绝经前妇女服用碳酸钙制剂（钙 500 mg/d）维持正在糖皮质激素治疗的妇女腰椎 BMD。补充钙和维生素 D 被认为是低毒性和低成本治疗 GIO 的第一步。补充钙和维生素 D 能显著改善 33% 正在糖皮质激素治疗的患者腰椎和桡骨 BMD；与安慰剂组减少骨量比较，类风湿关节炎患者和长期服用糖皮质激素的患者组补充碳酸钙（1 000 mg/d）和维生素 D（500 U/d）能够增加骨量。

八、钙和维生素 D 补充剂

2010 年美国临床内分泌学家协会的临床实践医学指南认为，膳食钙摄入量不足的患者应该改变他们的饮食或服用钙补充剂。钙补充剂中碳酸钙补充剂通常是最便宜，并且需要服用的片剂数最少。然而，碳酸钙可能引起胃肠道（GI）不适（便秘和腹胀），在胃酸分泌缺乏的患者，必须进食后立即服用才能充分吸收。柠檬酸钙补充剂价格通常比碳酸钙补充剂贵，并需要服用更多的片剂才能达到所需的剂量，然而，柠檬酸钙的吸收不依赖胃酸，并且很少可能引起胃肠道不适。

2010 年美国临床内分泌学家协会的临床实践医学指南指出，每日补充维生素 D_2 和 D_3 似乎同样有效，但是考虑到间歇补充剂量（每周 1 次或每月 1 次），维生素 D_3 似乎比维生

素 D_2 更有效约 3 倍。

2014 年英国国家骨质疏松学会（NOS）公布了 2013 年维生素 D 和骨健康：实用临床患者管理指南强调，口服维生素 D_3 是治疗维生素 D 缺乏的首选方法。治疗采用口服维生素 D_3 而不是口服维生素 D_2 是基于补充后达到的血清 25（OH）D 水平证据的荟萃分析。

综上所述，近几年来中国、美国、加拿大、英国、波兰、日本、韩国等的补充钙和维生素 D 防治骨质疏松症的临床指南介绍骨质疏松症的发病机制和病理生理学进展，分析补充钙和维生素 D 的健康骨骼争议，推荐正确选择钙和维生素 D 补充剂量和类型。2017 年中国的成人推荐维生素 D 摄入量为 400 U/d（10 μg/d），65 岁以上老年人为 600 U/d（15 μg/d）；维生素 D 用于骨质疏松症防治时，剂量可为 800~1 200 U/d（20~30 μg/d）。维生素 D 可耐受最高摄入量为 2 000 U/d。补充元素钙为 500~600 mg/d。

参考文献

[1]　Weaver CM, Alexander DD, Boushey CJ, et al. Calcium plus vitamin D supplementation and risk of fractures: an updated meta-analysis from the National Osteoporosis Foundation. Osteoporos Int, 2016, 27 (1): 367-376.

[2]　Kopecky SL, Bauer DC, Gulati M, et al. Lack of Evidence Linking Calcium With or Without Vitamin D Supplementation to Cardiovascular Disease in Generally Healthy Adults: A Clinical Guideline From the National Osteoporosis Foundation and the American Society for Preventive Cardiology. Ann Intern Med, 2016, 165 (12): 867-868.

[3]　中华医学会骨质疏松和骨矿盐疾病分会. 原发性骨质疏松症诊疗指南（2017）. 中华骨质疏松和骨矿盐疾病杂志，2017，10（5）：413-443.

[4]　National Osteoporosis Foundation. Clinician's Guide to Prevention and Treatment of Osteoporosis. Washington DC: National Osteoporosis Foundation, 2014.

[5]　Watts NB, Bilezikian JP, Camacho PM, et al. American Association of Clinical Endocrinologists Medical Guidelines for Clinical Practice for the diagnosis and treatment of postmenopausal osteoporosis. Endocr Pract, 2010, 16 (Suppl 3): 1-37.

[6]　Papaioannou A, Morin S, Cheung AM, et al. 2010 clinical practice guidelines for the diagnosis and management of osteoporosis in Canada: summary. CMAJ, 2010, 182 (17): 1864-1873.

[7]　Compston J1, Bowring C, Cooper A, et al. Diagnosis and management of osteoporosis in postmenopausal women and older men in the UK: National Osteoporosis Guideline Group (NOGG) update 2013. Maturitas, 2013, 75 (4): 392-396.

[8]　Głuszko P, Lorenc RS, Karczmarewicz E, et al. Polish guidelines for the diagnosis and management of osteoporosis: a review. Pol Arch Med Wewn, 2014, 124 (5): 255-263.

[9]　Orimo H, Nakamura T, Hosoi T, et al. Japanese 2011 guidelines for prevention and treatment of osteoporosis—executive summary. Arch Osteoporos, 2012, 7: 3-20.

[10]　Kim KM, Choi HS, Choi MJ, et al. Calcium and Vitamin D Supplementations: 2015 Position Statement of the Korean Society for Bone and Mineral Research. J Bone Metab, 2015, 22 (4): 143-149.

[11]　张智海，张智若，刘忠厚，等. 中国大陆地区以— 2.0SD 为诊断标准的骨质疏松症发病率回顾性研究. 中国骨质疏松杂志，2016，22（1）：1-8.

［12］ Zhang Zhihai, Zhang Zhiruo, Liu Zhonghou, et al. A retrospective study of osteoporosis prevalence in mainland China using -2.0 SD as diagnosis Criteria. Chin J Osteoporos, 2016, 22 (1): 1-8.

［13］ Svedbom A, Hernlund E, Ivergard M, et al. Osteoporosis in the European Union: a compendium of country-specific reports. Arch Osteoporos, 2013, 8: 137.

［14］ Lin YC, Lyle RM, Weaver CM, et al. Peak spine and femoral neck bone mass in young women. Bone, 2003, 32 (5): 546-553.

［15］ Matkovic V, Jelic T, Wardlaw GM, et al. Timing of peak bone mass in Caucasian females and its implication for the prevention of osteoporosis: inference from a cross-sectional model. J Clin Invest, 1994, 93 (2): 799-808.

［16］ Brown LB, Streeten EA, Shapiro JR, et al. Genetic and environmental influences on bone mineral density in pre- and post-menopausal women. Osteoporos Int, 2005, 16 (12): 1849-1856.

［17］ Recker RR, Deng HW. Role of genetics in osteoporosis. Endocrine, 2002, 17 (1): 55-66.

［18］ Williams F. Genetic regulation of bone mass and susceptibility to osteoporosis. J Musculoskel Neuron Interact, 2006, 6 (1): 27-35.

［19］ Richards JB, Kavvoura FK, Rivadeneira F, et al. (Genetic Factors for Osteoporosis Consortium). Collaborative meta-analysis: associations of 150 candidate genes with osteoporosis and osteoporotic fracture. Ann Intern Med, 2009, 151 (8): 528-537.

［20］ Vega D, Maalouf NM, Sakhaee K. The role of receptor activator of nuclear factor-kappaB (RANK)/ RANK ligand/osteoprotegerin: clinical implications. J Clin Endocrinol Metab, 2007, 92 (12): 4514-4521.

［21］ Seeman E, Delmas PD. Bone quality—the material and structural basis of bone strength and fragility. N Engl J Med, 2006, 354 (21): 2250-2261.

［22］ Mackey DC, Lui LY, Cawthon PM, et al. (Study of Osteoporotic Fractures［SOF］ and Osteoporotic Fractures in Men Study [MrOS] Research Groups). High-trauma fractures and low bone mineral density in older women and men. JAMA, 2007, 298 (20): 2381-2388.

［23］ Krall EA, Dawson-Hughes B. Heritable and life-style determinants of bone mineral density. J Bone Miner Res, 1993, 8 (1): 1-9.

［24］ Chevalley T, Rizzoli R, Nydegger V, et al. Effects of calcium supplements on femoral bone mineral density and vertebral fracture rate in vitamin-D-replete elderly patients. Osteoporos Int, 1994, 4 (5): 245-252.

［25］ Varenna M, Binelli L, Casari S, et al. Effects of dietary calcium intake on body weight and prevalence of osteoporosis in early postmenopausal women. Am J Clin Nutr, 2007, 86 (3): 639-644.

［26］ Prentice RL, Pettinger MB, Jackson RD, et al. Health risks and benefits from calcium and vitamin D supplementation: Women's Health Initiative clinical trial and cohort study. Osteoporos Int, 2013, 24 (2): 567-580.

［27］ Reid IR, Bolland MJ. Calcium supplements: bad for the heart? Heart, 2012, 98 (12): 895-896.

［28］ Bolland MJ, Grey A, Avenell A, et al. Calcium supplements with or without vitamin D and risk of cardiovascular events: reanalysis of the Women's Health Initiative limited access dataset and meta-analysis. BMJ, 2011, 342 : d2040.

［29］ Moyer VA, U.S. Preventive Services Task Force. Vitamin D and calcium supplementation to prevent fractures in adults: U.S. Preventive Services Task Force recommendation statement. Ann Intern Med, 2013, 158 (9): 691-696.

［30］ Hong H, Kim EK, Lee JS. Effects of calcium intake, milk and dairy product intake, and blood vitamin

D level on osteoporosis risk in Korean adults: analysis of the 2008 and 2009 Korea National Health and Nutrition Examination Survey. Nutr Res Pract, 2013, 7 (5): 409-417.

[31] Shin CS, Choi HJ, Kim MJ, et al. Prevalence and risk factors of osteoporosis in Korea: a community-based cohort study with lumbar spine and hip bone mineral density. Bone, 2010, 47 (2): 378-387.

[32] Joo NS, Dawson-Hughes B, Kim YS, et al. Impact of calcium and vitamin D insufficiencies on serum parathyroid hormone and bone mineral density: analysis of the fourth and fifth Korea National Health and Nutrition Examination Survey (KNHANES IV-3, 2009 and KNHANES V-1, 2010). J Bone Miner Res, 2013, 28 (4): 764-770.

[33] Kim KM, Choi SH, Lim S, et al. Interactions between dietary calcium intake and bone mineral density or bone geometry in a low calcium intake population (KNHANES IV 2008-2010). J Clin Endocrinol Metab, 2014, 99 (7): 2409-2417.

[34] Lau EM, Woo J, Lam V, et al. Milk supplementation of the diet of postmenopausal Chinese women on a low calcium intake retards bone loss. J Bone Miner Res, 2001, 16 (9): 1704-1709.

[35] Nakamura K, Saito T, Kobayashi R, et al. Effect of low-dose calcium supplements on bone loss in perimenopausal and postmenopausal Asian women: a randomized controlled trial. J Bone Miner Res, 2012, 27 (11): 2264-2270.

[36] 程义勇.《中国居民膳食营养素参考摄入量》2013 修订版简介. 营养学报, 2014, 36 (4): 313-316.

[37] Michaëlsson K, Melhus H, Warensjö Lemming E, et al. Long term calcium intake and rates of all cause and cardiovascular mortality: community based prospective longitudinal cohort study. BMJ, 2013, 346: f228.

[38] Bolland MJ, Avenell A, Baron JA, et al. Effect of calcium supplements on risk of myocardial infarction and cardiovascular events: meta-analysis. BMJ, 2010, 341: c3691.

[39] Bolland MJ, Barber PA, Doughty RN, et al. Vascular events in healthy older women receiving calcium supplementation: randomised controlled trial. BMJ, 2008, 336 (7638): 262-266.

[40] Wang X, Chen H, Ouyang Y, et al. Dietary calcium intake and mortality risk from cardiovascular disease and all causes: a meta-analysis of prospective cohort studies. BMC Med, 2014, 12: 158.

[41] Xiao Q, Murphy RA, Houston DK, et al. Dietary and supplemental calcium intake and cardiovascular disease mortality: the National Institutes of Health-AARP diet and health study. JAMA Intern Med, 2013, 173 (8): 639-646.

[42] Jackson RD, LaCroix AZ, Gass M, et al. Calcium plus vitamin D supplementation and the risk of fractures. N Engl J Med, 2006, 354 (7): 669-683.

[43] Hsia J, Heiss G, Ren H, et al. Calcium/vitamin D supplementation and cardiovascular events. Circulation, 2007, 115 (7): 846-854.

[44] Bostick RM, Kushi LH, Wu Y, et al. Relation of calcium, vitamin D, and dairy food intake to ischemic heart disease mortality among postmenopausal women. Am J Epidemoil, 1999, 149 (2): 151-161.

[45] Abrahamsen B, Sahota O. Do calcium plus vitamin D supplements increase cardiovascular risk? BMJ, 2011, 342: d2080.

[46] Li K, Kaaks R, Linseisen J, et al. Associations of dietary calcium intake and calcium supplementation with myocardial infarction and stroke risk and overall cardiovascular mortality in the Heidelberg cohort of the European Prospective Investigation into Cancer and Nutrition study (EPIC-Heidelberg). Heart, 2012, 98 (12): 920-925.

[47] Umesawa M, Iso H, Ishihara J, et al. Dietary calcium intake and risks of stroke, its subtypes, and

coronary heart disease in Japanese: the JPHC Study Cohort I. Stroke, 2008, 39 (9): 2449-2456.

［48］ Shin CS, Kim KM. The risks and benefits of calcium supplementation. Endocrinol Metab (Seoul), 2015, 30 (1): 27-34.

［49］ 中华人民共和国卫生部，中华人民共和国科学技术部，中华人民共和国国家统计局. 中国居民营养与健康现状. http://www.nhfpc.gov.cn/zhuzhan/zcjd/201304/948d20078f02441aa087050f5aade76c.shtml.

［50］ Bikle DD. Vitamin D and bone. Curr Osteoporos Rep, 2012, 10 (2): 151-159.

［51］ Forman JP, Giovannucci E, Holmes MD, et al. Plasma 25-hydroxyvitamin D levels and risk of incident hypertension. Hypertension, 2007, 49 (5): 1063-1069.

［52］ Giovannucci E, Liu Y, Hollis BW, et al. 25-hydroxyvitamin D and risk of myocardial infarction in men: a prospective study. Arch Intern Med, 2008, 168 (11): 1174-1180.

［53］ Mattila C, Knekt P, Männistö S, et al. Serum 25-hydroxyvitamin D concentration and subsequent risk of type 2 diabetes. Diabetes Care, 2007, 30 (10): 2569-2570.

［54］ Choi HS, Kim KA, Lim CY, et al. Low serum vitamin D is associated with high risk of diabetes in Korean adults. J Nutr, 2011, 141 (8): 1524-1528.

［55］ Giovannucci E, Liu Y, Rimm EB, et al. Prospective study of predictors of vitamin D status and cancer incidence and mortality in men. J Natl Cancer Inst, 2006, 98 (7): 451-459.

［56］ Laaksi I, Ruohola JP, Tuohimaa P, et al. An association of serum vitamin D concentrations <40 nmol/L with acute respiratory tract infection in young Finnish men. Am J Clin Nutr, 2007, 86 (3): 714-717.

［57］ Kamen D, Aranow C. Vitamin D in systemic lupus erythematosus. Curr Opin Rheumatol, 2008, 20 (5): 532-537.

［58］ Holick MF, Siris ES, Binkley N, et al. Prevalence of vitamin D inadequacy among postmenopausal North American women receiving osteoporosis therapy. J Clin Endocrinol Metab, 2005, 90 (6): 3215-3224.

［59］ Dawson-Hughes B, Heaney RP, Holick MF, et al. Estimates of optimal vitamin D status. Osteoporos Int, 2005, 16 (7): 713-716.

［60］ Bischoff-Ferrari HA, Willett WC, Wong JB, et al. Fracture prevention with vitamin D supplementation: a meta-analysis of randomized controlled trials. JAMA, 2005, 293 (18): 2257- 2264.

［61］ Porthouse J, Cockayne S, King C, et al. Randomised controlled trial of calcium and supplementation with cholecalciferol (vitamin D3) for prevention of fractures in primary care. BMJ, 2005, 330 (7498): 1003.

［62］ Shea B, Wells G, Cranney A, et al. Meta-analyses of therapies for postmenopausal osteoporosis, VII: meta-analysis of calcium supplementation for the prevention of postmenopausal osteoporosis. Endocr Rev, 2002, 23 (4): 552-559.

［63］ Grant AM, Avenell A, Campbell MK, et al. Oral vitamin D3 and calcium for secondary prevention of low-trauma fractures in elderly people (Randomised Evaluation of Calcium OR vitamin D, RECORD): a randomised placebo-controlled trial. Lancet, 2005, 365 (9471): 1621-1628.

［64］ Płudowski P, Karczmarewicz E, Central Europe Expert Group. Practical guidelines for the supplementation of vitamin D and treatment of deficits in Central Europe - recommended vitamin D intake in the general population and groups at risk of vitamin D deficiency. Endokrynol Pol, 2013, 64 (3): 239-246.

［65］ Holick MF, Binkley NC, Bishoff-Ferrari HA, et al. Evaluation, treatment and prevention of vitamin D deficiency: an endocrine society clinical practice guideline. J Clin Endocrinol Metab, 2011, 96 (7): 1911-

1930.

[66] Takacs I, Benko I, Toldy E, et al. Hungarian consensus regarding the role of vitamin D in the prevention and treatment of diseases. Orv Hetil, 2012, 153 Suppl: 5-26.

[67] Larsen ER, Mosekilde L, Foldspang A. Vitamin D and calcium supplementation prevents osteoporotic fractures in elderly community dwelling residents: a pragmatic population-based 3-year intervention study. J Bone Miner Res, 2004, 19 (3): 370-378.

[68] Weaver CM, Alexander DD, Boushey CJ, et al. Calcium plus vitamin D supplementation and risk of fractures: an updated meta-analysis from the National Osteoporosis Foundation. Osteoporos Int, 2016, 27 (1): 367-376.

[69] Hiligsmann M, Sedrine WB, Bruye`re O, et al. Cost-effectiveness of vitamin D and calcium supplementation in the treatment of elderly women and men with osteoporosis. European Journal of Public Health, 2014, 25 (1): 20-25.

[70] Bischoff-Ferrari HA, Dawson-Hughes B, Willett WC, et al. Effect of vitamin D on falls: a meta-analysis. JAMA, 2004, 291 (16): 1999-2006.

[71] Bischoff-Ferrari HA, Conzelmann M, Stähelin HB, et al. Is fall prevention by vitamin D mediated by a change in postural or dynamic balance? Osteoporos Int, 2006, 17 (5): 656-663.

[72] Pfeifer M, Begerow B, Minne HW, et al. Effects of a short-term vitamin D and calcium supplementation on body sway and secondary hyperparathyroidism in elderly women. J Bone Miner Res, 2000, 15 (6): 1113-1118.

[73] Autier P, Gandini S. Vitamin D supplementation and total mortality: a meta-analysis of randomized controlled trials. Arch Intern Med, 2007, 167 (16): 1730-1737.

[74] Ensrud KE, Taylor BC, Paudel ML, et al. Serum 25-hydroxyvitamin D levels and rate of hip bone loss in older men. J Clin Endocrinol Metab, 2009, 94 (8): 2773-2780.

[75] Bischoff-Ferrari HA, Shao A, Dawson-Hughes B, et al. Benefit-risk assessment of vitamin D supplementation. Osteoporos Int, 2010, 21 (7): 1121-1132.

[76] Tang BM, Eslick GD, Nowson C, et al. Use of calcium or calcium in combination with vitamin D supplementation to prevent fractures and bone loss in people aged 50 years and older: a meta-analysis. Lancet, 2007, 370 (9588): 657-666.

[77] 中华医学会骨质疏松和骨矿盐疾病分会. 继发性骨质疏松症诊疗指南（讨论稿）. 中华全科医师杂志，2006，5（8）：459-460.

[78] Physical Medicine and Rehabilitation. Guidelines for the prevention and treatment of glucocorticoid-induced osteoporosis. Rev Bras Reumatol, 2012, 52 (4): 580-593.

[79] Armas LA, Hollis BW, Heaney RP. Vitamin D2 is much less effective than vitamin D3 in humans. J Clin Endocrinol Metab, 2004, 89 (11): 5387-5391.

[80] Aspray TJ, Bowring C, Fraser W, et al. National Osteoporosis Society Vitamin D Guideline Summary. Age and Ageing, 2014, 43 (5): 592-595.

[81] Tripkovic L, Lambert H, Hart K, et al. Comparison of vitamin D2 and vitamin D3 supplementation in raising serum 25-hydroxyvitamin D status: a systematic review and metaanalysis. Am J Clin Nutr, 2012, 95 (6): 1357-1364.

第11章 营养性佝偻病预防和管理建议的全球共识

美国内分泌学会组织全球 11 个国际科学组织来自 17 个国家（包括中国）的 33 位儿科内分泌学、儿科学、营养学、流行病学、公众健康学和健康经济学方面的专家，分为五个工作小组评估营养性佝偻病的特定问题的医学证据，达成循证医学的全球共识。在 2016 年美国《临床内分泌和代谢杂志》发表了"营养性佝偻病预防和管理建议的全球共识"。由于这项"营养性佝偻病预防和管理建议的全球共识"提出一些新概念和新的预防和治疗原则，我们全文翻译后摘录相关部分，和同道们共享。

一、佝偻病的定义

2007 年 9 月《中华儿科杂志》编辑委员会联合中华医学会儿科学分会儿童保健学组、全国佝偻病防治科研协作组召开了"维生素 D 缺乏性佝偻病防治建议专家讨论会"。从 2008 年发表的"讨论会纪要"可以看到，中华医学会儿科学分会始终将"营养性佝偻病（nutritional rickets，NR）"定义为"维生素 D 缺乏性佝偻病"；2012 年中华中医药学会儿科分会发表的"维生素 D 缺乏性佝偻病中医诊疗指南"的"营养性佝偻病"定义为"由于儿童体内维生素 D 不足，致使钙磷代谢失常的一种慢性营养性疾病"。但是，2016 年的"营养性佝偻病预防和管理建议的全球共识"不再使用"维生素 D 缺乏性佝偻病"，而采用"营养性佝偻病"，并且提出了新的定义："营养性佝偻病是儿童维生素 D 缺乏和（或）低钙引起的软骨细胞分化不良，以及生长板和类骨质矿化不良的疾病"。营养性佝偻病不包含遗传性维生素 D 代谢异常性佝偻病（包括 1-α- 羟化酶缺陷和维生素 D 受体缺乏，或先天性或获得性低血磷性佝偻病）。

2016 年的"全球共识"提供的医学证据：①骨骼矿化需要铁、钙和磷等主要矿物质的充足供应，而维生素 D 可增加这些矿物质经肠道的吸收。由于维生素 D 缺乏或膳食钙摄入量不足而导致血清钙浓度下降，则甲状腺激素（PTH）会刺激破骨细胞的骨吸收，将贮备在骨骼里的矿物质释放到血流中，从而保持正常血钙水平。如果 PTH 水平升高引起血清磷酸盐水平降低，则会发生骨骼疾病（佝偻病和软骨病），这就是肾保存磷酸盐功能被破坏的结果。②营养性佝偻病是儿童生长板软骨细胞凋亡和基质矿化缺陷性疾病。软骨病是骨形成过程中基质矿化异常，尽管这些病理表现常见于佝偻病患儿，但也常用它描述骨骼生长完成之后的骨质矿化缺陷。脂肪吸收不良、肝疾病、肾功能不全和需要全静脉营养的疾病患儿也可能发生营养性佝偻病。

二、营养性佝偻病和软骨病的预防

1. 补充维生素 D　2016 年的"全球共识"建议，根据血清总 25（OH）D 水平将维生素 D 营养状态分为：充足，＞50 nmol/L；不足，30～50 nmol/L；缺乏，＜30 nmol/L。并且将维生素 D 中毒定义为高钙血症和血清 25（OH）D＞250 nmol/L，以及伴有高钙尿症和 PTH 抑制。

推荐补充剂量：0～12 个月的婴儿，400 U/d（10 μg/d）；12 个月以后的婴儿、儿童和成人，至少 600 U/d（15 μg/d）。

2. 补充钙　推荐补充剂量：0～6 个月的婴儿，200 mg/d。6～12 个月的婴儿，260 mg/d。12 周岁以上的儿童钙营养状态分为：充足，饮食中钙摄入量＞500 mg/d；不足，300～500 mg/d；缺乏，＜300 mg/d。12 周岁以上的儿童需要达到钙营养充足状态。

3. 2016 年的"全球共识"提供的医学证据　我国的维生素 D 营养状态分类标准与美国 IOM 一致。研究表明，维生素 D 缺乏［血清 25（OH）D 水平＜30 nmol/L］时，营养性佝偻病的发生率增加。保持血清 25（OH）D 水平＞50 nmol/L 对健康有潜在意义。应该注意的是，目前也有 25（OH）D 浓度＞30 nmol/L 的儿童罹患营养性佝偻病和 25（OH）D 浓度极低时未患营养性佝偻病的报道，但后者很可能在后期发病，即所谓的慢性缺乏。绝大多数维生素 D 缺乏的患儿均无任何症状，这充分表明在维持血清钙浓度和骨骼完整时，血清 25（OH）D 水平与饮食钙摄入量存在相互影响。饮食中钙摄入量＜300 mg/d 会增加佝偻病风险，而且与血清中 25（OH）D 水平无关。经影像学确诊佝偻病的患儿，骨折风险会增加，但是单纯维生素 D 缺乏的患者骨折风险不会增加。

三、营养性佝偻病和软骨病的治疗

1. 补充维生素 D　2016 年的"全球共识"推荐，维生素 D 补充剂量：2 000 U/d（50 μg/d），至少治疗 3 个月。

2. 补充钙　推荐补充剂量：无论年龄或体重，均应以饮食摄入或膳食补充剂的形式，口服元素钙 500 mg/d，与维生素 D 同时服用。

3. 2016 年的"全球共识"提供的医学证据　大多数研究表明治疗维生素 D 缺乏症的常用剂量十分安全，而高钙血症和（或）高钙尿症仅见于少量患者，通常发生在维生素 D 300 000～600 000 U。一项对 17 例营养性佝偻病患儿进行的小规模研究显示，剂量为 1 700 U～4 000 U 的维生素 D_2 能在 1 周内迅速升高 25（OH）D 浓度，血钙、磷和 ALP 水平在第 10 周时恢复正常。另一项对 19 例 2～36 个月营养性佝偻病儿童开展的研究表明，每天口服维生素 D_3 5 000～10 000 U 和元素钙 500～1 000 mg，能够在 3 周内使 PTH、血钙和血磷恢复正常，但 ALP 水平仍保持升高。

很多研究推荐和证实：钙剂和维生素 D 非常适合同时补充。一项对 123 例因缺钙导致营养性佝偻病的尼日利亚患儿研究表明，与单独服用维生素 D 的患儿相比，联合服用维生素 D 和钙剂，或单独服用钙剂的患儿的研究终点 ALP 水平＜350 U/L 和影像学佝偻病征象接近痊愈的比例更多，分别为 58% 和 61%，而单独服用维生素 D 的患儿仅为 19%。同样，67 例因缺钙和缺乏维生素 D 导致营养性佝偻病的印度患儿，治疗 12 周时痊愈比例：联合补充钙和维生素 D 为 50%，而单独补充维生素 D 为 15.7%，单独补充钙剂为 11.7%。

有研究表明，营养性佝偻病的儿童和青少年膳食通常含有钙和维生素 D 的量不大，因此联合补充钙和维生素 D 治疗是十分合理的。

四、结论

营养性佝偻病和软骨病是全球婴儿、儿童和青少年面临的可预防的公共健康问题。营养性佝偻病的后果十分严重，可能死于心肌病、难产、肌病、癫痫、肺炎、终身畸形和残疾，以及患者生长迟缓和疼痛等。我们解读 2016 年"营养性佝偻病预防和管理建议的全球共识"提出的一些新概念和新的预防和治疗原则，应用到我国防治营养性佝偻病的临床实践中去，以期能够更进一步为所有婴儿、妊娠女性和高危人群补钙和维生素 D，根除营养性佝偻病和软骨病作出贡献。

参考文献

［1］ Munns CF, Shaw N, Kiely M, et al. Global Consensus Recommendations on Prevention and Management of Nutritional Rickets. J Clin Endocrinol Metab, 2016, 101(2): 394-415.

［2］ 《中华儿科杂志》编辑委员会，中华医学会儿科学分会儿童保健学组，全国佝偻病防治科研协作组. 维生素 D 缺乏性佝偻病防治建议专家讨论会纪要. 中华儿科杂志，2008，46（3）：192-194.

［3］ 丁樱，任献青，韩改霞，等. 维生素 D 缺乏性佝偻病中医诊疗指南. 中医儿科杂志，2012，8（1）：1-3.

［4］ Thacher TD, Clarke BL. Vitamin D insufficiency. Mayo Clin Proc, 2011, 86(1): 50-60.

［5］ Tiosano D, Hochberg Z. Hypophosphatemia: the common denominator of all rickets. J Bone Miner Metab, 2009, 27(4): 392-401.

［6］ Ross AC, Manson JE, Abrams SA, et al. The 2011 report on dietary reference intakes for calcium and vitamin D from the Institute of Medicine: what clinicians need to know. J Clin Endocrinol Metab, 2011, 96(1): 53-58.

［7］ Ward LM, Gaboury I, Ladhani M, et al. Vitamin D-deficiency rickets among children in Canada. CMAJ, 2007, 177(2): 161-166.

［8］ Munns CF, Simm PJ, Rodda CP, et al. Incidence of vitamin D deficiency rickets among Australian children: an Australian Paediatric Surveillance Unit study. Med J Aust, 2012, 196(7): 466-468.

［9］ Dawodu A, Agarwal M, Sankarankutty M, et al. Higher prevalence of vitamin D deficiency in mothers of rachitic than nonrachitic children. J Pediatr, 2005, 147(1): 109-111.

［10］ Specker BL, Ho ML, Oestreich A, et al. Prospective study of vitamin D supplementation and rickets in China. J Pediatr, 1992, 120(5): 733-739.

[11]　Majid Molla A, Badawi MH, al-Yaish S, et al. Risk factors for nutritional rickets among children in Kuwait. Pediatr Int, 2000, 42(3): 280-284.

[12]　Molla AM, Al Badawi M, Hammoud MS, et al. Vitamin D status of mothers and their neonates in Kuwait. Pediatr Int, 2005, 47(6): 649-652.

[13]　Thacher TD, Fischer PR, Pettifor JM, et al. A comparison of calcium, vitamin D, or both for nutritional rickets in Nigerian children. N Engl J Med, 1999, 341(8): 563-568.

[14]　Balasubramanian K, Rajeswari J, Gulab, et al. Varying role of vitamin D deficiency in the etiology of rickets in young children vs. adolescents in northern India. J Trop Pediatr, 2003, 49(4): 201-206.

[15]　Aggarwal V, Seth A, Aneja S, et al. Role of calcium deficiency in development of nutritional rickets in Indian children: a case control study. J Clin Endocrinol Metab, 2012, 97(10): 3461-3466.

[16]　Cesur Y, Caksen H, Gündem A, et al. Comparison of low and high dose of vitamin D treatment in nutritional vitamin D deficiency rickets. J Pediatr Endocrinol Metab, 2003, 16(8): 1105-1109.

[17]　Markestad T, Halvorsen S, Halvorsen KS, et al. Plasma concentrations of vitamin metabolites before and during treatment of vitamin D deficiency rickets in children. Acta Paediatr Scand, 1984, 73: 225-231.

[18]　Kruse K. Pathophysiology of calcium metabolism in children with vitamin D-deficiency rickets. J Pediatr, 1995, 126: 736-741.

[19]　Kutluk G, Cetinkaya F, Basak M. Comparisons of oral calcium, high dose vitamin D and a combination of these in the treatment of nutritional rickets in children. J Trop Pediatr, 2002, 48(6): 351-353.

[20]　Oginni LM, Sharp CA, Badru OS, et al. Radiological and biochemical resolution of nutritional rickets with calcium. Arch Dis Child, 2003, 88(9): 812-817.

[21]　Thacher T, Glew RH, Isichei C, et al. Rickets in Nigerian children: response to calcium supplementation. J Trop Pediatr, 1999, 45(4): 202-207.

第12章　维生素 K_2 与骨质疏松和动脉钙化

　　近年来，维生素 K_2 的研究发展迅速，大量的流行病学研究、体外试验、动物实验和临床研究发现维生素 K_2 在体内具有许多重要的健康效应。补充维生素 K_2 能够防治骨质疏松症、动脉粥样硬化、癌症和糖尿病等，而且亚临床维生素 K_2 缺乏并不罕见。目前国外已经批准多种维生素 K_2 补充剂使用，现在国内开始批准维生素 K_2 补充剂、维生素 K_2＋维生素 D_3 补充剂和维生素 K_2＋维生素 E 补充剂。因此，我们介绍维生素 K_2 的基本概念、作用机制、骨骼和血管临床健康效应，供大家参考。

一、维生素 K_2 的基本概念

　　1. 维生素 K 的种类　"维生素 K"（甲萘氢醌）是具有 2- 甲基 -1, 4- 萘醌的共同化学结构的化合物家族的通用名称，是一种脂溶性维生素，维生素 K 天然存在于一些食物中，也可从膳食补充剂得到。这些化合物包括叶绿醌（维生素 K_1）和甲基萘醌系列（维生素 K_2）。甲基萘醌具有不饱和异戊二烯基侧链，并且基于它们侧链的长度被命名为 MK-4～MK-13，MK-4、MK-7 和 MK-9 是研究最多的甲基萘醌。甲基萘醌（维生素 K_2）适量存在于各种动物和发酵食品（纳豆）中。几乎所有的甲基萘醌，特别是长链甲基萘醌，可以由人体肠道中的细菌产生。

　　2. 维生素 K_2 的生理功能　维生素 K 是维生素 K 依赖性羧化酶的辅酶，维生素 K 依赖性羧化酶是参与血液凝固、骨代谢和其他不同生理功能的蛋白修饰所需的酶。维生素 K 对于 Gla 蛋白家族成员维生素 K 依赖性蛋白（VKDP）的蛋白合成至关重要。Gla 蛋白家族的维生素 K_1 依赖性蛋白（VK1DP，4 种凝血因子成员）均在肝内合成。维生素 K 对止血的重要性可以从维生素 K 缺乏引起一种因失血过多而危及生命的急性表现出来。Gla 蛋白家族的维生素 K_2 依赖性蛋白（VK2DP）成员骨钙素（骨钙蛋白，OC）、基质 Gla 蛋白（MGP）和 Gas6 蛋白分别在骨骼、动脉血管平滑肌和软骨，以及组织细胞内合成。分别在维持骨骼强度和参与骨矿化、抑制动脉钙化和调节细胞生长中起着关键性作用。目前共发现 17 种 Gla 蛋白。

　　3. 膳食维生素 K 的推荐摄入量　维生素 K_2 是所有维生素 K_2 依赖性蛋白 γ- 谷氨酰基羧化所必需的。尽管哺乳动物细菌肠道菌群能够产生维生素 K_2，但产生的数量被认为是可以忽略不计的。目前美国膳食维生素 K 的推荐摄入量：适宜摄入量（AI）为女性 90 μg/d，男性 120 μg/d。中国 2013 年 18 岁以上成年人的膳食维生素 K 的推荐

摄入量：适宜摄入量（AI）为女性 80 μg/d，男性 80 μg/d。然而，据推测，维生素 K（90～120 μg/d）的适宜摄入量（AI）不足以诱导所有维生素 K 依赖性蛋白的完全羧化。对于成年人，推荐的维生素 K_1 膳食摄入量为 50～120 μg/d，可以通过食用绿叶蔬菜（如羽衣甘蓝、芥菜和菠菜）轻易获得。因此，缺乏维生素 K_1 是罕见的。然而，膳食维生素 K_2 主要存在于全脂牛奶、乳制品、蛋黄、鸡肉、猪肉、牛肉和纳豆中，近 50 年来膳食习惯的改变导致膳食维生素 K_2 摄入量有所减少。

2012 年 Vermeer 观察到，凝血因子合成需要的膳食维生素 K 量远低于肝外 Gla 蛋白合成所需的维生素 K 量，因此，在没有补充维生素 K 的"健康"人群中所有凝血因子都以活化的形式存在，而其他 Gla 蛋白处于非全活性状态，长期这种亚临床维生素 K 缺乏是骨质疏松症、动脉粥样硬化与癌症的危险因素，所以，Vermeer 提出目前的饮食推荐摄入量是根据防止出血所需的每日摄入量。积累的科学数据表明，应制定新的、更高的维生素 K 推荐摄入量。

4. MK-7 优于 MK-4

（1）MK-4 特点：①吸收迅速，活性低于 MK-7，能激活肝外维生素 K 依赖性蛋白，但作用时间短（数小时）；②体内吸收这种维生素 K_2 的量只是实际需要量的一小部分，服用后几乎不提高血清维生素 K_2 水平；③剂量 45 mg/d，每天必须分多次服用。

（2）MK-7 特点：①吸收迅速，能提供最高的维生素 K 活性，激活肝外维生素 K 依赖性蛋白，且作用时间长（数天）；②服用后血清维生素 K_2 水平提高 7～8 倍；③剂量只要 45 μg/d 就有效，每天服用一次即可，因此，阅读临床应用文献时注意剂量 mg 级，多为 MK-4，而 μg 级多为 MK-7。

2012 年 Sato 等在健康的日本女性完成两项生物利用度试验。①单剂量试验：早上与标准化早餐一起给予单剂量 MK-4（420 μg；945 nmol）或者 MK-7（420 μg；647 nmol），结果：MK-7 吸收良好，服用后 6 小时达到最大血清维生素 K_2 水平，一直到服用后 48 小时还能检测到血清含有维生素 K_2。但是，所有研究对象服用 MK-4 后在任何时间点都无法检测到血清含有维生素 K_2。②连续给药试验：连续给药 MK-4（60 μg；135 nmol）或 MK-7（60 μg；92 nmol），共 7 天，结果：连续补充 MK-4 7 天并没有增加血清 MK-4 水平，但连续补充 MK-7 7 天，所有研究对象血清 MK-7 水平都增加。结论：目前食品中的 MK-4 并不有助于提高血清维生素 K 水平和改善维生素 K 营养状况，然而，MK-7 能够显著增加血清 MK-7 水平，因此这可能对肝外组织具有特殊的重要性。

5. 维生素 K_2 的缺乏　研究证明，没有补充维生素 K 的成年人骨钙素和 MGP 有 20%～30% 的蛋白羧基化不全。只有补充维生素 K_1 1 mg/d 或补充 MK-7 200 μg/d，才能使肝外 Gla 蛋白（骨钙素和 MGP）的谷氨酸残基的羧化接近完全而被活化。这种观察的结果是，如果没有补充维生素 K 的成年人动脉血管壁产生 30% 羧化不全 MGP，补充较高的维生素 K 可以对血管钙化的保护效应只是达到 70%。一个总的趋势是随着年龄的增长实际上羧化不全的肝外 GLA 蛋白也在增加。从这个角度来看，西方国家人们关注补充维生素 K 是有理由的，因为在近几个世纪（特别是 20 世纪 60 年代）维生素 K 摄入量有所减少。

2006 年 Ames 公布的研究报道显示，西方人口 MGP 羧化活性的百分比似乎只有

$60\% \sim 70\%$。这个百分比与实际维生素 K_2 缺乏一致，也许是 20 世纪 60 年代以来饮食习惯改变、人口老龄化、中老年人脂溶性维生素吸收减少，以及其他与肠道代谢有关的因素引起的。

二、维生素 K_2 安全性评估

1. 安全性评估的动物实验 2015 年 Ravishankar 等药理和食品科学研究人员完成了人类营养补充的天然维生素 K_2（MK-7）的安全性评估。研究评价白化 Wistar 大鼠口服 MK-7 的安全性，进行了急性毒性、亚急性毒性和遗传毒性实验。无论是雄性或雌性大鼠口服 MK-7 剂量 2 000 mg/kg，并没有造成毒性症状。亚急性毒性实验的生化、血液、尿液参数以及组织病理学分析也证实大鼠长期（90 天）喂食 MK-7 的安全性和耐受性。遗传毒性实验和致突变性试验是由鼠伤寒沙门菌株的彗星、微核和 Ames 实验完成，实验表明服用 MK-7 后细胞是安全的、无致突变性。本结果表明人类食用 MK-7 是安全的。

2. 血液凝结方面的临床试验 维生素 K_2 对血液凝结方面的临床试验显示，使用维生素 K_2 剂量超过 40 mg/d，没有与任何类型高凝状态相关不良反应报道。动物和临床研究都支持维生素 K_2 没有异常止血活性。一项研究表明，给予大鼠维生素 K_2 剂量为 250 mg/（kg·d），共 10 天，结果：凝血功能或血小板聚集都没有明显变化；一项临床研究显示，29 例老年骨质疏松症患者给予维生素 K_2（餐后 30 分钟口服 15 mg/次，每日 3 次），共 12 周，监测对于血液凝结平衡的任何变化。结果：12 周后所有血液凝结指标都保持在正常范围之内；另一项绝经后妇女补充维生素 K_2（45 mg/d）和维生素 D_3（1 μg/d）对骨密度作用的临床研究显示：凝血和纤维蛋白溶解都增加，但仍保持在正常范围之内和仍保持平衡，没有观察到任何不良反应。应该注意的是，华法林的抗凝血作用，华法林能干扰维生素 K 的凝血作用，仅 1 mg 维生素 K 就能抵消这种作用，因此，抗凝血治疗的患者禁忌使用维生素 K。

2012 年 Vermeer 指出，由于主要的维生素 K 缺乏症是因血液凝固受损而出血，人们常认为高剂量摄入维生素 K 可能会增加血栓的风险，这显然不正确。维生素 K 依赖性凝血因子完全羧化（最大的促凝活性）是必不可少的，维生素 K 代谢的目的在于满足最高优先的目标，即在饮食维生素 K 供应不足的情况下，维生素 K 优先被重要的威胁生存的凝血功能所利用。过量的维生素 K 摄入不能导致更多的凝血因子羧化。这也被我们数以千计的受试者服用高剂量维生素 K 几年的事实所证明。即使在任何受试者中用最敏感技术（内源性凝血酶活性，ETP）都没有发现血栓形成倾向增加，但是，患者接受口服抗凝血药（像华法林或醋硝香豆素一类的药物）就起着维生素 K 拮抗药作用，明显过量的维生素 K 摄入会干扰这一类药物的治疗。另一方面，越来越明确证据显示，长期使用这些药物与骨丢失加速、骨量减少、广泛的心血管瓣膜和动脉钙化相关，从而再次证明维生素 K 对骨骼健康和血管健康是重要的。

3. 维生素 K 与药物的相互作用 虽然维生素 K 与很少药物发生相互作用，但是需要注意，定期服用下列药物和维生素 K 的患者应该与他们的医师讨论。

（1）华法林（Coumadin®）和类似的抗凝血药：维生素 K 可能与抗凝血药［如华法林

（Coumadin®）以及一些欧洲国家常用的 Phenprocoumon、Acenocoumarol 和 Tioclomarol]
具有严重的和潜在危险的相互作用。这些药物拮抗维生素 K 的活性，导致维生素 K 依
赖性凝血因子的消耗。服用华法林和类似抗凝血药的患者需要维持从食物和补充剂
中摄取一定量的维生素 K，因为维生素 K 摄入量的突然变化可以增加或减少抗凝血
作用。

（2）抗生素：抗生素可以在肠道里消灭产生维生素 K 的细菌，可能降低维生素 K
营养状态。服用头孢菌素类抗生素，如头孢哌酮（Cefobid®），这种效应可能会更明显，
因为这些抗生素可能抑制体内维生素 K 的作用。除非长期使用（超过数周）抗生素，
并伴随维生素 K 摄入量不足以外，通常不需要服用维生素 K 补充剂。

（3）胆汁酸多价螯合剂：胆汁酸多价螯合剂，如考来烯胺（Questran®）和考来替泊
（Colestid®）是通过防止胆汁酸的重吸收来降低胆固醇水平。它们可以减少维生素 K 和
其他脂溶性维生素的吸收，但是这种作用的临床意义还不清楚。服用这些药物的患者应
该监测维生素 K 的营养状态，特别是服用药物多年的患者。

（4）奥利司他：奥利司他是一种减肥药，可作为非处方药（Alli®）和处方药
（Xenical®）使用。它能减少身体对膳食脂肪的吸收，并且还可以减少脂溶性维生素（如
维生素 K）的吸收。将奥利司他与华法林联合治疗可能会导致凝血酶原时间显著增加。
此外，奥利司他通常在临床上不对维生素 K 营养状态有显著影响，尽管临床医师常推
荐服用奥利司他的患者同时服用含维生素 K 的多种维生素补充剂。

4. 维生素 K₂ 补充剂　2014 年英国天祥集团科学监管咨询办事处主任 Nigel
Baldwin 指出，来自纳豆的维生素 K₂ 的定义，已经获得欧盟新资源食品审批委员会批
准（2009/345/EC）："维生素 K₂（甲基萘醌类）是一种维生素 K 来源，按照欧盟指令
2001/15/EC 和（或）欧盟法规（EC）1925/2006，可以作为新资源食品配料投放于欧盟
市场"。维生素 K₂ 补充剂主要是 MK-7。

在日本和亚洲其他地区，使用药理剂量的维生素 K₂（MK-4）45 mg 作为骨质疏松
症的治疗。欧洲食品安全局（EFSA）已批准维生素 K 的健康声明，指出"膳食摄入维
生素 K 与维持正常骨骼之间已建立起因果关系"。

三、维生素 K₂ 骨骼和血管健康效应的机制

补充维生素 K₂ 能纠正"骨 - 血管串扰"的"钙反常"现象。

2013 年 Flore 等引证一些研究强调，体内存在"骨 - 血管串扰"现象，心血管疾病
相关的死亡与骨质疏松性骨折之间的关系就是"骨 - 血管串扰"现象及其平衡变化的表
达。创新理念"钙反常"就是意味着钙沉积在血管壁上增加的同时钙沉积在骨骼却减
少，这个理念可以解释"骨 - 血管串扰"就是"钙反常沉积"的现象。然而，目前尚未
明确提供这两个事件之间的因果关系。

早在 2008 年 Shearer 等综述一些研究已部分确定动脉粥样硬化和骨质疏松症之间
存在常见的致病机制，维生素 K₂ 的亚临床缺乏在"钙反常沉积"发生发展中起着重要
作用。

2013 年 Xiao 等和 2010 年 Bolland 等也都认为，维生素 K_2 缺乏可能是"钙反常沉积"的关键因素之一，这个理念也提供了最近报道的"服用高剂量钙与心血管疾病风险和死亡率增加相关"的解释。这样可能将维生素 K_2 缺乏与钙化的动脉粥样硬化和骨质疏松症之间联系起来，从而打开新的吸引人的补充维生素 K_2 治疗这两种疾病的方案。

2013 年 Flore 等指出，有两个维生素 K_2 依赖性蛋白（VK2DP）与"骨 - 血管串扰"的"钙反常沉积"现象相关，这两种 VK2DP 对维护动脉壁正常结构、骨关节系统和牙的健康是必不可少的，是钙分布的重要调节剂。第一，基质 Gla 蛋白（MGP）是血管是否"僵化"的"把关人"，MGP 能抑制钙以羟基磷灰石晶体形式沉淀在血管弹性层部位，加速初始钙化灶的清除。因为维生素 K_2 是唯一的、不可缺少的 MGP 活化剂，因此，维生素 K_2 在预防钙化的动脉粥样硬化中起着关键作用。第二，骨钙素（osteocalcin，OC）是骨骼"矿化"程度的"把关人"，OC 作用于骨骼，有利于骨小梁矿化和牙釉质合成，因此，维生素 K_2 在防治骨质疏松症中起着关键作用。早在 2009 年 Cranenburg 等就明确指出，维生素 K_2 似乎对人类有广泛的作用，迄今研究已证明维生素 K_2 的病理生理作用包括：防止钙沉淀在血管壁、软骨和软组织的基质中，涉及新骨小梁的骨化和细胞生长的潜在调节。这就是为什么该领域的大多数专家定义维生素 K_2 是"全能维生素"。

四、维生素 K_2 的骨骼健康效应

1. 骨质疏松症的流行病学调查　骨质疏松症是一种以骨量低下、骨微结构损坏、导致骨脆性增加，易发生骨折的全身性骨病（世界卫生组织，WHO）。2001 年美国国立卫生研究院（NIH）提出骨质疏松症是以骨强度下降、骨折风险性增加为特征的骨骼系统疾病，骨强度反映骨骼的两个主要方面，即骨密度（占 70%）和骨质量（占 30%）。骨质疏松症是一种"静悄悄"的疾病，直到由于轻微创伤后发生骨折或在某些情况下没有创伤就发生骨折才知道患骨质疏松症。

2016 年张智海等对国内已发表骨质疏松症发病率文献中 10 011 例男性和 12 943 例女性分析骨质疏松发病率的结果：① 40～49 岁：女性为 7.75%±6.38%，男性为 4.0%±2.90%；② 50～59 岁：女性为 28.0%±15.72%，男性为 15.73%±9.49%；③ 60～69 岁：女性为 52.67%±10.76%，男性为 30.55%±10.79%；④ 70～79 岁：女性为 79.45%±9.53%，男性为 43.46%±7.30%；⑤ 80 岁以上：女性为 89.55%±1.04%，男性为 66.19%±17.56%。结论：①中国男性在各年龄段发病率均低于同年龄段女性发病率；②随年龄增长骨质疏松症发病率逐渐增多，男性与女性的每 10 年骨质疏松症增长率分别为 15% 和 20%；③ 40 岁以上人群骨质疏松症发病率为 24.62%（25%），约有 1.4 亿患病人群。

2011 年中华医学会骨质疏松和骨矿盐疾病分会的原发性骨质疏松症诊治指南指出，2003—2006 年一次全国性大规模流行病学调查显示，50 岁以上人群骨质疏松症总患病率女性为 20.7%，男性为 14.4%。60 岁以上人群中骨质疏松症的患病率明显增

高，女性尤为突出。2006 年全国在 50 岁以上人群中有 6 944 万人患有骨质疏松症，有 21 000 万人存在低骨量。北京市髋部骨折发生率研究表明，1990—1992 年北京市 50 岁以上的髋部骨折率在男性为 83/10 万，女性为 80/10 万；而在 2002—2006 年，此发生率分别增长为男性 129/10 万和女性 229/10 万。10 年分别增加了 42% 和 110%。

2. 补充维生素 K₂ 的骨骼健康效应的临床证据　骨钙素是一种骨骼主要蛋白，也是维生素 K 依赖性蛋白，可能参与骨矿化或骨质转化。维生素 K₂ 是骨钙素（骨钙蛋白）γ- 羧化的辅因子。研究表明，高血清羧化不全骨钙素水平与较低的骨密度相关，比较高的维生素 K₂ 摄入量与更高的骨密度和（或）更低的髋骨骨折发生率相关。

（1）婴幼儿：成骨不全症（OI）是一种遗传性结缔组织疾病，其骨质量缺陷导致骨脆性增加和骨量减少。维生素 K₂ 已被证明能减少骨质疏松症患者骨密度（BMD）丢失及减少骨折发生率。2012 年 Katavetina 等对 5 例已经静脉注射帕米膦酸二钠治疗 4~42 个月并且停止帕米膦酸至少 2 个月的青春期前成骨不全症患儿给予每天口服维生素 K₂（MK-4）15 mg，共 12 个月。结果：①口服维生素 K₂ 15 mg 治疗期间的骨折发生率为 1（0.0~2.0）次 / 年，与帕米膦酸二钠治疗期间的骨折发生率 1.2（0.0~1.5）次 / 年没有明显不同，但比帕米膦酸二钠治疗前的骨折发生率［10.4（2.7~47.6）次 / 年］明显减少（P=0.043）。②口服维生素 K₂ 治疗 1 年后，3 例腰椎和 2 例左髋关节部的骨密度显著增加，但有 1 例腰椎和左髋关节部的骨密度都明显减少。③值得注意的是，在口服维生素 K₂ 治疗 1 年中无一例患儿出现不良反应。结论：青春期前成骨不全症患儿口服维生素 K₂（MK-4）1 年可以维持静脉注射帕米膦酸二钠降低骨折率的治疗效果，并且没有观察到任何不良反应。【4】

（2）青春期前儿童：维生素 K 有助于骨骼健康，可能是通过其作为辅助因子羧化骨钙素起作用的。成年人的干预研究显示，服用超过目前推荐摄入量的维生素 K 明显提高骨钙素羧基化。然而，尚无证明健康儿童增加维生素 K₂ 摄入会增加骨钙素的羧化。2009 年 Summeren 等对 55 例 6~10 岁健康的青春期前儿童进行 MK-7 补充的随机双盲、安慰剂对照试验，MK-7 组（28 例）：每天服用 MK-7 45 μg；对照组（27 例）：服用安慰剂亚麻油，共 8 周。结果：① MK-7 组（28 例）血清无活性的羧化不全骨钙素（ucOC）降低和 ucOC：血清羧化骨钙素（cOC）（UCR）改善，MK-7 浓度增加，安慰剂组的 ucOC、cOC、UCR 和 MK-7 浓度均没有明显随时间而变化；②两组骨标志物和凝血参数随着时间推移保持不变。结论：健康青春期前的儿童适度补充 MK-7 伴有循环 MK-7 浓度增加和羧化骨钙素浓度增加。【1b】

（3）围生期妇女：妊娠相关的骨质疏松症是一种罕见的疾病，它会在妊娠晚期到分娩后数月期间导致椎体压缩性骨折。虽然停止母乳喂养结合补充钙是治疗这种疾病的常用方法，但是还没有报道服用维生素 K₂（四烯甲萘醌）是治疗这种骨质疏松症的选择。2012 年 Tsuchie 等报道 4 例平均年龄 31.5 岁与妊娠相关的骨质疏松性多发性椎体骨折患者第一次服用维生素 K₂，获得良好的治疗效果。第 1 例：每天服用维生素 K₂（MK-4）45 mg 和碳酸钙 1 200 mg，1 年后背痛完全消失，没有复发；尿 Ⅰ 型胶原交联氨基末端肽（NTX）有改善；2 年后骨密度改善。第 2 例：每天服用维生素 K₂（MK-4）45 mg，

6 个月后背痛明显减轻，没有复发；10 个月后尿 I 型胶原交联氨基末端肽（NTX）和骨特异性碱性磷酸酶（BAP）轻度改善。第 3 例：分娩后 2 周每天服用维生素 K_2（MK-4）45 mg，6 个月后背痛消失，骨密度没有变化。第 4 例：每天服用维生素 K_2（MK-4）45 mg，5 个月后背痛完全消失。结论：维生素 K_2 能够安全有效地治疗妊娠相关的骨质疏松症，最好将来有进一步对照研究证实这些结果。【4】

（4）成年人：2001 年 Bunyaratavej 等对泰国妇女进行维生素 K_2（MK-4）疗效和不良事件的临床对比研究。对照组（$n=40$）服用碳酸钙 800 mg/d，维生素 K_2 组（$n=43$）给予碳酸钙 800 mg/d，加维生素 K_2（MK-4）45 mg/d，共 12 个月。结果：①羧化不全的骨钙素：与对照组相比，维生素 K_2 组 2 周后羧化不全的骨钙素明显降低，6 个月降低 51.52%（$P=0.0001$）和 12 个月降低 87.26%（$P=0.0001$）；②骨量：髋部骨量在 6 个月和 12 个月均未增加，但与对照组相比，维生素 K_2 组腰椎骨量增加 0.6% 和骨吸收减少 65.42%（$P=0.0001$）；③ 6 个月结束时对照组加维生素 K_2（MK-4）45 mg/d，羧化不全的骨钙素水平像维生素 K_2 组那样明显下降；④不良事件：轻度皮疹 2 例，停药后消退。【2b】

（5）绝经后妇女：2006 年 Cockayne 等对随机对照试验进行了系统综述和荟萃分析，13 项试验纳入系统综述，研究维生素 K 补充对骨密度和骨折的影响。大多数试验在日本进行，涉及绝经后妇女，试验持续时间为 6～36 个月。结果：服用维生素 K_2（MK-4）（45 mg/d）能明显减少髋关节骨折风险 77%、减少椎体压缩性骨折风险 60% 和减少所有非椎体骨折风险 81%。【1a】

2013 年和 2015 年 Knapen 等指出欧洲食品安全局（EFSA）已经接受维生素 K 对正常骨的维护作用。按照欧洲食品安全局的意见，Knapen 等的研究已经表明绝经后妇女服用高剂量维生素 K_1（叶绿醌）和维生素 K_2（MK-4）可以改善骨健康。因为 MK-7 的半衰期较长和效力更强，Knapen 等进一步进行补充低剂量 MK-7 对骨健康影响的研究，244 名健康绝经后妇女补充 MK-7 180 μg/d 或安慰剂，共 3 年。结果：① MK-7 组显著改善维生素 K 营养状况；② MK-7 组显著降低腰椎和股骨颈与年龄相关的骨丢失率，但对全髋部没有显著影响；③ MK-7 组和安慰剂组在 3 年的试验中都出现了骨丢失，但 MK-7 组 1 年后腰椎骨丢失率明显较少，以及在第 3 年股骨颈骨丢失率明显降低；④ MK-7 组改善骨强度；⑤ MK-7 组显著降低下胸段椎体中间部位高度的减少；⑥ MK-7 组明显降低羧化不全骨钙素（uOC）水平，而提高羧化骨钙素（cOC）水平。结论：绝经后妇女服用 MK-7 补充剂可以帮助预防骨质流失。【2b】

2010 年 Emaus 等鉴于日本的研究表明维生素 K_2（MK-7）的摄入可以保持骨强度，降低骨折风险，对 334 例 50～60 岁健康的绝经早期（绝经后 1～5 年）挪威妇女进行一项随机双盲、安慰剂对照试验。治疗组补充 MK-7（360 μg/d），对照组补充安慰剂，共 1 年。结果：①全髋关节部或其他测量部位的骨丢失率差异无统计学意义；②与安慰剂组比较，MK-7 组血清羧化骨钙素（cOC）明显增加，而羧化不全骨钙素（ucOC）明显降低（$P<0.001$）。结论：绝经早期妇女服用 MK-7（纳豆来源）1 年能够降低血清羧化不全骨钙素（ucOC），但没有影响骨丢失率。【1b】

在日本服用维生素 K_2 能够有效预防和治疗骨质疏松症，但在西方国家尚未确认。

为了确定绝经后妇女补充维生素 K_2 防治骨质疏松症的作用，2015 年 Huang 等检索 Cochrane 图书馆、Pubmed、EMBASE 和 ISI Web of Knowledge（直到 2013 年 12 月 1 日），对 19 个符合条件的共 6 759 例随机对照试验进行荟萃分析，结果：①绝经后骨质疏松症患者的亚组分析显示，中期和长期补充维生素 K_2 组腰椎 BMD 显著改善（$P < 0.00001$，$P = 0.0005$），而非骨质疏松症亚组的 BMD 无显著改善；②对于骨折的发生率，7 项骨折相关研究的汇总分析显示，补充维生素 K_2 没有明显降低骨折发生率（$RR = 0.63$，$P = 0.08$），但是通过拒绝诱导异质性研究的灵敏度分析表明，补充维生素 K_2 能明显降低骨折发生率（$RR = 0.50$，$P = 0.0005$）；③绝经后妇女（无论患/不患骨质疏松症）补充维生素 K_2 6 个月和 12 个月都能明显减少羧化不全骨钙素和明显增加骨钙素；④不良反应：最常见的是恶心或腹痛，服用维生素 K_2 的不良反应发生率没有明显差异（$P = 0.06$）。结论：荟萃分析似乎支持骨质疏松症的绝经后妇女补充维生素 K_2 能够维护和改善腰椎 BMD 和预防骨质疏松性骨折。羧化不全骨钙素减少和骨钙素增加可能与骨矿化过程有关。【1a】

2015 年 Huang 等的 19 项随机对照试验荟萃分析：①补充维生素 K_2（MK-4）45 mg/d，共 6 个月的结果：有 4 项 190 例患骨质疏松症的绝经后妇女试验显示，椎体骨密度（BMD）丢失明显减少，但有 2 项 144 例无骨质疏松症的绝经后妇女试验显示，对椎体骨密度（BMD）没有明显益处。②当观察前臂骨密度时，3 项患骨质疏松症的绝经后妇女试验显示具有明显益处。然而，无骨质疏松症的妇女则没有明显益处。③合并上述 6 项研究结果发现，无骨质疏松症的绝经后妇女补充 MK-4 对髋骨密度也没有明显益处。【1a】

2016 年 Buchanan 等认为，这项荟萃分析中的许多试验受到样本量小（治疗组患者＜50 例）的限制，并且受到选择和报道偏倚的影响。此外，19 项试验中有 11 项试验仅涉及日本患者，15 项试验涉及补充 MK-4，与 MK-7 相比，MK-4 的半衰期和生物利用度较差。

2016 年 Buchanan 等还认为，补充维生素 K_2 似乎能够改善绝经后妇女（无论患/不患骨质疏松症）骨钙素的羧化。然而，在无骨质疏松症的绝经后妇女中没有明显观察到这种改善骨钙素羧化作用的临床益处。目前的文献表明，补充维生素 K_2 可以降低腰椎和前臂的骨丢失率，并降低患骨质疏松症的绝经后妇女骨折的风险。关于亚型（MK-4 与 MK-7）比较和维生素 K_2 的给药量的文献存在相当大的异质性。需要更大型的双盲 RCT 研究确切了解补充维生素 K_2（特别是 MK-7 亚型）对绝经后妇女（无论患/不患骨质疏松症）的临床影响。

早在 2009 年 Binkley 等就指出，当比较维生素 K 补充研究的结果时，要考虑维生素 D 对骨健康影响的重要性，特别是如果将维生素 K 和维生素 D 两者都用于治疗组而不是安慰剂组。

2011 年 Je 等进行 78 例超过 60 岁的韩国绝经后妇女评估补充维生素 K_2 同时添加维生素 D 和钙对骨密度（BMD）和羧化不全骨钙素（ucOC）影响的随机对照研究。方法：维生素 K 组（38 例）：补充维生素 K_2（MK-4）15 mg/次（3 次/d）+维生素 D 400 U/次（1 次/d）+钙 315 mg/次（2 次/d）；对照组（40 例）：补充维生素 D 400 U/

次（1次/d）＋钙315 mg/次（2次/d）；共6个月。结果：① L_3 骨密度：维生素 K 组（ 0.01 ± 0.03 g/cm² ）比对照组（ -0.008 ± 0.04 g/cm² ）显著增加（ $P=0.049$ ）；②羧化不全骨钙素浓度：维生素 K 组（ -1.6 ± 1.6 ng/dl ）比对照组（ -0.4 ± 1.1 ng/dl ）明显减少（ $P=0.008$ ）。结论：在韩国绝经后妇女在服用维生素 D 和钙补充剂时添加维生素 K_2（MK-4）能够增加 L_3 骨密度和减少羧化不全骨钙素浓度。【1b】

五、维生素 K_2 的血管健康效应

血管钙化是冠心病的危险因素之一，因为它降低了主动脉和动脉弹性。基质 Gla 蛋白（MGP）是维生素 K 依赖性蛋白，它可以在预防血管钙化中起作用。维生素 K 营养状态不良会导致 MGP 羧基化不全，可能会增加血管钙化和冠心病的风险。该发现可能与慢性肾疾病患者特别相关，因为慢性肾疾病患者的血管钙化率远高于一般人群。

1. 动脉粥样硬化的流行病学调查 动脉粥样硬化可以导致高血压、脑卒中和心肌梗死等心脑血管疾病，具有高患病率、高致残率和高死亡率的特点，严重威胁人类健康，全世界每年死于心脑血管疾病的人数高达 1 500 万，居各种死因首位。

2016 年陈伟伟等的《中国心血管病报告 2015》概要指出，目前，心血管病死亡占城乡居民总死亡原因的首位，农村为 44.6%，城市为 42.51%，每 5 例死亡者中就有 2 例死于心血管病。2014 年中国农村心血管病死亡率从 2009 年起超过并持续高于城市水平，农村心血管病死亡率为 295.63/10 万，其中心脏病死亡率为 143.72/10 万，脑血管病死亡率为 151.91/10 万（脑出血 74.51/10 万，脑梗死 45.30/10 万）；城市心血管病死亡率为 261.99/10 万，其中心脏病死亡率为 136.21/10 万，脑血管病死亡率为 125.78/10 万（脑出血 52.25/10 万，脑梗死 41.99/10 万）。

2. 补充维生素 K_2 的血管健康效应的临床证据 钙化的动脉粥样硬化对于心血管疾病的发生发展起着举足轻重的作用，是发达国家心血管疾病发病率和死亡率的主要原因。已经证明维生素 K_2 通过蛋白的羧化调节动脉粥样硬化斑块的钙沉积，参与抑制血管钙化，预防钙化的动脉粥样硬化。

2009 年 Beulens 等进行 564 例绝经后妇女摄入维生素 K_1 和维生素 K_2 对冠状动脉钙化影响的横断面研究。结果：① 62%（ $n=360$ ）绝经后妇女有冠状动脉钙化。②维生素 K 摄入量的最高与最低组比较：维生素 K_1 最高剂量组的冠状动脉钙化相对风险（ RR ）为 1.17（ 95%CI 0.96～1.42；$P=0.11$ ），两者无相关关系；维生素 K_2 最高剂量组的冠状动脉钙化相对风险（ RR ）为 0.80（ 95% CI 0.65～0.98；$P=0.03$ ），摄入维生素 K_2 能明显减少冠状动脉钙化。结论：这项研究表明，高膳食维生素 K_2 摄入（但可能不是维生素 K_1）可减少冠状动脉钙化。因此，充足的维生素 K_2 摄入对于预防心血管疾病是重要的。【4】

2004 年 Geleijnse 等进行了 4 807 例 55 岁及以上的男性和女性的前瞻性队列研究，检查膳食摄入的维生素 K_1 和维生素 K_2 与主动脉钙化和冠心病的关系。随访观察研究共 10 年。结果：①与维生素 K_2 摄入低剂量组（ <21.6 mg/d ）比较，中剂量组（ 21.6～32.7 mg/d ）和高剂量组（ >32.7 mg/d ）的冠心病死亡率相对风险（ RR ）分别为 0.73（ 95%

CI 0.45～1.17）和 0.43（95% *CI* 0.24～0.77），全因死亡率相对风险（*RR*）分别为 0.91（95% *CI* 0.75～1.09）和 0.74（95% *CI* 0.59～0.92），重度主动脉钙化的比值比（odds ratio）分别为 0.71（95% *CI* 0.50～1.00）和 0.48（95% *CI* 0.32～0.71）；②摄入维生素 K₁ 与上述任何结果都不相关。结论：维生素 K₂ 摄入量与主动脉钙化的严重程度、心血管疾病发病率和死亡率呈负相关，摄取充足的维生素 K₂ 对于冠心病的预防是非常重要的。【2b】

2009 年 Gast 等对 Prospect-EPIC 队列研究的 16 057 例 49～70 岁中老年妇女调查探讨膳食维生素 K₁ 与维生素 K₂ 摄入量与冠心病发病的关系，随访 8.1±1.6 年。结果：①确定 480 例冠心病事件；②维生素 K₁ 平均摄入量为 211.7±100.3 mg/d，维生素 K₂ 平均摄入量为 29.1±12.8 mg/d；③调整传统危险因素和饮食因素后，维生素 K₂ 摄入量（主要是 MK-7、MK-8 和 MK-9）与冠心病事件发生风险呈负相关关系，维生素 K₂ 摄入量每增加 10 mg/d 的风险比（*HR*）为 0.91（95%*CI* 0.85～1.00），即 MK-7 额外摄入量每增加 10 mg/d，其死亡风险降低 9%；④维生素 K₁ 摄入量与冠心病事件无显著相关关系。结论：维生素 K₂ 摄入量高（尤其是 MK-7、MK-8 和 MK-9）能够预防冠心病。然而，有必要做更多的研究确定预防冠心病的最佳维生素 K₂ 摄入量。【2b】

2015 年 Knapen 等进行 244 例健康的绝经后妇女长期补充 MK-7（180 μg/d）或安慰剂对动脉僵硬度影响的双盲、安慰剂对照试验，共 3 年。结果：① MK-7 组的主动脉僵硬度（cfPWV，颈动脉 - 股动脉脉搏波速度）和僵硬度指数 β 都显著降低，而且基线僵硬度指数 β10.8 以上的绝经后妇女的血管的膨胀、依从性、扩张性、杨氏模量和局部颈动脉脉搏波速度（PWV）均有改善；②与安慰剂组比较，MK-7 组的循环去磷 - 羧化不全基质 Gla 蛋白（dp-ucMGP）下降 50%，但没有影响急性期白介素 -6（IL-6）、高敏 C 反应蛋白（hsCRP）、肿瘤坏死因子（TNF-α）和内皮功能障碍的标志物（血管细胞黏附分子、E- 选择素、晚期糖基化终产物）。结论：绝经后妇女长期服用 MK-7 补充剂可改善动脉硬化，尤其是动脉僵硬度高的妇女改善更加明显。【1b】

维生素 K 依赖性的基质 -Gla 蛋白（MGP）是一种血管钙化最有力的抑制药，血液透析患者的无活性 MGP（去磷化羧化不全 MGP，dp-uc-MGP）水平很高；血液透析患者会加速血管钙化。血液透析患者服用药理剂量的维生素 K₂（甲基萘醌）可能提高 MGP 活性，抑制血管钙化。

2012 年 Westenfeld 等进行维生素 K₂ 补充随机非安慰剂对照试验，53 例 18 岁以上病情稳定的长期血液透析患者补充 MK-7 剂量分别为 45 μg/d、135 μg/d 或 360 μg/d，共 6 周，50 例年龄匹配的健康个体作为对照组，结果：①补充前血液透析患者基线去磷 - 羧化不全 MGP 水平和羧化不全骨钙素水平比对照组分别高 4.5 倍和 8.4 倍；② 49 例血液透析患者的 PIVKA-Ⅱ 水平升高；③补充 MK-7 能减少循环去磷 - 羧化不全 MGP 水平、羧化不全骨钙素水平和 PIVKA-Ⅱ 水平，呈现剂量和时间依赖性变化；④ MK-7 剂量 135 μg/d 组和 360 μg/d 组分别降低去磷 - 羧化不全 MGP 水平为 77% 和 93%。结论：大多数血液透析患者有功能性维生素 K 缺乏症。更重要的是，这项研究第一次显示每日补充维生素 K₂ 能够明显降低没有活性的 MGP 水平，同时提供了血液透析患者补充维生素 K₂ 减少血管钙化的干预理由。【2b】

2014 年 Caluwé 等随机给 200 例长期血液透析患者服用维生素 K₂（MK-7）360 μg/d、

720 μg/d、1 080 μg/d 或维生素 K_1（叶绿醌），每周 3 次，共 8 周。测定了无活性 MGP（去磷化羧化不全 MGP，dp-uc-MGP）水平。结果如下。①MK-7 组：无活性 MGP 水平分别下降 17%、33% 和 46%；②维生素 K_1 组：对无活性 MGP 水平没有影响。结论：①长期血液透析患者无活性 MGP 水平高，可能与膳食维生素 K_2 摄入量低相关；②药理剂量的 MK-7 摄入可减少无活性 MGP；③补充 MK-7 可能是长期血液透析患者预防慢性血管钙化的新方法。【1b】

六、国内权威学术机构维生素 K_2 的推荐

2011 年中华医学会骨质疏松和骨矿盐疾病分会发布的《原发性骨质疏松症诊治指南》在"抗骨质疏松药物"章节推荐："四烯甲萘醌（维生素 K_2）是 γ- 羧化酶的辅酶，在 γ- 羧基谷氨酸的形成过程中起着重要的作用。γ- 羧基谷氨酸是骨钙素发挥正常生理功能所必需的。动物实验和临床试验显示四烯甲萘醌可以促进骨形成，并有一定抑制骨吸收的作用。国内 SFDA 已经批准维生素 K_2（四烯甲萘醌），其适应证为治疗绝经后骨质疏松症妇女，国外已批准用于治疗骨质疏松症，缓解骨痛，提高骨量，预防骨折发生的风险。用药注意：少数患者有胃部不适、腹痛、皮肤瘙痒、水肿和转氨酶暂时性轻度升高。禁忌用于服用华法林的患者。"

2017 年中华医学会骨科学分会骨质疏松学组发布的《骨质疏松性骨折诊疗指南（2017 年）》在"抗骨质疏松药物"章节推荐："四烯甲萘醌（维生素 K 类）可促进骨形成、抑制骨吸收、提高骨量，可降低骨质疏松性骨折再骨折发生率。"

七、结语

综上所述，大量研究证明，维生素 K_1 和维生素 K_2 具有两种不同的生理功能；MK-7（长链维生素 K_2）优于 MK-4（短链维生素 K_2）；急性毒性、亚急性毒性和遗传毒性实验证明维生素 K_2（MK-7）是安全的；动物实验和临床研究都支持维生素 K_2 没有异常止血活性，但是需要注意，定期服用华法林和类似的抗凝血药、抗生素、胆汁酸多价螯合剂、奥利司他等药物，又要补充维生素 K 的患者应该与他们的医师讨论；流行病学调查显示亚临床维生素 K_2 缺乏并不罕见；临床研究证明补充维生素 K_2 能纠正"骨 -血管串扰"的"钙反常"现象，具有骨骼和血管的健康效应。国内权威学术机构在《原发性骨质疏松症诊治指南》和《骨质疏松性骨折诊疗指南（2017 年）》推荐维生素 K_2 作为抗骨质疏松药物临床应用。目前国内已经批准维生素 K_2 + 维生素 D_3 补充剂和维生素 K_2 + 维生素 E 补充剂。我们希望临床医师能够了解国内外维生素 K_2 的研究进展，按照国内权威学术机构的诊疗指南应用维生素 K_2，为了人民健康而作出贡献。

八、专家共识

1. 维生素 K_1 和维生素 K_2 具有两种不同的生理功能。

2．MK-7 优于 MK-4。

3．急性毒性、亚急性毒性和遗传毒性试验证明维生素 K₂（MK-7）是安全的。

4．补充维生素 K₂ 具有骨骼和血管的健康效应。

5．维生素 K₂＋维生素 D₃ 补充剂具有更好的健康效应。

参考文献

［1］　DiNicolantonio JJ，Bhutani J，O'Keefe JH. The health benefits of vitamin K. Open Heart, 2015, 2: e000300.

［2］　Vermeer C. Vitamin K: the effect on health beyond coagulation-an overview. Food & Nutrition Research, 2012, 56: 5329.

［3］　Gröber U, Reichrath J, Holick MF, et al. Vitamin K: an old vitamin in a new perspective. Dermatoendocrinol, 2015, 6(1): e968490.

［4］　中国营养学会. 中国居民膳食营养素参考摄入量速查手册. 北京：中国标准出版社，2014.

［5］　Sato T, Schurgers LJ, Uenishi K. Comparison of menaquinone-4 and menaquinone-7 bioavailability in healthy women. Nutr J, 2012, 11: 93.

［6］　Sokoll LJ, Booth SL, O'Brien ME, et al. Changes in serum osteocalcin, plasma phylloquinone, and urinary g-carboxyglutamic acid in response to altered intakes of dietary phylloquinone in human subjects. Am J Clin Nutr, 1997, 65: 779-784.

［7］　Cranenburg E, Vermeer C, Koos R, et al. The circulating inactive form of Matrix Gla Protein (ucMGP) as a biomarker for cardiovascular disease. J Vasc Res, 2008, 45: 427-436.

［8］　Cranenburg ECM, Koos R, Schurgers LJ, et al. Characterization and potential diagnostic value of circulating matrix Gla protein (MGP) species. Thromb Haemost, 2010, 104: 811-822.

［9］　Prynne CJ, Thane CW, Prentice A, et al. Intake and sources of phylloquinone (vitamin K1) in 4-year-old British children: comparison between 1950 and the 1990s. Public Health Nutr, 2005, 8: 171-180.

［10］　Ames BN. A theory of evolutionary allocation of scarce micronutrients by enzyme triage: adequate micronutrient nutrition to delay the degenerative diseases of aging. Proc Natl Acad Sci USA，2006，103: 17589-17594.

［11］　Ravishankar B, Dound YA. Mehta DS, et al. Safety assessment of menaquinone-7 for use in human nutrition. J Food Drug Anal, 2015, 23: 99-108.

［12］　Ushiroyama T, Ikeda A, Ueki M. Effect of continuous combined therapy with vitamin K(2) and vitamin D(3) on bone mineral density and coagulofibrinolysis function in postmenopausal women. Maturitas, 2002，41: 211-221.

［13］　Asakura H, Myou S, Ontachi Y, et al. Vitamin K administration to elderly patients with osteoporosis induces no hemostatic activation, even in those with suspected vitamin K deficiency. Osteoporos Int, 2001, 12: 996-1000.

［14］　Orimo H, Shiraki M, Tomita A, et al. Effects of menatetrenone on the bone and calcium metabolism in osteoporosis: a double-blind placebo-controlled study. J Bone Miner Metab, 1998, 16: 106-112.

［15］　Ronden JE, Groenen-van Dooren MM, Hornstra G, et al. Modulation of arterial thrombosis tendency in rats by vitamin K and its side chains. Atherosclerosis, 1997, 132: 61-67.

［16］　Koos R, Mahnken AH, Muhlenbruch G, et al. Relation of oral anticoagulation to cardiac valvular and coronary calcium assessed by multisliced spiral computed tomography. Am J Cardiol, 2005, 96: 747-749.

［17］ Suttie JW. Vitamin K//Coates PM, Betz JM, Blackman MR, et al. Encyclopedia of Dietary Supplements. 2nd ed. London and New York: Informa Healthcare, 2010: 851-860.

［18］ European Food Safety Authority. Scientific opinion on the substantiation of health claims related to vitamin K and maintenance of bone pursuant to Article 13(1) of Regulation (EC) No 1924/2006. The EFSA Journal, 2009, 7: 1228.

［19］ Flore R, Ponziani FR, Di Rienzo TA, et al. Something more to say about calcium homeostasis: the role of vitamin K2 in vascular calcification and osteoporosis. European Review for Medical and Pharmacological Sciences, 2013, 17: 2433-2440.

［20］ Fusaro M, Noale M, Viola V, et al. Vitamin K, vertebral fractures, vascular calcifications, and mortality: VItamin K Italian (VIKI) dialysis Study. J Bone Min Res, 2012, 27: 2271-2278.

［21］ Shearer MJ, Newman P. Metabolism and cell biology of vitamin K. Thromb Haemost, 2008, 100: 530-547.

［22］ Xiao Q, Murphy RA, Houston DK, et al. Dietary and Supplemental Calcium Intake and ardiovascular Disease Mortality: The National Institutes of Health-AARP Diet and Health Study. JAMA Intern Med, 2013, 4: 1-8.

［23］ Bolland MJ, Avenell A, Baron JA, et al. Effect of calcium supplement on risk of myocardial infarction and cardiovascular events: metanalisis. Br Med J, 2010, 341: c3961.

［24］ Bolland MJ, Barber PA, Doughty RM. Vascular events in healthy older women receiving calcium supplementation: randomized controlled trial. Br Med J, 2008, 336: 262.

［25］ Bolland MJ, Grey A, Avenell A, et al. Calcium supplements with or without vitamin D and risk of cardiovascular events: reanalisis of the Women's Health Initiative limited access dataset and meta-analysis. Br Med J, 2011, 342: d2040.

［26］ Maresz K. Proper Calcium Use: Vitamin K_2 as a Promoter of Bone and Cardiovascular Health. Integrative Medicine, 2015, 14(1): 34-39.

［27］ Cranenburg ECM, Schurgers LJ, Vermeer C. Vitamin K: The coagulation vitamin that became omnipotent. Thromb Haemost, 2009, 100: 593-603.

［28］ Orimo H, Nakamura T, Hosoi T, et al. Japanese 2011 guidelines for prevention and treatment of osteoporosis-executive summsry. Arch Osteoporos, 2012, 7: 3-20.

［29］ 张智海, 张智若, 刘忠厚, 等. 中国大陆地区以 − 2.0 SD 为诊断标准的骨质疏松症发病率回顾性研究. 中国骨质疏松杂志, 2016, 22 (1): 1-8.

［30］ 中华医学会骨质疏松和骨矿盐疾病分会. 原发性骨质疏松症诊治指南 (2011 年). 中华骨质疏松和骨矿盐疾病杂志, 2011, 4 (1): 2-17.

［31］ Gundberg CM, Lian JB, Booth SL. Vitamin K-dependent carboxylation of osteocalcin: friend or foe? Adv Nutr, 2012, 3: 149-157.

［32］ Yaegashi Y, Onoda T, Tanno K, et al. Association of hip fracture incidence and intake of calcium, magnesium, vitamin D, and vitamin K. Eur J Epidemiol, 2008, 23: 219-225.

［33］ Rejnmark L, Vestergaard P, Charles P, et al. No effect of vitamin K1 intake on bone mineral density and fracture risk in perimenopausal women. Osteoporos Int, 2006, 17: 1122-1132.

［34］ Feskanich D, Weber P, Willett WC, et al. Vitamin K intake and hip fractures in women: a prospective study. Am J Clin Nutr, 1999, 69: 74-79.

［35］ Booth SL, Broe KE, Gagnon DR, et al. Vitamin K intake and bone mineral density in women and men. Am J Clin Nutr, 2003, 77: 512-516.

［36］ Booth SL, Tucker KL, Chen H, et al. Dietary vitamin K intakes are associated with hip fracture but not with bone mineral density in elderly men and women. Am J Clin Nutr, 2000, 71: 1201-1208.

[37] Chan R, Leung J, Woo J. No association between dietary vitamin K intake and fracture risk in chinese community-dwelling older men and women: a prospective study. Calcif Tissue Int, 2012, 90: 396-403.

[38] Katavetina P. Safety and efficacy of menatetrenone in children with osteogenesis imperfecta. Asian Biomedicine, 2012, 6 (1): 75-79.

[39] Van Summeren MJH, Braam LAJLM , Lilien MR, et al. The effect of menaquinone-7 (vitamin K2) supplementation on osteocalcin carboxylation in healthy prepubertal children. Br J Nutr, 2009, 102(8): 1171-1178.

[40] Tsuchie H, Miyakoshi N, Hongo M, et al. Amelioration of pregnancy-associated osteoporosis after treatment with vitamin K2: a report of four patients. Ups J Med Sci, 2012, 117(3): 336-341.

[41] Bunyaratavej N, Penkitti P, Kittimanon N, et al. Efficacy and safety of Menatetrenone-4 postmenopausal Thai women. J Med Assoc Thai, 2001, 84 (Suppl 2): S553-S559.

[42] Cockayne S, Adamson J, Lanham-New S, et al. Vitamin K and the prevention of fractures: systematic review and meta-analysis of randomized controlled trials. Arch Intern Med, 2006, 166: 1256-1261.

[43] Knapen MH, Braam LA, Drummen NE, et al. Menaquinone-7 supplementation improves arterial stiffness in healthy postmenopausal women. A double-blind randomized clinical trial. Thrombosis and Haemostasis, 2015, 113(5): 1135-1144.

[44] Knapen MH, Drummen NE, Smit E, et al. Three-year low-dose menaquinone-7 supplementation helps decrease bone loss in healthy postmenopausal women. Osteoporosis International, 2013, 24(9): 2499-2507.

[45] Emaus N, Gjesdal CG, Almas B, et al. Vitamin K$_2$ supplementation does not influence bone loss in early menopausal women: a randomised double-blind placebo-controlled trial. Osteoporosis International, 2010, 21(10): 1731-1740.

[46] Huang ZB, Wan SL, Lu YJ, et al. Does vitamin K$_2$ play a role in the prevention and treatment of osteoporosis for postmenopausal women: a meta-analysis of randomized controlled trials. Osteoporosis International, 2015, 26(3): 1175-1186.

[47] Buchanan GS, Melvin T, Merritt B, et al. Vitamin K$_2$ (menaquinone) Supplementation and its Benefits in Cardiovascular Disease, Osteoporosis, and Cancer. Marshall Journal of Medicine, 2016, 2(3): 52-66.

[48] Schurgers LJ, Teunissen KJ, Hamulyak K, et al. Vitamin K-containing dietary supplements: comparison of synthetic vitamin K$_1$ and natto-derived menaquinone-7. Blood, 2007, 109(8): 3279-3283.

[49] Binkley N, Harke J, Krueger D, et al. Vitamin K treatment reduces undercarboxylated osteocalcin but does not alter bone turnover, density, or geometry in healthy postmenopausal North American women. J Bone Miner Res, 2009, 24: 983-991.

[50] Je SH, Joo NS, Choi BH, et al. Vitamin K supplement along with vitamin D and calcium reduced serum concentration of undercarboxylated osteocalcin while increasing bone mineral density in Korean postmenopausal women over sixty-years-old. J Korean Med Sci, 2011, 26(8): 1093-1098.

[51] Demer LL, Tintut Y. Vascular calcification: pathobiology of a multifaceted disease. Circulation, 2008, 117: 2938-2948.

[52] Geleijnse JM, Vermeer C, Grobbee DE, et al. Dietary intake of menaquinone is associated with a reduced risk of coronary heart disease: the Rotterdam Study. J Nutr, 2004, 134: 3100-3105.

[53] Schurgers LJ. Vitamin K: key vitamin in controlling vascular calcification in chronic kidney disease. Kidney Int, 2013, 83: 782-784.

[54] 陈伟伟, 高润霖, 刘力生, 等.《中国心血管病报告 2015》概要. 中国循环杂志, 2016, 31: 624-632.

[55] Beulens JW, Bots ML, Atsma F, et al. High dietary menaquinone intake is associated with reduced coronary calcification. Atherosclerosis, 2009, 203(2): 489-493.

[56] Gast GC, de Roos NM, Sluijs I, et al. A high menaquinone intake reduces the incidence of coronary heart disease. Nutr Metab Cardiovasc Dis, 2009, 19(7): 504-510.

[57] Westenfeld R, Krueger T, Schlieper G, et al. Effect of vitamin K_2 supplementation on functional vitamin K deficiency in hemodialysis patients: a randomized trial. Am J Kidney Dis, 2012, 59(2): 186-195.

[58] Caluwé R, Vandecasteele S, Van Vlem B, et al. Vitamin K_2 supplementation in haemodialysis patients: a randomized dose-finding study. Nephrol Dial Transplant, 2014, 29(7): 1385-1390.

[59] 中华医学会骨质疏松和骨矿盐疾病分会. 原发性骨质疏松症诊治指南（2011 年）. 中华骨质疏松和骨矿盐疾病杂志, 2011, 4（1）: 2-17.

[60] 中华医学会骨科学分会骨质疏松学组. 骨质疏松性骨折诊疗指南. 中华骨科杂志, 2017, 37（1）: 1-10.

第13章 钙和维生素 D 与骨质疏松症

钙在维持人体正常生理功能上发挥着举足轻重的作用。人体 99.3% 的钙储存于骨骼和牙，剩余不足 1% 的钙存在于软组织、血浆和细胞外液中。人体的钙来自于膳食和补充剂摄入，在甲状旁腺激素（parathyroid hormone，PTH）、降钙素（calcitonin，CT）和 1, 25（OH）$_2$D$_3$ 的共同作用下维持内稳态。骨的新陈代谢非常旺盛，在完成生长发育达到骨峰值后也仍然处于不断更新重建中，以修复骨组织的疲劳与损伤。但是尽管骨骼和关节非常强韧并不断更新，随着年龄进展，日常磨损的逐渐累积伴随骨重建能力下降，原有骨组织缩小，骨矿物质下降，容易发生骨质疏松和骨折。研究指出维生素 K、维生素 A、维生素 C 和 n-3 不饱和脂肪酸等多种营养素可能均与骨健康有不同程度的联系，过量的咖啡因、酒精和钠盐可能会增加尿钙的排出，乳酸盐和植物雌激素等则可能有促进钙吸收和留存的作用。但是毫无疑问，钙和维生素 D 是公认的维持骨健康最重要的营养素，国内外研究结果均支持无论是在骨骼生长发育的青春期，还是哺乳期、绝经期和老年期，都需要摄取充足的钙和维生素 D 来保证骨健康。但与单一的营养素相比，合理的膳食模式配合运动在改善骨密度，增进骨骼健康上有更加明显的作用。

一、钙和维生素 D 对峰值骨量的影响

人体在青少年期完成骨的纵向生长后，在之后的 10 余年骨量继续增加，在 30~35 岁达到一生中骨质的最高峰值，称为骨峰值或峰值骨量。多数研究认为在青少年和成年初期摄入充足的钙有助于在遗传允许的限度内使个体达到更高的峰值骨量，而高峰值骨量有利于降低生命后期骨质疏松的发生率。

Zhu 等对 373 例中国 9~11 岁经前幼女的研究发现，钙摄入量在中位值（417 mg/d）以上的幼女的全身骨矿物质含量比摄入量中位值以下的幼女高 1.8%，钙摄入量可用于预测骨矿物质含量。同时 Lee 等报道中国 7~9 岁的学龄儿童在每日膳食摄入钙 280 mg 的基础上再补钙 300 mg，持续干预 18 个月后，补钙组的骨密度比对照组增加 5%。最近的一项研究表明，基线钙摄入量低（<800 mg/d）的月经初潮后的少女（<15.5 岁，月经来潮 > 1 年）每天补充钙 1 000 mg，与服用安慰剂相比，可明显提高全身和腰椎的骨密度。尽管绝大多数研究显示钙摄入对青少年和成年初期的骨健康有明显积极意义，但也有数项研究并没有发现儿童青少年期钙摄入和骨生长之间存在统计学意义的联系。可能的

原因包括：不同研究的研究对象青春发育阶段不同（青春期／青春期前）；钙摄入量不同（充足／缺乏）；运动量不同（负重运动同时可以促进骨健康）等，但是，证据分级最高的系统性综述均支持钙摄入和骨健康之间的积极联系。一篇综述中发现86项观察流行病学研究中有64项显示，儿童、青少年和绝经后妇女钙摄入量较高会导致较高的骨量。【2a】同时证据分级更高的RCT试验结果也支持钙摄入可以促进骨健康。最近的一项综合21个RCT研究的Meta分析指出，无论是否伴随维生素D摄入，增加的钙摄入都可以显著提高基线钙摄入较低的儿童的全身和腰椎骨矿物质含量。【1a】另一项综合19个RCT研究，2 859个3～18岁健康儿童青少年的Meta分析也指出，300～1 200 mg/d的钙补充剂均可以明显提高全身和上肢的骨密度。【1a】

随访研究发现，干预性补钙对骨健康的影响可能可以在结束干预后继续存在。发表在著名杂志柳叶刀（*Lancet*）上的一项研究指出，在进入青春期之前补充钙（提取自牛奶）产生的骨健康促进作用可以持续3.5年（3～5年）。另外一项对青春期女孩的干预试验也发现在干预停止3.5年后，干预组的骨密度仍然高于对照组。另外一项对青春期前男孩的干预研究也发现干预作用在研究结束后1年依然存在。但同时在中国一项青春期女孩的队列研究中，停止干预3年后干预产生的积极作用已然消失。有研究者认为可能相比于青春期，青春期前期才是骨骼构建的关键期，在这一时期的干预可能更加持久，并且这种持久性受到钙需要量和骨骼位点的影响。

维生素D也是影响骨骼健康的关键营养素，$1, 25（OH）_2D_3$是机体维生素D的主要活性形式，在促进骨矿化发挥着诸多直接或间接作用。维生素D可以促进肠道钙的吸收，抑制甲状旁腺素的合成和分泌，调节小肠和肾细胞中钙离子通道，并可以促进骨钙蛋白、Ⅰ型骨胶原等骨骼蛋白质的合成和成骨细胞的分化，同时维生素D还可以通过促进FGF23的生成调节机体磷稳态。多项流行病学研究和RCT研究均支持维生素D在女性骨健康上的重要作用，但在男性骨健康上的作用有待于进一步确认。在美国骨质疏松基金会2016年的声明中，钙和维生素D对骨健康作用的研究证据分级分别是A和B，是证据分级最高的两大营养素。但值得一提的是，和钙不同，维生素D在食物中的存在很少，人体自身合成占比很大，充足的日晒在满足维生素D营养上至关重要。在日照充足的季节和地区，儿童和青少年户外活动常可以获得充足的维生素D，每日照射1～2小时即可，日光照射皮肤产生的维生素D剂量也是安全的。日光照射最好到户外，夏季在树荫下可起到较好效果，不可暴晒。因紫外线不能穿透玻璃，室内要开窗照射。季节、年龄、衣着、空气污染等情况均可影响效果。

二、钙和维生素D对骨质疏松症的影响

骨质疏松分为原发性和继发性，原发性骨质疏松又可分为Ⅰ型和Ⅱ型。Ⅰ型为绝经后骨质疏松，主要发生在女性绝经后15～20年，此时骨吸收和骨形成均很活跃，但以骨吸收为主，以松质骨骨量丢失为主，骨折主要发生在椎体和桡骨远端。Ⅱ型骨质疏松为老年性骨质疏松，主要发生在70岁以上男性和60岁以上女性，此时骨吸收和骨形成均不活跃，但还是以骨吸收为主，松质骨和皮质骨均有丢失，骨折主要发生在椎体、髋

部和长管状骨干骺端。而继发性骨质疏松主要是由于甲状旁腺功能亢进、糖尿病等疾病或糖皮质激素等药物引起骨代谢改变而引起的骨质疏松。低钙摄入可使血钙有所降低，继发性 PTH 分泌增加，从而引起骨吸收增强，骨钙被动员进入血液以保持血钙水平正常。若长期摄入钙不足，则骨钙不断流失，导致骨量减少、骨密度降低，引起骨质疏松；而补钙可以使细胞外钙离子浓度增高，通过细胞膜上的钙感受器作用，抑制破骨细胞功能，使破骨细胞收缩并加速其凋亡，造成骨吸收明显下降，同时促进成骨细胞的增殖能力，从而使骨钙流失减少，维持正常骨密度。

1. 钙和维生素 D 对原发性骨质疏松的影响　一项瑞典的研究通过对 61 433 例女性进行 19 年的随访研究发现，钙摄入量在 751 mg/d 以下的女性发生骨质疏松的概率明显高于其他摄入量组别，与摄入量在 882～996 mg/d 的女性相比，发生骨质疏松的相对危险度是 1.47，同时值得一提的是，摄入量超过 996 mg/d 并没有进一步降低发生骨质疏松的风险。【2b】澳大利亚的达博骨质疏松现况调查（the Dubbo Osteoporosis Epidemiology Study，DOES）中发现在 69±6.7 岁的老年人中，钙摄入量超过 710 mg/d（最高组）的男女性骨密度分别比钙摄入量<465 mg/d（最低组）高 11% 和 15%，钙摄入量是骨质疏松的保护因素。【4】

同时，在干预研究中也发现了相似的结果。对 20 余项绝经后妇女研究的综述发现，补钙可以减少每年 1% 的骨质流失。同时还有研究指出，这种减缓流失的作用在不同骨位点有所差异：前臂骨平均 0.6%、脊柱 3% 和股骨颈 2.6%。对中国自然绝经不超过 1 年的妇女（48～62 岁）进行 1 年的队列研究发现，钙摄入量最高的组别（中位数 934 mg/d）全身以及 Ward 三角区的骨密度下降均明显低于其他摄入剂量组，钙摄入量和股骨转子以及 Ward 三角区骨密度明显正相关，但并未发现钙摄入量和脊椎骨密度的关系，也就是说超过 900 mg/d 的钙摄入量对绝经早期中国妇女皮质骨的保护作用要优于对松质骨的作用。【2b】另一项 45～75 岁女性的现况调查也同时发现这一现象。【4】对 380 例老年骨质疏松男性患者的干预研究发现，钙和维生素 D 单独应用均可以不同程度改善骨密度，但是联合应用效果更佳。

充足的钙和维生素 D 摄入可以预防和治疗骨质疏松的可能机制包括：提高机体内钙和维生素 D 水平，维持机体合适的钙浓度；足够剂量的钙和维生素 D 可以降低甲状旁腺激素水平，降低骨钙溶出；改善骨转化指标，降低骨重建率；同时钙和维生素 D 还可以影响骨小梁表面黏多糖和吡啶啉的合成。

2. 钙和维生素 D 对继发性骨质疏松的影响　糖皮质激素是临床上应用广泛的一种药物，可以引起椎骨等位点中骨质的快速流失，在数月之内就能引起压缩性骨折，是非常常见的一种继发性骨质疏松的病因。Gulati 等对接受糖皮质激素治疗的原发性肾病综合征（INS）患儿做前瞻性研究，补充组（100 例）给予钙（500 mg/d）和维生素 D_3（200 U/d），未补充组（15 例）作为对照，干预 1.5±0.07 年后发现：①88 例患儿完成钙及维生素 D_3 补充研究，其中 54 例（61.4%）腰椎骨密度（BMD）改善，另有 25 例（28.4%）腰椎骨密度变化不大；②补充后腰椎平均骨密度为 0.607±0.013 g/cm^2，均明显好于基线值（0.561±0.010 g/cm^2）（$P<0.0001$）；③补充组 73 例（83.0%）的双能 X 线检查的 Z 值比未补充组的 Z 值有显著改善（$P=0.008$）；多因素分析表明 Z 值

的改善与钙和维生素 D_3 是否补充（$P<0.0001$）以及膳食钙摄入量（$P=0.022$）及可的松剂量（$P=0.001$）均有关系，也就是说，大剂量糖皮质激素摄入的儿童骨密度可能降低，而补充钙和维生素 D 可帮助改善原发性肾病综合征患儿降低的骨密度。【2b】

胃切除也是继发骨质疏松的一大病因。Glatzle 等对 98 例胃大部切除或全胃切除患者进行 1 年的随访后发现：77 例（79%）血清钙磷代谢指标有改变，30 例（31%）椎骨骨量减少，60 例（61%）椎骨变形，22 例（22%）椎骨骨折；钙和维生素 D 补充剂可以升高机体 25（OH）D 和 1,25（OH）$_2$D 以及骨钙蛋白的浓度，同时降低甲状旁腺激素的水平，维持机体骨密度不变。也就是说胃切除患者容易发生骨质流失，而维生素 D 和钙可以保护胃切除患者的骨健康。

一项平均年龄 11.7±3.3 岁的 198 例类风湿关节炎的儿童和青少年的随机双盲、安慰剂对照试验中，补钙组（$n=103$）服用钙 1 000 mg/d 和维生素 D 400 U/d 或对照组（$n=95$）服用安慰剂片和维生素 D 400 U/d，共 24 个月。结果发现，两组患儿的全身骨密度均有增加，但补钙组患儿全身骨密度从 0.89±0.14 g/cm^2 增加到 0.95±0.13 g/cm^2，明显高于对照组从 0.87±0.14 g/cm^2 增加到 0.92±0.14 g/cm^2（$P=0.03$）。也就是说类风湿关节炎的患儿补钙可导致全身骨密度增加，虽然增幅较小但有统计学意义。【1b】

3. 钙和维生素 D 对骨质疏松性骨折的影响 Bischoff-Ferrari 提出补充维生素 D 具有成本低、耐受性好和多种保健作用，每天补充维生素 D 不少于 700～800 U，可将血 25（OH）D 浓度至少提高到 75 nmol/L，不但能防治骨质疏松症，而且可增强骨骼肌，起到预防跌倒和骨质疏松症性骨折的作用。Broe 等将平均年龄为 89 岁的 124 例养老院居民随机分成 5 组：4 组维生素 D 的补充剂量分别为 200、400、600 和 800 U/d，另 1 组为安慰剂组，干预 5 个月后有如下发现。①跌倒率：安慰剂组 44%（11/25）、200 U/d 组 58%（15/26）、400 U/d 组 60%（15/25）、600 U/d 组 60%（15/25）和 800 U/d 组 20%（5/23）；② 800 U/d 组跌倒率比安慰剂组下降 72%；其发生率比（rate ratio）为 0.28（95% CI 0.11～0.75）；③ 200 U/d 组、400 U/d 组、600 U/d 组的跌倒率与安慰剂组无明显差异。也就是说维生素 D 的预防摔倒作用需要一定剂量才能得以实现，>800 U/d 才可减少跌倒的次数和跌倒率。【1b】

尽管有许多研究提示钙和维生素 D 使用在预防骨质疏松性骨折和跌倒上的积极作用，但是自 2002 年以来，关于钙和维生素 D 对预防骨质疏松性骨折作用的争论非常激烈，研究结果难以相互验证。2014 年的一项 Cochrane 系统综述在总结了 53 项合计 91 791 例研究对象的研究结果指出，在老年人群中单独使用维生素 D 可能并不能起到预防骨折的作用，但钙和维生素 D 可能可以预防包括髋骨骨折在内的多种骨折，至于钙和维生素 D 补充剂使用的安全性问题，该综述指出除了轻微的胃肠和肾不适外，并不会引起心血管疾病风险增加。【2a】

2007 年 Izaks 对补充维生素 D 预防骨折得到不一致的研究结果作扩展性 Meta 分析，结果发现，①髋部骨折：低剂量（400 U/d）维生素 D 没有预防作用；高剂量（700 U/d 以上）维生素 D 的作用取决于干预人群：养老院患者骨折相对危险度（RR）为 0.72（95% CI 0.59～0.88），而一般人群 RR 为 1.04（95% CI 0.72～1.50）。②任何非椎骨骨折：高剂量（700 U/d 以上）维生素 D 的作用也取决于目标人群：养老院患者 RR 为 0.80（95% CI 0.70～0.90），而一般人群 RR 为 0.88（95% CI 0.75～1.04）。【2a】同时 Tang 等发表在 Lancet 的综述，通过对 1966 年 1 月—2007 年 1 月 7 个电子数据库的所有关于补充钙或钙和维生素 D 预防骨质疏松性骨折的文献进行荟萃分析，结果发现：①补充钙或钙和维生素 D 能使各种类型的骨质疏松性骨折风险下降 12%，其 RR 为 0.88（95% CI 0.83～0.95，P=0.0004），而联合应用钙和维生素 D 的骨折风险下降比单纯补钙稍高（13% 与 10%，P=0.63）；②每日膳食钙摄入量＜700 mg 的受试者骨折风险下降效果优于膳食钙摄入量＞700 mg 的受试者（RR 0.80 与 0.95，P=0.008），补钙剂量≥1 200 mg 的骨折风险下降效果显著优于补钙剂量＜1 200 mg 的效果（骨折 RR 0.80 与 0.94，P=0.006）；③补维生素 D 剂量≥800 U 的骨折风险下降效果显著优于补维生素 D 剂量＜800 U 的效果（骨折 RR 0.84 与 0.87，P=0.03）；④血清 25(OH)D_3＜25 nmol/L 的受试者降低骨折风险比正常血清 25（OH）D_3 的受试者更多（14% 与 6%，P=0.06）；⑤补充依从性≥80% 的受试者能降低所有类型骨折风险 24%（P＜0.0001），显著优于依从性低（60%～69%）的效果（骨折 RR 0.76 与 0.92，P=0.002）；⑥ 80 岁以上老年人治疗的骨折风险下降效果显著优于 70～79 岁的治疗效果（骨折 RR 0.76 与 0.89，P=0.003）。也就是说研究不能相互验证的原因可能是不同研究的应用剂量不同（高 / 低），研究人群不同（高危 / 一般），研究部位不同（髋部、椎骨等）以及干预时间（长 / 短）和依从性不同，而维生素 D 和钙的作用效果与这些因素均有不同程度的联系。【2a】

　　4. 钙和维生素 D 对颌骨健康的影响　除了常规的髋骨、椎骨等身体躯干骨以外，钙和维生素 D 还可以影响颌骨健康，从而影响牙和牙周的健康，骨质疏松患者的颌骨骨质疏松的危险性可能增加。2005 年 Dervis 对 Medline 上骨质疏松症与颌骨骨质疏松、牙周病、牙缺失等各种口腔疾病的研究进行系统分析，结果表明：97 项研究中前瞻性研究证据均支持骨质疏松症可能增加颌骨骨质疏松的风险。【2a】2007 年 Kaye 关于骨骼和口腔健康的综述也指出：低骨量可能增加骨质疏松性骨折的风险，同时也可能增加牙槽骨的骨质丢失和牙脱落，骨质疏松症与牙周疾病具有共同的危险因素：老年、吸烟、膳食钙和维生素 D 摄入不足等。

　　Krall 等对 145 例 65 岁以上正常老年人进行为期 3 年的随机、安慰剂对照的钙（500 mg/d）和维生素 D（700 U/d）补充干预试验以研究钙和维生素 D 预防髋骨骨质疏松的效果，停止干预后继续随访 2 年。研究发现，在干预期间，补充剂组 13% 的人（11/82）和安慰剂组 27% 的人（17/63）脱落一个或多个牙，补充剂组牙脱落的相对危险度（OR）为 0.4（95% CI 0.2～0.9）；在随访期间钙摄入量≥1 000 mg/d 的老人有 40%（31/77）脱落一个或多个牙，而补充钙＜1 000 mg/d 组有 59%（40/68），补充钙＞1 000 mg/d 组牙脱落的 OR 为 0.5（95% CI 0.2～0.9）。总体来说增加钙和维生素 D 摄入可以将个体发生牙脱落风险降低 50%～60%。【1b】

　　钙和维生素 D 可以通过影响骨质密度从而对颌骨和牙周健康产生作用，维生素 D 还可以诱导人体抗菌肽 LL-37 的产生，LL-37 在正常生理条件下有一定的抗菌活性，在动物模型中 LL-37 具有强力的抗内毒素活性，并且能够解决某些细菌感染。

三、钙与维生素 D 的推荐摄入量与摄入现况

不同国家对不同人群所推荐的钙和维生素 D 摄入量均有所不同。中国营养学会在 2013 版 DRIs 中推荐的我国居民的膳食钙适宜摄入量为 18～49 岁 800 mg/d，50 岁以上老年人钙的吸收率下降，需要增加钙摄入，每日推荐摄入量为 1 000 mg/d（见附录 A）。根据钙平衡研究的结果，要控制绝经后女性和老年人的骨质流失，每日至少需要摄入 800 mg 的钙，为了进一步达到治疗骨质疏松的效果还需要在此基础上增加钙的摄入。但值得注意的是，为了避免钙摄入过多的不良反应，允许摄取钙的最高限量为每日 2 000 mg。

我国维生素 D 每日推荐摄入量 0～64 岁为 10 μg/d，老年人皮肤经日晒产生维生素 D 的能力下降，因此 65 岁以上为 15 μg/d。妊娠后期处于秋冬季的妇女宜适当补充维生素 D，如有条件应监测血浆 25（OH）D 浓度，若存在明显维生素 D 缺乏则应补充维生素 D 以维持血浆 25（OH）D 水平在正常范围；同时高危人群如早产儿、低出生体重儿、双胎儿生后即应该补充维生素 D 800～1 000 U/d（20～25 μg/d），3 个月后改为 400 U/d（10 μg/d）维持。

活性维生素 D 制剂也可应用于骨质疏松的防治，尤其在老年人。这类药物应在骨质疏松或有关专科医师指导下应用。常用制剂及剂型有：1α- 羟基维生素 D_3，初始剂量为 0.5 μg/d，维持剂量为 0.25～0.5 μg/d；1, 25（OH）$_2D_3$ 剂量为 0.25～0.5 μg/d。治疗初期应采用最小剂量。治疗过程中需定期检测血钙浓度，调整剂量，避免出现高血钙等不良反应。当血液中 25（OH）D＜20 ng/ml 将会发生骨质疏松，骨量减少，骨变脆弱，当血液中 25（OH）D＜10 ng/ml 将会发生佝偻病、软骨病、骨矿化障碍。

2012 年的中国居民营养与健康状况调查显示：各年龄组的钙摄入量均较低，大多数人的摄入水平只达到适宜摄入量的 40%～60%，处于青春发育期的儿童和青少年是钙缺乏的高发人群。中国居民的钙主要来源于蔬菜、豆类及豆制品、面、米及其制品，而作为钙的优质来源的乳及乳制品中钙的来源不足。肠道对不同食物来源的钙的吸收率也有差别，以乳制品为最高；其次为大豆制品、鱼和贝壳类，再次为黄绿色蔬菜。菠菜等绿叶蔬菜中的草酸，谷壳类、豆类中的赖氨酸，以及这些食物中的膳食纤维也能和钙相结合，可妨碍肠道对钙的吸收。因此，中国居民的膳食模式中不仅钙的绝对摄入量低，其生物有效性也非常有限。

值得一提的是，在大豆制品以及蔬菜、水果、海藻中含有各种各样的植物性雌激素样物质，黄体酮类及各种多酚类，这些物质对骨质疏松症、更年期综合征、循环系统疾病等具有相当广泛的预防效果。中国营养学会的中国居民平衡膳食宝塔中推荐每日摄入相当于鲜乳 300 g 的乳制品，尽量努力摄取豆类、鱼类和贝壳类海产品，以保证每日 800 mg 以上的钙摄入。在此基础上，注意保持蛋白质、维生素、矿物质等平衡，适当地摄取上述物质，以达到各种营养素平衡的目的（表 13-1）。

表 13-1　常见富含钙的食品

种类	食品	一次进食的数量	钙（mg）
牛乳及乳制品	牛乳	250 g	260
	奶酪	20 g	160
	酸奶	1 杯（125 g）	140
	脱脂速溶奶粉	1 大匙（20 g）	130
大豆及豆制品	豆腐（北）	半块（250 g）	345
	豆腐丝	100 g	100
	豆腐干	100 g	308
	腐竹	50 g	40
	大豆（黄豆）	50 g	95
小鱼及海藻类	虾皮	10 g	100
	虾酱	20 g	60
	鱼片干	25 g	26
	小鱼	4 条	180
蔬菜	油菜	100 g	150
	小白菜	100 g	90
	茼蒿（空心菜）	100 g	100
	心里美萝卜	1 个（200 g）	135

四、专家共识

1. 钙和维生素 D 是维持骨健康重要的营养素。

2. 与合理的膳食模式和运动配合在改善骨密度、增进骨骼健康上有更加明显的作用。

3. 我国大多数人钙的摄入水平只达到中国居民适宜摄入量的 40%～60%，处于青春发育期的儿童和青少年是钙缺乏的高发人群。

4. 在青少年和成年初期摄入充足的钙有助于达到更高的峰值骨量，有利于降低生命后期骨质疏松发生率。

5. 充足的钙和维生素 D 摄入可以预防和治疗骨质疏松和骨质疏松性骨折。

参考文献

［1］ Cashman KD. Diet, nutrition, and bone health. Journal of Nutrition, 2007, 137 (11 Suppl): 2507S.

［2］ Orchard TS, Pan X, Cheek F, et al. A systematic review of omega-3 fatty acids and osteoporosis.. British Journal of Nutrition, 2012, 107 Suppl 2 (S2): S253-S260.

［3］ Zhu K, Du X, Greenfield H, et al. Bone mass in Chinese premenarcheal girls: the roles of body composition, calcium intake and physical activity. British Journal of Nutrition, 2004, 92 (6): 985.

［4］ Lee WT, Leung SS, Leung DM, et al. Double-blind controlled calcium supplementation and bone mineral accretion in children accustomed to low calcium diet.. American Journal of Clinical Nutrition, 1994, 60: 744-752.

［5］ Rozen GS, Rennert G, Dodiuk-Gad RP, et al. Calcium supplementation provides an extended window of opportunity for bone mass accretion after menarche. American Journal of Clinical Nutrition, 2003, 78 (5): 993-998.

[6] Carter LM, Whiting SJ, Drinkwater DT, et al. Self-Reported Calcium Intake and Bone Mineral Content in Children and Adolescents. Journal of the American College of Nutrition, 2001, 20 (5): 502-509.

[7] Lloyd T, Chinchilli VM, Johnson-Rollings N, et al. Adult female hip bone density reflects teenage sports-related patterns but not teenage calcium intake. Pediatrics, 2000, 106 (1 Pt 1): 40-44.

[8] Heaney RP. Calcium, dairy products and osteoporosis. Journal of the American College of Nutrition, 2000, 19 (Supp 2): 83S-99S.

[9] Monfort J, Martel-Pelletier J, Pelletier JP. Impact of dairy products and dietary calcium on bone-mineral content in children: results of a meta-analysis. Bone, 2008, 43 (2): 312.

[10] Winzenberg T, Shaw K, Fryer J, et al. Effects of calcium supplementation on bone density in healthy children: meta-analysis of randomised controlled trials. BMJ, 2006, 333 (7572): 775.

[11] Bonjour JP, Chevalley T, Ammann P, et al. Gain in bone mineral mass in prepubertal girls 3.5 years after discontinuation of calcium supplementation: a follow-up study. Lancet, 2001, 358 (9289): 1208-1212.

[12] Dodiuk-Gad RP, Rozen GS, Rennert G, et al. Sustained effect of short-term calcium supplementation on bone mass in adolescent girls with low calcium intake. American Journal of Clinical Nutrition, 2005, 81 (1): 168-174.

[13] Chevalley T, Bonjour JP, Ferrari S, et al. Skeletal site selectivity in the effects of calcium supplementation on areal bone mineral density gain: a randomized, double-blind, placebo-controlled trial in prepubertal boys. Journal of Clinical Endocrinology & Metabolism, 2005, 90 (6): 3342-3349.

[14] Zhu K, Zhang Q, Leng HF, et al. Growth, bone mass, and vitamin D status of Chinese adolescent girls 3 y after withdrawal of milk supplementation. American Journal of Clinical Nutrition, 2006, 83 (3): 714-721.

[15] Winzenberg T, Shaw K, Fryer J, et al. Effects of calcium supplementation on bone density in healthy children: meta-analysis of randomised controlled trials. BMJ, 2006, 333 (7572): 775.

[16] Rizzoli R, Bianchi ML, Garabédian M, et al. Maximizing bone mineral mass gain during growth for the prevention of fractures in the adolescents and the elderly. Bone, 2010, 46 (2): 294.

[17] Bischoffferrari HA. Optimal serum 25-hydroxyvitamin D levels for multiple health outcomes. Advances in Experimental Medicine & Biology, 2008, 624 (2): 500-525.

[18] Weaver CM, Gordon CM, Janz KF, et al. The National Osteoporosis Foundation's position statement on peak bone mass development and lifestyle factors: a systematic review and implementation recommendations. Osteoporosis International, 2016, 27 (4): 1281-1386.

[19] Warensjö E, Byberg L, Melhus H, et al. Dietary calcium intake and risk of fracture and osteoporosis: prospective longitudinal cohort study. Bmj British Medical Journal, 2011, 342 (7808): 1194.

[20] Nguyen TV, Center JR, Eisman JA. Osteoporosis in Elderly Men and Women: Effects of Dietary Calcium, Physical Activity, and Body Mass Index. Journal of Bone & Mineral Research, 2000, 15 (2): 322-331.

[21] Nordin BEC. Calcium and osteoporosis. Nutrition, 1997, 13: 664-686.

[22] Mackerras D, Lumley T. First- and second-year effects in trials of calcium supplementation on the loss of bone density in postmenopausal women. Bone, 1997, 21: 527-533.

[23] Ho SC, Chen YM, Woo JL, et al. High habitual calcium intake attenuates bone loss in early postmenopausal Chinese women: an 18-month follow-up study. Journal of Clinical Endocrinology & Metabolism, 2004, 89 (5): 2166-2170.

[24] Suzuki Y, Whiting SJ, Davison KS, et al. Total calcium intake is associated with cortical bone mineral density in a cohort of postmenopausal women not taking estrogen. Journal of Nutrition Health & Aging,

2003, 7 (5): 296.

[25] McKane WR, Khosla S, Egan KS, et al. Role of calcium intake in modulating age-related increases in parathyroid function and bone resorption. J Clin Endocrinol Metab, 1996, 81: 1699-1703.

[26] Nieves JW, Komar L, Cosman F, et al. Calcium potentiates the effect of estrogen and calcitonin on bone mass: review and analysis. Am J Clin Nutr, 1998, 67: 18-24.

[27] Grados F, Brazier M, Kamel S, et al. Prediction of bone mass density variation by bone remodeling markers in postmenopausal women with vitamin D insufficiency treated with calcium and vitamin D supplementation. J Clin Endocrinol Metab, 2003, 88: 5175-5179.

[28] Paschalis EP, Gamsjaeger S, Hassler N, et al. Vitamin D and calcium supplementation for three years in postmenopausal osteoporosis significantly alters bone mineral and organic matrix quality. Bone, 2017, 95: 41.

[29] Gulati S, Sharma RK, Gulati K, et al. Longitudinal follow-up of bone mineral density in children with nephrotic syndrome and the role of calcium and vitamin D supplements. Nephrology Dialysis Transplantation, 2005, 20 (8): 1598-1603.

[30] Glatzle J, Piert M, Meile T, et al. Prevalence of vertebral alterations and the effects of calcium and vitamin D supplementation on calcium metabolism and bone mineral density after gastrectomy. British Journal of Surgery, 2005, 92 (5): 579.

[31] Lovell DJ, Glass D, Ranz J, et al. A randomized controlled trial of calcium supplementation to increase bone mineral density in children with juvenile rheumatoid arthritis. Arthritis & Rheumatology, 2006, 54 (7): 2235-2242.

[32] Bischoff-Ferrari HA.How to select the doses of vitamin D in the management of osteoporosis. Osteoporos Int, 2007, 18: 401.

[33] Broe KE, Chen TC, Weinberg J, et al. A Higher Dose of Vitamin D Reduces the Risk of Falls in Nursing Home Residents: A Randomized, Multiple - Dose Study. Journal of the American Geriatrics Society, 2007, 55 (2): 234-239.

[34] Avenell A, Mak JC, O'Connell D. Vitamin D and vitamin D analogues for preventing fractures in post-menopausal women and older men. Cochrane Database of Systematic Reviews, 2014, 4 (4): CD000227.

[35] Izaks GJ. Fracture prevention with vitamin D supplementation: considering the inconsistent results. Bmc Musculoskeletal Disorders, 2007, 8 (1): 26.

[36] Tang BM, Eslick GD, Nowson C, et al. Use of calcium or calcium in combination with vitamin D supplementation to prevent fractures and bone loss in people aged 50 years and older: a meta-analysis. Lancet, 2008, 370 (9588): 657-666.

[37] Dervis E. Oral implications of osteoporosis. Oral Surgery Oral Medicine Oral Pathology Oral Radiology & Endodontology, 2005, 100 (3): 349-356.

[38] Kaye EK. Bone health and oral health. Journal of the American Dental Association, 2007, 138 (5): 616-619.

[39] Krall EA, Wehler C, Garcia RI, et al. Calcium and vitamin D supplements reduce tooth loss in the elderly. American Journal of Medicine, 2001, 111 (6): 452-456.

[40] Grant WB. Vitamin D, periodontal disease, tooth loss, and cancer risk. The Lancet Oncology, 2008, 9 (7): 612-613.

[41] 中国营养学会. 中国居民膳食营养素参考摄入量（2013 版）. 北京：科学出版社，2014：166-175.

第14章　维生素 D 的骨骼外健康效应

一、概述

维生素 D 是一种脂溶性维生素，主要包括维生素 D_2 和维生素 D_3。植物中的麦角固醇经阳光紫外线照射合成的维生素 D 被命名为维生素 D_2，也称麦角钙化醇。人和动物皮肤下的 7- 脱氢胆固醇经阳光紫外线照射合成的维生素 D 被命名为维生素 D_3，也称胆钙化醇。维生素 D 进入血液循环后，与维生素 D 结合蛋白结合被运输到肝，经过肝 25- 羟化酶羟化后转化成 25（OH）D。25（OH）D 也被称为骨化二醇，无生物活性，是血液循环中维生素 D 的主要形式，反映维生素 D 营养水平。25（OH）D 再在肾及其他组织、细胞中经 1- 羟化酶、24- 羟化酶羟化成 1, 25（OH)$_2$D、24, 25（OH)$_2$D 等 36 种维生素 D 代谢产物。1, 25（OH)$_2$D 也被称为骨化三醇，它有生物活性，能提升血钙。$1\alpha, 25$（OII)$_2$D 还是一种自分泌激素，1α 羟化酶在成骨细胞、单核细胞、巨噬细胞、神经细胞、胰岛细胞、乳腺癌细胞、结肠癌细胞等肾外细胞有表达，25（OH）D 在这些细胞内可直接被相关酶代谢为活性形式且不受经典的钙磷激素调节。维生素 D 与维生素 D 受体（vitamin D receptor，VDR）结合后可以影响许多基因的表达，VDR 广泛表达于肾、免疫细胞、骨细胞及其他细胞中。研究表明，维生素 D 与许多慢性疾病，如肿瘤、自身免疫疾病、代谢性疾病、感染性疾病的发生和发展有关。

随着对维生素 D 作用的深入研究，维生素 D 对全身各组织细胞都有广泛作用。目前将维生素 D 的生物学效应分为两类：一类是对钙磷代谢调节发挥重要作用；另一类是除钙磷代谢外的其他非骨骼作用，称为非经典作用或旁路途径，对调节免疫功能、抑制炎症、抗氧化、抗纤维化等有明显效果，对多种肿瘤细胞有抑制作用。

二、维生素 D 与肿瘤

循环中 88% 的 25（OH）D、85% 的 1, 25（OH）D 分别与维生素 D 结合蛋白（vitamin D binding protein，VDBP）相结合，VDBP 是主要的转运蛋白，少数与白蛋白结合，极少维生素 D 在循环中以游离形式存在。维生素 D 结合蛋白作为维生素 D 的结合蛋白和载体，可与维生素 D 及其代谢产物结合将其转运至细胞内发挥作用。VDBP 可作为趋化因子和肌动蛋白的清道夫，而去糖基化形式的 VDBP 被称为巨噬细胞活化因子，具有抗肿瘤特性，通过血管生成、凋亡和免疫途径，在体内和体外的几个器官部位有抑制肿瘤生长的作用。缺乏维生素 D 结合蛋白也会影响维生素 D 的功能，研究表明，低维生素 D 结合蛋白与多种恶性肿瘤相关，包括乳腺癌、肝癌、前列腺癌、大肠癌、胰腺癌。

前瞻性和回顾性研究均表明，25（OH）D 低于 20 ng/ml 可增加 30%～50% 的前列腺癌、结肠癌、乳腺癌风险，且增加死亡率。报道指出，绝经后妇女增加 1 100 U 维生素 D 摄入，将降低患癌的相对风险 77%。同样，最近的一项研究发现，25（OH）D 在肝纤维化、肝硬化到肝癌的发展过程中逐渐下降。在一项应用分子病理流行病学数据库进行的巢式病例对照研究中（318 例直肠癌和结肠癌患者和 624 例对照组），根据淋巴细胞反应程度评估血浆 25（OH）D 与肿瘤亚型的关系，研究表明血浆高 25（OH）D 水平与结直肠癌免疫反应低风险相关，支持了维生素 D 在癌症中免疫预防的作用。

三、维生素 D 与心血管疾病

慢性心血管疾病是由多种危险因子共同作用致病发生，临床研究发现除高胆固醇血症、吸烟、肥胖、高血压及糖尿病等因素外，血浆维生素 D 水平不足或缺乏与心血管疾病的发生息息相关。高血压可能是由于维生素 D 不足引起。一项对 4 591 例患者进行横断面研究提出，在美国妇女中，25（OH）D 缺乏与心血管疾病的许多生物标志物水平升高有关。维生素 D 的受体不仅存在于心脏，而且存在于整个心血管系统中。1, 25（OH）$_2$D$_3$ 活性形式的维生素 D 结合 VDR 进而调控许多基因的表达。维生素 D 代谢产物作用于多个心血管功能和疾病中通路，包括炎症、血栓形成和肾素 - 血管紧张素 - 醛固酮系统（renin-angiotensin-aldosterone system，RAAS）的通路等。

维生素 D 在内皮细胞中刺激一氧化氮（NO）的产生，保护机体免受氧化应激，并通过不同的基因组和非基因组途径阻止内皮细胞凋亡。内皮功能是动脉粥样硬化进程发生和发展的关键因素，维生素 D 可能有助于逆转动脉粥样硬化。一系列体外研究也表明维生素 D 及其类似物可抑制促炎细胞因子和持续增加抗炎细胞因子，其机制似乎是通过 VDRs 与抑制 NF-κB 和 p38 通路有关。通过调节抗凝血和抗纤溶因子的表达，也提示维生素 D 存在抗凝血活性。

维生素 D 低水平状态通过激活促炎症瀑布效应导致内皮功能异常和动脉壁的硬度增加而增加心血管病的危险性。大型流行病学研究已经证明维生素 D 缺乏是心血管病风险的一个信号。新近动物实验研究发现，巨噬细胞消除维生素 D 受体促发了胰岛素抵抗和单核细胞对胆固醇的吞噬，从而加速了小鼠的动脉粥样硬化。

四、维生素 D 与糖尿病

近年来，越来越多的研究提示维生素 D 缺乏与糖尿病的发生发展有一定关系，维生素 D 缺乏者有着更高的糖尿病风险，这可能与维生素 D 受体多态性有关。维生素 D 受体存在于多种组织细胞内，尤其是肌肉和胰腺细胞内，维生素 D 与其受体结合，减轻胰岛素抵抗、抑制炎症因子表达、减轻胰腺炎症过程、改善胰岛 B 细胞功能、减少糖尿病前期向糖尿病的转化率，因此，维生素 D 缺乏与糖尿病的发生发展密切相关。研究表明补充维生素 D 显著增加 B 细胞功能、促进胰岛素分泌、提高胰岛素敏感性、改善糖化血红蛋白、有效改善血糖控制，且肠外维生素 D 补充优于口服。越来越多的研究表明，维生素 D 缺乏可能在糖尿病的长期并发症中起到致病作用，可增加糖尿病患者冠状动脉疾病的发生，加重糖尿病周围神经病变的症状，补充维生素 D 可调节 IL-17 等炎症递质，减轻炎症反应，降低氧化应激，显著增强 2 型糖尿病患者的血管功能，减少糖尿病神经病变的疼痛症状，预防糖尿病患者椎间盘退行性变化。

五、维生素 D 与免疫系统疾病

维生素 D 可以起到调节免疫功能、抑制炎症反应的作用，与自身免疫性疾病密切相关，如炎症性肠病、多发性硬化。维生素 D 最终以 $1,25(OH)_2D_3$ 形式进入细胞内，并与维生素 D 受体（VDR）结合发挥生物学作用。VDR 是一种细胞内受体，属于类固醇激素 / 甲状腺受体家族。人体内许多免疫细胞（如单核细胞、巨噬细胞、树突状细胞、效应 T 细胞、效应 B 细胞）均含有 VDR，胸腺 T 细胞及外周 T 细胞有该受体的表达说明维生素 D 对于 T 细胞的重要作用。维生素 D_3 与 VDR 结合后可以抑制 Th1 细胞活性，从而减少 $CD4^+T$ 细胞释放 IL-2、6、12、γ 干扰素（interferon γ）及肿瘤坏死因子（tumor necrosis factor，TNF）α、β 等，延缓慢性炎症性自身免疫性疾病的进展。此外，可以通过促进单核细胞转化为巨噬细胞，并加强它们的趋化和吞噬能力控制感染，也可以通过抑制主要组织相容性复合体 Ⅱ（major histocompatibility comple Ⅱ，MHC Ⅱ）的表达预防自身免疫系统的激活，还可以诱导 B 细胞的增殖、免疫球蛋白 E 和 M 的分泌，记忆 B 细胞的产生及效应 B 细胞的凋亡。这一系列的研究表明 $1,25(OH)_2D_3$ 在抗炎症反应及自身免疫调节方面有巨大的作用。

六、维生素 D 与妊娠相关疾病

人类妊娠是一个复杂的生理过程，需要机体精细的免疫调节。越来越多的资料显示，妊娠期间流产、早产、子痫前期、胰岛素抵抗，以及妊娠糖尿病与维生素 D 缺乏或不足相关。

1. 维生素 D 与流产　维生素 D 缺乏会降低妊娠率，对妊娠过程产生不利影响，主要是损害子宫内膜，但不影响胚胎质量。其机制可能是维生素 D 通过提高芳香化酶的表达和活性，增加卵巢细胞中孕酮、雌二醇、雌酮的产生，同时使人黄素化颗粒细胞产生更多的孕酮，为胚胎着床提供良好的子宫内膜环境，并且通过调控基因表达、子宫内膜免疫反应及刺激子宫内膜蜕膜化来参与胚胎植入。Bubanovic 发现维生素 D 具有类似 IL-10 的免疫调节作用，建议可使用维生素 D 作为一种新的免疫调节药治疗复发性自然流产。

2. 维生素 D 与早产　多个流行病学研究发现，较高的母体血清维生素 D 浓度和较低的早产风险之间存在关联。Wagner 等发现血清维生素 D 浓度低于 20 ng/ml 的孕妇，其早产发生率是血清维生素 D 浓度高于 40 ng/ml 的孕妇的 3.81 倍。McDonnell 等亦发现，产妇 25（OH）D 浓度≥40 ng/ml，早产儿风险降低 60%。熟知早产最常见是由感染和炎症引起，而维生素 D 可通过抑制炎症和调节免疫功能降低早产的可能性。研究报道，维生素 D 通过刺激抗菌蛋白、抗菌肽（cAMP）的合成促进胎盘中的先天性免疫反应，减少细菌感染，抑制炎症，这种反应是由于对 cAMP 基因的直接转录调控，并且维生素 D 诱导 cAMP 在多种表达维生 D 受体（VDR）的细胞中表达。

3. 维生素 D 与子痫前期　子痫前期（preeclampsia，PE）是产科常见的妊娠期并发症之一，严重威胁孕产妇及胎儿健康。研究发现，血清维生素 D 的水平与妊娠期高血压紧密相关，与健康孕妇相比较，轻度子痫前期与重度子痫前期患者体内的血清维生素 D 水平明显降低，同时表明维生素 D 对子痫前期的预防作用。Jessica 等在动物实验中发现，给 RUPP 大鼠 PE 模型补充维生素 D_2 或者维生素 D_3，其循环中的 CD4$^+$T 细胞减少，血压下降，其机制可能是免疫细胞上的 VDR 激活抑制 CD4$^+$T 细胞增殖、B 细胞活化，抑制炎症反应，致 AT1-AA，ET-1，sFlt-1 降低，最终血压下降。另外，维生素 D 可上调血管内皮生长因子（vascular endothelial growth factor，VEGF）的表达，促进血管形成，并通过肾素 - 血管紧张素系统（RAS）降低血压，降低子痫前期的发病。

4. 维生素 D 与胰岛素抵抗及妊娠糖尿病　妊娠糖尿病（gestational diabetes mellitus，GDM）及胰岛素抵抗（insulin resisitance，IR）是围生期常见的并发症，越来越多的研究表明，妊娠期妇女维生素 D 缺乏是普遍存在的，而血清维生素 D 的水平与 IR、GDM 有很大的相关性。Yeow 等在一项随机双盲对照试验中发现，补充维生素 D 可改善基础胰岛 B 细胞功能，同时 GDM 也有整体改善。Pham 等也发现提高维生素 D 水平可减少 IR 风险。其机制可能为：①调节胰岛素靶细胞及胰岛 B 细胞外钙浓度和钙流量以促进胰岛素分泌；②下调 IL-1、IL-6 及 TNF-α 等炎症因子，抑制胰岛 B 细胞凋亡，促进脂联素产生，从而提高胰岛素的敏感性，减少 IR。

七、维生素 D 与肺部疾病

目前研究表明，许多肺部疾病如肺部感染、支气管哮喘（以下简称哮喘）和慢性阻塞性肺疾病（COPD）的发生发展可能与维生素 D 缺乏有关。考虑到维生素 D 的免疫调节、抗感染、抑制炎症作用，临床上可将其作为辅助治疗药物。

1. 维生素 D 与肺部感染　研究发现，反复呼吸道感染及结核分枝杆菌感染与维生素 D 缺乏或不足相关，同时提出维持充足的维生素 D 状态可能是针对某些肺部感染既有效又廉价的预防方法。呼吸道上皮细胞可表达维生素 D 代谢所需的酶类，将 25（OH）D 前体转化为具有生物活性的 1, 25（OH）D，后者可诱导抗菌蛋白、抗菌肽（cAMP）及 CD14 的表达，增强先天性免疫，同时控制潜在的有害的炎症反应。最近一项研究表明，维生素 D 受体（VDR）基因多态性与肺结核的易感性有关，Fok I 位点基因型 *ff* 可能是结核病的易感基因，而 Taq I 位点基因型 *tt* 则对结核病有抵抗作用。另外，维生素 D 在气道上皮细胞中诱导 IκBα，致病毒感染期间 NF-κB 驱动基因的诱导较少，最终使炎性趋化因子分泌减少，但并不减少病菌清除。

2. 维生素 D 与支气管哮喘　哮喘是由多种细胞参与的以慢性气道炎症、气道高反应和气道可逆性阻塞为特征的慢性疾病。CD4$^+$T 细胞（Th）在哮喘发作的气道炎症中起重要作用，Th2 优势分化导致 Th1/Th2 失衡是哮喘发生的免疫机制之一。研究发现，维生素 D 可以下调 CD4$^+$T 细胞产生炎症递质，抑制 Th2 细胞因子，使 Th2 优势得以平衡。维生素 D 可调节许多与哮喘和过敏症相关的基因。Bossé 等研究发现，当维生素 D 刺激后支气管平滑肌细胞的许多基因表达被调节，其中被正向调节的基因网络包括调节细胞结构、细胞生长和存活的基因，同时也包括一些可能参与气道重塑的编码结构蛋白的基因。一项临床对照试验显示，低维生素 D 水平与哮喘患者肺功能下降、气道高反应增加、对糖皮质激素治疗反应差有关，适当补充维生素 D 可改善患者病情及其治疗反应。

3. 维生素 D 与 COPD　新近研究显示，COPD 患者维生素 D 缺乏或不足的发病率较高，且与病情严重程度有关。Sundar 等研究亦显示，VDR 敲除的小鼠体内基质金属蛋白酶（MMPs）活性明显增强，可在早期引起慢性炎症、免疫抑制及肺功能破坏，从而导致 COPD 的发生发展。目前关于维生素 D 对 COPD 产生影响的具体机制尚不明确，其可能通过以下机制对 COPD 产生影响：①维生素 D 可作用于单核巨噬细胞，cAMP 产生增多，增强宿主的防御能力；②肺泡 II 型细胞中的维生素 D 可以增加表面活性剂的合成，调节上皮 - 间质相互作用；③维生素 D 减弱角质形成细胞中 TNF-α 诱导的 MMP-9 上调；④维生素 D 缺乏引起的骨质疏松症，致脊柱、胸廓变形，从而影响呼吸功能，FEV$_1$、FVC 下降。

八、维生素 D 与神经精神疾病

维生素 D 代谢与 CYP27B1 密切相关。CYP27B1 在胎儿和成年人大脑的神经元和胶质细胞均有表达，特别是在黑质、视上交叉、下丘脑旁室表达较高，同时维生素 D 受体（VDR）存在于脑部的下丘脑、脑桥、基底核、海马等部位，而且在发育中的大脑高表达，提示维生素 D 对大脑的发育和功能具有重要作用。研究发现维生素 D 缺乏的小犬与对照组相比大脑脑室容量大且大脑皮质薄，这种大脑形态的变化得益于维生素 D 下调控制细胞凋亡的基因和促凋亡及细胞周期基因的表达，从而导致细胞增生。

在过去的 10 年间，维生素 D 被认为参与构成神经甾体，维生素 D 受体及 1α- 羟化酶亦存在于大脑，特别是下丘脑和黑质多巴胺神经元中，故维生素 D 在神经递质的合成、炎症反应及钙平衡过程中均有重要作用，维生素 D 可以抑制一氧化氮合酶和 γ- 谷氨酰转肽酶的自由基产生而起到抗氧化的作用。维生素 D 是一种有效的抗氧化剂，通过抗氧化作用保护神经细胞。也可以通过促进神经细胞分泌一些类似于 NGF、GDNF 和 NT3 等的生长因子，从而起到对神经细胞的营养和保护作用。维生素 D 是保持血清钙水平的激素，然而高水平的钙会导致大脑细胞神经毒性，1, 25（OH）$_2$D 通过下调 L 型电压门控钙通道，从而减少钙离子的流入。研究显示，阿尔茨海默病（Alzheimer disease，AD）患者血清维生素 D 水平较同年龄段健康人群明显降低。Annweiler 等进行的一项系统评价和 Meta 分析结果显示，AD 患者血清维生素 D 水平普遍降低，且 AD 引起的认知功能障碍可能与血清 25（OH）D 水平有关，血清 25（OH）D 水平可作为 AD 的一个潜在生物标志物。Annweiler 等进行的一项 Meta 分析结果显示，血浆 25（OH）D 水平降低提示执行功能障碍，尤其与精神转移、信息更新及处理速度障碍有关，而血浆 25（OH）D 水平与情节记忆间的关系仍不清楚。Ding 等研究发现，北美地区帕金森病患者血清 25（OH）D_3 水平明显降低，维生素 D 缺乏与帕金森病的发生密切相关，并提示维生素 D 缺乏与部分患者跌倒风险增加直接相关。Teagarden 等研究表明，癫痫患者中普遍存在维生素 D 缺乏，并提示维生素 D 缺乏可以增加癫痫患者骨折的风险。Rylander 等研究认为，精神疾病患者体内 25（OH）D 不足或缺乏与情感障碍、认知功能障碍及精神病性谱系障碍有关。

研究发现，精神分裂症患者中维生素 D 水平较低者存在更严重的阴性症状和整体认知缺陷。

在维生素 D 摄入方面，一项连续 3 年对 56 366 名 50～79 岁美国妇女的队列研究表明：高剂量的维生素 D 摄入能明显降低抑郁症的发生风险。表型稳定性假说认为，维生素 D 通过减少驱动抑郁症的 Ca^{2+} 增加的神经元水平起到治疗作用。

九、维生素 D 与其他疾病

由于维生素 D 对免疫系统的影响，以及其抗纤维化功能，维生素 D 可能与慢性肝脏疾病的病理生理有关。研究表明，慢性肾病和终末期肾病患者用 1, 25（OH）$_2$D 或活性类似物治疗可以降低病死率。活性维生素 D 或其类似物治疗可以减少纤维化，细胞凋亡和炎症从而改善肾损伤。慢性丙型肝炎病毒（HCV）感染患者（46%～92%）25（OH）D 的水平偏低，其中 25% 以上的人患有严重的 25（OH）D 缺乏。补充维生素 D 能够降低 HCV 复制，并有助于早期辅助治疗。HCV 感染的治疗目标是取得病毒持续性应答，Villar 等进行的一项 Meta 分析结果显示，补充维生素 D 可以提高 HCV 患者的病毒持续性应答率。最近一项关于非酒精性脂肪肝（NAFLD）的临床研究中，Targher 等指出，25（OH）D 水平对肝脂肪变性的发展和组织学损伤的严重程度有影响。维生素 D 可能与其他几种疾病有关，包括多发性硬化，在体外维生素 D 对 B 细胞有几种作用如抑制浆细胞产生，抑制 T 细胞共刺激和增强 Breg 细胞活性，这可能对多发性硬化有好处。银屑病维生素 D 的缺乏可能减少循环 T-reg 的数量，破坏银屑病患者的免疫稳态，并增强 Th1、Th17 和 Th22 的活性。

十、专家共识

1. 维生素 D 对全身各组织细胞的作用　具有调节免疫功能、抑制炎症、抗氧化、抗纤维化等效果，对多种肿瘤细胞有抑制作用。

2. 维生素 D 的非骨骼健康效应　与肿瘤、心血管疾病、糖尿病、免疫系统疾病、妊娠相关疾病、肺部疾病、神经精神疾病、慢性肾病、多发性硬化、银屑病等相关。

参考文献

［1］ Ahmed SZ, Jaleel A, Hameed K, et al. Does vitamin D deficiency contribute to the severity of asthma in children and adults?. J Ayub Med Coll Abbottabad, 2015, 27 (2): 458-463.

［2］ Handono K, Sidarta YO, Pradana BA, et al. Vitamin D prevents endothelial damage induced by increased neutrophil extracellular traps formation in patients with systemic lupus erythematosus. Acta Med Indones, 2014, 46 (3): 189-198.

［3］ Chiuso-Minicucci F, Ishikawa LL, Mimura LA, et al. Treatment with vitamin D/MOG association suppresses experimental autoimmune encephalomyelitis.PLoS One, 2015, 10 (5): 1-14.

［4］ Van Belle TL, Vanherwegen AS, Feyaerts D, et al. 1, 25-Dihydroxyvitamin D_3 and its analog TX527 promote a stable regulatory T cell phenotype in T cells from type1 diabetes patients. PLoS One, 2014, 9 (10): e109194.

［5］ Reddy KK. Ply to Glossmann: vitamin D compounds and oral supplementation methods. J Invest Dermatol, 2013, 133 (11): 589-592.

［6］ Takahashi H, Hatta Y, Iriyama N, et al. Induced differentiation of human myeloid leukemia cells into M2 macrophages by combined treatment with retinoic acid and 1α, 25-dihydroxyvitamin D_3. PLoS One, 2014, 9 (11): e113722.

［7］ Zhang Z, Zhang H, Hu Z, et al. Synergy of 1, 25-dihydroxyvitamin D_3 and carboplatin in growth suppression of SKOV-3 cells. Oncol Lett, 2014, 8 (3): 1348-1354.

［8］ Amadori D, Serra P, Masalu N, et al. Vitamin D receptor polymorphisms or serum levels as key drivers of breast cancer development? The question of the vitamin D pathway. Oncotarget, 2017, 8 (8): 13142-13156.

［9］ Hammad LN, Abdelraouf SM, Hassanein FS, et al. Circulating IL-6, IL-17 and vitamin D in hepatocellular carcinoma: potential biomarkers for a more favorable prognosis? J Immunotoxicol, 2013, 10: 380-386.

［10］ Weinstein SJ, Mondul AM, Kopp W, et al. Circulating 25-hydroxyvitamin D, vitamin D-binding protein and risk of prostate cancer. Int J Cancer, 2016, 132: 2940-2947.

［11］ Lin VC, Huang SP, Ting HJ, et al. Vitamin D receptor-binding site variants affect prostate cancer progression. Oncotarget, 2017, 8 (43): 74119-74128.

［12］ Marques Vidigal V, Aguiar Junior PN, Donizetti Silva T, et al. Genetic polymorphisms of vitamin D metabolism genes and serum level of vitamin D in colorectal cancer. Int J Biol Markers, 2017, 32 (4): e441-e446.

［13］ Sun J. The Role of Vitamin D and Vitamin D Receptors in Colon Cancer. Clin Transl Gastroenterol, 2017, 8 (6): e103.

［14］ O'Brien KM, Sandler DP, Taylor JA, et al. Vitamin D and Risk of Breast Cancer within Five Years. Environ Health Perspect, 2017, 125 (7): 077004.

［15］ Duran A, Hernandez ED, Reina-Campos M, et al. p62/SQSTM1 by Binding to Vitamin D Receptor Inhibits Hepatic Stellate Cell Activity, Fibrosis, and Liver Cancer. Cancer Cell, 2016, 30 (4): 595-609.

［16］ Song M, Nishihara R, Wang M, et al. Plasma 25-hydroxyvitamin D and colorectal cancer risk according to tumour immunity status. Gut, 2016, 65: 296-304.

［17］ Frederiksen B, Liu E, Romanos J, et al. Investigation of the vitamin D receptor gene (VDR) and its interaction with proteintyrosine phosphatase, nonreceptor type 2 gene (PTPN2) on risk of islet autoimmunity and type 1 diabetes: the Diabetes Autoimmunity Study in the young (DAISY). J Steroid Biochem Mol Biol, 2013, 4 (133): 51-53.

[18] Ferder M, Inserra F, Manucha W, et al. The world pandemic of vitamin D deficiency could possibly be explained by cellular in-flammatory response activity induced by the renin-angiotensin system. Am J Physiol Cell Physiol, 2013, 304 (11): C1027-C1039.

[19] Faridi KF, Lupton JR, Martin SS, et al. Vitamin D deficiency and non-lipid biomarkers of cardiovascular risk. Arch Med Sci, 2017, 13 (4): 732-737.

[20] Norman PE, Powell JT. Vitamin D and cardiovascular disease. Circ Res, 2014, 114 (2): 379-393.

[21] Uberti F, Lattuada D, Morsanuto V, et al. Vitamin D protects human endothelial cells from oxidative stress through the autophagic and survival pathways. J Clin Endocrinol Metab, 2014, 99: 1367-1374.

[22] Polidoro L, Properzi G, Marampon F, et al. Vitamin D protects human endothelial cells from H_2O_2 oxidant injury through the Mek/Erk-Sirt1 axis activation. J Cardiovasc Transl Res, 2013, 6: 221-231.

[23] Carvalho LS, Sposito AC. Vitamin D for the prevention of cardiovascular disease: Are we ready for that? Atherosclerosis, 2015, 241: 729-740.

[24] Pilz S, Gaksch M, O' Hartaigh B, et al. The role of vitamin D deficiency in cardiovascular disease: where do we stand in 2013. Archives of Toxicology, 2013, 87 (12): 2083-2103.

[25] Oh J, Riek AE, Darwech I, et al. Deletion of macrophage Vitamin D receptor promotes insulin resistance and monocyte cholesterol transport to accelerate atherosclerosis in mice. Cell Rep, 2015, 10 (11): 1872-1886.

[26] Lips P, Eekhoff M, van Schoor N, et al. Vitamin D and type 2 diabetes. The Journal of steroid biochemistry and molecular biology, 2017, 173: 280-285.

[27] Al-Zubeidi H, Leon-Chi L, Newfield RS. Low vitamin D level in pediatric patients with new onset type 1 diabetes is common, especially if in ketoacidosis Pediatric diabetes, 2016, 17 (8): 592-598.

[28] Alam U, Arul-Devah V, Javed S, et al. Vitamin D and Diabetic Complications: True or False Prophet? Diabetes Ther, 2016, 7 (1): 11-26.

[29] Wimalawansa SJ. Associations of vitamin D with insulin resistance, obesity, type 2 diabetes, and metabolic syndrome. The Journal of steroid biochemistry and molecular biology, 2018, 175: 177-189.

[30] Sentinelli F, Bertoccini L, Barchetta I, et al. The vitamin D receptor (VDR) gene rs11568820 variant is associated with type 2 diabetes and impaired insulin secretion in Italian adult subjects, and associates with increased cardio-metabolic risk in children. Nutrition, metabolism, and cardiovascular diseases: NMCD, 2016, 26 (5): 407-413.

[31] Bener A, Al-Hamaq AO, Kurtulus EM, et al. The role of vitamin D, obesity and physical exercise in regulation of glycemia in Type 2 Diabetes Mellitus patients. Diabetes & metabolic syndrome, 2016, 10 (4): 198-204.

[32] Berridge MJ. Vitamin D deficiency and diabetes. The Biochemical Journal, 2017, 474 (8): 1321-1332.

[33] Ekmekcioglu C, Haluza D, Kundi M. 25-Hydroxyvitamin D Status and Risk for Colorectal Cancer and Type 2 Diabetes Mellitus: A Systematic Review and Meta-Analysis of Epidemiological Studies. International Journal of Environmental Research and Public Health, 2017, 14 (2): 127.

[34] Al-Daghri NM, Mohammed AK, Al-Attas OS, et al. Vitamin D Receptor Gene Polymorphisms Modify Cardiometabolic Response to Vitamin D Supplementation in T2DM Patients. Scientific Reports, 2017, 7 (1): 8280.

[35] Elseweidy MM, Amin RS, Atteia HH, et al. Vitamin D_3 intake as regulator of insulin degrading enzyme and insulin receptor phosphorylation in diabetic rats. Biomedicine & pharmacotherapy＝Biomedecine &

pharmacotherapie, 2017, 85: 155-159.

[36] Garbossa SG, Folli F, Vitamin D. sub-inflammation and insulin resistance. A window on a potential role for the interaction between bone and glucose metabolism. Reviews in endocrine & metabolic disorders, 2017, 18 (2): 243-258.

[37] Anyanwu AC, Fasanmade OA, Odeniyi IA, et al. Effect of Vitamin D supplementation on glycemic control in Type 2 diabetes subjects in Lagos, Nigeria. Indian J Endocrinol Metab, 2016, 20 (2): 189-194.

[38] Dwivedi A, Gupta B, Tiwari S, et al. Parenteral vitamin D supplementation is superior to oral in vitamin D insufficient patients with type 2 diabetes mellitus. Diabetes & metabolic syndrome, 2017, 11 Suppl 1: S373-S375.

[39] Adela R, Borkar RM, Bhandi MM, et al. Lower Vitamin D Metabolites Levels Were Associated With Increased Coronary Artery Diseases in Type 2 Diabetes Patients in India. Scientific reports, 2016, 6: 37593.

[40] Anandabaskar N, Selvarajan S, Dkhar SA, et al. Effect of Vitamin D Supplementation on Vascular Functions and Oxidative Stress in Type 2 Diabetic Patients with Vitamin D Deficiency. Indian journal of endocrinology and metabolism, 2017, 21 (4): 555-563.

[41] Basit A, Basit KA, Fawwad A, et al. Vitamin D for the treatment of painful diabetic neuropathy. BMJ open diabetes research & care, 2016, 4 (1): e000148.

[42] Bilir B, Tulubas F, Bilir BE, et al. The association of vitamin D with inflammatory cytokines in diabetic peripheral neuropathy. Journal of physical therapy science, 2016, 28 (7): 2159-2163.

[43] Vanherwegen AS, Gysemans C, Mathieu C. Vitamin D endocrinology on the cross-road between immunity and metabolism. Molecular and cellular endocrinology, 2017, 453: 52-67.

[44] Ishii M, Yamaguchi Y, Isumi K, et al. Transgenic Mice Overexpressing Vitamin D Receptor (VDR) Show Anti-Inflammatory Effects in Lung Tissues. Inflammation, 2017, 40 (6): 2012-2019.

[45] Zullow S, Jambaulikar G, Rustgi A, et al. Risk Factors for Vitamin D Deficiency and Impact of Repletion in a Tertiary Care Inflammatory Bowel Disease Population. Digestive diseases and sciences, 2017, 62 (8): 2072-2078.

[46] Syed S, Michalski ES, Tangpricha V, et al. Vitamin D Status Is Associated with Hepcidin and Hemoglobin Concentrations in Children with Inflammatory Bowel Disease. Inflammatory bowel diseases, 2017, 23 (9): 1650-1658.

[47] Rolf L, Muris AH, Mathias A, et al. Exploring the effect of vitamin D3 supplementation on the anti-EBV antibody response in relapsing-remitting multiple sclerosis. Randomized Controlled Trial, 2018, 24 (10): 1280-1287.

[48] Shukla L, Solanki C, Kulkarni Y, et al. Vitamin D supplementation; effects on depressive symptoms in multiple sclerosis. Journal of the neurological sciences, 2017, 379: 332.

[49] Lee SM, Pike JW. The vitamin D receptor functions as a transcription regulator in the absence of 1, 25-dihydroxyvitamin D$_3$. The Journal of steroid biochemistry and molecular biology, 2016, 164: 265-270.

[50] Christakos S, Dhawan P, Verstuyf A, et al. Vitamin D: Metabolism, Molecular Mechanism of Action, and Pleiotropic Effects. Physiological reviews, 2016, 96 (1): 365-408.

[51] Bivona G, Agnello L, Ciaccio M. Vitamin D and Immunomodulation: Is It Time to Change the Reference Values? Annals of clinical and laboratory science, 2017, 47 (4): 508-510.

[52] Kulling MP, Olson CK, Olson LT, et al. Calcitriol-mediated reduction in IFN-gamma output in T cell large granular lymphocytic leukemia requires vitamin D receptor upregulation. J Steroid Biochem Mol Biol, 2018, 177: 140-148.

［53］ Mousa A, de Courten MPJ, Forbes J, et al. Serum 25-hydroxyvitamin D concentrations are associated with nuclear factor kappa-B activity but not with inflammatory markers in healthy normoglycemic adults. J Steroid Biochem Mol Biology, 2018, 117: 216-222.

［54］ Kraus AU, Penna-Martinez M, Meyer G, et al. Vitamin D effects on monocytes CCL-2, IL6 and CD14 transcription in Addison disease and HLA susceptibility. J Steroid Biochem Mol Biology, 2018, 177: 53-58.

［55］ Pirdehghan A, Vakili M, Dehghan R, et al. High prevalence of vitamin D deficiency and adverse pregnancy outcomes in Yazd, a central province of Iran. J Reprod Infertil, 2016, 17 (1): 34-38.

［56］ Purswani JM, Gala P, Dwarkanath P, et al. The role of vitamin D in pre-eclampsia: a systematic review. BMC Pregnancy Childbirth, 2017, 17 (1): 231.

［57］ Mutlu N, Esra H, Begum A, et al. Relation of maternal vitamin D status with gestational diabetes mellitus and perinatal outcome. Afr Health Sci, 2015, 15 (2): 523-531.

［58］ Farzadi L1, Khayatzadeh Bidgoli H1, Ghojazadeh M2, et al. Correlation between follicular fluid 25-OH vitamin D and assisted reproductive outcomes. Iran J Reprod Med, 2015, 13 (6): 361-366.

［59］ Bodnar LM, Platt RW, Simhan HN. Early-pregnancy vitamin D deficiency and risk of preterm birth subtypes. Obstet Gynecol, 2015, 125 (2): 439-447.

［60］ Bodnar LM, Rouse DJ, Momirova V, et al. Eunice Kennedy Shriver National Institute of Child Health and Human Development (NICHD) Maternal-Fetal Medicine Units (MFMU) Network. Maternal 25-hydroxyvitamin D and preterm birth in twin gestations. Obstet Gynecol, 2013, 122 (1): 91-98.

［61］ Miliku K, Vinkhuyzen A, Blanken LM, et al. Maternal vitamin D concentrations during pregnancy, fetal growth patterns, and risks of adverse birth outcomes. Am J Clin Nutr, 2016, 103 (6): 1514-1522.

［62］ Zhou SS, Tao YH, Huang K, et al. Vitamin D and risk of preterm birth: Up-to-date meta-analysis of randomized controlled trials and observational studies. J Obstet Gynaecol Res, 2017, 43 (2): 247-256.

［63］ Wagner CL, Baggerly C, McDonnell SL, et al. Post-hoc comparison of vitamin D status at three time points during pregnancy demonstrates lower risk of preterm birth with higher vitamin D closer to delivery. J Steroid Biochem Mol Biol, 2015, 148: 256-260.

［64］ McDonnell SL, Baggerly KA, Baggerly CA, et al. Maternal 25 (OH)D concentrations ≥40 ng/mL associated with 60% lower preterm birth risk among general obstetrical patients at an urban medical center. PLoS One, 2017, 12 (7): 1-12.

［65］ Lu-Lu Qin, Fang-Guo Lu, Sheng-Hui Yang, et al. Does Maternal Vitamin D Deficiency Increase the Risk of Preterm Birth: A Meta-Analysis of Observational Studies. Nutrients, 2016, 8 (5): 301.

［66］ Tabesh M, Salehi-Abargouei A, Tabesh M, et al. Maternal vitamin D status and risk of pre-eclampsia: a systematic review and meta-analysis. J Clin Endocrinol Metab, 2013, 98 (8): 3165-3173.

［67］ Hyppönen E. Vitamin D and pre-eclampsia: original data, systematic review and meta-analysis. Ann Nutr Metab, 2013, 63 (4): 331-340.

［68］ Azami M, Azadi T, Farhang S, et al. The effects of multi mineral-vitamin D and vitamins (C＋E) supplementation in the prevention of preeclampsia: An RCT. Int J Reprod Biomed (Yazd), 2017, 15 (5): 273-278.

［69］ Jessica L, Faulkner, Denise C, et al. Vitamin D supplementation improves pathophysiology in a rat model of preeclampsia. Am J Physiol Regul Integr Comp Physiol, 2016, 310 (4): 346-354.

［70］ Aghajafari F, Nagulesapillai T, Ronksley PE, et al. Association between maternal serum 25-hydroxyvitamin D level and pregnancy and neonatal outcomes: systematic review and meta- analysis of observational studies. BMJ, 2013, 346 (4): 1169.

［71］ Naseh A, Ashrafzadeh S, Rassi S. Prevalence of vitamin D deficiency in pregnant mothers in Tehran and investigating its association with serum glucose and insulin. J Matern Fetal Neonatal Med, 2017, 30: 1-7.

［72］ Abdulbari Bener, Abdulla OAA Al-Hamaq, Najah M Saleh. Association between vitamin D insufficiency and adverse pregnancy outcome: global comparisons. Int J Womens Health, 2013, 5: 523-531.

［73］ Qingying Zhang, Yan Cheng, Mulan He, et al. Effect of various doses of vitamin D supplementation on pregnant women with gestational diabetes mellitus: A randomized controlled trial. Exp Ther Med, 2016, 12 (3): 1889-1895.

［74］ Toh Peng Yeow, Shueh Lin Lim, Chee Peng Hor, et al. Impact of Vitamin D Replacement on Markers of Glucose Metabolism and Cardio-Metabolic Risk in Women with Former Gestational Diabetes—A Double-Blind, Randomized Controlled Trial. PLoS One, 2015, 10 (6): 1-16.

［75］ Pham TM, Ekwaru JP, Loehr SA, et al. The Relationship of Serum 25-Hydroxyvitamin D and Insulin Resistance among Nondiabetic Canadians: A Longitudinal Analysis of Participants of a Preventive Health Program. PLoS One, 2015, 10 (10): 1-13.

［76］ Po Sing Leung. The Potential Protective Action of Vitamin D in Hepatic Insulin Resistance and Pancreatic Islet Dysfunction in Type 2 Diabetes Mellitus. Nutrients, 2016, 8 (3): 147.

［77］ Susanna Esposito and Mara Lelii. Vitamin D and respiratory tract infections in childhood. BMC Infect Dis, 2015, 15: 487.

［78］ Peter Bergman, Anna-Carin Norlin, Susanne Hansen, et al. Vitamin D supplementation to patients with frequent respiratory tract infections: a post hoc analysis of a randomized and placebo-controlled trial. BMC Res Notes, 2015, 8: 391.

［79］ Workineh M, Mathewos B, Moges B, et al. Vitamin D deficiency among newly diagnosed tuberculosis patients and their household contacts: a comparative cross-sectional study. Arch Public Health, 2017, 75: 25.

［80］ Wang Q, Liu Y, Ma Y, et al. Severe hypovitaminosis D in active tuberculosis patients and its predictors. Clin Nutr, 2018, 37 (3): 1034-1040.

［81］ Persson LJ, Aanerud M, Hardie JA, et al. Antimicrobial peptide levels are linked to airway inflammation, bacterial colonisation and exacerbations in chronic obstructive pulmonary disease. Eur Respir J, 2017, 49 (3): 1601328.

［82］ Areeshi MY, Mandal RK, Dar SA, et al. A reappraised meta-analysis of the genetic association between vitamin D receptor BsmI (rs1544410) polymorphism and pulmonary tuberculosis risk. Biosci Rep, 2017, 37 (3): 1-14.

［83］ Hui Zhong, Xiao-Jian Zhou, Jian-Guo Hong. The Effects of Vitamin D on Allergen-Induced Expression of Interleukin-13 and Interleukin-17 in Cord Blood CD4＋T Cells. Iran J Allergy Asthma Immunol April, 2014, 13 (2): 93-97.

［84］ Zhao DD, Yu DD, Ren QQ, et al. Association of vitaminD receptor gene polymorphisms with susceptibility to childhood asthma: A meta-analysis. Pediatr Pulmonol, 2017, 52 (4): 423-429.

［85］ Despotovic M, Jevtovic Stoimenov T, Stankovic I, et al. Vitamin D Receptor Gene Polymorphisms in Serbian Patients With Bronchial Asthma: A Case-Control Study. J Cell Biochem, 2017, 118 (11): 3986-3992.

［86］ Havan M, Razi CH, Bulus AD, et al. Effects of 25 hydroxy vitamin D levels on the severity and asthma control in school age asthmapatients. Arch Argent Pediatr, 2017, 115 (4): 336-342.

［87］ Horadagoda C, Dinihan T, Roberts M, et al. Body composition and micronutrient deficiencies in patients with an acute exacerbation of chronic obstructive pulmonary disease. Intern Med J, 2017, 2017: 1057-

1063.

［88］ Mohammad Esmaeil Hejazi, Faezeh Modarresi-Ghazani, Taher Entezari-Maleki. A review of Vitamin D effects on common respiratory diseases: Asthma, chronic obstructive pulmonary disease, and tuberculosis. J Res Pharm Pract, 2016, 5 (1): 7-15.

［89］ Malinovschi A, Masoero M, Bellocchia M, et al. Severe vitamin D deficiency is associated with frequent exacerbations and hospitalization in COPD patients. Respir Res, 2014, 15 (1): 131.

［90］ Pierucci F, Garcia-Gil M, Frati A, et al. Vitamin D3 protects against Aβ peptide cytotoxicity in differentiated human neuroblastoma SH- SY5Y cells: A role for S1P1/p38MAPK/ATF4 axis. Neuropharmacology, 2017, 116: 328.

［91］ Groves NJ, McGrath JJ, Burne TH. Vitamin D as a neurosteroid affecting the developing and adult brain. Annu Rev Nutr, 2014, 34: 117-141.

［92］ Dursun E, Gezen-Ak D, Yilmazer S. A new mechanism for amyloid-β induction of iNOS: vitamin D-VDR pathway disruption. J Alzheimers Dis, 2013, 36 (3): 459-474.

［93］ Rimmelzwaan LM, van Schoor NM, Lips P, et al. Systematic Review of the Relationship between Vitamin D and Parkinson's Disease. J Parkinsons Dis, 2016, 6 (1): 29-37.

［94］ Holick MF. Vitamin D and brain health: the need for vitamin D supplementation and sensible sun exposure. J Intern Med, 2015, 277 (1): 90-93.

［95］ Zhao Y, Sun Y, Ji HF, et al. Vitamin D levels in Alzheimer's and Parkinson's diseases: a meta-analysis. Nutrition, 2013, 29 (6): 828-832.

［96］ Feart C, Helmer C, Merle B, et al. Associations of lower vitamin D concentrations with cognitive decline and long-term risk of dementia and Alzheimer disease in older adults. Alzheimers Dement, 2017, 13 (11): 1207-1216.

［97］ Ulstein I, Bøhmer T. Normal Vitamin Levels and Nutritional Indices in Alzheimer's Disease Patients with Mild Cognitive Impairment or Dementia with Normal Body Mass Indexes. J Alzheimers Dis, 2017, 55 (2): 717-725.

［98］ Annweiler C, Llewellyn DJ, Beauchet O, et al. Low serum vitamin D concentrations in Alzheimer's disease: a systematic review and meta-analysis. J Alzheimers Dis, 2013, 33 (3): 659-674.

［99］ Annweiler C, Montero-Odasso M, Llewellyn DJ, et al. Meta-analysis of memory and executive dysfunctions in relation to vitamin D. J Alzheimers Dis, 2013, 37 (1): 147-171.

［100］ Ding H, Dhima K, Lockhart KC, et al. Unrecognized vitamin D3 deficiency is common in Parkinson disease: Harvard Biomarker Study. Neurology, 2013, 81 (17): 1531-1537.

［101］ Teagarden DL, Meador KJ, Loring DW. Low vitamin D levels are common in patients with epilepsy. Epilepsy Res, 2014, 108 (8): 1352-1356.

［102］ Rylander M, Verhulst S. Vitamin D insufficiency in psychiatric inpatients. J Psychiatr Pract, 2013, 19 (4): 296-300.

［103］ Graham KA, Keefe RS, Lieberman JA, et al. Relationship of low vitamin D status with positive, negative and cognitive symptom domains in people with first-episode schizophrenia. Early Interv Psychiatry, 2015, 9 (5): 397-405.

［104］ Berridge MJ. Vitamin D and Depression: Cellular and Regulatory Mechanisms. Pharmacol Rev, 2017, 69 (2): 80-92.

［105］ Neeman R, Abramovitch S, Sharvit E, et al. Vitamin D and Sfarnesylthiosalicylic acid have a synergistic effect on hepatic stellate cells proliferation. Dig Dis Sci, 2014, 59: 2462-2469.

［106］ Dadabhai AS, Saberi B, Lobner K, et al. Influence of vitamin D on liver fibrosis in chronic hepatitis C: A systematic review and meta-analysis of the pooled clinical trials data. World J Hepatol, 2017, 9 (5): 278-287.

［107］Bosworth C, de Boer IH. Impaired vitamin D metabolism in CKD. Semin Nephrol, 2013, 33 (2): 158-168.

［108］Kim CS, Kim SW. Vitamin D and chronic kidney disease. Korean J Intern Med, 2014, 29 (4): 416-427.

［109］Lange CM, Bojunga J, Ramos-Lopez E, et al. Vitamin D deficiency and a CYP27B1-1260 promoter polymorphism are associated with chronic hepatitis C and poor response to interferon-alfa based therapy. J Hepatol, 2011, 54: 887-893.

［110］Huang JF, Ko YM, Huang CF, et al. 25-Hydroxy vitamin D suppresses hepatitis C virus replication and contributes to rapid virological response of treatment efficacy. Hepatol Res, 2017, 47 (13): 1383-1389.

［111］Villar LM, Del CJA, Ranchal I, et al. Association between vitamin D and hepatitis C virus infection: a meta-analysis. World J Gastroenterol, 2013, 19 (35): 5917-5924.

［112］Pierrot-Deseilligny C, Souberbielle JC. Vitamin D and multiple sclerosis: An update. Mult Scler Relat Disord, 2017, 14: 35-45.

［113］Rolf L, Muris AH, Hupperts R, et al. Illuminating vitamin D effects on B cells--the multiple sclerosis perspective. Immunology, 2016, 147 (3): 275-284.

［114］Hambly R, Kirby B. The relevance of serum vitamin D in psoriasis: a review. Arch Dermatol Res, 2017, 309 (7): 499-517.

［115］Mattozzi C, Paolino G, Salvi M, et al. Peripheral blood regulatory T cell measurements correlate with serum vitamin D level in patients with psoriasis. Eur Rev Med Pharmacol Sci, 2016, 20 (9): 1675-1679.

［116］Sanghi D, Mishra A, Sharma AC, et al. Does vitamin D improve osteoarthritis of the knee: a randomized controlled pilot trial. Clin Orthop Relat Res, 2013, 471: 3556-3562.

［117］Antony B, Ding C. Vitamin D and osteoarthritis: disparity between observational studies and clinical trials. Int J Rheum Dis, 2017, 20 (6): 671-674.

［118］Nakagawa Y, Koizumi M, Fukagawa M. Current Topics on Vitamin D. Vitamin D and chronic kidney disease. Clin Calcium, 2015, 25: 413-423.

［119］Sonkar SK, Bhutani M, Sonkar GK, et al. Vitamin D levels and other biochemical parameters of mineral bone disorders and their association with diastolicdysfunction and left ventricular mass in young nondiabetic adult patientswith chronic kidney disease. Saudi J Kidney Dis Transpl, 2017, 28 (4): 758-763.

第 15 章　B 族维生素、同型半胱氨酸与心脑血管疾病

B 族维生素（叶酸、维生素 B_6、维生素 B_{12}、维生素 B_2）是体内代谢的重要辅酶，特别是同型半胱氨酸（Hcy），补充 B 族维生素可以降低血浆 Hcy 含量，有助于成年人心脑血管疾病的预防和治疗。

一、概述

心脑血管疾病是由于高脂血症、血液黏稠、动脉粥样硬化、高血压等所导致的心脏、大脑及全身组织发生的缺血性或出血性疾病，主要是高血压、脑卒中和冠心病等。心脑血管疾病是一种严重威胁人类，特别是 50 岁以上中老年人健康的常见病，具有高患病率、高致残率和高病死率的特点，即使应用目前最先进、最完善的治疗手段，其并发症仍可使 50% 以上的脑血管意外幸存者生活不能完全自理，全世界每年死于心脑血管疾病的人数高达 1 500 万，居各种死因首位。

1. 心脑血管疾病的临床表现

（1）心血管疾病：可有心悸、胸闷、胸痛、头晕、乏力、黑蒙、晕厥、咳嗽、咯血、呼吸困难、少尿、水肿等。

（2）脑血管疾病：可有头晕、头痛、眩晕、晕厥、步态不稳、共济失调、跌倒、偏瘫或交叉性瘫痪、偏身感觉障碍或交叉性感觉障碍、偏盲、语言障碍、失语等。

2. 心脑血管疾病的病因

（1）血管壁病变：以高血压动脉硬化和动脉粥样硬化所致的血管损害最为多见，其他如吸烟、动脉炎、高脂血症、糖尿病、同型半胱氨酸水平升高等。

（2）血流动力学改变：高血压、低血压或血压的急骤波动，心律失常，特别是心房颤动。

（3）血液成分和血液流变学因素：各种原因所致的高黏血症，如脱水、红细胞增多症、血小板增多症、高纤维蛋白血症。

（4）其他：年龄增长、性别（男性发病高于女性）、种族、遗传等危险因素。

二、心脑血管疾病的流行病学证据

2014 年弗莱明翰心脏研究（The Framingham Study，FHS）总结动脉粥样硬化和高

血压、心血管病的流行病学数据（截至 2012 年该研究发表的 2 473 篇文章）发现，冠心病（CHD）的危险因素包括吸烟、血脂、血压和心电图异常、女性更年期、社会心理因素、体力活动等，并建立了 CHD 患病风险预测模型；发现脑卒中危险因素包括高血压、心房颤动、左心室肥大、睡眠呼吸暂停等，同时建立了脑卒中和心房颤动后卒中预测模型。

　　2016 年陈伟伟等的《〈中国心血管病报告 2015〉概要》指出，目前，心血管病死亡占城乡居民总死亡原因的首位，农村 44.6%，城市 42.51%，每 5 例死亡者中就有 2 例死于心血管病。2014 年中国农村心血管病死亡率从 2009 年起超过并持续高于城市水平，农村心血管病死亡率 295.63/10 万，其中心脏病死亡率 143.72/10 万，脑血管病死亡率 151.91/10 万（脑出血 74.51/10 万，脑梗死 45.30/10 万）；城市心血管病死亡率 261.99/10 万，其中心脏病死亡率 136.21/10 万，脑血管病死亡率 125.78/10 万（脑出血 52.25/10 万，脑梗死 41.99/10 万）。

　　1. 高血压　动脉血压升高而无特殊原因称为原发性高血压或高血压病，占所有高血压的 90%。按 2010 年中国高血压指南分为：1 级（轻度）高血压，收缩压 140～159 mmHg 和（或）舒张压 90～99 mmHg；2 级（中度）高血压，收缩压 160～179 mmHg 和（或）舒张压 100～109 mmHg；3 级（重度）高血压，收缩压≥180 和（或）舒张压≥110 mmHg。单纯收缩期高血压为收缩压>140 mmHg 且舒张压<90 mmHg。

　　2016 年陈伟伟等的《〈中国心血管病报告 2015〉概要》指出，高血压是心血管疾病最重要的危险因素。①死亡数：2010 年中国因高血压死亡共计 204.3 万例（男性 115.4 万，女性 88.9 万），占全部死亡的 24.6%。②患病率：中国在 1958—1959 年、1979—1980 年、1991 和 2002 年进行过 4 次全国范围的高血压抽样调查，15 岁以上人群高血压的患病率分别为 5.1%、7.7%、13.6% 和 17.7%，总体呈上升趋势。2015 年 6 月 30 日国务院新闻办发布 "2012 年国民营养与慢性病状况调查报告" 显示，中国 18 岁以上居民高血压患病率为 25.2%，根据 2010 年第 6 次全国人口普查数据测算患病人数为 2.7 亿。③知晓率、治疗率和控制率：1991—2009 年 CHNS 在 9 省对 18 岁及以上人群进行了 7 次横断面调查，2009 年高血压的知晓率、治疗率和控制率分别为 26.1%、22.8% 和 6.1%。④少年儿童：1991—2009 年中国健康和营养调查显示，少年儿童高血压患病率呈持续上升趋势，从 1991 年的 7.1% 上升到 2009 年的 13.8%，年均上升率为 0.47%。不同年龄、性别儿童的血压水平均呈上升趋势。2010 年全国学生体质调研 19 万余名 7～17 岁汉族学龄儿童血压结果显示：2010 年中国儿童高血压患病率为 14.5%（男生 16.1%，女生 12.9%），且不同性别的高血压患病率均随年龄呈上升趋势。儿童至成年持续高血压组人群出现心、肾损害的风险比血压始终正常的人群增加 3 倍。

　　弗莱明翰心脏研究显示，随着年龄增长，高血压的患病率增加。在年龄<60 岁的人群中，27% 的人患有高血压，其中 20% 为 2 级高血压（未治疗时收缩压≥160 mmHg 或舒张压≥100 mmHg）。在 80 岁左右的人群中，75% 患有高血压，其中 60% 为 2 级高血压。在年龄≥80 岁的人群中，高血压的患病率>90%。2002 年卫生部组织的全国居民 27 万人营养与健康状况调查资料显示，我国≥60 岁人群高血压的患病率为 49%，显著高于中青年人群，平均每 2 位老年人就有 1 人患高血压。

2010 年中国台湾心脏病学会指出，近年来亚洲男性高血压患病率增加 65.4%，而其他地区的男性为 51.2%，亚洲女性高血压患病率增加 81.6%，其他地区女性为 54.4%。亚洲人群中高血压对心血管事件的影响较白种人更大。同样是收缩压升高 15 mmHg，亚洲人的冠心病和脑卒中的发病风险高于白种人。中国和日本男性高血压患者发生致死性心血管事件的危险高于澳大利亚或新西兰男性。

2. 脑卒中　急性脑血管病分为脑出血（出血性卒中）和脑梗死（缺血性卒中）。脑出血起因是脑动脉粥样硬化晚期，动脉内膜有粥样硬化斑块、动脉狭窄和退行性变脆，在合并有高血压的条件下，脑动脉容易发生破裂出血；脑梗死起因是脑动脉粥样硬化晚期，动脉高度狭窄，加上局部血栓形成，导致血管阻塞，相关脑组织发生缺血坏死。

2016 年陈伟伟等的《〈中国心血管病报告 2015〉概要》根据《中国卫生和计划生育统计年鉴》指出，①死亡率：2003—2014 年中国脑血管病死亡率呈上升趋势，2014 年中国城市居民脑血管病死亡率为 125.78/10 万，农村居民脑血管病死亡率为 151.91/10 万。农村地区脑血管病死亡率高于城市，城市、农村地区的男性均高于女性。依据 2010 年第 6 次人口普查数据推算，2014 年有 83.73 万的城市居民和 102.34 万的农村居民死于脑血管病。2007—2010 年全国 109 家三甲医院出院诊断为脑卒中患者的资料分析表明，脑卒中住院人数从 2007 年的 79 894 例增加到 2010 年的 85 474 例，院内死亡率从 3.16% 下降至 2.30%。与 2007 年相比，2010 年各类脑卒中的死亡风险均显著下降。②发病率："天津大脑研究"是一项基于人群的脑卒中监测的研究。1992—1998 年、1999—2005 年和 2006—2012 年年龄校正的首发脑卒中平均年发病率分别为 124.5/10 万、190.0/10 万和 318.2/10 万。总体上脑卒中发病率每年增加了 6.5%，45~65 岁男性发病率每年增加 12%。从 1992—2012 年，男性首次发生脑卒中的年龄年轻了 3.3 岁。2010 年中国慢性病和危险因素调查显示，中国短暂性脑缺血发作年龄标化患病率是 2.27%。短暂性脑缺血发作更多见于女性、老年、教育水平低、吸烟、农村或不发达地区，以及有吸烟史、高血压史、心肌梗死史、脂代谢紊乱史或糖尿病病史者。③知晓率和治疗率：短暂性脑缺血发作知晓率 3.08%，治疗率 5.02%。

脑血管病是致残率很高的疾病。无论城市或农村，脑血管病近年在全死因顺位中都呈现明显前移的趋势。2004—2005 年完成的全国第 3 次死因回顾型抽样调查显示：脑血管并发症已上升为我国疾病死因的首位。尽快降低脑卒中的发病率和死亡率已成为当前一项刻不容缓的重要任务。

3. 冠心病　冠状动脉粥样硬化性心脏病（冠心病）病因是冠状动脉粥样硬化，管腔严重狭窄甚至闭塞，导致心肌血流量减少，心脏供氧不足，而产生一系列心脏缺血性表现：心绞痛、心肌梗死，甚至猝死。

2016 年陈伟伟等的《〈中国心血管病报告 2015〉概要》根据《中国卫生和计划生育统计年鉴》指出，①冠心病死亡率：2002—2014 年冠心病死亡率呈上升态势。2014 年中国冠心病死亡率城市为 107.5/10 万，农村为 105.37/10 万，较 2013 年均有所上升。总体上城市冠心病死亡率略高于农村，男性高于女性。②心肌梗死（AMI）死亡率：2002—2014 年急性心肌梗死死亡率总体呈上升态势，从 2005 年开始呈快速上升趋势。农村 AMI 死亡率不仅于 2007 年、2009 年、2011 年数次超过城市，而且于 2012 年开始明显升高，2013 年、2014 年大幅超过城市水平。2014 年中国 AMI 死亡率城市为 55.32/10 万，农村为 68.6/10 万。无论城市、农村，男性或女性，AMI 死亡率均随年龄 而增加，40 岁开始显著上升，其递增趋势近似于指数关系。

2012 年苏懿等的急性心肌梗死的流行病学研究进展中指出，随着社会老龄化，现代生活节奏的加快，饮食习惯的改变及社会、心理等因素的影响，我国心肌梗死的发病率也呈现逐年升高的趋势。①心肌梗死的地区分布：北美、欧洲和亚洲各国心肌梗死的发病率：美国（508/10 万）、英国（823/10 万）、澳大利亚（422/10 万）和日本（101/10 万）。我国急性心肌梗死的发病率为（45～55）/10 万。发达国家心肌梗死的发病率明显高于我国。②心肌梗死的年龄分布：美国每年有 96 000 例＜65 岁的女性患者被诊断为心肌梗死，占全部女性心肌梗死患者的 20%。国内研究显示，心肌梗死在中青年（＜60 岁）的发病率逐渐增加，北京阜外心血管病医院对近 15 年 11 859 例心肌梗死患者年龄演变趋势研究发现，首发和再发病例中男性平均年龄随年度增加总体呈下降趋势，再发病例中女性平均年龄则总体上升，且高峰发病年龄 1997—2008 年稳定在 65～74 岁。黑龙江哈尔滨男性高峰发病年龄为 41～70 岁，女性为 51～70 岁。天津医科大学第二医院对 1 961 例心肌梗死患者调查显示，患者年龄分布呈负偏态分布，年龄跨度为 74 岁，平均发病年龄 63.31 岁。我国心肌梗死的发病年龄有年轻化的趋势，这与我国中青年精神压力大、饱餐、酗酒、过度疲劳、吸烟、运动不足、肥胖、盐敏感性、血脂异常等危险因素关系密切（与≥60 岁老年人相比）。③心肌梗死的性别分布：在欧洲，女性心肌梗死发病高峰年龄为 61～70 岁，发病的平均年龄比男性晚 10 岁。在我国安徽心肌梗死男性发病率明显高于女性；男性发病有年轻化趋势，发病年龄小于女性，但女性绝经后心肌梗死的患病例数明显升高。山西太原心肌梗死的男女发病比例接近 3∶1，年龄低于 60 岁者比例更高。天津男女患者的比例为 2.03∶1，但中位数年龄女性比男性大 6 岁，＞60 岁的女性患者构成比大于男性，部分年龄组绝对病例数甚至超过男性。综观流行病学资料，我们发现 60 岁是心肌梗死女性患者的年龄分水岭，60 岁之前，男性的患病率远高于女性，一旦超过 60 岁，女性患病率和死亡率增幅大于男性。

三、高同型半胱氨酸水平导致心脑血管疾病的机制

同型半胱氨酸（Hcy）是甲硫氨酸代谢途径中形成的一种含硫氨基酸，是能量代谢和许多甲基化反应的重要中间产物。流行病学和临床及实验研究证实，Hcy 是动脉粥样硬化、急性心肌梗死、脑卒中的独立或相关危险因子。2016 年 Waly 等进行新诊断的心脏病患者高同型半胱氨酸血症和氧化应激与 B 族维生素营养生化状态关系的病例对照研究，结果表明，膳食 B 族维生素摄入量低和血清 B 族维生素水平低都是高同型半胱氨酸血症和氧化应激的病因，涉及心血管疾病的危险因素。

高同型半胱氨酸（HHcy）是指血浆游离的及与蛋白结合的 Hcy 和混合性二硫化物包括同型半胱氨酸（Hcy）和 Hcy 内酯水平的升高。一般人群空腹血浆 Hcy 浓度为 5～15 μmol/L，传统将 Hcy 水平 15～30 μmol/L、30～100 μmol/L、＞100 μmol/L 划分为轻、中、重度高同型半胱氨酸血症。研究显示，血浆 Hcy 水平＞10 μmol/L 时，脑卒

中危险比正常人高 2 倍，因此，将血浆 Hcy 水平＞10 μmol/L 定义为高同型半胱氨酸血症。1995 年 Boushey 等检索 Medline，获得 27 项有关同型半胱氨酸与动脉硬化性心血管疾病的研究和 11 项补充叶酸影响血浆总同型半胱氨酸水平研究，Meta 分析结果：①血浆总同型半胱氨酸水平升高是动脉硬化性血管疾病的独立危险因素。②血浆总同型半胱氨酸水平每增加 5 μmol/L，男性冠心病发生风险的比值比（OR）为 1.6（95% CI 1.4～1.7），女性为 1.8（95% CI 1.3～1.9）。③ 10% 的冠心病发生风险归因于总同型半胱氨酸水平升高。④血浆总同型半胱氨酸水平每增加 5 μmol/L，脑血管疾病发生风险的比值比（OR）为 1.5（95% CI 1.3～1.9）。⑤补充叶酸（约 200 μg/d）可减少血浆总同型半胱氨酸水平约 4 μmol/L。⑥通过增加膳食叶酸摄入量、服用叶酸补充剂和叶酸强化粮食，每年可避免 13 500～50 000 名冠心病患者死亡。结论：血浆总同型半胱氨酸水平每增加 5 μmol/L 升高冠心病发生风险，相当于胆固醇每增加 0.5 mmol/L（20 mg/dl）升高的冠心病发生风险。增加叶酸摄入量，通过降低血浆总同型半胱氨酸水平预防动脉硬化性血管疾病。2007 年 Malinow 的调查显示，13% 的冠心病、35% 的卒中者中存在高 Hcy 血症。

Hcy 代谢过程所需的辅因子叶酸、维生素 B$_6$、维生素 B$_{12}$ 会影响 Hcy 代谢关键酶的活性，从而调控 Hcy 的代谢转化。如果这些营养因素发生缺乏或代谢障碍可导致 HHcy。2011 年 Remacha 等的研究结果显示，在 HHcy 和血栓栓塞患者中，维生素 B$_{12}$ 缺乏是常见的，维生素 B$_{12}$ 缺乏的常见原因是吸收不良，其治疗应从肠外进行维生素 $_{12}$ 补充为主。

1. 亚甲基四氢叶酸还原酶（MTHFR）基因的表观遗传失调　卒中是一种多因素疾病，可能与异常的 DNA 甲基化配置有关。2015 年 Wei 等研究缺血性脑卒中患者亚甲基四氢叶酸还原酶（MTHFR）基因的表观遗传失调，结果：①亚甲基四氢叶酸还原酶（MTHFR）的甲基化显著增加了缺血性卒中风险的易感性，特别是 CpG A 调节血清叶酸和维生素 B$_{12}$ 水平增加缺血性脑卒中易感性风险比 CpG B 强 4.73 倍。② KCpGs A 和 CpGs B 都不与血清同型半胱氨酸水平与缺血性脑卒中的严重程度相关。③ CpG A 是介导血清叶酸和维生素 B$_{12}$ 促进缺血性卒中的潜在表观遗传学标记物。

2016 年 McMahon 等指出，高血压是心脏病和卒中的主要危险因素，是世界上可预防过早死亡的主要原因。在编码叶酸代谢酶亚甲基四氢叶酸还原酶（MTHFR）的基因中常见的多态性（677C→T）与血压升高相关，并且越来越多的证据表明，这种表型可调节，特别是在具有 *MTHFR 677TT* 基因型的个体，通过维生素 B$_2$（*MTHFR* 基因的重要辅助因子）调节。与高血压相关的多态性和相关基因 - 营养相互作用的潜在机制目前尚不清楚。先前的研究已经表明，5- 甲基四氢叶酸（由 MTHFR 催化的反应产物）似乎是一种内皮型一氧化氮合酶（eNOS）正性变构调节药，可能因此增加一氧化氮（有效的血管扩张药）的产生。血压具有昼夜节律性（觉醒后不久达到峰值和夜间下降），其变化曲线为杓型，也有部分表现为非杓型或反杓型，非杓型或反杓型高血压会增加心血管病风险。用动态血压监测仪（ABPM）检查可识别。动态血压监测仪也可用在 B 族维生素的研究和营养学的研究中。

2. 高同型半胱氨酸损伤血管内皮细胞　氧化应激是动脉粥样硬化的一个十分有害

的致病因素。Hcy 自身氧化可产生氧自由基和过氧化氢，启动了膜脂质过氧化链式反应，诱发氧化应激反应，破坏内皮细胞的完整性。氧自由基和过氧化氢对血管内皮有强烈的毒性作用。Hcy 能阻碍内皮诱导松弛因子—氧化氮（NO）的产生，NO 可与 Hcy 结合形成 S- 亚硝基 Hcy，抵抗 Hcy 对内皮细胞的毒性作用，NO 产生受阻碍使 Hcy 的毒性作用增强。过氧化氢酶可防止 Hcy 对血管内皮的损伤，提示 Hcy 对血管内皮的损伤是通过氧自由基介导的。同时，自由基和过氧化氢可使低密度脂蛋白胆固醇氧化，增加泡沫细胞的形成，致使血管内壁增厚，导致闭塞性脑血管疾病的发生。Hcy 抑制内皮细胞的增殖与迁移，可能是 HHcy 损伤内皮再生和导致动脉粥样硬化形成的原因。

3. 高同型半胱氨酸促进血管平滑肌细胞（VSMCs）的增殖　血管平滑肌细胞的增殖是动脉粥样硬化性血管疾病的显著病理学特征。高 Hcy 可刺激血管平滑肌增殖。高 Hcy 可以通过兴奋性氨基酸受体或氧化还原受体引起 VSMCs 增殖和胶原合成增多。另外，高 Hcy 还可促进钙离子内流和线粒体内钙离子的释放，促进 VSMCs 的增殖，这一作用可以被钙拮抗药部分阻断。

4. 高同型半胱氨酸可使血小板受损　将 Hcy 注入狒狒体内后可见血细胞存活时间缩短，血小板的黏附性和聚集性增加，血栓易于发生。另外，Hcy 尚能使血栓素 A_2（TXA_2）合成增加。TXA_2 具有缩血管和促进血小板聚集的作用。

5. 高同型半胱氨酸破坏凝血和纤溶平衡　高 Hcy 增加血液中血小板的黏附性。Hcy 可直接激活凝血因子 X、XII 和 V 因子，抑制凝血调节蛋白在内皮细胞表面的表达及活性，从而减少对 Va、VIIIa 和凝血酶的灭活。近期的研究还发现 Hcy 抑制组织纤溶酶原激活物的形成，抑制二磷腺苷（ADP）酶活性，增强 ADP 对血小板的黏附和聚集作用。

6. 高同型半胱氨酸可引起脂质代谢异常　高 Hcy 刺激 VSMCs 可诱导单核细胞转变为泡沫细胞，促进氧化修饰的低密度脂蛋白在泡沫细胞中堆积，促进动脉硬化形成。高 Hcy 可促进脂质沉积于细胞壁，刺激泡沫细胞形成，改变动脉壁糖蛋白分子纤维化结构和促进斑块钙化，导致动脉粥样硬化。

7. 高同型半胱氨酸诱导血管局部的炎症反应　目前认为，炎症反应在动脉粥样硬化病变的形成及进展过程中起重要作用，单核细胞、T 细胞的趋化、聚集和黏附是动脉粥样硬化病变发生发展的关键步骤，在此过程中各种趋化因子和黏附分子的参与不可或缺，而 Hcy 能诱导血管局部的炎症细胞释放多种炎症因子，使血管局部功能损伤，进而发展成为动脉粥样硬化病变。

四、补充 B 族维生素降低同型半胱氨酸的作用

叶酸、维生素 B_6、维生素 B_{12}、维生素 B_2 缺乏会引起体内 Hcy 浓度升高，造成 HHcy。补充叶酸、维生素 B_6、维生素 B_{12}、维生素 B_2 可以降低血浆 Hcy 水平，是目前治疗伴有 Hcy 升高的高血压（HHcy）的常见措施，补充叶酸，联合或不联合使用维生素 B_6 或维生素 B_{12} 可能是目前已知降低 Hcy 最安全有效的方法。

1. 叶酸和维生素 B_{12}　叶酸和维生素 B_{12} 参与再甲基化途径。在甲硫氨酸合成酶的作用下以维生素 B_{12} 为辅助因子、以 5- 甲基四氢叶酸（5-MTHF）为甲基供体参与再甲

基化合成甲硫氨酸。甲基供体的形成依赖于 5, 10- 亚甲基四氢叶酸（5, 10-MTHF）及亚甲基四氢叶酸还原酶（MTHFR），维生素 B_{12} 则是甲硫氨酸合成酶（MS）的必需辅助因子。

2. 维生素 B_6　维生素 B_6 参与转硫途径，Hcy 在胱硫醚缩合酶（CBS）作用下，以维生素 B_6 为辅酶，与丝氨酸缩合为胱硫醚，最终裂解为 α- 酮丁酸和半胱氨酸，大多数半胱氨酸被氧化通过肾排出体外。维生素 B_6 是此过程中必需的辅酶因子，此途径除了合成半胱氨酸以外，还能有效降解甲基转移中不需要的过剩 Hcy，因此维生素 B_6 的缺乏也会引起 HHcy。

3. 维生素 B_2（核黄素）　膳食中大部分维生素 B_2 是以黄素单核苷酸（FMN）和黄素腺嘌呤二核苷酸（FAD）辅酶形式与蛋白结合存在。FAD 作为辅酶参与维生素 B_2 转变为磷酸吡哆醛的过程，而且维生素 B_2 缺乏可引起亚甲基四氢叶酸还原酶的活性降低，引起叶酸代谢异常。当叶酸水平较低或维生素 B_2 水平较低引起 MTHFR 活性降低时，产生 S- 腺苷甲硫氨酸（SAM）量低导致 DNA 甲基化不足，Hcy 的水平上升，所以维生素 B_2 可能也可以影响 Hcy 的代谢。

2015 年 Essouma 等综述了类风湿关节炎（RA）患者补充叶酸预防心血管疾病的直接和间接证据。类风湿关节炎患者的心血管疾病的风险比一般人群增加约 2 倍，常见高同型半胱氨酸血症。最重要的是类风湿关节炎患者高同型半胱氨酸血症及其相关的心血管疾病的病理生理机制中有炎症 - 免疫激活和高同型半胱氨酸血症之间的双向链接。因此，慢性免疫激活导致 B 族维生素（包括叶酸）枯竭和继发高同型半胱氨酸血症。反过来，高同型半胱氨酸血症可能通过核因子 kappa B 增强而增加炎症 - 免疫刺激。

五、B 族维生素防治心脑血管疾病的临床证据

2002 年 Bazzano 等报道美国营养健康调查（NHANES）显示，叶酸摄入量与脑卒中、脑血管疾病的风险呈负相关关系，增加叶酸摄入量是预防脑血管疾病的重要途径。2004 年 He 等研究认为补充叶酸可降低缺血性卒中的风险，高叶酸摄入量者缺血性脑卒中相对危险度降低。维生素 B_{12} 与缺血性脑卒中危险度也呈负相关关系。

VITATOPS 研究表明，脑卒中患者补充叶酸降低 Hcy 可减少心脑血管事件终点风险 9%（$RR=0.91$，95% CI 0.68～1.00），减少血管性死亡风险 14%（$RR=0.86$，95% CI 0.75～0.99）。【2b】

2010 年杨建军等运用流行病学病例对照及病例内对照的研究方法，采用循环酶法测定 169 例脑卒中、冠心病、高血压患者及 49 例健康者的 Hcy，并同时测定其体重指数及相关临床生化指标。结果：脑卒中、冠心病、高血压患者的 Hcy 水平明显高于对照组（$P<0.01$）；高同型半胱氨酸血症（HHcy）的发生率（分别为 69.3%、80.0%、73.5%）均明显高于对照组（44.9%，$P<0.01$）；高同型半胱氨酸血症患者中脑卒中组收缩压、血糖水平明显增高（$P<0.05$）；冠心病组 HDL-C 水平降低，而血糖和尿酸水平明显增高（$P<0.05$）；高血压组收缩压、舒张压、TC、TG、尿酸水平明显高于对照组（$P<0.05$）。多元线性回归分析仅显示冠心病组同型半胱氨酸水平与 HDL-C 相

关（$P<0.05$）。结论：脑卒中、冠心病、高血压患者血清 Hcy 水平明显增高，可能促进动脉平滑肌细胞的增生，加速 LDL-C 的氧化，削弱 HDL-C 的保护性作用。结果提示 HHcy 可能是脑卒中、冠心病、高血压的独立危险因素。【3b】

2015 年 Huo 等对中国脑卒中一级预防临床试验 20 702 例没有卒中或心肌梗死病史的高血压成年患者进行随机双盲的干预试验：依那普利＋叶酸组（$n=10\ 348$）：每天服用依那普利 10 mg 和叶酸 0.8 mg；依那普利组（$n=10\ 354$）：每天服用依那普利 10 mg。平均治疗 4.5 年。结果：①与依那普利组相比，依那普利＋叶酸组第一次卒中风险显著降低（发生率：依那普利＋叶酸组 2.7% 而依那普利组 3.4%），其风险比（HR）为 0.79（95% CI 0.68～0.93）；首次缺血性卒中风险显著降低（发生率：依那普利＋叶酸组 2.2% 而依那普利组 2.8%），其风险比为 0.76（95% CI 0.64～0.91）；复合心血管事件（包括心血管死亡、心肌梗死和卒中）风险显著降低（发生率：依那普利＋叶酸组 3.1% 而依那普利组 3.9%），其风险比为 0.80（95% CI 0.69～0.92）。②与依那普利组相比，依那普利＋叶酸组出血性脑卒中的风险比为 0.93（95% CI 0.65～1.34）、心肌梗死的风险比为 1.04（95% CI 0.60～1.82）和全因死亡的风险比为 0.94（95% CI 0.81～1.10），两组之间没有显著差异。③两组的不良事件发生率的差异无统计学意义。结论：中国没有卒中或心肌梗死史的高血压成年患者服用依那普利和叶酸比单独服用依那普利更加能够明显降低第一次卒中的风险。这些发现与高血压和低叶酸基线水平的成年患者补充叶酸的益处相一致。【1b】

根据最近的报道，维生素 B$_{12}$ 缺乏和过量均与死亡率增加相关。因此，很难估计维生素 B$_{12}$ 对总生存率的影响，因为这也取决于降低同型半胱氨酸水平的叶酸。2016 年 Duschek 等对 485 例连续的颈动脉手术患者进行单中心的前瞻性队列研究，评估血清叶酸和维生素 B$_{12}$ 浓度与血管外科手术患者长期生存的预后指数（PI）的关系。结果：①血清维生素 B$_{12}$ 浓度增加与整体存活率呈非线性关系（$P=0.033$）。②补充维生素 B$_{12}$ 的预后指数能明显预测整体的风险比（HR）为 1.97（95%CI 1.37-2.82；$P<0.001$）、心血管疾病的风险比为 3.03（95% CI 1.78～5.14；$P<0.001$），无卒中的生存率的 HR 为 2.20（95% CI 1.22～3.98；$P=0.009$），同时表明高叶酸基线浓度（16.3±12.9 ng/ml）而不只是适度的维生素 B$_{12}$ 基线浓度（360.3±156 pmol/L）能预测无不良事件的最高生存率。结论：预测长期的整体、心血管疾病和无卒中的生存率是基于血清高叶酸浓度而不只是适度的维生素 B$_{12}$ 浓度。过高的维生素 B$_{12}$ 浓度可能有潜在的危害，在低同型半胱氨酸浓度时，没有必要补充维生素 B$_{12}$。B 族维生素和生存率之间的关联可作为风险分层的工具，如果有因果关系、服用最佳的 B 族维生素剂量，并达到治疗浓度，就可能作为有效的治疗方法，需要密切地监测同型半胱氨酸水平和肾功能。【2b】

2016 年 Lind 等进行 719 例接受华法林治疗患者的血浆总同型半胱氨酸水平和叶酸浓度是否可以预测其大出血、心血管事件和各种原因死亡的纵向队列研究，结果：①调整年龄、C 反应蛋白和肌酐后，高同型半胱氨酸水平伴有心血管事件的风险比（HR）为 1.23（95% CI 1.03～1.47）、伴有心肌梗死的风险比为 1.38（95% CI 1.03～1.85）、伴有所有原因的死亡的风险比为 1.41（95% CI 1.19～1.68）。②与最低三分位组比较，叶酸水平最高的三分位组心血管事件的风险比为 0.64（95% CI 0.43～0.91）、心肌梗死的风险比为 0.45（95% CI 0.21～0.97）。③大出血和同型半胱氨酸水平或叶酸浓度之间不存在相关性。结论：正在接受华法林治疗的患者血浆高同型半胱氨酸水平和低叶酸浓度与心血管事件发生风险增加相关，但与大出血无关。同型半胱氨酸水平与全因死亡率也相关。【2b】

2016 年 Al-Daghri 等在沙特进行 224 例 12.99±2.73 岁儿童和 140 例 41.87±8.82 岁成年人全身性维生素 B_{12} 浓度与促炎性细胞因子、人体因素和心血管风险的代谢生化标志物变化关系的研究。结果：①儿童和成年人的维生素 B_{12} 浓度与下列参数均呈负相关关系：肿瘤坏死因子（TNF-α）（$r=-0.14$，$P<0.05$）、胰岛素水平（$r=-0.230$，$P<0.01$）和胰岛素抵抗指数（HOMA-IR）（$r=-0.252$，$P<0.01$）。②儿童的维生素 B_{12} 浓度与下列参数均呈负相关关系：血清抵抗素（$r=-0.160$，$P<0.01$）、胰岛素（$r=-0.248$，$P<0.01$）、胰岛素抵抗指数（$r=-0.261$，$P<0.01$）。③成年人的维生素 B_{12} 浓度与肿瘤坏死因子呈负相关关系（$r=-0.242$，$P<0.01$），与血清抵抗素呈正相关关系（$r=0.248$，$P<0.01$）。④血清抵抗素水平是循环维生素 B_{12} 浓度最重要的预测因子，儿童和成年人为（$R^2=-0.17$，$P<0.05$）和儿童为（$R^2=-0.167$，$P<0.01$）。⑤成年人高密度脂蛋白胆固醇是循环维生素 B_{12} 浓度的预测因子（$R^2=-0.78$，$P<0.05$）。结论：成年人血清维生素 B_{12} 浓度与促炎细胞因子和心血管风险的生化标志物有关。沙特成年人维持足够的维生素 B_{12} 浓度可以降低炎症诱导的心脏疾病的风险。【4】

2016 年 Kanaya 等报道，1 例 63 岁 T/T 纯合子亚甲基四氢叶酸还原酶 C677T 多态性的男子，由于叶酸和维生素 B_{12} 均缺乏，有明显的高同型半胱氨酸血症（93.5 nmol/ml）。他接受维生素补充治疗：口服叶酸 3 个月后，血清同型半胱氨酸水平下降为 22.6 nmol/ml（减少 86%），但仍高于正常水平。其次，再增加补充维生素 B_{12} 治疗 4 个月后，血清同型半胱氨酸水平降低为正常（12.3 nmol/ml）。结果表明，该患者同型半胱氨酸水平升高主要是由于叶酸缺乏。此外，获得性危险因素（如维生素缺乏）增加血清同型半胱氨酸水平几乎到 100 nmol/ml。【4】

2016 年 Zhang 等对神经管畸形高发区≥55 岁的 2 355 名（1 044 名男性和 1 311 名女性）山西吕梁市人研究高同型半胱氨酸血症、维生素 B_{12} 和叶酸缺乏和心血管疾病发生风险的关系。结果：①总同型半胱氨酸（tHcy）浓度中位数：男性为 21.5（15.8～33.6）μmol/L 和女性为 18（13.4～24.8）μmol/L。②高同型半胱氨酸血症患病率（tHcy≥15 μmol/L）为 72.6%（男性为 84.3% 和女性为 63.2%），而且与叶酸呈负相关（$r=-0.230$，$P=0.006$）和与维生素 B_{12} 呈负相关（$r=-0.540$，$P<0.001$），与尿酸呈正相关（$r=0.054$，$P<0.001$）。③总同型半胱氨酸水平升高与维生素 B_{12} 和叶酸缺乏、老年、男性有关，其中与维生素 B_{12} 缺乏的相关关系最强。结论：该地区的人群血浆总同型半胱氨酸（tHcy）浓度和高同型半胱氨酸血症明显高于先前研究的人群。补充维生素 B_{12} 和叶酸、伴随生活方式（如戒烟）的改变、降脂治疗可能有助于降低血浆 tHcy 浓度和减少该人群的心血管疾病发生风险。【4】

临床研究表明，高同型半胱氨酸血症是一种潜在独立的心血管疾病发生的危险因子，2016 年 Tayebi 等对 140 例血液透析（HD）患者随机分为干预组和对照组，干预组每周静脉注射 2 次维生素 B_{12} 100 μg/ml，持续 8 周，对照组不进行干预。结果：①91%

患者有高同型半胱氨酸血症（血清同型半胱氨酸浓度＞15 μmol/L）。②同型半胱氨酸水平：8 周后干预组从 31.9 μmol/L 下降到 22.2 μmol/L，但对照组从 26.9 μmol/L 增加到 28.4 μmol/L（$P=0.006$）。结论：维生素 B_{12} 和血清同型半胱氨酸之间存在统计学的明显负相关关系，推荐血液透析患者长期补充维生素 B_{12}。【1b】

2017 年 Fazeli Moghadam 等在 2010—2011 年随机选取亚美尼亚的 320 例 6 个月内诊断的冠心病患者和 320 例非冠心病患者（≥30 岁）做过去 12 个月的膳食半定量食物频率问卷调查。结果：维生素 E、维生素 B_6、维生素 B_{12}、叶酸和纤维素与冠心病发生风险之间具有负相关关系。结论：维生素 E、维生素 B_6、维生素 B_{12}、叶酸和纤维素的摄入量似乎是独立于其他危险因素的冠心病预测因子。【4】

2007 年 Wang 等荟萃分析结果显示，补充叶酸总体上可使脑卒中风险下降 18%（$RR=0.82$，95% CI 0.68～1.00）（$P=0.045$），在长期治疗（＞3 年）、Hcy 水平明显降低（＞20%）、在未强化或部分叶酸强化治疗及一级预防人群中的疗效更为显著。【2a】

2011 年 Wald 等最新 Meta 分析纳入了 75 项亚甲基四氢叶酸还原酶基因多态性研究和 14 项降低 Hcy 的临床研究，结果显示，补充叶酸在缺血性心脏病的一级预防中可能发挥一定的作用。【2a】

2015 年 Dong 等对 17 项研究（86 393 例）进行网络荟萃分析，评估不同组合的 B 族维生素对卒中风险的影响。结果：①补充 B 族维生素与卒中和脑出血发生风险降低相关。②卒中发生风险：补充叶酸＋维生素 B_6 的卒中发生风险比补充叶酸＋维生素 B_{12} 更低；补充叶酸＋维生素 B_6＋维生素 B_{12} 的卒中发生风险比补充安慰剂或补充叶酸＋维生素 B_{12} 更低。③按卒中疗效评分排序（从高到低）：补充叶酸＋维生素 B_6＞补充叶酸＞补充叶酸＋维生素 B_6＋维生素 B_{12}＞补充维生素 B_6＋维生素 B_{12}＞补充烟酸＞补充维生素 B_6＞补充维生素 B_6＋安慰剂＞补充叶酸＋维生素 B_{12}。结论：补充 B 族维生素与卒中发生风险降低相关，不同的 B 族维生素及其不同的联合治疗对卒中预防效果不同。叶酸＋维生素 B_6 可能是预防卒中的最佳疗法。叶酸、维生素 B_6 对卒中预防都有价值。维生素 B_{12} 的疗效还有待研究。【2a】

2016 年 Lan 等检索 1980—2014 年叶酸、维生素 B_{12}、维生素 B_6 联合用药与心脑血管疾病风险的随机对照试验文献，并进行 Meta 分析评价叶酸、维生素 B_{12}、维生素 B_6 联合用药对心脑血管疾病的影响。结果：① 11 项随机对照试验符合筛选条件，涉及 26 395 例患者。②基于 8 项研究，B 族维生素联合干预对心血管病事件发生率没有影响（$RR=1$，95% CI 0.94～1.07）。③基于 9 项研究，B 族维生素联合干预对心肌梗死的发生率没有影响（$RR=1.03$，95% CI 0.94～1.13）。④基于 9 项研究，B 族维生素联合干预可以减少脑卒中发生率 14%（$RR=0.86$，95% CI 0.78～0.95）。⑤与对照组相比，叶酸、维生素 B_{12} 和维生素 B_6 共同服用可降低同型半胱氨酸水平 2.53 μmol/L（95% CI －3.93～－1.12）。⑥亚组分析显示，随访时间、叶酸、维生素 B_{12} 和维生素 B_6 用量、疾病史对心脑血管事件发生率无混杂影响，但对脑卒中的亚组分析显示，随着随访时间的延长，补充 B 族维生素可以降低脑卒中发生的风险，小剂量叶酸和维生素 B_{12} 对脑卒中的预防作用更显著，维生素 B_6 的预防作用随剂量而增加，联合服用 B 族维生素对心脑血管疾病患者的预防作用更显著。结论：叶酸联合维生素 B_6 和维生素 B_{12} 对心脑血管事件和心肌梗死的发生率

无明显影响，但可降低脑卒中的风险和同型半胱氨酸水平。【1a】

2016 年 Park 等系统地搜索 1966—2015 年 4 月的心血管疾病高风险人群服用 B 族维生素降低同型半胱氨酸水平且随访≥1 年的随机对照临床试验。结果：① 11 个随机对照试验符合纳入标准，评估其中 4 643 例高血管风险受试者没有服用抗血小板药物。②与对照组相比，服用 B 族维生素者卒中复发风险降低：卒中维生素干预研究（VISP）*HR* 为 0.86（95% *CI* 0.62～1.19）、维生素预防卒中（VITATOPS）*HR* 为 0.65（95% *CI* 0.46～0.91）和心脏预后预防评估 2（HOPE-2）*HR* 为 0.60（95% *CI* 0.39～0.92）；总的服用 B 族维生素者卒中复发风险 *HR* 为 0.71（95% *CI* 0.58～0.88）。结论：没有服用抗血小板药物的高血管风险受试者服用 B 族维生素能降低同型半胱氨酸水平，能显著降低总体卒中发生风险 29%。【1a】

六、中华医学会神经病学分会脑血管病学组指南

2015 年中华医学会神经病学分会脑血管病学组在《中国脑血管病一级预防指南 2015》认为，大量研究结果均支持同型半胱氨酸血浆水平的升高与动脉粥样硬化性疾病存在联系，可使包括脑卒中在内的动脉粥样硬化性血管病的危险性增加 2～3 倍。一项纳入 8 个随机研究的 16 841 例患者的荟萃分析。结果显示，补充叶酸使脑卒中风险降低了 18%。脑卒中风险普遍降低的试验发生在没有强化叶酸治疗的区域，并且选择的患者是既往无脑卒中病史者，治疗 3 年以上，血浆同型半胱氨酸水平降低至少 20%。【1a】另有研究显示，包括吡哆醇（维生素 B_6）、甲钴胺（维生素 B_{12}）的复合维生素 B 和叶酸联合应用可降低同型半胱氨酸血浆浓度，但并不能降低脑卒中发生风险。心脏转归预防评价 2（Heart Outcome Prevention Evaluation-2，HOPE-2）研究结果提示，联合应用维生素 B_6、维生素 B_{12}、叶酸治疗可以降低血浆同型半胱氨酸水平，但对于心血管病死亡、心肌梗死及脑卒中等复合终点事件的发生没有影响。维生素预防脑卒中（Vitamin Intervention for Stroke Prevention，VISP）的临床试验研究结果发现，与低剂量维生素相比，补充高剂量维生素使同型半胱氨酸水平降低明显，但没有降低终点事件（脑梗死、心肌梗死、死亡）的发生。

2015 年中华医学会神经病学分会脑血管病学组推荐意见：①普通人群（非妊娠、非哺乳期）应通过食用蔬菜、水果、豆类、肉类、鱼类和加工过的强化谷类满足每日推荐摄入叶酸（400 μg/d）、维生素 B_6（1.7 mg/d）和维生素 B_{12}（2.4 μg/d），可能有助于降低脑卒中的发生风险（Ⅱ级推荐，B 级证据）。②高血压伴有高同型半胱氨酸血症的患者，在治疗高血压的同时加用叶酸可能会减少首次脑卒中发生的风险（Ⅱ级推荐，B 级证据）。

七、专家共识

1. 心脑血管疾病是 50 岁以上中老年人常见的疾病，具有高患病率、高致残率和高死亡率的特点。

2. 高同型半胱氨酸（Hcy）是动脉粥样硬化、急性心肌梗死、脑卒中、冠状动脉病变及外周血管病变等的独立或相关危险因子。

3. 叶酸、维生素 B_6、维生素 B_{12}、维生素 B_2 缺乏会引起体内同型半胱氨酸浓度升高。

4. 补充叶酸、维生素 B_6、维生素 B_{12}、维生素 B_2 可以降低血浆同型半胱氨酸水平，是目前预防和治疗心脑血管疾病的常见措施。

5. 建议中老年人补充叶酸、维生素 B_6、维生素 B_{12}、维生素 B_2 等。

参考文献

［1］ 陈伟伟，高润霖，刘力生，等.《中国心血管病报告 2015》概要. 中国循环杂志，2016，31：624-632.

［2］ 中国老年学学会心脑血管病专业委员会，中国医师协会循证医学专业委员会. 老年高血压的诊断和治疗中国专家共识（2011 版）. 中国心血管病研究，2011，9（11）：801-808.

［3］ 李新立. 2010 年中国台湾心脏病学会高血压管理指南解读. 中国医学前沿杂志（电子版），2011，3（3）：72-75.

［4］ 苏懿，王磊，张敏州. 急性心肌梗死的流行病学研究进展. 中西医结合心脑血管病杂志，2012，10（4）：467-469.

［5］ Waly MI, Ali A, Al-Nassri A, et al. Low nourishment of B-vitamins is associated with hyperhomocysteinemia and oxidative stress in newly diagnosed cardiac patients, Exp Biol Med (Maywood), 2016, 241 (1): 46-51.

［6］ Boushey CJ, Beresford SA, Omenn GS, et al. A quantitative assessment of plasma homocysteine as a risk factor for vascular disease. Probable benefits of increasing folic acid intakes. JAMA, 1995, 274 (13): 1049-1057.

［7］ Malinow MR. Hyperhomocyst (e) tinemla: a common and easily reversible risk factor for occlusive athemsclerosls. Circulation, 1990, 81: 2004-2006.

［8］ Remacha AF, Souto JC, Pinana JL, et al. Vitamin B_{12} deficiency. hyperhomocysteinemia and thrombosis: a case and control study. Int J Hematol, 2011, 93: 458- 464.

［9］ Wei LK, Sutherland H, Au A, et al. A potential epigenetic marker mediating serum folate and vitamin B_{12} levels contributes to the risk of ischemic stroke. Biomed Res Int, 2015, 2015: 167976.

［10］ McMahon A, McNulty H, Hughes CF, et al. Novel Approaches to Investigate One-Carbon Metabolism and Related B-Vitamins in Blood Pressure. Nutrients, 2016, 8 (11): pii: E720.

［11］ 何晶伟，周瑞华，魏剑芬，等. 4 种 B 族维生素、同型半胱氨酸与心脑血管疾病. 山东医药，2010，50（36）：110-111.

［12］ Essouma M, Noubiap JJ. Therapeutic potential of folic acid supplementation for cardiovascular disease prevention through homocysteine lowering and blockade in rheumatoid arthritis patients. Biomark Res, 2015, 3: 24.

［13］ Bazzano LA, He J, Ogden LG, et al. Dietary intake of folate and risk of stroke in US men an d women: NHANES I epidemiologic follow up study. Stroke, 2002, 33 (5): 1183-1188.

［14］ He K, Merchant A, Rimm EB, et al. Folate, vitamin B6, and B12 intakes in relation to risk of stroke among men. Stroke, 2004, 35 (1): 169-174.

［15］ VITATOPS Trial Study Group. B vitamins in patients with recent transient ischaemic attack or stroke in the VITAmins TO Prevent Stroke (VITATOPS) trial: a randomised, double-blind, parallel, placebo-controlled trial. Lancet Neurol, 2010, 9 (9): 855-865.

［16］杨建军，丁慧敏，王伟红，等. 同型半胱氨酸与脑卒中、冠心病、高血压的相关性研究. 宁夏医科大学学报，2010，32（1）：78-82.

［17］Huo Y, Li J, Qin X, et al. Efficacy of folic acid therapy in primary prevention of stroke among adults with hypertension in China: the CSPPT randomized clinical trial. JAMA, 2015, 313 (13): 1325-1335.

［18］Duschek N, Basic J, Falkensammer J, et al. B-Vitamin Serum Concentrations Predicting Long-Term Overall and Stroke-Free Survival after Carotid Endarterectomy. J Stroke Cerebrovasc Dis, 2016, 25 (5): 1235-1243.

［19］Lind M, Jansson JH, Nilsson TK, et al. High homocysteine and low folate plasma concentrations are associated with cardiovascular events but not bleeding during warfarin treatment. Clin Chem Lab Med, 2016, 54 (12): 1981-1986.

［20］Al-Daghri NM, Rahman S, Sabico S, et al. Association of Vitamin B_{12} with Pro-Inflammatory Cytokines and Biochemical Markers Related to Cardiometabolic Risk in Saudi Subjects. Nutrients, 2016, 8 (9): pii: E460.

［21］Kanaya Y, Neshige S, Takemaru M, et al. Cerebral venous sinus thrombosis associated with hyperhomocysteinemia due to combined deficiencies of folate and vitamin B_{12}. Rinsho Shinkeigaku, 2016, 56 (2): 116-119.

［22］Zhang J, Liu TT, Zhang W, et al. Hyperhomocysteinemia Is Associated with Vitamin B_{12} Deficiency: A Cross-sectional Study in a Rural, Elderly Population of Shanxi China. J Nutr Health Aging, 2016, 20 (6): 594-601.

［23］Tayebi A, Biniaz V, Savari S, et al. Effect of Vitamin B_{12} supplementation on serum homocysteine in patients undergoing hemodialysis: A randomized controlled trial. Saudi J Kidney Dis Transpl, 2016, 27 (2): 256-262.

［24］Fazeli Moghadam E, Tadevosyan A, Fallahi E, et al. Nutritional factors and metabolic variables in relation to the risk of coronary heart disease: A case control study in Armenian adults. Diabetes Metab Syndr, 2017, 11 (1): 7-11.

［25］Wang X, Qin X, Demirtas H, et al. Efficacy of folic acid supplementation in stroke prevention: a meta-analysis. Lancet, 2007, 369 (9576): 1876-1882.

［26］Wald DS, Morris JK, Wald NJ. Reconciling the evidence on serum homocysteine and ischaemic heart disease: a meta-analysis. PLoS One, 2011, 6 (2): e16473.

［27］Dong H, Pi F, Ding Z, et al. Efficacy of Supplementation with B Vitamins for Stroke Prevention: A Network Meta-Analysis of Randomized Controlled Trials. PLoS One, 2015, 10 (9): e0137533.

［28］Lan X, Dang SN, Zhao YL, et al. Meta-analysis on effect of combined supplementation of folic acid, vitamin B_{12} and B_6 on risk of cardio-cerebrovascular diseases in randomized control trials. Zhonghua Liu Xing Bing Xue Za Zhi, 2016, 37 (7): 1028-1034.

［29］Park JH, Saposnik G, Ovbiagele B, et al. Effect of B-vitamins on stroke risk among individuals with vascular disease who are not on antiplatelets: A meta-analysis. Int J Stroke, 2016, 11 (2): 206-211.

［30］中华医学会神经病学分会，中华医学会神经病学分会脑血管病学组. 中国脑血管病一级预防指南 2015. 中华神经科杂志，2015，48（8）：629-643.

第 16 章　多种维生素和矿物质防治炎症性肠病

一、概论

炎症性肠病（inflammatory bowel disease，IBD）是指迄今病因尚未明确的肠道亚急性与慢性的炎症性疾病，主要包括溃疡性结肠炎（ulcerative colitis，UC）与克罗恩病（Crohn disease，CD）。这两种肠道炎症性疾病在病理学上以肠道黏膜（溃疡性结肠炎）或肠壁全层（克罗恩病）破坏与增生性炎症改变兼见为特点。临床表现：反复腹痛、腹泻、黏液血便，病变范围广，甚至出现各种全身并发症。由于病因不明，预防和治疗均比较棘手，极易复发。活动期治疗以诱导缓解为主，缓解期可能需要终身维持治疗。

炎症性肠病的病因尚不明确，目前认为遗传、免疫、感染和环境因素的多病因相互作用所致。①遗传因素：由于遗传易感性而发病。②免疫因素：如炎性细胞因子、白介素（IL-1、IL-2、IL-8）、肿瘤坏死因子（TNF）增加，抑炎细胞因子 IL-10 减少，免疫反应下调机制异常，T 辅助细胞（Th 细胞）占优势，免疫上调等。③感染因素：可能与副结核分枝杆菌、麻疹病毒等感染有关，感染至少是促发因素。④环境因素：如吸烟、不良生活方式、饮食习惯等都可能作用于易感者，促发免疫反应亢进，与 CD 发病有关。

炎症性肠病的并发症：①可有肠梗阻、瘘管、炎性包块或脓肿、出血、肠穿孔和营养素缺乏、不典型增生或癌变等。1995 年 Lashner 等随机抽样大肠镜检查观察发现，溃疡性结肠炎患者进行性不典型增生或癌变风险逐年增加，早期溃疡性结肠炎的进行性不典型增生发生危险率比（HR）比晚期的减少 85%。②炎症性肠病患者可能发生营养不良与各种营养素缺乏。骨质疏松症是 IBD 患者常见的并发症。与对照组比较，IBD 患者骨折风险增加 40%～60%。IBD 患者骨量减少和骨质疏松症的危险因素包括肠道炎症发作和严重加剧、肛周疾病（包括瘘）、全身应用类固醇治疗、肠道吸收不良导致钙和维生素 D 缺乏，低体重指数和年龄。

二、炎症性肠病的流行病学证据

2007 年 Colombel 等指出炎症性肠病是一个公共卫生问题，发生率为 1/1 000，大多数患者是年轻人。

美国和加拿大于 2003 年人口共有 3.2 亿人，每年新诊断 7 000～46 000 例溃疡性结肠炎，有 780 000 人可能患有溃疡性结肠炎。美国和加拿大每年有 10 000～47 000 例被诊断为克罗恩病，有 630 000 人可能患有克罗恩病。一般来说，克罗恩病的发病率女性偏多，溃疡性结肠炎男性稍高。克罗恩病和溃疡性结肠炎患者被诊断的年龄主要是在青春期后期及成年初期，克罗恩病为 33.4～45.0 岁，溃疡性结肠炎一般比克罗恩病晚 5～10 年。

2008 年 Rodríguez-D' Jesus 等指出，炎症性肠病常发病于年轻人，60 岁以上的老年人发病率为 5%～15%。

2007 年 Sood 等综述认为炎症性肠病已不再是西方国家的疾病，虽然欧洲和北美的发病率 / 患病率仍是最高的，但是流行病学研究表明，亚洲国家炎症性肠病的发病率 / 患病率有上升趋势，印度可能名列榜首，目前溃疡性结肠炎占主导地位。

近年来，我国炎症性肠病（IBD）病例数激增，估计其患病率分别为 $11.6/10^5$ 和 $1.4/10^5$，而实际患病率可能更高。目前该病已成为我国消化系统常见病和慢性腹泻的主要病因。

2007 年 Lok 等回顾性研究了中国香港某医院克罗恩病的描述性流行病学及临床概况时发现，2006 年的发病率和患病率分别比 1991 年增加 2 倍和 5 倍以上，诊断时平均年龄为 26 岁，中位数病程为 81 个月。48% 患者因诊断或并发症经历了手术治疗。作者的结论是，中国人克罗恩病的发病率和患病率正在增加，通常影响年轻人，其中大量患者出现暴发性重症。

2006 年 Jiang 等指出 1990 年以前炎症性肠病在中国不常见，但自那时起在中国医院里越来越多见。作者回顾性研究湖北省武汉市 452 例炎症性肠病患者发现，① 2003 年炎症性肠病患病率比 1990 年增加 4 倍以上。②确诊时克罗恩病患者平均年龄 32.6±12.5 岁，明显低于溃疡性结肠炎的 42±14.5 岁（$P<0.0001$）。③男女比例：溃疡性结肠炎是 1.53∶1，而克罗恩病为 2.32∶1。④发病到诊断的平均时间：溃疡性结肠炎为 1.4 年，克罗恩病为 1.1 年。⑤肠外症状发生率：溃疡性结肠炎为 5.7%，克罗恩病为 19%。⑥并发症发生率：溃疡性结肠炎为 6.4%，克罗恩病为 50.8%。⑦手术率：溃疡性结肠炎为 3%，克罗恩病为 27%（$P<0.001$）。结论为：湖北省武汉市炎症性肠病患病率增加，但并不高于西方国家。溃疡性结肠炎的临床表现往往轻微，且很少有肠外表现。

2004 年 Leong 等分析 80 例中国克罗恩病患者结果：①克罗恩病男女比例为 2.5∶1。②确诊时平均年龄 33 岁。③ 1986—1989 年的每年发病率 0.3/10 万增加到 1999—2001 年的 1.0/10 万，增加约 3 倍。

2016 年 DeFilippis 等指出，近 1/4 的炎症性肠病（IBD）患者年龄小于 20 岁。

2002 年 Jiang 等分析 1981—2000 年报道的 10 218 例中国溃疡性结肠炎，结果为：① 1981—1990 年诊断 2 506 例，而 1991—2000 年诊断 7 512 例，病例数增加 3.08 倍。②病程：75.5% 患者<5 年，15.5% 患者 5～10 年，9.1% 患者>10 年。③诊断时平均年龄为 40.7 岁。④男女比例是 1.09。结论：过去 10 年中国溃疡性结肠炎患者数明显增加，发病年龄较高。

三、维生素和矿物质在炎症性肠病发生、发展中的作用

营养和食物可以改善或加重慢性炎症性肠病（克罗恩病和溃疡性结肠炎）的症状。慢性炎症性肠病常见维生素和矿物质缺乏，特别是铁和维生素 D 缺乏。

克罗恩病与溃疡性结肠炎患者在其慢性肠道病变的病程中，可因总的膳食摄入不足、肠吸收不良、服用可干扰营养素吸收利用的药物或回肠切除手术等，可能发生某一种或多种营养素缺乏病，包括某些维生素与矿物质缺乏或不足。

1. 维生素矿物质缺乏或不足的发生机制

（1）营养素摄入减少：①厌食：许多炎症性肠病患者往往存在厌食症状，或因进餐后腹痛与腹泻等肠道症状而减少进食。②限制性膳食：患者自己或按医嘱过于强调采用限制性膳食，避免富含乳糖的牛乳及乳制品。减少膳食中的脂肪摄入后，脂溶性维生素摄入减少。限制膳食纤维摄入，避免蔬菜、水果及全谷类食品。③肠段狭窄造成肠道慢性不全梗阻。

（2）营养素吸收减少。①广泛小肠黏膜病变，如回肠病变引起维生素 B_{12} 吸收不良与缺乏，因为肠道摄取内因子结合性维生素 B_{12} 的受体位于回肠的肠细胞刷状缘膜。细菌与肠黏膜竞争摄取与利用营养素（游离的，以及内因子结合的维生素 B_{12} 更容易被肠内细菌利用）。②服用治疗炎症性肠病的药物可能影响营养素吸收。如，柳氮磺吡啶（SASP）是肠内叶酸吸收的竞争性抑制药，从而可引起叶酸缺乏（尤其是叶酸摄入量处于边缘状态者）；糖皮质激素是炎症性肠病患者发生钙吸收不良及骨质疏松的重要原因；胆胺可使某些患者脂肪泻加重，加速脂溶性维生素的丢失。

（3）营养素丢失过多。①病变的胃肠道过多地分泌与丢失营养素。②由于胃肠道出血，可导致铁缺乏与贫血。③腹泻可能导致钾、镁与锌等矿物质与微量元素的丢失过多。脂肪泻更可导致二价阳离子丢失，包括镁、钙与锌等。

（4）营养素需要量增加。①延缓炎症性肠病的肠道病变恢复与愈合、瘘管的愈合等。②幼童或青少年患者的生长与发育延迟。③并发代谢性骨病、闭经、生育障碍及免疫功能低下等。

2. 缺乏的维生素和矿物质

（1）水溶性维生素：在回肠切除手术后，甚至仅做末端回肠切除手术后的克罗恩病患者中，均可能发生维生素 B_{12} 吸收不良或缺乏；克罗恩病患者中发生其他水溶性维生素，如维生素 C 及烟酸缺乏。克罗恩病患者血清中维生素 B_1、维生素 B_2、维生素 B_6 水平明显低于正常人；服用 SASP，可干扰叶酸肠道转运及叶酸依赖的酶代谢。

（2）脂溶性维生素：有报道，克罗恩病患者血清中维生素 A、维生素 E 与维生素 D 等水平均比正常人明显降低，其原因可能与脂肪泻有关；炎症性肠病患者发生维生素 A 与维生素 E 的缺乏也有可能与摄入不足有关，其中发生亚临床维生素 A 缺乏或暗适应能力受损者较多见，少数克罗恩病患者能有维生素 E 缺乏的症状［包括神经肌肉症状（无力、共济失调）、周围神经病变等］；严重的维生素 K 缺乏一般仅见于维生素 K 摄入很低或有脂肪泻患者中，在炎症性肠病中可能较常见发生亚临床维生素 K 缺乏，凝血

酶原时间延长；克罗恩病伴营养不良患者中血清维生素 D 水平可降低 25%，可能发生骨质软化症，骨质疏松症或骨密度降低等代谢性骨病，其发生率可高达 45%。

2017 年 Brandvayman 等对 623 例平均 14 岁的 IBD 儿科患者的回顾性分析显示：与缓解期相比，IBD 发作期维生素 D 水平显著降低（分别为 55.25±19.28 和 64.16±26.6，$P=0.012$）。结论：学龄儿童 IBD 发病与血维生素 D 水平低相关。

（3）镁：许多克罗恩病患者有低镁症，并导致肌肉乏力、感觉异常、手足搐搦、心律失常，严重患者可发生惊厥及昏迷等症状。多数患者血清中镁水平仍正常，但肌肉或其他组织中可发生镁缺乏，而导致慢性疲劳及无力。镁的缺乏一般系由脂肪泻（此时粪便中镁-脂肪酸皂盐排出增多），以及远端小肠（镁吸收的主要部位）病变或切除所致。

（4）钙：厌食所致钙摄入减少、脂肪泻、肠道黏膜吸收面积减少、维生素 D 缺乏，以及糖皮质激素药物使用等均造成钙摄入不足和吸收不良。

（5）铁：由于慢性失血及铁摄入不足和吸收不良，常有铁缺乏。血清铁、血清运铁蛋白饱和度，以及血清蛋白水平降低。

（6）锌：厌食所致锌摄入减少、腹泻致肠液中锌丢失和吸收不良。锌缺乏可引起肠原性肢端性皮炎，也可能是儿童患者生长阻滞的因素。

2011 年 Sikora 等回顾性队列研究 154 例平均年龄 11.27 岁 IBD 患儿（80 例 CD，74 例 UC）与 64 例性别年龄匹配的儿童对照。结果，①确诊前平均病程：CD 组为 5.4～3.2 个月，UC 组为 4.6～2.9 个月。②平均血清锌水平：UC 组为 11.33±4.16 μmol/L，CD 组为 8.74±2.08 μmol/L，对照组为 11.49±1.63 μmol/L（$P<0.001$）。结论：新诊断的 IBD 患儿血清锌水平明显低于无 IBD 的儿童。

2016 年 Hartman 等进行横断面研究评估 68 名患 IBD 的儿童和青少年（57 例克罗恩病和 11 例溃疡性结肠炎）食物营养素摄入量与 IBD 活动度的关系。结果：①与每日推荐摄入量相比，IBD 患儿摄入量显著减少的是糖类（75%，$P=0.016$）、钙（49%，$P<0.05$）、镁（76%，$P<0.05$）、维生素 A（72%，$P<0.05$）、维生素 E（57%，$P<0.05$）和膳食纤维（44%，$P<0.05$），但是显著增加的是蛋白质（175%，$P<0.05$）、铁（112%，$P<0.05$）和水溶性维生素（118%～189% $P<0.05$）。②与美国全国营养调查的健康儿童摄入量相比，IBD 患儿摄入量显著减少的是热量（78%，$P=0.012$）、糖类（61%，$P<0.05$）、镁（67%，$P<0.05$）、维生素 C（34%，$P<0.05$）和膳食纤维（54%，$P<0.05$），但是显著增加的是维生素 B_{12}（141%，$P<0.05$）。③与没有服用补充剂的 IBD 患儿相比，专用肠内营养和营养素补充剂的患儿（18 例 /68 例）显著增加的是能量（1 870±755 与 2 267±432 kcal/d，$P<0.05$）、糖类（223±97 g/d 与 292±99 g/d，$P<0.05$）和所有的矿物质（$P<0.05$）和微量元素（$P<0.05$）。结论：在没有服用营养素补充剂的情况下，许多 IBD 患儿食物摄入许多营养素量不足。

2014 年 Song 等调查 71 例 CD 患儿（<18 岁）营养状况和生长参数。结果：血清血红蛋白、白蛋白、铁、铁蛋白、钙、镁、叶酸、维生素 B_{12} 和锌水平都低于正常值，这些营养状况与生长迟缓和疾病活动度有显著的相关关系。结论：韩国 CD 患儿在诊断时就普遍存在异常的营养状况，并且与 CD 的疾病程度、行为和活动度有关。

2014 年 Lim 等将 41 例平均 36.7 岁的 IBD 患者（溃疡性结肠炎 26 例，克罗恩病 15

例）分为正常组（$n=21$）和营养不良组（$n=20$），调查其饮食习惯、营养素摄入量和骨密度。结果：①与正常组比较，营养不良组血清 C 反应蛋白（CRP）显著升高、血钙显著降低、骨密度较低（无显著性差异）。②与正常组比较，营养不良组的能量、蛋白质、糖类、膳食纤维、铁、钠、钾、锌、维生素 B_6、维生素 C 和叶酸的摄入量显著降低。③营养不良组的骨密度与肱三头肌皮褶厚度（TSF）、C 反应蛋白、膳食钙、磷、铁、动物铁、锌和维生素相关。结论：充足的营养素摄入对于 IBD 患者预防骨丢失是非常重要的，因此有必要对 IBD 患者实施系统教育计划。

2014 年 Tan 等对 124 例溃疡性结肠炎（UC 组）和 107 例克罗恩病（CD 组）和 122 例年龄和性别匹配的健康者（对照组）进行队列研究。结果：①血清 25（OH）D3 水平：UC 组（10.32 ± 4.46 ng/ml，$P<0.001$）和 CD 组（11.57 ± 5.02 ng/ml，$P=0.029$）明显低于健康对照组（12.87 ± 4.40 ng/ml）。②UC 组（$r=-0.371$，$P<0.001$）和 CD 组（$r=-0.285$，$P=0.030$）的 25（OH）D_3 水平都与疾病的严重程度呈负相关关系。③IBD 患者骨量减少和骨质疏松症发生率高，UC 组为 37.9% 和 3.2%，CD 组 30.8% 和 4.7%。④IBD 患者糖皮质激素使用累积量与骨量减少和骨质疏松症显著相关，UC 组的 OR 为 1.219（95% CI 1.054～1.410，$P=0.008$）和 CD 组的 OR 为 1.288（95%CI 1.033～1.606，$P=0.025$）。结论：中国 IBD 患者很可能发生维生素 D 缺乏，维生素 D 缺乏与疾病的严重程度密切相关。糖皮质激素的积累是骨量减少和骨质疏松症的危险因素。

IBD 患者由于肠道黏膜长期炎症和口服摄入量减少，存在维生素矿物质缺乏的风险。2013 年 Alkhouri 等对 61 例 IBD 患者和 61 例年龄性别匹配的对照者作营养调查。结果：①61 例 IBD 患者均无缺乏叶酸或维生素 B_{12}，但 62% 患者维生素 D 缺乏、16% 维生素 A 缺乏、5% 维生素 E 缺乏、40% 锌缺乏。②对照组分别有 75% 维生素 D 缺乏、8% 维生素 E 缺乏和 19% 锌缺乏。结论：在美国新诊断的 IBD 患儿中，维生素 B_{12} 和叶酸缺乏是罕见的，但是维生素 A 缺乏和锌缺乏是常见的，在诊断时应该测定，以便可以开始肠内补充。所有儿童普遍存在维生素 D 缺乏，有必要常规测定。

2011 年 Nakajima 等研究 IBD 患者（47 例 CD，40 例 UC）和 41 例健康者维生素 K 和维生素 D 对骨健康和炎症性肠病的作用。结果：①CD 组和 UC 组患者骨密度较低。②与正常对照组相比，CD 组血清羧化不全骨钙素水平明显升高，但 UC 组没有明显升高，这表明 CD 组骨维生素 K 不足。③CD 组羧化不全骨钙素水平与 CD 临床活动指数显著相关，但与 BMD 不相关。④CD 组和 UC 组 1, 25（OH）2D 水平比健康者明显降低，与 UC 组骨密度呈负相关关系，但与 CD 组的 CD 临床活动指数不相关。结论：IBD 患者维生素 K 和维生素 D 不足。维生素 K 不足与 CD 炎症过程有关。

2006 年 Pappa 等对 130 例 8～22 岁 IBD 患者（94 例 CD，36 例 UC）评估维生素 D 的营养状况。结果：①维生素 D 缺乏的患病率为 34.6%。②CD 组和 UC 组的平均血清 25（OH）D 浓度类似，黑肤色的患者降低 52.6%、冬季（12 月 22 日至 3 月 21 日）降低 33.4%、服用维生素 D 补充剂患者升高 31.5%。③血清 25（OH）D 浓度与体重和 BMI 的 Z 值、病程、血清白蛋白浓度呈正相关关系，与红细胞沉降率呈负相关关系。④上消化道受累的 CD 患者比没有上消化道受累的患者更容易出现维生素 D 缺乏。⑤血清 25（OH）D 浓度与腰椎骨密度 Z 值或血清甲状旁腺激素浓度无相关性。结论：维生素 D 缺乏症在炎症性肠病患儿中普遍存在。引起该问题的因素包括：皮肤黝黑、冬季、没有补充维生素 D、疾病的早期阶段、疾病很严重和上消化道受累的克罗恩病患者。

有一部分炎症性肠病患者可能出现明显的维生素和矿物质缺乏，但大多数仅表现为亚临床缺乏状态。因此，应在无症状时或症状体征发生前定期测定血清叶酸、维生素 B_{12}、脂溶性维生素（维生素 A、维生素 D 与维生素 E），以及有关矿物质的浓度，并给予一定的补充或膳食纠正，以防临床上明显的缺乏病的发生。现有不少临床医师给所有炎症性肠病患者一律服用高于推荐摄入量 1～5 倍治疗剂量的多种维生素矿物质补充剂。

欧洲克罗恩病学会（ECCO）、美国胃肠病学学院（ACG）、美国胃肠病学会（AGA）和英国胃肠病学学会（BSG）一致同意 BMD 下降的高危 IBD 患者应该保持膳食钙摄入量充足（1 000～1 200 mg/d），达不到就应服用钙补充剂。同样，推荐补充维生素 D 800～1 000 U/d。

四、补充维生素和矿物质防治炎症性肠病

1. 维生素和矿物质与炎症性肠病发生发展的临床研究　IBD 患者常见营养缺乏的问题。营养与 IBD 的发病机制有关。营养干预的目的是预防和纠正营养不良，预防骨质疏松症，以及促进儿童最佳生长发育。

2008 年 Leslie 等评估 101 例新近诊断的 IBD 患者维生素 D 对骨密度的影响。结果：①只有少数（21.8%）最近诊断为 IBD 患者有最佳血清 25（OH）D 水平（≥75 nmol/L）。②血清 25（OH）D 水平与腰椎、髋关节和全身的基线 BMD 呈正相关关系（$P<0.05$）。③根据血清 25（OH）D 水平四分位数分类，组间基线 BMD 的 T 值具有显著差异（$P<0.05$）。④全身骨密度增加与血清 25（OH）D 水平呈正相关关系（$r=0.20$，$P<0.05$）。结论：较低的血清 25（OH）D 水平与较低的基线 BMD 相关，较高的血清 25（OH）D 水平与全身 BMD 增加有关。早期优化维生素 D 营养状况可能在预防 IBD 相关骨病中发挥重要作用。【4】

2009 年 Kuwabara 等对 70 例 IBD 患者研究维生素 K 和维生素 D 缺乏可能参与炎症性肠病骨密度下降的发病机制。结果：①与 UC 患者相比，CD 患者血浆维生素 K、25（OH）D 浓度和骨密度显著降低，以及血清 PTH、PIVKA-Ⅱ和 ucOC 水平明显增高。②大多数 IBD 患者维生素 K 缺乏程度骨骼比肝严重。③多元回归分析显示，血浆维生素 K 和 25（OH）D 浓度低是骨密度降低的独立危险因素，与患者脂肪摄入量相关，但不与维生素 K 和维生素 D 摄入量相关。结论：炎症性肠病患者骨密度下降发生率高，可能是肠道吸收不良引起维生素 K 缺乏和维生素 D 缺乏的发生率高。【4】

2012 年 Iijima 等综述最近研究发现的维生素 D 和维生素 K 在炎症性肠病的骨代谢和免疫介导的炎症过程中的作用，IBD（尤其是克罗恩病）患者的维生素 D 和维生素 K 水平低于正常。虽然维生素 D 和维生素 K 对于维持非 IBD 患者骨密度很重要，但是 IBD 患者维生素 D 或维生素 K 与骨代谢之间的关系并不清楚。最近研究表明，维生素 D 和维生素 K 在结肠炎动物模型和人体试验中都有免疫抑制作用。特别是，维生素 D 通过抑制促炎细胞因子产生抑制树突状细胞和 T 细胞功能。维生素 D 缺乏与 IBD 激活

表型有关。总结：维生素 D 和维生素 K 可能有助于维持 IBD 患者的骨骼健康，但这种影响可能因其他因素而减少，如类固醇的使用、阳光照射减少和炎症细胞因子。维生素 D 和可能还有维生素 K 抑制免疫介导的炎症和调制疾病活动。【5】

2013 年 Dumitrescu 等对 143 例 IBD 患者进行前瞻性研究，结果：①骨量减少发生率：UC 组为 48.07% 和 CD 组为 56.41%。② 骨质疏松症发生率：UC 组为 18.26% 和 CD 组为 15.38%。③确定的主要原因是维生素 D 不足、CD 患者大剂量长期激素治疗、BMI 低于 18.5 kg/m^2，以及吸烟（尤其是 UC 患者）。结论：IBD 患者经常发生骨质疏松症与维生素 D 缺乏，需要特殊治疗。【2b】

2014 年 Santucci 等随访 61 例 IBD 患者 5 年。结果：①没有发现叶酸或维生素 B$_{12}$ 缺乏。②每日服用多种维生素补充剂足以纠正维生素 A 缺乏和维生素 E 缺乏。③ 52% 维生素 D 缺乏患者被纠正，但有 15% 诊断时维生素 D 水平正常的患者发生维生素 D 缺乏。④ 63% 锌缺乏患者的锌状态正常化，但有 15% 的患者尽管补充锌仍然出现锌缺乏。【4】

2011 年 El-Matary 等对 60 例新诊断为 IBD 的患者（39 例 CD，平均年龄 12.2 岁；21 例 UC，平均年龄 12.4 岁）与 56 例年龄性别匹配的没有 IBD 的儿童对照比较。结果：①与对照组相比，IBD 组血清 25（OH）D 水平显著低于对照组（$P=0.04$）。②CD 组骨密度明显低于 UC 组（$P=0.039$）。③CD 组和 UC 组的血清 25（OH）D 水平与 BMD 的 Z 值或疾病活动指数均无相关性。结论：新诊断 IBD 的患儿血清 25（OH）D 水平明显低于没有 IBD 的儿童。然而，疾病严重程度并不影响维生素 D 水平。看来，这项横断面研究显示患儿 BMD 可能不会受到维生素 D 水平或疾病严重程度的影响。需要进一步的前瞻性对照研究证实这些发现。【4】

2008 年 Souza 等将 76 例 IBD 患者（39 例 CD，37 例 UC）与对照组比较。结果：①与对照组比较，两组血清 25（OH）D 水平都明显较低（CD 组 $P=0.003$；UC 组 $P<0.001$）。② 48.5% 的 UC 患者 25（OH）D 缺乏。③与对照组比较，两组腰椎骨密度都明显较低（CD 组 $P=0.001$；UC 组 $P=0.008$）。④CD 组血清 25（OH）D 水平是总股骨骨密度显著相关（$r=0.391$；$P=0.027$）和股骨颈骨密度也显著相关（$r=0.384$；$P=0.03$）。结论：与正常对照组相比，年轻的 IBD 患者 25（OH）D 水平和骨密度都低，这表明 25（OH）D 缺乏在 IBD 的骨病发病机制中起着重要作用。【4】

2007 年 Vagianos 等 126 例 IBD 成年患者的营养状况评估。结果：①营养素缺乏的患病率很高：维生素 E（63%）、维生素 D（36%）、维生素 A（26%）、钙（23%）、叶酸（19%）、铁（13%）和维生素 C（11%）。②低于正常的生化指标发生率很高：血清血红蛋白（40%）、铁蛋白（39.2%）、维生素 B$_6$（29%）、胡萝卜素（23.4%）、维生素 B$_{12}$（18.4%）、维生素 D（17.6%）、白蛋白（17.6%）和锌（15.2%）。③饮食摄入量与上述所有血清水平无相关性。④所有 IBD 患者的饮食和血清维生素 B$_{12}$、叶酸和维生素 B$_6$ 水平明显相关，与 IBD 的疾病活动度无关，与所有缓解期患者维生素 D 水平明显相关。结论：IBD 患者缺铁和贫血发生率很高，这很可能与饮食无关，只有在真正缺铁的情况下才考虑补充铁。建议常规评估血清维生素 B$_6$ 和维生素 D 水平。鉴于 IBD 成年患者许多饮食量不足和生化指标低于正常，IBD 患者常规服用多种维生素补充剂是必要的。即使 IBD 患者看上去营养良好，但也可能存在维生素/矿物质缺乏。【4】

2004 年 Lomer 等进行病例对照研究发现,克罗恩病患者平均铁摄入量(2.3 mg/d)明显低于对照组($P<0.001$),维生素 C($P<0.001$)和植酸($P<0.01$)平均摄入量也明显低于对照组,由于较低的铁摄入量,因此铁的生物利用度明显低于对照组($P<0.01$),这可能增加贫血的风险。【3b】

2003 年 Goh 等综述成人炎症性肠病和营养进展时指出,由于炎症性肠病患者膳食摄入不足、小肠丢失过多,或炎症性肠病治疗药物的不良反应造成钙、维生素 D、叶酸,维生素 B_{12} 和锌等营养素缺乏。【5】

2007 年 Vagianos 等评估 126 例炎症性肠病(IBD)患者营养状况,结果显示①营养不良发生率高:维生素 E(63%)、维生素 D(36%)、维生素 A(26%)、钙(23%)、叶酸(19%)、铁(13%)和维生素 C(11%)。②几种血清生化指标水平正常以下:血红蛋白(40%)、铁(39.2%)、维生素 B_6(29%)、胡萝卜素(23.4%)、维生素 B_{12}(18.4%)、维生素 D(17.6%)、白蛋白(17.6%)和锌(15.2%)。③饮食摄取量和血清维生素 B_{12}、叶酸和维生素 B_6 高度显著相关。结论:即使炎症性肠病患者看起来营养状况很好,常规补充多种维生素矿物质也是有必要的,因为他们可能潜伏维生素/矿物质缺乏。【4】

2006 年 Katz 指出,炎症性肠病患者骨质疏松性骨折风险增加,建议骨折风险更大的患者(绝经后妇女、60 岁以上男性、骨矿指数低、糖皮质激素治疗者、有骨质疏松症家族病史和吸收不良者)应该做骨密度测试及骨质疏松症治疗。骨质疏松症治疗包括校正骨质疏松症的危险因素,如补充钙和维生素 D、激素缺乏的校正、戒烟等。有应用指征时使用双膦酸盐类药物(如利塞膦酸盐和阿仑膦酸钠)。【5】

2004 年 Miheller 等报道 30%~70% 炎症性肠病患者经常伴随骨矿含量下降,这种骨量减少不能用治疗的不良反应或炎症性肠病吸收不良继发来解释。

2002 年 Gross 认为平衡的、富含维生素的饮食对慢性炎症性肠病的病程有良好的影响。克罗恩病增加乳糖不耐症发生,应该避免此类不能耐受的食品。众所周知,应该通过适当的饮食措施或补充剂纠正维生素或矿物质的缺乏。

2000 年 Geerling 等评估 69 例近 6 个月内诊断的炎症性肠病患者(23 例克罗恩病,46 例溃疡性结肠炎)和 69 例年龄性别匹配的人对照。结果:①与对照组相比,克罗恩病患者平均每日摄取糖类显著增高,溃疡性结肠炎患者摄取的蛋白质、钙、磷、维生素 B_2 均显著降低。②溃疡性结肠炎患者的血清 β- 胡萝卜素、血清镁、血清硒、血清锌浓度均明显低于对照组。③克罗恩病患者血清中维生素 B_{12} 浓度显著降低。结论:新近诊断的炎症性肠病患者营养状况已受到负面影响。【3b】

克罗恩病患者经常能观察到维生素 D 缺乏和发生代谢性骨病风险增加。1989 年 Vogelsang 等评估 31 例克罗恩病患者发现,45% 的患者有代谢性骨病的症状。建议克罗恩病患者增加阳光暴露和长期服用维生素 D 补充剂,预防维生素 D 缺乏。【4】

2. 维生素和矿物质防治炎症性肠病的临床证据　2017 年 Hradsky 等进行 55 例 5~19 岁 IBD 患者每天补充维生素 D_3 2 000 U 平均 13.8 个月的前瞻性观察研究。结果:①平均血清 25(OH)D 水平从 58 nmol/L 明显升高到 85 nmol/L($P<0.001$)。②无维生素 D 过量的症状。③松质骨骨密度 Z 值、皮质骨的横截面积和最大肌力都有明显改善(分别为 +0.5,$P=0.001$;+0.3,$P=0.002$ 和 +0.5,$P=0.002$)。④补充维生素

D_3 与松质骨骨密度和最大肌肉力量正相关关系，估计值分别为 0.26（95%CI 0.14～0.37，$P<0.0001$）和 0.60（95% CI 0.32～0.85，$P<0.0001$），但是与强度 - 应变指数或最大肌力（F_{max}）无关。结论：我们观察到 IBD 患儿补充维生素 D_3 后骨骼和肌肉参数有改善。因此，IBD 患儿应该考虑补充维生素 D_3。【2b】

2016 年 Rossi 等检索 PubMed 的 1975 年 1 月至 2015 年 9 月文献，评估膳食补充剂在 IBD 治疗中作用的证据。系统综述结果：① IBD 患者补充维生素 D 可能有助于增加骨密度，并减少 IBD 的活动度。②回肠切除 20 cm 以上的 IBD 患者可能发生维生素 B_{12} 缺乏，需要肠外补充维生素 B_{12}。③某些 IBD 患者应补充锌和铁。【2a】

2000 年 Chowers 等测定 105 例克罗恩病患者和 106 例对照者。发现克罗恩病患者的血同型半胱氨酸水平明显升高，并与血维生素 B_{12} 及叶酸水平低相关，叶酸缺乏更重要。作者指出炎症性肠病的血栓风险增加，同型半胱氨酸水平升高是一个危险因素。克罗恩病患者补充叶酸可能是合理的。【3b】

1998 年 Mouzas 等认为溃疡性结肠炎和克罗恩结肠炎患者患肠癌的风险增加。研究证据表明，补充叶酸可能预防长期的、广泛的溃疡性结肠炎患者结直肠癌的发生和有助于调节直肠癌细胞增殖。【5】

2000 年 Geerling 等对缓解期的克罗恩病患者做随机双盲、安慰剂对照研究，发现：补充抗氧化剂后血硒、维生素 C、维生素 E 浓度、超氧化物歧化酶活性和总抗氧化状态显著增加（$P<0.05$），作者结论，补充抗氧化剂可以改善缓解期克罗恩病患者抗氧化状态，可能有潜在的治疗作用。【1b】

1998 年 Rannem 等评估 86 例克罗恩病、40 例溃疡性结肠炎和 39 例其他胃肠道疾病患者硒的营养状况。结果：①接受肠外营养患者 85% 的血浆硒浓度下降，而接受口服营养患者 20% 的血浆硒浓度下降。② 26% 克罗恩病患者血浆硒浓度下降，而几乎所有的溃疡性结肠炎患者血浆硒浓度正常。结论：硒缺乏症常见于严重胃肠道疾病，主要是与肠道吸收不良相关，低硒水平几乎无一例外地存在于因肠功能衰竭需要肠外营养的患者。【4】

克罗恩病常继发营养不足，导致疾病加重和摄入量减少。2007 年 Aghdassi 等研究加拿大克罗恩病患者的饮食摄取量发现：微营养素摄入量低于膳食参考摄入量，特别是叶酸、维生素 C、维生素 E 和钙。认为克罗恩病患者膳食辅导和微营养素补充可能是必要的。【5】

2006 年 Gilman 等对 58 例克罗恩病患者横断面的观测研究，结果：①冬季 50% 和夏季 19% 的爱尔兰的克罗恩病患者维生素 D 缺乏［血清 25（OH）D 水平<50 nmol/L］；②血清 25（OH）D 水平与服用维生素 D 补充剂呈正相关关系：夏季（$P=0.033$）和冬季（$P=0.041$）；作者建议：常规低剂量补充维生素 D 可以帮助患者在冬季保持良好的维生素 D 水平。【4】

1995 年 Vogelsang 等对 75 例克罗恩病患者随机分配接受或不接受口服维生素 D 1 000 U/d 的对照研究，为期 1 年。结果：①维生素 D 组 57% 患者血清 25（OH）D 水平增加，而对照组仅 37%。②对照组骨密度显著下降，其中位数下跌 7%，而维生素 D 组没有显著下降，其中位数下跌 0.2%（$P<0.005$）。③维生素 D 组血清 25（OH）D

水平正常者有 68% 骨密度增加，而血清 25（OH）D 水平低者只有 18% 骨密度增加（$P=0.008$）。④未行肠切除和服用维生素 D 补充剂患者骨矿含量比肠切除患者轻微增加（$P=0.05$）。结论：长期口服维生素 D 补充剂似乎是一种防止克罗恩病患者骨量丢失的有效手段，可以推荐，尤其是对骨质疏松症高危患者。【1b】

1995 年 Vogelsang 等对 30 例门诊克罗恩病患者和 30 例年龄性别匹配的健康人对照，评估 7 天饮食记录。发现平均膳食维生素 D 摄入量：维生素 D 组 1.0 μg/d 而对照组 1.1 μg/d，均明显低于维生素 D 推荐摄入量 5 μg/d。推荐克罗恩病患者高维生素 D 饮食或补充维生素 D。【3b】

2004 年 Schulte 综述指出炎症性肠病的骨质疏松症发生率为 15%，老年患者和体重偏低的患者发生率更高，骨折发生率为 1%/ 患者年，随着年龄增长骨折发生率大幅度增加。推荐炎症性肠病患者调节生活方式、每日补充维生素 D 400～800 U 和钙 1 000～1 500 mg 和其他骨质疏松症药物治疗。【5】

2008 年 Sapone 等综述认为，骨密度测定仪的普及，发现炎症性肠病（IBD）相关的骨质疏松症从 2% 增加至 30%。骨质疏松性骨折的主要临床病因：吸收不良、糖皮质激素治疗、炎症（细胞因子产生增加）和性腺功能减退。经常采取的第一个步骤就是补充钙和维生素 D，但这还不够，不足以抑制使用糖皮质激素患者的骨质流失，必须加用双膦酸盐。【5】

2006 年 Kulnigg 等系统综述克罗恩病的严重并发症贫血症可能导致住院，如果没有干预措施，可能会导致死亡。缺铁是最常见的情况。口服铁补充剂似乎短期有效，但由于不能耐受单纯铁补充剂导致高达 21% 患者停止服用，而静脉补充铁是安全、有效的。【2a】

2003 年 Aghdassi 等对 57 例克罗恩病患者做随机对照研究，抗氧化维生素组服用维生素 E 800 U 和维生素 C 1 000 mg，对照组服用安慰剂，共 4 周。结果：抗氧化维生素组血浆维生素 C 和 α- 生育酚的水平明显增加和各项氧化应激指标明显下降。作者结论：服用维生素 E 和维生素 C 可明显减少氧化应激，建议克罗恩病患者增加抗氧化维生素摄入量。【1b】

五、专家共识

1. 维生素和矿物质在炎症性肠病及其并发症的发生、发展过程中具有一定的作用。

2. 维生素和矿物质缺乏很可能加剧炎症性肠病和其并发症的发生发展。

3. 炎症性肠病患者往往伴有某些维生素和矿物质的缺乏，而炎症性肠病本身也会加重一些维生素和矿物质的缺乏。

4. 适当补充维生素和矿物质是炎症性肠病营养支持治疗的重要部分，有利于控制和改善炎症性肠病，以及预防其并发症。

参考文献

[1]　郑家驹，葛可佑. 炎症性肠病. 中国营养科学全书. 北京：人民卫生出版社，2004.

［2］ Lashner BA, Provencher KS, Bozdech JM, et al.Worsening risk for the development of dysplasia or cancer in patients with chronic ulcerative colitis. Am J Gastroenterol, 1995, 90 (3): 377-380.

［3］ Rothfuss KS, Stange EF, Herrlinger KR. Extraintestinal manifestations and complications in inflammatory bowel diseases. World J Gastroenterol, 2006, 12: 4819-4831.

［4］ Larsen S, Bendtzen K, Nielsen OH. Extraintestinal manifestations of inflammatory bowel disease: epidemiology, diagnosis, and management. Ann Med, 2010, 42: 97-114.

［5］ Levine JS, Burakoff R. Extraintestinal manifestations of inflammatory bowel disease. Gastroenterol Hepatol, 2011, 7: 235-241.

［6］ Bernstein CN, Blanchard JF, Leslie W, et al. The incidence of fracture among patients with inflammatory bowel disease. A population-based cohort study. Ann Intern Med, 2000, 133: 795-799.

［7］ Card T, West J, Hubbard R, et al. Hip fractures in patients with inflammatory bowel disease and their relationship to corticosteroid use: a population based cohort study. Gut, 2004, 53: 251-255.

［8］ Miznerova E, Hlavaty T, Koller T, et al. The prevalence and risk factors for osteoporosis in patients with inflammatory bowel disease. Bratisl Lek Listy, 2013, 114: 439-445.

［9］ Colombel JF, Vernier-Massouille G, Cortot A, et al.Epidemiology and risk factors of inflammatory bowel diseases. Bull Acad Natl Med, 2007, 191 (6): 1105-1118.

［10］ Edward V, Loftus JR. Clinical epidemiology of inflammatory bowel disease: Incidence, prevalence, and environmental influences. Gastroenterology, 2004, 126: 1504-1517.

［11］ Rodríguez-D' Jesus A, Casellas F, Malagelada JR. Epidemiology of inflammatory bowel disease in the elderly. Gastroenterol Hepatol, 2008, 31 (5): 269-273.

［12］ Sood A, Midha V. Epidemiology of inflammatory bowel disease in Asia. Indian J Gastroenterol, 2007, 26 (6): 285-289.

［13］ Lok KH, Hung HG, Ng CH, et al. The epidemiology and clinical characteristics of Crohn disease in the Hong Kong Chinese population: experiences from a regional hospital. Chain Hong Kong Med J, 2007, 13 (6): 436-441.

［14］ Jiang L, Xia B, Li J, et al. Retrospective survey of 452 patients with inflammatory bowel disease in Wuhan city, central China. Inflamm Bowel Dis, 2006, 12: 212-217.

［15］ Leong RW, Lau JY, Sung JJ. The epidemiology and phenotype of Crohn disease in the Chinese population. Inflamm Bowel Dis, 2004, 10: 646-651.

［16］ DeFilippis EM, Sockolow R, Barfield E. Health Care Maintenance for the Pediatric Patient With Inflammatory Bowel Disease. Pediatrics, 2016, 138 (3): pii: e20151971.

［17］ Jiang XL, Cui HF. An analysis of 10218 ulcerative colitis cases in China. World J Gastroenterol, 2002, 8 (1): 158-161.

［18］ Hvas CL, Borre M, Fassov JL. Nutrition and dietary supplement in chronic inflammatory bowel diesease. Ugeskr Laeger, 2017, 179 (31): pii: V12160870.

［19］ Brandvayman Y, Rinawi F, Shamir R, et al. Associations of seasonal patterns and vitamin D levels with onset and flares of pediatric inflammatory bowel disease. Minerva Pediatr, 2021, 73 (1): 42-49.

［20］ Sikora SK, Spady D, Prosser C, et al. Trace elements and vitamins at diagnosis in pediatric-onset inflammatory bowel disease. Clin Pediatr (Phila), 2011, 50 (6): 488-492.

［21］ Hartman C, Marderfeld L, Davidson K, et al. Food Intake Adequacy in Children and Adolescents With Inflammatory Bowel Disease. J Pediatr Gastroenterol Nutr, 2016, 63 (4): 437-444.

［22］ Song SM, Kim Y, Oh SH, et al. Nutritional status and growth in Korean children with Crohn disease: a single-center study. Gut Liver, 2014, 8 (5): 500-507.

［23］ Lim H, Kim HJ, Hong SJ, et al. Nutrient intake and bone mineral density by nutritional status in patients with inflammatory bowel disease. J Bone Metab, 2014, 21 (3): 195-203.

[24] Tan B, Li P, Lv H, et al. Vitamin D levels and bone metabolism in Chinese adult patients with inflammatory bowel disease. J Dig Dis, 2014, 15 (3): 116-123.

[25] Alkhouri RH, Hashmi H, Baker RD, et al. Vitamin and mineral status in patients with inflammatory bowel disease. J Pediatr Gastroenterol Nutr, 2013, 56 (1): 89-92.

[26] Nakajima S, Iijima H, Egawa S, et al. Association of vitamin K deficiency with bone metabolism and clinical disease activity in inflammatory bowel disease. Nutrition, 2011, 27 (10): 1023-1028.

[27] Pappa HM, Gordon CM, Saslowsky TM, et al. Vitamin D status in children and young adults with inflammatory bowel disease. Pediatrics, 2006, 118 (5): 1950-1961.

[28] Cosman F, de Beur SJ, LeBoff MS, et al. Clinician guide to prevention, treatment of osteoporosis. Osteoporos Int, 2014, 25: 2359-2381.

[29] Compston J, Bowring C, Cooper A, et al. Diagnosis and management of osteoporosis in postmenopausal women and older men in the UK: National Osteoporosis Guideline Group (NOGG) update 2013. Maturitas, 2013, 75: 392-396.

[30] Hodgson SF, Watts NB, Bilezikian JP, et al. American Association of Clinical Endocrinologists medical guidelines for clinical practice for the prevention and treatment of postmenopausal osteoporosis: 2001 edition, with selected updates for 2003. Endocr Pract, 2003, 9: 544-564.

[31] Lee KM. Nutrition in inflammatory bowel disease. Korean J Gastroenterol, 2008, 52 (1): 1-8.

[32] Leslie WD, Miller N, Rogala L, et al. Vitamin D status and bone density in recently diagnosed inflammatory bowel disease: the Manitoba IBD Cohort Study. Am J Gastroenterol, 2008, 103 (6): 1451-1459.

[33] Kuwabara A, Tanaka K, Tsugawa N, et al. High prevalence of vitamin K and D deficiency and decreased BMD in inflammatory bowel disease. Osteoporos Int, 2009, 20 (6): 935-942.

[34] Iijima H, Shinzaki S, Takehara T. The importance of vitamins D and K for the bone health and immune function in inflammatory bowel disease. Curr Opin Clin Nutr Metab Care, 2012, 15 (6): 635-640.

[35] Dumitrescu G, Mihai C, Dranga M, et al. Bone mineral density in patients with inflammatory bowel disease from north-eastern Romania. Rev Med Chir Soc Med Nat Iasi, 2013, 117 (1): 23-28.

[36] Santucci NR, Alkhouri RH, Baker RD, et al. Vitamin and zinc status pretreatment and posttreatment in patients with inflammatory bowel disease. J Pediatr Gastroenterol Nutr, 2014, 59 (4): 455-457.

[37] El-Matary W, Sikora S, Spady D. Bone mineral density, vitamin D, and disease activity in children newly diagnosed with inflammatory bowel disease. Dig Dis Sci, 2011, 56 (3): 825-829.

[38] Souza HN, Lora FL, Kulak CA, et al. Low levels of 25-hydroxyvitamin D (25OHD) in patients with inflammatory bowel disease and its correlation with bone mineral density. Arq Bras Endocrinol Metabol, 2008, 52 (4): 684-691.

[39] Vagianos K, Bector S, McConnell J, et al. Nutrition assessment of patients with inflammatory bowel disease. J Parenter Enteral Nutr, 2007, 31 (4): 311-319.

[40] Lomer MC, Kodjabashia K, Hutchinson C, et al. Intake of dietary iron is low in patients with Crohn's disease: a case-control study. Br J Nutr, 2004, 91 (1): 141-148.

[41] Goh J, O' Morain CA. Review article: nutrition and adult inflammatory bowel disease. Aliment Pharmacol Ther, 2003, 17 (3): 307-320.

[42] Vagianos K, Bector S, McConnell J, et al. Nutrition assessment of patients with inflammatory bowel disease. J Parenter Enteral Nutr, 2007, 31 (4): 311-319.

[43] Katz S. Osteoporosis in patients with inflammatory bowel disease: risk factors, prevention, and treatment. Rev Gastroenterol Disord, 2006, 6 (2): 63-71.

［44］ Miheller P, Toth M, Pregun I, et al. Osteoporosis associated with inflammatory bowel diseases. Orv Hetil, 2004, 145 (20): 1045-1051.

［45］ Gross M. Nutrition in chronic inflammatory bowl diseases. What your patient tolerates is permitted. MMW Fortschr Med, 2002, 144 (3-4): 40-43.

［46］ Geerling BJ, Badart-Smook A, Stockbrügger RW, et al. Comprehensive nutritional status in recently diagnosed patients with inflammatory bowel disease compared with population controls. Eur J Clin Nutr, 2000, 54 (6): 514-521.

［47］ Vogelsang H, Ferenci P, Woloszczuk W, et al. Bone disease in vitamin D-deficient patients with Crohn's disease. Dig Dis Sci, 1989, 34 (7): 1094-1099.

［48］ Hradsky O, Soucek O, Maratova K, et al. Supplementation with 2000 IU of Cholecalciferol Is Associated with Improvement of Trabecular Bone Mineral Density and Muscle Power in Pediatric Patients with IBD. Inflamm Bowel Dis, 2017, 23 (4): 514-523.

［49］ Rossi RE, Whyand T, Murray CD, et al. The role of dietary supplements in inflammatory bowel disease: a systematic review. Eur J Gastroenterol Hepatol, 2016, 28 (12): 1357-1364.

［50］ Chowers Y, Sela BA, Holland R, et al. Increased levels of homocysteine in patients with Crohn's disease are related to folate levels. Am J Gastroenterol, 2000, 95 (12): 3498-3502.

［51］ Mouzas IA, Papavassiliou E, Koutroubakis I. Chemoprevention of colorectal cancer in inflammatory bowel disease? A potential role for folate. Ital J Gastroenterol Hepatol, 1998, 30 (4): 421-425.

［52］ Geerling BJ, Badart-Smook A, van Deursen C, et al. Nutritional supplementation with N-3 fatty acids and antioxidants in patients with Crohn disease in remission: effects on antioxidant status and fatty acid profile. Inflamm Bowel Dis, 2000, 6 (2): 77-84.

［53］ Rannem T, Ladefoged K, Hylander E, et al. Selenium depletion in patients with gastrointestinal diseases: are there any predictive factors? Scand J Gastroenterol, 1998, 33 (10): 1057-1061.

［54］ Aghdassi E, Wendland BE, Stapleton M, et al. Adequacy of nutritional intake in a Canadian population of patients with Crohn disease. J Am Diet Assoc, 2007, 107 (9): 1575-1580.

［55］ Gilman J, Shanahan F, Cashman KD. Determinants of vitamin D status in adult Crohn disease patients, with particular emphasis on supplemental vitamin D use. Eur J Clin Nutr, 2006, 60 (7): 889-896.

［56］ Vogelsang H, Ferenci P, Resch H, et al. Prevention of bone mineral loss in patients with Crohn disease by long-term oral vitamin D supplementation. Eur J Gastroenterol Hepatol, 1995, 7 (7): 609-614.

［57］ Vogelsang H, Klamert M, Resch H, et al. Dietary vitamin D intake in patients with Crohn disease. Wien Klin Wochenschr, 1995, 107 (19): 578-581.

［58］ Schulte CM. Review article: bone disease in inflammatory bowel disease. Aliment Pharmacol Ther, 2004, 20 Suppl 4: 43-49.

［59］ Sapone N, Pellicano R, Simondi D, et al. A 2008 panorama on osteoporosis and inflammatory bowel disease. Minerva Med, 2008, 99 (1): 65-71.

［60］ Kulnigg S, Gasche C. Systematic review: managing anaemia in Crohn disease. Aliment Pharmacol Ther, 2006, 24 (11-12): 1507-1523.

［61］ Aghdassi E, Wendland BE, Steinhart AH, et al. Antioxidant vitamin supplementation in Crohn disease decreases oxidative stress. a randomized controlled trial. Am J Gastroenterol, 2003, 98 (2): 348-353.

第 17 章 多种维生素和矿物质防治阿尔茨海默病

一、阿尔茨海默病的病理学变化

阿尔茨海默病（alzheimer disease，AD）是一种以获得性进行性认知障碍为主要症状的中枢神经系统退行性疾病，占老年期痴呆的 60%～70%，临床上以进行性记忆力障碍、分析判断能力衰退、情绪改变、行为失常为特征，并以老年斑、神经元纤维缠结、颗粒细胞变性及 β- 淀粉样肽（Aβ）沉淀为主要病理改变。

阿尔茨海默病起因于许多不同因素造成的细胞凋亡。AD 的大脑乙酰胆碱（Ach）水平低，从而引起 β- 淀粉样蛋白（βA）片段积累，形成硬斑块，这些硬斑块会妨碍乙酰胆碱作用于突触传递和启动产生活性氧的炎症的能力。研究表明，β- 淀粉样蛋白一打开细胞膜通道，就允许钙离子（Ca^{2+}）进入细胞和触发几个导致线粒体功能障碍、炎症和细胞凋亡的过程。一些研究表明，早期 AD 有一些抗氧化功能，以至于能减少上述不良反应。β- 淀粉样蛋白在 AD 早期产生，与 AD 严重程度仅有微弱的关系，β- 淀粉样蛋白是 AD 毁灭性事件链的最终结果。AD 的另一个可能原因是细胞凋亡：保持微管稳定的 tau 蛋白发生化学变化，导致神经元的微管与其他产生 tau 蛋白（神经原纤维）的微管缠结，发生微管崩解与神经递质阻滞，从而导致细胞凋亡。活性氧（氧离子、过氧化物和自由基）可以通过引发细胞膜、线粒体、脂质和蛋白质损坏的连锁反应，导致细胞凋亡。毒性兴奋性氨基酸的神经递质（尤其是谷氨酸盐）的损害可以产生兴奋性毒性和细胞凋亡。如果谷氨酸受体位点受到过度刺激，甚至在正常谷氨酸水平情况下也发生兴奋性毒性。兴奋性毒性的谷氨酸受体就是 N- 甲基 -D- 天冬氨酸（NMDA）。如果 N- 甲基 -D- 天冬氨酸位点被过度激活，高浓度的钙离子（Ca^{2+}）可以进入细胞，引起突触后神经元永久性的除极，产生活性氧和其他物质，导致细胞凋亡。潜在的机制也是兴奋性毒性与 β- 淀粉样蛋白和 tau 蛋白缠结有联系。来自毒素、化学物质和创伤的损害可产生炎症，这是阿尔茨海默病发生的另一个因素。炎症常由持久性氧化应激引起，但其他因素，包括 β- 淀粉样蛋白、蛋白酶抑制药、正五聚蛋白（pentraxins）、炎症细胞因子和前列腺素生成环氧合酶。不健康的神经元含 N- 乙酰天冬氨酸（NAA）水平低，这也可能是一个因素。接触污染物可以使血脑屏障渗透入毒素，从而造成氧化应激、炎症和 β- 淀粉样蛋白的积累。

二、阿尔茨海默病的流行病学

我国 AD 患病率有增高趋势。1992 年上海市 55 岁以上、60 岁以上及 65 岁以上 AD 发病率分别为 0.42%、0.56% 和 0.89%。广东省广州市 75 岁以上老年人 AD 患病率为 7.49%，女性患病率为男性的 5 倍。江苏省南京市 60 岁以上老年人 AD 患病率为 0.95%，农村（1.33%）高于城市（0.75%）。2004 年于宝成等研究发现，我国军队老年人 AD 患病率为 3.29%，平均发病年龄为 77.4 岁，且年龄每增加 5 岁，患病率约升高 1 倍。2005 年北京、上海、陕西西安、四川成都四个城市的流行病学调查显示：①采用 post hoc 相关矫正 C-MMSE（Chinese Mini-Mental State Examination）灵敏度后，年龄 ≥65 岁者 AD 的总患病率为 4.8%，女性（6.6%）高于男性（2.9%）。② AD 的患病率随年龄每增加 5 岁，患病率几乎成倍增长，55～64 岁、65～69 岁、75～79 岁、85～89 岁人群的患病率分别为 0.2%、1.2%、5.7% 和 23.3%。2008 年闫芳等比较北京市某社区近 20 年的 AD 患病率，结果显示：① 2004 年 AD 患者数占老年痴呆的 47.9%，与 1997 年（57.9%）相比有所下降，但无显著意义。② 2004 年 65 岁及以上人群 AD 的患病率为 2.0%，与 1997 年（1.9%）相似。③ 1986 年、1997 年、2004 年 65 岁及以上中、重度痴呆患病率分别为 1.8%、1.9% 和 2.8%，但三者比较无显著性差异。

美国估计有 500 万老年人患 AD，到 2050 年 AD 患者会有大幅增加。1984—2014 年临床试验综述显示：许多试验结果表明，轻度 - 中度痴呆症患者治疗没有得到真正的改善。因此，AD 的临床研究重点应该转移到强调预防认知能力下降，尤其是高风险人群的二级预防试验和大型试验，以促进生活方式的改变来改善 AD 的危险因素。

三、维生素和矿物质在阿尔茨海默病发生、发展中的作用

1. 阿尔茨海默病患者缺乏某些维生素和矿物质　2017 年 Vauzour 等综述指出，许多动物和人类的研究报道显示，抗氧化微量元素如锌（Zn）、硒（Se）和（或）胰岛素增敏剂铬（Cr）和 Zn 都与大脑保护有关，硒蛋白 P 和谷胱甘肽过氧化物酶都能保护脑细胞免受氧化应激伤害。低硒状态可增加认知能力下降的风险。血浆硒水平减少越多，认知能力下降的可能性就越高。铬缺乏可导致胰岛素抵抗和氧化应激增加。事实上，有胰岛素抵抗的 2 型糖尿病患者增加铬的摄入量伴有认知能力改善。

为了提高 AD 患者的认知能力，2016 年 Glick 等提出了营养策略，要求每日膳食补充镁、叶酸、维生素 B_6 和维生素 B_{12}。有证据表明：①单独补充镁或与叶酸、维生素 B_6 和维生素 B_{12} 一起补充，可以改善 AD 相关的恶化的认知功能。② AD 表现为大脑性的糖尿病，也被称为 3 型糖尿病。糖类代谢的正常运作需要镁和 B 族维生素。③ AD 患者大脑灰质萎缩与高同型半胱氨酸水平相关，通过补充叶酸、维生素 B_6 和维生素 B_{12} 可以降低同型半胱氨酸水平，也可以防止因同型半胱氨酸引起细胞内镁的丢失。

由于维生素 A 是学习、记忆和认知必不可少的营养素，同时随着年龄增长大脑维生素 A 水平在下降，AD 患者维生素 A 水平比同龄人更低，维生素 A 的代谢产物（维

A 酸）是众所周知能延缓细胞凋亡和减少 β 淀粉样蛋白产生。

AD 患者血、脑脊液及脑组织中锌的含量均降低，脑组织中硒含量普遍下降，且血清维生素 C、维生素 B_{12}、叶酸、锌水平显著低于同年龄段的健康人群（$P<0.01$）；与健康老年人相比，AD 患者头发中锌、铁、钙等微量元素的含量均较低；与轻度 AD 患者或正常老年人相比，中重度 AD 患者血清叶黄素和 β- 胡萝卜素水平显著降低；另外，AD 患者额叶、颞叶、海马、基底核区锌含量普遍较同龄老年人脑组织中含量降低，且脑中某些部位的锌几乎被耗尽；而早期 AD 患者包括钙、锌、铁、维生素 K、维生素 A 在内的多种维生素和矿物质摄入显著低于同龄正常老年人。AD 患者维生素 E 水平是低的。

1995 年 van der Wielen 等测量欧洲 11 个国家的 824 例老年人冬季血清 25（OH）D 浓度。结果：①47% 男性和 36% 女性 25（OH）D 浓度低于 30 nmol/L。②服用维生素 D 补充剂和（或）太阳灯照射的老年人 25（OH）D（中位数为 54 nmol/L）高于未用的老年人（中位数 31 nmol/L）。③令人惊讶的是，最低的平均 25（OH）D 浓度出现在南欧国家。结论：自由生活的欧洲老年人，无论生活的地理位置在哪里，冬季维生素 D 缺乏风险很大，应认真考虑饮食必须富含维生素 D 或服用维生素 D 补充剂。

2. 维生素和矿物质在阿尔茨海默病发生、发展中的作用机制　维生素和矿物质参与各种蛋白质和酶的生成，在神经递质的传导及脑功能的发育中起重要的作用。

（1）β- 胡萝卜素：是一种有效的抗氧化剂，有助于清除自由基，淬灭单线态氧和增强细胞间交流。

（2）维生素 C：有效的抗氧化剂，能清除氧化应激过程中产生的自由基和脂质过氧化物，保护生物膜的完整性，其强抗自由基作用可有效消除急性应激反应状态时自由基对神经细胞的损害，从而具有保护神经细胞的作用。

（3）维生素 E：可以通过多种途径达到防治 AD 的效果：①作为强抗氧化剂能有效对抗自由基脂质过氧化作用，保护神经细胞，抑制 Aβ 的产生和沉积。②可以通过调节与 AD 发病有关的炎性因子影响中枢神经系统和外周的炎性反应，缓和脑中 SP 形成时引起的炎症反应。③调节细胞的信号传导，抑制与 AD 相关的信号级联反应。④促进海马和皮质中生长抑素神经元的恢复。

（4）叶酸：可以增加对预防 AD 有益的 ω-3 不饱和脂肪酸（PUFAs）的浓度，并在脑部维生素 B_{12}、甲硫氨酸、L- 酪氨酸、乙酰胆碱的代谢中有重要作用，能降低 Hcy 水平。叶酸缺乏与海马神经修复功能受损和增加其对 Aβ 毒性的敏感性有关。2017 年 Vauzour 等综述指出，叶酸和维生素 B_{12} 能够介导再次甲基化，影响同型半胱氨酸分解代谢，B 族维生素不足，同型半胱氨酸水平升高。血浆同型半胱氨酸水平升高和 AD 发生相关，高同型半胱氨酸血症被认为是 AD 的重要危险因素。血同型半胱氨酸水平升高会增加血管性疾病和 AD 的风险。

（5）维生素 B_{12}：维持神经系统的正常功能，与叶酸一起降低同型半胱氨酸。2014 年 Alzheimer Disease International（ADI）组织的 4 项研究营养与老年痴呆症的报道显示，B 族维生素水平越高，认知能力下降越少。

（6）维生素 K：是哺乳动物脑中鞘脂质代谢的必需营养素，在调节脑部磺基转移酶和受体酪氨酸激酶（Gas6/Ax1）的活性中有重要功能，其缺乏可能参与 AD 的发病机制。

（7）维生素D：2009年Wilkins等对30名非洲裔美国人和30名欧洲裔美国人进行横断面研究，评估其维生素D状况、认知能力、身体功能和骨密度（BMD）。结果：①非洲裔美国人平均25（OH）D水平（17.98±6.9 ng/ml）明显低于欧洲裔美国人（25.20±7 ng/ml）（$P<0001$）。②与维生素D正常者比较，维生素D缺乏者的认知能力测试"记忆-注意-常识测验（SBT）"（10.87与6.31；$P=0.016$）和体能测试（PPT）（27与28.96；$P=0.039$）都明显更差，并且髋部骨密度（0.823与0.914；$P=0.005$）和T分数（-1.29与-0.72；$P=0.008$）都明显更低。③非洲裔美国人中，维生素D缺乏与认知功能差和髋部骨密度降低有关。结论：老年非洲裔美国人的维生素D缺乏与认知能力下降和髋部骨密度降低有关。

（8）钙：钙离子在神经元膜的兴奋性及基因表达的进程中发挥各种功能，参与神经细胞的发育、分化、损伤、修复和死亡的过程；钙稳态失调是加速AD病理变化的关键因素。

（9）镁：作为细胞内主要的阳离子之一，是各种酶反应的辅助因子，能与钾、钙等元素协同维护心肌和防止动脉硬化，从而增强脑的血流量，有利于AD防治。

（10）铜：是Cu-Zn超氧化物歧化酶（SOD）的组成部分。

（11）锌：是许多蛋白质、核酸合成酶的成分，在髓鞘形成和脑成熟过程中有重要作用，具有保护生物膜、增强核酸蛋白质和糖代谢、提高机体抗自由基氧化能力，是Cu-Zn SOD的组成部分。

（12）锰：能激活单磷酸腺苷，在脑神经递质中起调节作用，是Mn-SOD的组成部分。

（13）硒：作为人体必需的微量元素广泛分布于人脑中，发挥抗氧化，清除脂质过氧化物和自由基的作用，其含量降低可阻碍自由基清除，引起自由基对神经细胞的毒性作用，是谷胱甘肽过氧化物酶（GSH-Px）的组成部分。

四、维生素和矿物质在阿尔茨海默病防治中的作用

1. 多种维生素和矿物质与阿尔茨海默病发生发展的临床研究　AD早期就可见氧化应激升高，并随病情的进展而加剧。有证据表明：Hcy水平超过14 μmol/L，患老年痴呆的危险加倍；血浆Hcy每升高5 μmol/L，患AD的风险增加40%。因此，具有抗氧化作用的微量营养素（如维生素A、维生素E、维生素C、β-胡萝卜素、锌等），以及与Hcy代谢密切相关的叶酸、维生素B_{12}、维生素B_6等B族维生素可通过抗氧化或降低Hcy，对AD的发生发展可能起到一定的防治作用。

（1）维生素

1）血清维生素B_{12}水平低于正常范围1/3者发生AD的可能性是其他人的4倍，血清叶酸水平较低者发生AD的可能性是其他人的3倍，增加叶酸摄入能显著降低AD的发生危险。

2）维生素B_{12}或叶酸水平低下（维生素B_{12}≤150 pmol/L，叶酸≤10 nmol/L）者发展为AD的危险是维生素B_{12}或叶酸水平较高者的2倍，血浆维生素B_{12}水平升高可降

低与 Hcy 相关的痴呆或非痴呆认知功能损害。

3）增加维生素 C 和维生素 E 的摄入或联合补充维生素 C 和维生素 E 有助于降低 AD 的发生危险。

4）美国芝加哥健康与衰老组织研究发现，饮食中的维生素 E 含量高（>10.4 mg/d）与含量低（<7.0 mg/d）者相比 AD 发病率降低 70%。

5）2014 年 Swaminathan 等综述认为，接受维生素 E（2 000 U/d）治疗的 AD 患者住院及死亡等终末事件被推迟和可延迟病情进展的研究结果导致广泛使用 α- 生育酚剂量（2 000 U/d）减慢 AD 的进展，但是，直到 2005 年 Miller 等荟萃分析表明 α- 生育酚剂量超过 400 U/d 导致全因死亡率（39/10 000）绝对增加（$P=0.035$；绝对风险比＝0.0039；需要伤害数＝256），停止使用 α- 生育酚剂量 2 000 U/d。2014 年 Dysken 等进行 AD 合作研究（ADCS）的随机双盲、安慰剂对照的平行的多中心临床试验证明，采用 α- 生育酚 2 000 U/d 治疗轻中度 AD 可以减慢机体功能下降速度和减轻护理员负担，【1b】临床再次考虑使用该剂量。维生素 E 应该与维生素 C 联合使用，可以提高维生素 E 的使用剂量。维生素 E 的最好食物来源是小麦胚芽、向日葵、红花油、绿叶蔬菜和芦笋。

6）一项包含 14 000 例女性的研究结果显示：联合补充维生素 C 和维生素 E 与大脑认知能力的电话测试结果较好有关，并且维生素 C 和维生素 E 补充剂使用的持续时间与患者较好的认知能力相关。【4】

7）大量摄取维生素 C、维生素 E、维生素 B_6、维生素 B_{12}、叶酸及不饱和脂肪酸和鱼类与 AD 低风险相关。

8）老年人体内 B 族维生素水平不足与认知功能丧失和 AD 的发生有关。

9）饮食中的烟酸对 AD 和年龄相关的认知功能下降有保护作用。

（2）矿物质

1）通过食物补锌能显著延缓 AD 患者认知能力的下降。

2）Aβ 的沉积会降低脑组织中铜和铁的浓度，降低过氧化氢、氧化应激和神经元破坏的形成，提示补充铜和铁可能对 AD 有益。

多种维生素矿物质之间存在协同作用：维生素 C 能使其他抗氧化营养素，如维生素 E 再生；维生素 E 可以减少细胞氧化损伤并调控细胞内钙、镁浓度的平衡；硒与维生素 E 具有协同抗氧化作用，因此，联合补充多种维生素和矿物质可能优于单独补充。

2. 多种维生素和矿物质防治阿尔茨海默病的临床证据　多种维生素矿物质参与神经系统的发育和 AD 中氧化应激反应的过程，有助于清除自由基，防止脂质氧化物和自由基在脑中的沉积，因此，合理补充维生素矿物质，尤其是具有抗氧化的营养素可能有助于预防或延缓 AD 的发生。

一项随机双盲、安慰剂对照研究共入选 96 例 65 岁以上健康、能独立生活的老年人，补充组每天补充维生素 A（400 μg 视黄醇当量）、β- 胡萝卜素（16 mg）、维生素 B_1（2.2 mg）、维生素 B_2（1.5 mg）、烟酸（16 mg）、维生素 B_6（3.0 mg）、叶酸（400 μg）、维生素 B_{12}（4.0 μg）、维生素 C（80 mg）、维生素 D（4.0 μg）、维生素 E（44 mg）、铁

（16 mg）、锌（14 mg）、铜（1.4 mg）、硒（20 μg）、碘（0.2 mg）、钙（200 mg）、镁（100 mg）；安慰剂组每天补充钙（200 mg）和镁（100 mg），持续时间 12 个月。测定基线及研究结束时人群的血清营养素水平，主要终点包括短时和长时记忆、抽象思维、处理问题的能力在内的认知功能和注意力。结果：①共有 86 例受试者完成研究，研究结束时，安慰剂组的营养状况无显著变化，但补充组维生素 A、β- 胡萝卜素、维生素 B_6、维生素 C、铁、锌等营养素缺乏的发生率均显著下降。②补充组除长时记忆外（$P>0.1$），所有认知试验均显著改善（$P<0.05$）。③血液中一种或多种营养素水平低下者在所有认知试验中表现较差，个别营养素水平与参加不同认知功能试验无关。④多元回归分析显示，单一营养素对认知无影响，但是基线血液营养素水平低下，并经补充后显著改善者认知功能的改善较基线营养素水平正常或经补充后营养素水平未改善者更大。研究者的结论：服用适量的多种维生素和矿物质补充剂对认知功能的改善具有临床显著意义，建议给所有老年人补充研究中类似的维生素矿物质补充剂，因为这能显著改善认知、生活质量和日常生活能力，并可能延缓 AD 的进程。【1b】

一项横断面和前瞻性研究共入选 5 092 例年龄≥65 岁的老年人，分别于 1995—1997 年和 1998—2000 年两次调查入选人群老年痴呆和 AD 的患病率，并在首诊时确定入选人群维生素矿物质补充剂的使用情况，研究补充抗氧化营养素与 AD 发生危险的关系，其中 4 540 例完成试验。结果：联合补充维生素 E 和维生素 C 可降低 AD 的患病率和发生率，其校正比值比（OR）分别为 0.22（95%CI 0.05～0.60）和 0.36（95% CI 0.09～0.99），且补充维生素 E 或含有维生素 C 的多种维生素矿物质补充剂同样也使 AD 的发生率趋于降低。【2b】

荷兰鹿特丹的前瞻性研究共入选 5 395 例＞55 岁、无老年痴呆及非惯常行为、可进行可靠的饮食评价者作为观察对象，分别于 1993—1994 年和 1997—1999 年进行随访复查，评价饮食中 β- 胡萝卜素、类黄酮、维生素 C、维生素 E 摄入量与 AD 的关系，平均随访 6 年。结果：①饮食中富含维生素 C 和维生素 E 与 AD 危险降低相关，维生素 C 和维生素 E 每增加 1 个标准差，发病的相对危险度（RR）分别为 0.82（95% CI 0.68～0.99）和 0.82（95% CI 0.66～1.00）。②这一相关性在现阶段吸烟者中最明显，其 RR 为 0.65（95% CI 0.37～1.14）和 0.58（95%CI 0.30～1.12）。③且与摄入 β- 胡萝卜素及类黄酮的相关性亦很明显，其 RR 分别为 0.49（95% CI 0.27～0.92）和 0.54（95% CI 0.31～0.96）。【2b】

一项称为 Kame 项目的前瞻性研究共纳入 1 836 例基线无老年痴呆的日裔美国人，评价果蔬汁摄入是否能降低 AD 的发生危险，平均随访 6.1 年。结果：校正潜在混淆因素后，与每周摄入果蔬汁少于 1 次的老年人相比，每周摄入果蔬汁至少 3 次者或每周摄入 1～2 次果蔬汁者 AD 的发生危险显著降低（$P<0.01$），其风险比（HR）分别为 0.24（95% CI 0.09～0.61）和 0.84（95% CI 0.31～2.29）。【2b】

1997 年 Sano 等的一项随机双盲、安慰剂对照的多中心临床试验共入选 341 例中度 AD 患者，分成 4 组：接受选择性单胺氧化酶抑制药司来吉兰（10 mg/d），α- 生育酚（维生素 E，2 000 U/d），司来吉兰＋α- 生育酚，或安慰剂，共 2 年。结果：任何一种主要观察指标（死亡、住院、日常生活的基本活动能力丧失、痴呆严重程度）发生的中位数时间：与安慰剂组相比（440 天），司来吉兰组（655 天，$P < 0.012$）、α- 生育酚组（670 天，$P < 0.001$）和联合治疗组（585 天，$P < 0.049$），各治疗组均显著延迟。结论：中重度 AD 患者采用司来吉兰或 α- 生育酚治疗均能减慢 AD 的进展。【1b】

2003 年 Gray 等对 2 082 例没有认知障碍老年人观察 7 年，采用"便携式心理状况问卷调查（SPMSQ）"评估认知能力。结果：①基线时 224 例（10.8%）老年人服用含有抗氧化营养素的补充剂。②随访期间有 24% 的老年人出现认知障碍，34.5% 的老年人经历认知能力下降。③与未服用抗氧化营养素补充剂的老年人相比，目前服用者认知障碍风险降低 34%，其调整后的相对危险度（RR）为 0.66（95% CI 0.44~1.00），经历认知能力下降的风险降低 29%，RR 为 0.71（95% CI 0.49~1.01）。结论：该分析结果表明，社区居住的老年人服用抗氧化营养素补充剂有助于减少认知能力下降。【2b】

2005 年 Morris 等采用 4 个认知测试量表和 AD 临床评估随访 3 718 名≥65 岁美国芝加哥居民超过 6 年的膳食摄入维生素 E。临床评价分析 1 041 例（162 例 AD）从食物摄取维生素 E 4 年。结果：①较高的膳食维生素 E 摄入量者每增加维生素 E 5 mg/d，其发生 AD 相对风险为 0.74（95% CI 0.62~0.88）和每增加 α- 生育酚等价物 5 mg/d 的相对危险度为 0.56（95% CI 0.32~0.98）。② 认知功能下降速度减慢与维生素 E 的摄入量有关。结论：各种形式生育酚而不是单一的 α- 生育酚可能在维生素 E 防治 AD 是重要的。【4】

2008 年 Chan 等给予 14 例早期 AD 患者维生素 / 营养补充剂（每片含有叶酸 400 μg、维生素 B_{12} 6 μg、维生素 E 30 U、S- 腺苷甲硫氨酸 400 mg、半胱氨酸 600 mg 和乙酰左旋肉碱 500 mg，每日 2 片）12 个月。结果：①受试者痴呆评定量表和画钟试验均有改善。②家庭照顾者报告受试者神经精神量表（NPI）的多个领域和阿尔茨海默病合作研究中的日常生活活动（ADL）能力的维持均有改善，并且持续 16 个月。③受试者神经精神量表评分相当于多奈哌齐治疗 3~6 个月，优于加兰他敏和安慰剂。④受试者神经精神量表评分和日常生活活动能力的改善持续 12 个月以上，超过接受萘普生和罗非考昔或安慰剂组的患者。【4】作者认为，此配方有望作为补充剂治疗早期 AD，从而一项更大的、安慰剂对照试验被批准。

2009 年 Remington 等给予 12 例中晚期 AD 患者同样的维生素 / 营养补充剂（每片含有叶酸 400 μg、维生素 B_{12} 6 μg、维生素 E 30 U、S- 腺苷甲硫氨酸 400 mg、半胱氨酸 600 mg 和乙酰左旋肉碱 500 mg，每日 2 片）或安慰剂，共 12 个月。结果：①与安慰剂组相比，补充剂组的痴呆评分量表得分和画钟测试的临床表现下降显著减慢。②养老院护工报告补充剂组神经精神量表（NPI）和阿尔茨海默病合作研究中的日常生活活动（ADL）能力改善 30%，并且持续 9 个月以上。作者认为，这个配方有助于延缓 AD 进展过程中认知、情绪和日常功能的下降，并可能作为 AD 晚期患者药物治疗的补充。更大的试验是必要的。【4】

2010 年 Smith 等进行随机双盲、安慰剂对照的单中心临床试验，168 例超过 70 岁的轻度认知功能障碍老年患者分成 2 组：B 族维生素组（85 例）给予大剂量叶酸（0.8 mg/d）、维生素 B_6（20 mg/d）和维生素 B_{12}（0.5 mg/d），对照组（83 例）给予安慰剂，共 24 个月。结果：①磁共振扫描：B 族维生素组每年平均脑萎缩为 0.76%（95%

CI 0.63～0.90），对照组为 1.08%（95% CI 0.94～1.22，P=0.001）。②治疗反应与基线同型半胱氨酸水平相关：基线同型半胱氨酸水平 13 mmol/L 的受试者萎缩率降低 53%（P=0.001）。③萎缩率越大最终认知测试分数越低。④两组发生严重不良事件没有差异。结论：轻度认知功能障碍老年患者通过服用 B 族维生素降低同型半胱氨酸水平，可以减慢脑萎缩的速率。70 岁以上的老年人有 16% 患轻度认知障碍，其中 50% 将发展成为阿尔茨海默病。【1b】

2012 年 de Jager 等进行随机双盲、安慰剂对照的单中心临床试验，268 例超过 70 岁的轻度认知功能障碍老年患者分成 2 组：B 族维生素组（133 例）给予大剂量叶酸（0.8 mg/d）、维生素 B_6（20 mg/d）和维生素 B_{12}（0.5 mg/d），对照组（133 例）给予安慰剂，共 2 年。结果：①与对照组相比，B 族维生素组平均血浆总同型半胱氨酸水平降低 30%。②与对照组相比，B 族维生素组执行功能（CLOX）明显稳定（P=0.015）。③B 族维生素治疗在基线同型半胱氨酸水平高于中位数（11.3 μmol/L）患者的全面认知（简易精神状态检查量表）（P<0.001），情景记忆（Hopkins 词语学习测试延迟回忆得分）（P=0.001）和语义记忆（分类流畅性量表）（P=0.037）等方面明显有效。④B 族维生素治疗在基线同型半胱氨酸水平高四分位数患者全面临床痴呆量表评分（P=0.02）和 IQCODE 评分（P=0.01）都明显有效。结论：服用 B 族维生素似乎能减缓轻度认知障碍患者的认知下降和临床功能下降，特别是高同型半胱氨酸血症患者。【1b】

2012 年 Balion 等系统综述成年人维生素 D 浓度与认知功能的关系，并且进行荟萃分析。结果：8 项简易精神状态检查（MMSE）评分的研究显示，与 25（OH）D 水平<50 nmol/L 组比较，≥50 nmol/L 组整体积极效应为 1.2（95% CI 0.5～1.9；I^2=0.65；P=0.002）。结论：较低的维生素 D 浓度与较差的认知功能和较高的 AD 风险有关。【2a】

2014 年 Dysken 等进行随机双盲、安慰剂对照的平行的多中心临床试验，将 613 例轻中度 AD 患者分成 4 组：α- 生育酚组（n=152），接受 α- 生育酚 2 000 U/d；美金刚组（n=155）接受美金刚 20 mg/d；α- 生育酚＋美金刚组（n=154）接受上述 2 个剂量和安慰剂组（n=152），共 5 年。主要终点为 AD 合作研究（ADCS）的日常生活量表（ADL）（评分范围：0～78）。次要终点包括评价认知、神经精神、功能和护理措施。结果：①随访时间：2.27±1.22 年。②与安慰剂组相比，α- 生育酚组日常生活量表评分下降速度减慢，每年减慢 19%。③α- 生育酚组护理员照顾时间的增加最少。④全因死亡率和安全性分析表明：与安慰剂组（11 例发生 13 次）相比，只有在严重不良事件（感染或传染）有差异，美金刚组 23 例、发生 31 次，α- 生育酚＋美金刚组 31 例、发生 44 次。结论：与安慰剂组相比，采用 α- 生育酚 2 000 U/d 治疗轻中度 AD 可以减慢功能下降速度和减轻护理员负担。单独接受美金刚或美金刚联合 α- 生育酚治疗结果无显著性差异。【1b】

2015 年 Brouwer-Brolsma 等综述维生素 D 在脑功能方面的潜在作用时报道：有新证据表明维生素 D 通过促进大脑神经递质传递、神经形成、突触发生、淀粉样蛋白清除预防神经元死亡；一些观察性研究表明高血清维生素 D 浓度与更好的认知能力之间有关联。【4】

2016 年 Lu 等随访 768 例轻度认知障碍（MCI）中国老年患者和 2 124 例认知正常中国老年人，使用 33 项食物频率问卷收集膳食营养素摄入量。结果：①与认知正常组比较，轻度认知障碍组膳食摄入叶酸、维生素 B_1、维生素 B_2、维生素 B_3、维生素 B_6、维生素 B_{12}、维生素 C、维生素 A、铁、镁、锌、硒、铜和锰都明显减少（$P=0.0001$）。②最有效的膳食营养素组合是 8 种维生素（叶酸、维生素 B_1、维生素 B_2、维生素 B_3、维生素 B_6、维生素 C、维生素 A、类胡萝卜素）和 6 种矿物质（铁、镁、锌、硒、铜和锰），其轻度认知障碍的比值比（OR）为 0.77（95% CI 0.71～0.89，$P<0.05$）。③这些营养素摄入量的第三和第四的四分位数轻度认知障碍的比值比为 0.48～0.74（$P<0.05$）。④类胡萝卜素、维生素 C 和维生素 B_6 的保护因子最高，分别为 0.97、0.95 和 0.92（$P<0.05$）。结论：适量或增加摄取微量营养素似乎可以降低中国老年人 MCI 的风险。【3b】

五、专家共识

1. 阿尔茨海默病患者往往存在某些维生素矿物质缺乏和微量元素失衡。

2. 某些维生素或矿物质缺乏可能引发阿尔茨海默病的发生和发展。

3. 补充某些维生素或矿物质，尤其是含有抗氧化营养素的多种维生素矿物质补充剂，可能降低阿尔茨海默病的发生危险或延缓其进程。

参考文献

［1］谭纪萍，张晓红，王鲁宁. 阿尔茨海默病的流行病学研究概况. 中华预防医学杂志，2005，39（2）：146-148.

［2］刘宝胜，刘砚丽. 微量元素与阿尔茨海默病. 医学综述，2008，14（5）：698-699.

［3］程琦，程晓娟，姜国鑫. 我国阿尔茨海默病流行病学研究. 内科理论与实践，2007，2（2）：71-75.

［4］Capone R, Quiroz FG, Prangkio P, et al. Amyloid beta-induced ion flux in artificial lipid bilayers and neuronal cells. Neurotox Res, 2009, 16: 1-13.

［5］Lipton SA. Pathologically-activated therapeutics for neuroprotection: mechanism of NMDA receptor block by memantine and S-nitrosylation. Curr Drug Targets, 2007, 8: 621-632.

［6］Calderón-Garcidueñas L, Maronpot RR, Torres-Jardon R, et al. DNA damage in nasal and brain tissues of canines exposed to air pollutants is associated with evidence of chronic brain inflammation and neurodegeneration. Toxicol Pathol, 2003, 31: 524-538.

［7］Calderón-Garcidueñas L, Solt AC, Henríquez-Roldán C, et al. Long-term air pollution exposure is associated with neuroinflammation, an altered innate immune response, disruption of the blood-brain barrier, ultrafine particulate deposition, and accumulation of amyloid beta-42 and alphasynuclein in children and young adults. Toxicol Pathol, 2008, 36: 289-310.

［8］张明圆，Katzman R，陈佩俊，等. 痴呆和阿尔茨海默病的发病率. 中华精神科杂志，1998，31（4）：195-198.

［9］赖世隆，温泽淮，梁伟雄，等. 广州市城区 75 岁以上老年人痴呆患病率调查. 中华老年医学杂

志，2000，19（6）：450-455.

[10] 范俭雄，言镜玲，陈震华. 南京地区老年期痴呆流行病学调查. 临床精神医学杂志，2000，10（3）：137-138.

[11] 于宝成，欧阳荔莎，潘志刚，等. 军队干休所老年人痴呆及主要亚型的患病率调查. 中国全科医学，2004，7（19）：1404-1406.

[12] Zhang ZX, Zahner GE, Roman GC, et al. Dementia Subtypes in China：Prevalence in Beijing, Xi'an, Shanghai, and Chengdu. Arch Neurol, 2005, 62：447-453.

[13] 闫芳，李淑然，黄悦勤，等. 北京市城市某社区近20年老年期痴呆患病率纵向比较. 中国心理卫生杂志，2008，22（2）：110-113.

[14] Brookmeyer R, Johnson E, Ziegler-Graham K, et al. Forecasting the global burden of Alzheimer's disease. Alzheimers Dement, 2007, 3：186-191.

[15] Schneider LS, Mangialasche F, Andreasen N, et al. Clinical trials and late-stage drug development for Alzheimer disease：an appraisal from 1984 to 2014. J Int Med, 2014, 275（3）：251-283.

[16] Norton S, Matthews FE, Barnes DE, et al. Potential for primary prevention of Alzheimer disease：an analysis of population-based data. Lancet Neurol, 2014, 13：788-794.

[17] Solomon A, Mangialasche F, Richard E, et al. Advances in the prevention of Alzheimer disease and dementia. J Intern Med, 2014, 275：229-250.

[18] Kivipelto M, Solomon A, Ahtiluoto S, et al. The Finnish Geriatric Intervention Study to Prevent Cognitive Impairment and Disability（FINGER）：study design and progress. Alzheimers Dement, 2013, 9（6）：657-665.

[19] Ngandu T, Lehtisalo J, Solomon A, et al. A 2 year multidomain intervention of diet, exercise, cognitive training, and vascular risk monitoring versus control to prevent cognitive decline in at-risk elderly people（FINGER）：a randomized controlled trial. Lancet, 2015, 385（9984）：2255-2263.

[20] Vauzour D, Camprubi-Robles M, Miquel-Kergoat S, et al. Nutrition for the ageing brain：Towards evidence for an optimal diet. Ageing Res Rev, 2017, 5：222-240.

[21] Glick JL, McMillan PA. A multipronged, nutritional-based strategy for managing Alzheimer's disease. Med Hypotheses, 2016, 91：98-102.

[22] Goodman AB. Retinoid receptors, transporters, and metabolizers as therapeutic targets in late onset Alzheimer disease. J Cell Physiol, 2006, 209：598-603.

[23] Sahin M, Karauzum SB, Perry G, et al. Retinoic acid isomers protect hippocampal neurons from amyloid-beta induced neurodegeneration. Neurotox Res, 2005, 7：243-250.

[24] Nourhashémi F, Gillette-Guyonnet S, Andrieu S, et al. Alzheimer disease：protective factors. Clin Nutr, 2000, 71（suppl）：643s-649s.

[25] 施洪超，王军，姜建东. AD患者血浆ET和血清FA、Vit B_{12}检测的临床意义. 放射免疫学杂志，2007，20（6）：484-486.

[26] 罗超，周江宁，刘桂建，等. 微量元素与老年性痴呆. 广东微量元素科学，2004，11（7）：1-5.

[27] Wang W, Shinto L, Connor WE, et al. Nutritional Biomarkers in Alzheimer Disease：The Association between Carotenoids, ω-3 Fatty Acids, and Dementia Severity. Journal of Alzheimer Disease, 2008, 13：31-38.

[28] 张岚，蔡美琴. 钙、微量元素与老年痴呆的预防及治疗（综述）. 中国临床营养杂志，2004，12（2）：149-152.

[29] Shatenstein B, Kergoat MJ, Reid I. Poor Nutrient Intakes during 1-Year Follow-Up with Community-Dwelling Older Adults with Early-Stage Alzheimer Dementia Compared to Cognitively Intact Matched Controls. J Am Diet Assoc, 2007, 107: 2091-2099.

［30］ Jiménez-Jiménez FJ, de Bustos F, Molina JA, et al. Cerebrospinal fluid levels of alpha-tocopherol (vitamin E) in Alzheimer disease. J Neural Transm, 1997, 104: 703-710.

［31］ van der Wielen RP, Löwik MR, van den Berg H, et al. Serum vitamin D concentrations among elderly people in Europe. Lancet, 1995, 346 (8969): 207-210.

［32］ 白绍蓓, 常红. 天然抗氧化维生素对中枢神经系统保护作用的研究进展. 中国全科医学, 2004, 7 (23): 1801-1802.

［33］ 赵琳, 魏敏杰, 金万宝. 维生素 E 在阿尔茨海默病防治中的研究进展. 国外医学·老年医学分册, 2005, 26 (5): 202-205.

［34］ Das UN. Folic acid and polyunsaturated fatty acids improve cognitive function and prevent depression, dementia, and Alzheimer disease--but how and why? Prostaglandins Leukot Essent Fatty Acids, 2008, 78 (1): 11-19.

［35］ Luchsinger JA, Mayeux R. Dietary factors and Alzheimer disease. Lancet Neurol, 2004, 3: 579-587.

［36］ Vauzour D, Camprubi-Robles M, Miquel-Kergoat S, et al. Nutrition for the ageing brain: Towards evidence for an optimal diet. Ageing Res Rev, 2017, 5: 222-240.

［37］ 周建烈, 刘启沛. 实用维生素矿物质补充剂手册. 北京: 中国轻工业出版社, 2003.

［38］ Allison AC. The possible role of vitamin K deficiency in the pathogenesis of Alzheimer disease and in augmenting brain damage associated with cardiovascular disease. Medical Hypotheses, 2001, 57 (2): 151-155.

［39］ Wilkins CH, Birge SJ, Sheline YI, et al. Vitamin D deficiency is associated with worse cognitive performance and lower bone density in older African Americans. J Natl Med Assoc, 2009, 101 (4): 349-354.

［40］ 王洪权, 胡海涛. 阿尔茨海默病中钙调节障碍. 国外医学·医学地理分册, 2008, 29 (1): 4-9.

［41］ 顾克敏, 曾秘, 刘敏, 等. 阿尔茨海默病的营养治疗. 临床护理杂志, 2005, 4 (6): 68-69.

［42］ Staehelin HB. Micronutrients and Alzheimer's disease. Proceedings of the Nutrition Society, 2005, 64: 565-570.

［43］ Seshadri S, Beiser A, Selhub J. Plasma homocysteine as a risk factor for dementia. New Engl J Med, 2002, 346: 476-483.

［44］ 静雨, 亨迪. 维生素缺乏与阿尔茨海默病. 国外医学情报, 1999, 20 (9): 31.

［45］ Luchsinger JA, Tang MX, Miller J, et al. Relation of Higher Folate Intake to Lower Risk of Alzheimer Disease in the Elderly. Arch Neurol, 2007, 64: 86-92.

［46］ Haan MN, Miller JW, Aiello AE, et al. Homocysteine, B vitamins, and the incidence of dementia and cognitive impairment: results from the Sacramento Area Latino Study on Aging. Am J Clin Nutr, 2007, 85 (2): 511-517.

［47］ Swaminathan A, Jicha GA. Nutrition and prevention of Alzheimer dementia. Front Aging Neurosci, 2014, 6: 282.

［48］ Selhub J, Bagley LC, Miller J, et al. B vitamins, homocysteine, and neurocognitive function in the elderly. Clin Nutr, 2000, 71 (suppl): 614s-620s.

［49］ Morris MC. Evans DA, Bienias JL, et al. Dietary niacin and the risk of incident Alzheimer disease and of cognitive decline. J Neurol Neurosurg Psychiatry, 2004, 75: 1093-1099.

［50］ 李谷才, 汪勇先, 尹端沚. 锌和铜在阿尔茨海默病中的作用·国外医学: 医学地理分册, 2005, 26 (3): 109-113.

［51］ 刘海韵, 周玲. 饮食因素与阿尔茨海默病. 国外医学·医学地理分册, 2006, 27 (2): 73-77.

［52］ Triggiani V, Resta F, Guastamacchia E, et al. Role of Antioxidants, Essential Fatty Acids, Carnitine, Vitamins, Phytochemicals and Trace Elements in the Treatment of Diabetes Mellitusand its Chronic

Complications. Endocr Metab Immune Disord Drug Targets, 2006, 6: 77-93.

[53] Paolisso G, Tagliamonte MR, Barbieri M, et al. Chronic vitamin E administration improves brachial reactivity and increases intracellular magnesium concentration in type 2 diabetic patients. J Clin Endocrinol Metab, 2000, 85: 109-115.

[54] Chandra RK. Effect of vitamin and trace-element supplementation on cognitive function in elderly subjects. Nutrition, 2001, 17 (9): 709-712.

[55] Zandi PP, Anthony JC, Khachaturian AS, et al. Reduced risk of Alzheimer disease in users of antioxidant vitamin supplements, The Cache County Study. Arch Neurol, 2004, 61: 82-88.

[56] Engelhart MJ, Geerlings MI, Ruitenberg A, et al. Dietary intake of antioxidants and risk of Alzheimer disease. JAMA, 2002, 287: 3223-3229.

[57] Dai Q, Borenstein AR, Wu YG, et al. Fruit and vegetable juices and Alzheimer disease: The Kame Project. Am J Med, 2006, 119 (9): 751-759.

[58] Sano M, Ernesto C, Thomas RG, et al. A controlled trial of selegiline, alpha-tocopherol, or both as treatment for Alzheimer disease. The Alzheimer Disease Cooperative Study. N Engl J Med, 1997, 336 (17): 1216-1222.

[59] Gray SL, Hanlon JT, Landerman LR, et al. Is antioxidant use protective of cognitive function in the community-dwelling elderly? Am J Geriatr Pharmacother, 2003, 1 (1): 3-10.

[60] Morris MC, Evans DA, Tangney CC, et al. Relation of the tocopherol forms to incident Alzheimer disease and to cognitive change. Am J Clin Nutr, 2005, 81: 508-514.

[61] Chan A, Paskavitz J, Remington R, et al. Efficacy of a vitamin/nutraceutical formulation for early-stage Alzheimer disease: a 1-year, open-label pilot study with a 16-month caregiver extension. Am J Alzheimers Dis Other Demen, 2008, 23 (6): 571-585.

[62] Remington R, Chan A, Paskavitz J, et al. Efficacy of a vitamin/nutriceutical formulation for moderate-stage to later-stage Alzheimer disease: a placebo-controlled pilot study. Am J Alzheimers Dis Other Demen, 2009, 24 (1): 27-33.

[63] Smith AD, Smith SM, de Jager CA, et al. Homocysteine-lowering by B vitamins slows the rate of accelerated brain atrophy in mild cognitive impairment: a randomized controlled trial. PLoS One, 2010, 5 (9): e12244.

[64] de Jager CA, Oulhaj A, Jacoby R, et al. Cognitive and clinical outcomes of homocysteine-lowering B-vitamin treatment in mild cognitive impairment: a randomized controlled trial. Int J Geriatr Psychiatry, 2012, 27 (6): 592-600.

[65] Balion C, Griffith LE, Strifler L, et al. Vitamin D, cognition, and dementia: a systematic review and meta-analysis. Neurology, 2012, 79 (13): 1397-1405.

[66] Dysken MW, Sano M, Asthana S, et al. Effect of vitamin E and memantine on functional decline in Alzheimer disease: the TEAM-AD VA cooperative randomized trial. JAMA, 2014, 311 (1): 33-44.

[67] Brouwer-Brolsma EM, de Groot LC. Vitamin D and cognition in older adults: an update of recent findings. Curr Opin Clin Nutr Metab Care, 2015, 18 (1): 11-16.

[68] Lu Y, An Y, Guo J, et al. Dietary Intake of Nutrients and Lifestyle Affect the Risk of Mild Cognitive Impairment in the Chinese Elderly Population: A Cross-Sectional Study. Front Behav Neurosci, 2016, 10: 229.

第18章 多种维生素和矿物质防治年龄相关性黄斑变性

年龄相关性黄斑变性（age-related macular degeneration，AMD）又称老年性黄斑变性，是 50 岁以上人群中常见的致盲性眼病，尤其是在发达国家和地区。随着社会人口的增加和老龄化的加剧，其患病率增高。服用维生素矿物质补充剂可以预防和治疗老年性黄斑变性。

一、概论

1. AMD 分类

（1）干性 AMD：也称地图样萎缩性 AMD 或非新生血管性 AMD，以视网膜外层和视网膜色素上皮（RPE）萎缩为特征，主要有玻璃膜疣和视网膜色素上皮细胞（RPE）异常改变。干性 AMD 发生率高，占中晚期 AMD 的 80%。通常进展缓慢，但是有可能发展为更为严重的类型，即湿性 AMD。

（2）湿性 AMD：也称渗出性或新生血管性 AMD，是由玻璃膜疣等引起的脉络膜Bruch 膜损害，能诱发视网膜色素上皮下脉络膜新生血管生长、引起视网膜渗出性出血和盘状瘢痕等改变。与干性 AMD 相比，湿性 AMD 进展更为迅速，导致更为严重的中心视力丧失。因此，视力下降的主要原因是湿性 AMD（占 75%）而不是干性 AMD（占25%）。但是如果早期预防或及时诊治，能够减少或延缓视力丧失。

2. AMD 的病因和诱发因素

除了年龄以外，AMD 的病因和诱发因素是复杂、多因素的，其中个体遗传易感性连同环境因素和代谢因素会加重疾病的临床表现。此外，最重要的危险因素是吸烟，尤其是吸烟引起干性 AMD（其 OR 为 4.5），这提示长期供氧不足会造成血液和组织氧分压（PO_2）减少，伴随视网膜缺血性损伤的倾向。

AMD 与黄斑部长期慢性光损害、遗传、代谢、维生素和矿物质缺乏等因素有关。近期有研究表明，AMD 患病率的增加与血清同型半胱氨酸水平升高有关。

2008 年 O'Connell 等研究表明：年龄相关性黄斑病变（ARM）的发生危险与饮食中关键营养素，如叶黄素、玉米黄素、维生素 E、锌等抗氧化营养素的缺乏有关。吸烟者由于常有维生素 C 缺乏和自由基生成增多的情况，其患 ARM 的危险高于一般人群。新近的证据表明，吸烟指数大于 10 包年（"包年"是一个人每日的吸烟包数，乘以吸烟的年数所得的值）的吸烟史是新生血管性 AMD 的独立危险因素。

流行病学研究表明，氧化应激与 AMD 的发病率和进展均有关。事实上，尽管氧化应激是老年人器官老化的生理变化，AREDS 研究已经证实，氧化应激是 AMD 患者视网膜损伤进展的重要原因，能够增加 AMD 发病率和加速其进展，抗氧化营养素补充能够预防中晚期 AMD 的进展。

各种玻璃膜疣的成分已被确认：蛋白质（主要组织相容性复合体 Ⅱ、β- 淀粉样蛋白、载脂蛋白 A 和载脂蛋白 E、细胞因子和纤维连接蛋白）、磷脂、脂褐素，晚期糖基化终端产物，能激活响应感染的补体系统的急性期蛋白（如肺炎衣原体）。越来越多的证据表明，AMD 是慢性炎症晚期状态，其中氧化应激导致免疫系统的激活起着重要的作用。氧化应激能显著增加代谢产物积聚在 Bruch 膜和视网膜色素上皮之间的细胞外间隙。由视网膜色素上皮细胞合成的补体因子 H（CFH）是重要的调节补体蛋白，它是防止补体成分过度激活的主要抑制剂，从而减少代谢产物的积聚。

二、维生素和矿物质与 AMD 相关的流行病学证据

1. AMD 的流行病学　AMD 是视网膜中央部黄斑的疾病，导致中央视力进行性受损，是许多西方国家 60 岁以上的中老年人视力残疾和失明的主要原因，10%～15% 的 AMD 患者发生严重的视力丧失。Allikmets 等发现，在美国至少有 1 100 万人受到 AMD 的影响，有 120 万人成为盲人。

Beaver Dam 眼科研究（最重要的以人群为基础的研究之一）报道的晚期 AMD 的 5 年发病率是 0.9%，干性 AMD 占 0.3%，湿性 AMD 占 0.6%。AMD 的患病率随调查人群年龄结构不同而有所差异，且随着人口老龄化有所增长。Zarbin 等报道，年龄似乎是最重要的风险因素。50 岁的 AMD 患病率约为 0，然后 70 岁上升到 2%，80 岁上升到 6%。预计到 2020 年 AMD 的发病率将增加 50% 以上。早期 AMD 通常与视觉障碍相关，而晚期 AMD 患者有更严重的视觉障碍，甚至完全丧失视力。

我国各地的流行病学调查均显示，随着年龄增加，AMD 的患病率也显著增加，且男、女之间无显著差异。1986 年对广东、新疆和西藏 50～98 岁人群的调查发现，AMD 患病率为 10.59%，其中西藏患病率最高，达 15.59%，其次为新疆 11.32%，广东最低，为 6.41%。1986 年 12 月至 1987 年 3 月湖南全省范围的流行病学调查研究显示：①自然人群中 AMD 的总患病率为 1.46%，男、女患病率分别为 1.65% 和 1.27%，两者间无显著性差异（$P>0.05$）。② 50 岁以上人群中 AMD 的患病率为 9.12%，其中湿性和干性 AMD 分别占 1.19% 和 7.92%。③随着年龄的增加，AMD 患病率明显增加（$P<0.05$），70 岁以上人群中 AMD 患病率增至 17.62%。1989 年王竞等对浙江省杭州市和嘉兴地区 50 岁以上人群 AMD 的流行病调查显示：① 50 岁以上人群中 AMD 总患病率为 7.40%。②随着年龄增加，AMD 患病率逐渐增高，50～59 岁、60～69 岁和 70～79 岁组的患病率分别为 3.39%、6.25% 和 13.50%，差异有非常显著的统计学意义（$P=0.0003$）。③农民等户外工作人群的患病率高于干部、知识分子等其他职业人员，提示 AMD 可能与光损伤有关。1997 年在世界卫生组织和美国国家眼科研究所的支持下，中山医科大学中山眼科中心在广东省斗门区对 50 岁以上的自然人群进行了大规模的流行病学调查，结果：① AMD 患病率至少为 8.40%，相比 1991 年的患病率 5.73% 增加明显。② AMD 的患病率随年龄

增加而呈显著增长趋势，从 50～59 岁组的 2.9% 增至 70 岁以上组的 14.9%，差异具有显著的统计学意义（$P<0.05$），但男女间患病率的差异无显著性。2002 年 9 月至 2003 年 6 月邹海东等对上海市静安区曹家渡街道 AMD 的患病率调查显示：①50 岁以上人群中 AMD 总患病率为 15.5%，与 1999 年加拿大华裔人群调查结果（14.6%）接近，其中干性和湿性 AMD 的患病率之比为 8∶1。②在 50～59 岁、60～69 岁、70～79 岁、80 岁以上各年龄组中，AMD 的患病率分别为 5.7%、13.5%、20.2% 和 23.5%，差异具有非常显著性（$P<0.01$）。随着中国人口的增加和老龄化的加剧，AMD 的发生情况必然更加严重。

AMD 与致盲：在西方发达国家，AMD 是老年人致盲的首要原因。但在中国这一数据还很匮乏，根据 1999—2000 年对西藏致盲原因的研究显示，黄斑变性是第二大致盲原因，占 12.7%。而 2002—2003 年对上海地区的调查中，AMD 占盲眼的比例达 5.1%，占低视力眼的 31.1%。湿性 AMD 眼的视力明显低于干性 AMD 眼，盲眼比例高达 23.3%，低视力眼高达 40.0%。已有报道，60 岁以上人群致盲的首要原因是以 AMD 为主的视网膜退行性病变，并有增高趋势。

2014 年 Downie 等指出，AMD 是发达国家中不可逆转的视觉障碍的主要原因。如果没有有效的治疗来减缓 AMD 的进展，预计在未来 20 年 AMD 患病率将增加 1 倍。补充营养素在预防和（或）延缓 AMD 进展中可能发挥潜在的作用。

2. 维生素和矿物质在 AMD 发生、发展中的作用　长期光照诱发的自由基形成和视网膜的氧化产物是发生 AMD 的关键因素。一些营养素，尤其是具有抗氧化特性的维生素和矿物质，如类胡萝卜素、维生素 C、维生素 E、锌等，可以通过清除自由基和抑制视网膜氧化产物的产生而延缓 AMD 的发展，对视网膜具有保护作用。

研究显示：①AMD 患者血清锌水平显著降低，且晚期 AMD 患者血清维生素 C、维生素 E、总类胡萝卜素和 β- 玉米黄素水平明显低于早期 AMD 患者。②AMD 患者黄斑部类胡萝卜素（叶黄素、玉米黄素）水平明显下降，且在晚期黄斑病变患者中类胡萝卜素水平的下降更为明显。③血清维生素 D 水平与早期 AMD 的患病率呈负相关。④血清同型半胱氨酸水平升高和维生素 B_{12} 水平降低均显著增加 AMD 的发生危险，而血清同型半胱氨酸水平升高与体内血清叶酸、维生素 B_6、维生素 B_{12} 水平降低有关。⑤通过膳食或补充剂补充玉米黄素、叶黄素、维生素 E、维生素 C、维生素 D、锌、铁等可以明显减少发生 AMD 的危险。

2017 年 Gorusupudi 等综述指出，AMD 是老年人视力丧失的主要原因之一。随着全世界人口的老龄化，预防 AMD 的需求正在上升。多项 AMD 的动物实验和细胞培养发现，氧化应激相关的视网膜损伤是重要的 AMD 致病因素。总的来说，饮食是一个健康生活所必需的抗氧化剂、维生素和矿物质的很好来源，各种各样的营养素［如矿物质、维生素、ω-3（n-3）脂肪酸及各种类胡萝卜素］与降低 AMD 风险相关。来自年龄相关性眼病研究（AREDS）的初步结果表明，补充抗氧化剂（β- 胡萝卜素、维生素 C、维生素 E）和锌与 AMD 进展的风险降低相关。

1999 年 Head 综述表明，视网膜疾病是全世界失明的主要原因。有证据表明，补充营养素有助于预防和治疗视网膜疾病（包括黄斑变性、糖尿病视网膜病变、新生儿视网膜病变和视网膜色素变性）。流行病学证据表明抗氧化维生素 E 和维生素 C、类胡萝卜素、锌和硒在预防和治疗黄斑变性中具有潜在作用。许多营养素可能通过抑制蛋白质糖基化、稳定胶原蛋白、降低毛细血管的通透性提供重要的抗氧化作用，有助于预防和治疗视网膜病变。服用维生素 E 预防晶状体后纤维增生症（新生儿视网膜病变）的大量研究显示，尽管取得可喜的成果，但是尚未使维生素 E 列入常规护理操作标准中去。

1999 年 Christen 指出，基础研究表明：自由基可以引起视网膜损伤，氧化机制在 AMD 的发病机制中起重要作用，抗氧化剂可以防止在白内障和视网膜黄斑变性的动物模型中氧化应激的累积效应，这是老年人视力损害的两个最重要的原因。这些研究结果提示抗氧化维生素和矿物质有助于防止致残眼疾病的发生或发展。然而，人类的观察性流行病学研究的结果是不确定的。这可能是膳食调查数据不精确性和不可控的混杂因素影响进一步限制了观察性研究。Christen 等的随机试验表明，参加者每日服用叶酸、维生素 B_6、维生素 B_{12} 可以降低 AMD 风险。

2 项最重要的膳食补充剂研究（AREDS 研究和 AREDS2 研究）。AREDS 研究补充抗氧化营养素：维生素 C（500 mg）、维生素 E（400 U），β- 胡萝卜素（15 mg），锌（80 mg）和铜（2 mg）。由于视网膜特别容易受到氧化应激的影响，补充抗氧化营养素可以防止活性氧离子造成的损害。活性氧离子在调节转录因子 NF-E2 相关因子 2 发挥作用，参与编码抗氧化蛋白基因表达的调控。

这些维生素矿物质在 AMD 发生、发展中的可能作用机制如下。

（1）维生素 A：减少脂褐质堆积及其光催化反应。

（2）类胡萝卜素（叶黄素、玉米黄素等）：抗氧化，清除由于光敏作用产生的单线态氧；吸收蓝光，保护视网膜色素上皮层免受短波段光损害。

（3）维生素 B_{12}：作为同型半胱氨酸代谢的辅酶，可以降低血清同型半胱氨酸水平引起的氧化应激、凝固性过高和内皮损伤，而这一机制也可能导致 AMD 的发展。

（4）维生素 C：抗氧化，抵抗自由基的损害，保护视网膜和黄斑。

（5）维生素 D：可降低 T 辅助细胞（Th）、细胞毒性 T 细胞（Tc）和自然杀伤细胞增殖，增加抑制性 T 细胞（Ts）活性。而且，维生素 D 可减少 IL-2、IL-6、IL-12 等促炎症因子的产生和减少 C 反应蛋白（CRP），从而通过抗炎症作用减少 AMD 的患病危险。

（6）维生素 E：抗氧化，清除自由基，保护视网膜和视网膜上皮层免受氧化损伤。

（7）锌：在眼组织内，多种金属酶的结构成分或激活剂中含有锌。锌能增加超氧化物歧化酶的活性。

三、维生素和矿物质在 AMD 防治中的作用

1. 多种维生素和矿物质与 AMD 发生和发展关系的临床研究　长期光暴露引起的氧化反应增加、自由基产生增多，从而导致脂质过氧化、蛋白质分子键氧化以及 DNA 链断裂与 AMD 的关联越来越受到关注。维生素 C、维生素 E 等抗氧化剂在视网膜浓集，叶黄素、玉米黄素通过视网膜浓集于黄斑部中心区，谷胱甘肽合成酶和谷胱甘肽还原酶在视网膜色素上皮层细胞内的浓度较高，均表明视网膜及黄斑部具有较强的处理氧

化应激能力。但是，这一保护系统会随着年龄增大而退化。动物实验和临床研究一致认为，氧化损害作为诱发因素与 AMD 形成密切关联，因此补充具有抗氧化作用、能够清除视网膜自由基的营养素可能具有预防 AMD 发生和发展的作用。

2003 年 Moshfeghi 等指出，任何 50 岁以上中老年人发生视觉扭曲或视力丧失可能患有 AMD，应立即转诊眼科医师。早期诊断和早期治疗对于维持目前的视力水平至关重要，并且推荐服用维生素矿物质补充剂。

2015 年 Buschini 等指出，视力下降的主要原因是新生血管形成（75%），但是由于干性 AMD 缺乏有效的治疗方法，仍是对眼科医师的挑战。实际的治疗方法包括改变生活方式、服用维生素补充剂和晚期患者的支持措施。与年龄相关的眼病研究（AREDS）表明，饮食中添加抗氧化剂（维生素 C、维生素 E、β- 胡萝卜素、锌和铜）能显著降低干燥性 AMD 进展速度。

2006 年 Huang 等系统综述多种维生素 / 矿物质补充剂和慢性疾病指出，高危人群补充锌 / 抗氧化剂有助于预防老年性黄斑变性。

（1）维生素：多项研究表明，维生素 A、类胡萝卜素的摄入水平与 AMD 的发生率呈反比。

近期研究表明，AMD 与炎症作用有关。而维生素 D 可以减少促炎症因子和 CRP 的产生，血清维生素 D 水平与早期 AMD 的患病率呈反比。【4】

研究发现，血清维生素 B_{12} 低下（＜125 pmol/L）与 AMD 患病危险增加有关。在同型半胱氨酸水平≤15 μmol/L 的患者，如果血清维生素 B_{12} 水平低下，AMD 的患病危险可增加近 4 倍。【4】

多项动物研究显示，饮食中限制抗氧化维生素，如维生素 A、维生素 C、维生素 E 的摄入，可以导致类似光照过度或其他氧化应激后的 AMD 样改变，加速氧化损伤性视网膜损害。日常饮食中补充维生素 C 和 β- 胡萝卜素等抗氧化剂可以减少视网膜的氧化反应，从而降低 AMD 的发生和发展。【5】

（2）矿物质：锌在眼组织，特别在视网膜和脉络膜中含量较高。锌缺乏可使视网膜的抗氧化系统（如超氧化物歧化酶）活性降低，造成视网膜的过氧化损害。口服锌剂可以明显改善 AMD 患者的视力。【4】王浩等研究显示，联合口服锌剂和抗氧化剂可抑制中、晚期 AMD 进展，有效率达 88.2%。【4】AMD 的发展似乎受补体级联失调和过度激活的影响，从而导致在视网膜色素上皮下沉积。Klevering 等研究强调，AMD 患者每日补充锌 3 个月可以降低机体补体过度激活。【4】

必需微量元素铜是自由基清除剂，体内锌铜存在一定的比例。AREDS 研究评估铜的保护作用认为，由于补充锌，就应该补充铜，避免铜缺乏性贫血。【2a】

AREDS 研究显示，晚期 AMD 患者补充抗氧化营养素（维生素 C、维生素 E 和 β- 胡萝卜素）加上锌和铜能明显降低 AMD 发展速度，特别是对于广泛的中间玻璃膜疣的眼、不涉及黄斑中心的地图样萎缩性 AMD、或至少有一个大的玻璃膜疣（AREDS 研究的第 3 类）的晚期 AMD 患者、或一只眼（AREDS 研究的第 4 类）视敏度＜20/32 的 AMD 患者，这种降低 AMD 发展速度的效果更明显。【1b】

（3）多种维生素和矿物质之间还存在协同作用：维生素 C 可以促使维生素 E 生成并

阻止其被氧化，并增强其氧化应激作用。硒与维生素 E 具有协同的抗氧化作用，从而能更有效地清除自由基。

2. 多种维生素和矿物质防治 AMD 的临床证据   理论上，每日摄入适量多种营养素补充剂能延缓和防止 AMD 发生和发展。这种看法在临床研究中不断得到证实。众多中外经典的研究也得出一致结论，服用多种维生素可以降低 AMD 发生的危险性。

在一项多中心双盲对照研究中，入选 3 640 例年龄为 55～80 岁老年人为研究对象。这些人至少有 1 只眼存在不同程度玻璃体疣、黄斑地图状萎缩或色素异常，或单眼发生 AMD。将他们随机分为每天口服补充抗氧化剂组（维生素 C 500 mg、维生素 E 400 U、β- 胡萝卜素 15 mg）；补充锌（80 mg）和铜（2 mg）组；补充抗氧化剂＋锌组和安慰剂组，平均随访 6.3 年。结果：与安慰剂组相比，同时补充高剂量的抗氧化剂和锌可以显著降低 AMD 的患病危险，其比值比（*OR*）为 0.72（99% *CI* 0.52～0.98），而且没有发生显著不良反应。【1b】后续的研究还显示，与安慰剂相比，每天口服补充抗氧化剂可以使中度黄斑变性患者发展到重度黄斑变性的危险下降 25%，同时使中度视力下降（视力≥15 个字母）的危险下降 19%。【1b】，【4】

一项在荷兰鹿特丹进行的前瞻性研究中，观察随访 4 170 例 55 岁以上老年人长期规律地服用 β- 胡萝卜素、维生素 C、维生素 E、锌等抗氧化剂降低 AMD 患病危险的影响，平均随访 8 年。结果发现，饮食中补充多种维生素矿物质与 AMD 的患病率呈负相关。联合补充 β- 胡萝卜素、维生素 C、维生素 E、锌等抗氧化营养素可使 AMD 的患病率降低 35%，其风险比（*HR*）为 0.65（95% *CI* 0.46～0.92）。【2b】

2004 年 Richer 等对 90 例萎缩性 AMD 患者进行随机双盲、安慰剂对照的前瞻性试验，组 1 每天接受叶黄素 10 mg、组 2 每天接受叶黄素 10 mg＋广谱补充剂（抗氧化剂、维生素和矿物质）、组 3 每天接受安慰剂（麦芽糊精），共 12 个月。结果：①组 1 和组 2 的平均视网膜黄斑色素密度比基线增加约 0.09 个对数单位。② Snellen 视敏度：组 1 提高 5.4 个字母和组 2 提高 3.5 个字母，对比敏感度提高。③组 1 黄斑部病变自我测试法只是自觉改善。④ 4 个月时组 2 的 VFO-14 问卷量表自觉眩光恢复接近明显。⑤组 3 的任何测量结果无明显变化。结论：萎缩性 AMD 患者单独服用叶黄素和（或）其他营养素（抗氧化剂、维生素和矿物质）一起改善视觉功能。【1】

2008 年 Tan 等发表的蓝山眼科研究结果评价了补充抗氧化营养素与发生 AMD 的长期危险的关系。【2b】研究对象是 49～97 岁的 2 454 例在澳大利亚悉尼西部的蓝山（Blue Mountains）地区的普通城市居民，随访 5～10 年。结果显示，补充 β- 胡萝卜素、维生素 A、维生素 E、铁、锌等多种维生素矿物质均可显著降低 AMD 的发生危险（*P*＜0.05）。【2b】

来自 Cochrane 协作组的荟萃分析显示，补充抗氧化营养素（β- 胡萝卜素、维生素 C、维生素 E）和锌对延缓 AMD 的进展有益，其 *OR* 为 0.68（99% *CI* 0.49～0.93），而且补充维生素矿物质制剂的人群减少视力降低可以达到 15 个字母以上，其 *OR* 为 0.77（99% *CI* 0.58～1.03）。2008 年 Evans 的系统性综述和荟萃分析进一步证实了这一结论。他对 3 个大样本随机对照研究的 23 099 例补充维生素和矿物质的人群进行了分析，结果显示补充抗氧化营养素（β- 胡萝卜素、维生素 C、维生素 E）和锌能够有效延缓 AMD 的发展，其 *OR* 为 0.68（95% *CI* 0.53～0.87）；并延缓患者视力降低，其 *OR* 为 0.77（95% *CI* 0.62～0.96）。【1a】

2008 年 Parisi 等对意大利人群的一项随机对照研究显示，非进展型 AMD 患者可通过补充类胡萝卜素和抗氧化营养素补充剂改善黄斑区视网膜的选择性损伤。15 例非进展型 AMD 患者每天补充维生素 C 180 mg、维生素 E 30 mg、锌 22.5 mg、铜 1 mg、叶黄素 10 mg、玉米黄素 1 mg、虾青素 4 mg，另有 12 例非进展型 AMD 作为对照组。6～12 个月后，补充组人群中黄斑部 0°～5° 视网膜 N1-P1 的多焦视网膜电图响应振幅密度显著增加（$P < 0.01$）。【1b】

2007 年 Rein 等采用现代计算机技术，设计了随机的计算机智能体模型，模拟美国人群 50～100 岁或死亡期间 AMD 的自然病程和类型，从而对维生素治疗应用于所有 AMD 的潜在人群进行了经济学评估。【2b】与未使用维生素治疗的人群相比，使用维生素治疗的结果：① AMD 患者视力损伤和致盲的发生率从 21.4% 下降到 17.4%；② AMD 患者中视力较好眼从不发生视力损伤的危险从 7.0% 下降 5.6%；③每个 AMD 患者的质量调整生命年增加 0.011，且维生素矿物质治疗的成本 - 效益比是 21 387 美元 / 质量调整生命年。【4】

2017 年 Evans 等系统综述和荟萃分析评估抗氧化维生素或矿物质补充剂对年龄相关性黄斑变性患者疾病进展的影响【1a】。主要结果：①纳入 19 项在美国、欧洲、中国和澳大利亚进行的随机对照试验。② 9 项早期和中期 AMD 患者研究中多种维生素与安慰剂比较（7 项）和与无治疗比较（2 项），对补充和随访时间 9 个月至 6 年，其中 1 项研究随访超过 2 年。③大部分证据来自美国 "年龄相关性眼病研究（AREDS）"。④ 3 项（2 445 例）随机对照试验的中等确定性证据显示，服用抗氧化维生素的患者不太可能进展到晚期 AMD，其比值比（*OR*）为 0.72（95% *CI* 0.58～0.90）。⑤很早期的 AMD 患者疾病进展的风险低，每 1 000 例服用抗氧化维生素的患者中大约不到 4 例（1～6 例）进展到晚期 AMD；中度 AMD 患者疾病进展风险高，每 1 000 例服用抗氧化维生素的患者中不到 8 例（3～13 例）进展到晚期 AMD。⑥一项 1 206 例 AMD 患者研究的中等确定性证据显示，新生血管性 AMD 进展风险（*OR* 为 0.62，95% *CI* 0.47～0.82）和地图样萎缩性 AMD 进展风险（*OR* 为 0.75，95% *CI* 0.51～1.10）都低，另一项 1 791 例 AMD 患者研究的中等确定性证据显示，失去 3 个以上视敏度的 AMD 进展风险也低（*OR* 为 0.77，95% *CI* 0.62～0.96）。⑦一项 110 例研究的低确定性证据表明，与未经治疗的人相比，24 个月治疗后的生活质量评分（国家眼科研究所视觉功能问卷）的平均差异（MD）为 12.30（95% *CI* 4.24～20.36）。⑧六项叶黄素（与或不与玉米黄素）治疗的安慰剂对照研究，补充治疗和随访时间为 6 个月～5 年，大多数证据来自美国的 AREDS2 研究。6 891 例 AMD 眼研究的低确定性证据显示：服用叶黄素或玉米黄素可能有类似和轻微地降低进展到晚期 AMD 的风险，其 *RR* 为 0.94（95% *CI* 0.87～1.01），新生血管性 AMD 的 *RR* 为 0.92（95% *CI* 0.84～1.02），以及地图样萎缩性 AMD 的 *RR* 为 0.92（95% *CI* 0.80～1.05）。⑨ 6 656 个 AMD 眼研究的低确定性证据显示：与对照组比较，叶黄素组进展到视觉丧失 15 个或更多字母看不见的类似风险的 *RR* 为 0.98（95% *CI* 0.91～1.05）。⑩一项 108 例 AMD 患者研究的中等确定性证据显示：两组生活质量评分（用视觉功能问卷测量）类似，其 *MD* 为 1.48（95% *CI*

-5.53~8.49）。⑪一项 1 204 例澳大利亚人（19%AMD 患者，81% 为普通人群）随机服用维生素 E 或安慰剂 4 年的研究显示，晚期 AMD 例数很低（7 例），非常低的确定性证据显示估计的效果不确定，其 RR 为 1.36（95% CI 0.31~6.05），没有关于新生血管性 AMD 或地图样萎缩性 AMD 的数据，没有对视力丧失治疗有任何作用的低确定性证据，其 RR 为 1.04（95% CI 0.74~1.47），也没有关于生活质量的数据。⑫5 项补充随访 6 个月~7 年的锌与安慰剂对照研究：3 项 RCT 研究显示 3 790 例参加者服用锌补充剂很少可能进展到晚期 AMD，其 OR 为 0.83（95% CI 0.70~0.98；低确定性证据），一项 RCT 研究中等确定性证据显示 2 442 例参加者中新生血管性 AMD 患者的 OR 为 0.76（95% CI 0.62~0.93）、地图样萎缩性 AMD 患者的 OR 为 0.84（95% CI 0.64~1.10），2 项 RCT 研究中等确定性证据显示 3 791 例参加者中视力丧失的 OR 为 0.87（95% CI 0.75~1.00），但没有报道生活质量的数据；由于纳入研究的不足和不良反应的报道不一致，因此得到的不良反应报道证据的确定性很低。结论：AMD 患者补充抗氧化维生素和矿物质可能延迟疾病的进展。这一发现来自于一项相对营养良好的美国人群的大规模试验。我们不知道这些发现对其他人群是否适用。虽然一般认为维生素补充剂是安全的，但也可能有不良影响。需要有维生素补充剂危害的系统综述的证据。

2003 年 Chang 等指出，年龄相关性眼病研究（AREDS）最近报道补充高剂量的抗氧化剂和锌可以显著减少某些类别的 AMD 的进展。他们调查 108 例 AMD 患者，结果：① 85 例（79%）服用膳食补充剂，和 73 例（68%）至少服用一种 AREDS 研究小组推荐的成分。② β- 胡萝卜素、维生素 C、维生素 E、锌的平均服用剂量均低于 AREDS 研究小组推荐的剂量。③没有一例服用的所有 4 种成分达到推荐剂量。结论：AMD 患者应该尝试利用现有的补充剂组合来满足 AREDS 的推荐剂量，减少 AMD 的发生。【4】

四、专家共识

1. AMD 患者往往存在某些维生素矿物质的缺乏。

2. 抗氧化维生素、维生素 D、维生素 B_{12} 和锌等微量元素缺乏可能会引起 AMD 的发生和发展。

3. 抗氧化维生素和锌等微量元素的补充，对预防或降低 AMD 的发生发展有益。

4. 推荐 50 岁以上的人每天服用 1 片多种维生素矿物质制剂。

参考文献

［1］ Nehemy MB. Age-related macular degeneration: new perspectives. Arq Bras Oftalmol, 2006, 69 (6): 955-958.

［2］ 惠延年. 眼科学. 5 版. 北京：人民卫生出版社，2001.

［3］ Klein R, Klein EKB, Jensen SC, et al. The five-year incidence and progression of age-related maulopathy: the Beaver Dam Eye Study. Ophthalmology, 1997, 104 (1): 7-21.

［4］ Penfold PL, Madigan MC, Gillies MC, et al. Immunological and aetiological aspects of macular degeneration. Progr Retin Eye Res, 2001, 20 (3): 385-414.

[5] Rochtchina E, Wang JJ, Flood VM, et al. Elevated Serum Homocysteine, Low Serum Vitamin B_{12}, Folate, and Age-related Macular Degeneration: The Blue Mountains Eye Study. Am J Ophthalmol, 2007, 143: 344-346.

[6] O' Connell ED, Nolan JM, Stack J, et al. Diet and risk factors for age-related maculopathy. Am J Clin Nutr, 2008, 87: 712-722.

[7] Jager RD, Mieler WF, Miller JW. Age-Related Macular Degeneration. NEJM, 2008, 358: 2606-2617.

[8] Clemons TE, Milton RC, Klein R, et al. Ferris FL 3rd; Age-Related Eye Disease Study Research Group. Risk factors for the incidence of Advanced age-related macular degeneration in the age-related eye disease study (AREDS) AREDS report no. 19. Ophthalmology, 2005, 112 (4): 533-539.

[9] Sivaprasad S, Chong NV. The complement system and age related macular degeneration. Eye (Lond), 2006, 20 (8): 867-872.

[10] Anderson DH, Radeke MJ, Gallo NB, et al. The pivotal role of the complement system in aging and age-related macular degeneration: hypothesis re-visited. Prog Retin Eye Res, 2010, 29 (2): 95-112.

[11] Allikmets R, Shroyer NF, Singh N, et al. Mutation of the stargardt disease gene (ABCR) in age-related macular degeneration. Science, 1997, 277 (5333): 1805-1807.

[12] 何明光，许京京，吴开力，等. 广东省斗门县老年性黄斑变性流行病学调查. 中华眼底病杂志，1998，14 (2)：122-124.

[13] Zarbin MA. Current concepts in the pathogenesis of age-related macular degeneration. Arch Ophthalmol, 2004, 122 (4): 598-614.

[14] 黄平，何任秀，何国桢，等. 湖南省老年黄斑变性流行病学调查. 眼科研究，1992，10（1）：60-61.

[15] 宣梦铮，王竞，赵瑾，等. 老年性黄斑变性的流行病学调查. 浙江医科大学学报，1994，23（2）：78-80.

[16] 吴乐正. 老年黄斑变性研究. 中山医科大学学报，1990，11（2）：3-7.

[17] 邹海东，张皙，许迅，等. 上海市静安区曹家渡街道年龄相关性黄斑变性得患病率调查. 中华眼科杂志，2005，41（1）：15-19.

[18] 马敏旺，陈松. 老年性黄斑变性流行病学研究进展. 中华眼底病杂志，2006，22（5）：357-360.

[19] Xu L, Wang YX, Li YB, et al. Causes of Blindness and Visual Impairment in Urban and Rural Areas in Beijing: The Beijing Eye Study. Ophthalmology, 2006, 113: 1134-1141.

[20] Zhu SD, Wang FS, Courtright P, et al. Blindness and eye diseases in Tibet: findings from a randomised, population based survey. Br J Ophthalomol, 2003, 87: 1433-1488.

[21] Downie LE, Keller PR. Nutrition and age-related macular degeneration: research evidence in practice. Optom Vis Sci, 2014, 91 (8): 821-831.

[22] 王浩，李若溪，王敏芳. 锌和抗氧化剂对年龄相关性黄斑变性患者视功能改善的影响. 中国临床康复，2004，8（7）：1290-1291.

[23] 吴乐正，吴德正，曹心源，等. 老年黄斑变性发病机制的研究. 眼科学报，1996，12（2）：58-63.

[24] Simonelli F, Zarrilli F, Mazzeo S, et al. Serum oxidative and antioxidant parameters in a group of Italian patients with age-related maculopathy. Clin Chim Acta, 2002, 320: 111-115.

[25] Obana A, Hiramitsu T, Gohto Y, et al. Macular Carotenoid Levels of Normal Subjects and Age-Related Maculopathy Patients in a Japanese Population. Ophthalmology, 2008, 115: 147-157.

[26] Parekh N, Chappell RJ, Millen AE, et al. Association Between Vitamin D and Age-Related Macular Degeneration in the Third National Health and Nutrition Examination Survey, 1988 Through 1994. Arch Ophthalmol, 2007, 125: 661-669.

［27］ Tan JS, Wang JJ, Flood V, et al. Dietary Antioxidants and the Long-term Incidence of Age-Related Macular Degeneration: The Blue Mountains Eye Study. Ophthalmology, 2008, 115: 334-341.

［28］ Gorusupudi A, Nelson K, Bernstein PS. The Age-Related Eye Disease 2 Study: Micronutrients in the Treatment of Macular Degeneration. Adv Nutr, 2017, 8 (1): 40-53.

［29］ Head KA. Natural therapies for ocular disorders, part one: diseases of the retina. Altern Med Rev, 1999, 4 (5): 342-359.

［30］ Christen WG. Antioxidant vitamins and age-related eye disease. Proc Assoc Am Physicians, 1999, 111 (1): 16-21.

［31］ Christen WG, Glynn RJ, Chew EY, et al. Folic acid, pyridoxine, and cyanocobalamin combination treatment and age-related macular degeneration in women: the women's antioxidant and folic acid cardiovascular study. Arch Intern Med, 2009, 169 (4): 335-341.

［32］ Age-Related Eye Disease Study Research Group. A randomized, placebo-controlled, clinical trial of high-dose supplementation with vitamins C and E, beta carotene, and zinc for age-related macular degeneration and vision loss: AREDS report no. 8. Arch Ophthalmol, 2001, 119 (10): 1417-1436.

［33］ Age-Related Eye Disease Study 2 Research Group. Lutein ＋ zeaxanthin and omega-3 fatty acids for age-related macular degeneration: the age-related eye disease study 2 (AREDS2) randomized clinical trial. JAMA, 2013, 309 (19): 2005-2015.

［34］ Cano M, Thimmalappula R, Fujihara M, et al. Cigarette smoking, oxidative stress, the anti-oxidant response through Nrf2 signaling, and age-related macular degeneration. Vision Res, 2010, 50 (7): 652-664.

［35］ Winkler BS, Boulton ME, Gottsch JD, et al. Oxidative damage and age-related macular degeneration. Molecular Vision, 1999, 5: 32.

［36］ 李书清，王舸，刘晓利，等. 年龄相关性黄斑变性血清微量元素测定. 中华眼底病杂志，1995，11（2）：121.

［37］ Moshfeghi DM, Lewis H. Age-related macular degeneration: evaluation and treatment. Cleve Clin J Med, 2003, 70 (12): 1017-1018,

［38］ Buschini E, Fea AM, Lavia CA, et al. Recent developments in the management of dryage-related macular degeneration. Clin Ophthalmol, 2015, 9: 563-574.

［39］ Huang HY, Caballero B, Chang S, et al. Multivitamin/mineral supplements and prevention of chronic disease. Evid Rep Technol Assess (Full Rep), 2006, (139): 1-117.

［40］ Christen WG, Glynn RJ, Hennekens CH. Antioxidants and Agee Related Eye Disease Current and Future Perspectives. Ann Epidemiol, 1996, 6: 60-66.

［41］ Sin HP, Liu DT, Lam DS. Lifestyle modification, nutritional and vitamins supplements for age-related macular degeneration. Acta Ophthalmol, 2013, 91 (1): 6-11.

［42］ Trevithick JR, Mitton KP. Vitamins C and E in cataract risk reduction. Int Ophthalmol Clin, 2000, 40: 59-69.

［43］ Triggiani V, Resta F, Guastamacchia E, et al. Role of Antioxidants, Essential Fatty Acids, Carnitine, Vitamins, Phytochemicals and Trace Elements in the Treatment of Diabetes Mellitusand its Chronic Complications. Endocrine, Metabolic & Immune Disorders. Drug Targets, 2006, 6: 77-93.

［44］ 周建烈，刘启沛. 实用维生素矿物质补充剂手册. 北京：中国轻工业出版社，2003.

［45］ Age-Related Eye Disease Study Research Group. A Randomized, Placebo-Controlled, Clinical Trial of High-Dose Supplementation With Vitamins C and E, Beta Carotene, and Zinc for Age-Related Macular Degeneration and Vision Loss AREDS Report No. 8. Arch Ophthalmol, 2001, 119 (10): 1417-1436.

［46］ Bressler NM, Bressler SB, Congdon NG, et al. Potential public health impact of Age-Related Eye

Disease Study results: AREDS report no. 11. Arch Ophthalmol, 2003, 121: 1621-1624.

[47] van Leeuwen R, Boekhoorn S, Vingerling JR. et al. Dietary Intake of Antioxidants and Risk of Age-Related Macular Degeneration. JAMA, 2005, 294: 3101-3107.

[48] Richer S, Stiles W, Statkute L, et al. Double-masked, placebo-controlled, randomized trial of lutein and antioxidant supplementation in the intervention of atrophic age-related macular degeneration: the Veterans LAST study (Lutein Antioxidant Supplementation Trial). Optometry, 2004, 75 (4): 216-230.

[49] Evans JR. Antioxidant supplements for slowing the progression of age-related macular degeneration. Cochrane Database Syst Rev, 2006, 19 (2): CD000254.

[50] Evans J. Antioxidant supplements to prevent or slow down the progression of AMD: a systematic review and meta-analysis. Eye (Lond), 2008, 22 (6): 751-760.

[51] Parisi V, Tedeschi M, Gallinaro G, et al. Carotenoids and Antioxidants in Age-Related Maculopathy Italian Study Multifocal Electroretinogram Modifications after 1 Year. Ophthalmology, 2008, 115: 324-333.

[52] Rein DB, Saaddine JB, Wittenborn JS, et al. Cost-effectiveness of Vitamin Therapy for Age-Related Macular Degeneration. Ophthalmology, 2007, 114: 1319-1326.

[53] Evans JR, Lawrenson JG. Antioxidant vitamin and mineral supplements for slowing the progression of age-related macular degeneration. Cochrane Database Syst Rev, 2017, 7: CD000254.

[54] Chang CW, Chu G, Hinz BJ, et al. Current use of dietary supplementation in patients with age-related macular degeneration. Can J Ophthalmol, 2003, 38 (1): 27-32.

第19章 围生期孕产妇和新生儿补充维生素 D 的健康效应

《国民营养计划（2017—2030 年）》首先开展的重大行动，就是"生命早期 1 000 天营养健康行动"。近年来研究表明，妊娠期孕妇维生素 D 缺乏严重，造成不良的母体 – 胎儿结局，围生期孕妇和新生儿补充维生素 D_3，有益于孕妇预防与妊娠相关的疾病发生和胎儿骨骼、神经等系统的正常发育，甚至影响新生儿的近期和远期的健康，因此，围生期孕产妇和新生儿正确补充维生素 D_3，是一个重在当前和利在今后的重要保健措施。我们检索国内外最新的相关文献，综述如下，提供大家参考。

一、基本概念

1. 围生期保健　围生期保健即围生育期保健，是指妊娠前、妊娠期、分娩期、产褥期（哺乳期）、新生儿期的孕产妇、胎儿、婴儿的保健，生命早期 1 000 天（从妊娠到出生后 2 岁）的营养健康，就涉及围生期保健。

2. 妊娠期维生素 D 代谢　母体妊娠的生理适应性改变了传统的维生素 D 代谢，影响了胎儿对维生素 D 的可利用性，从而可能明显影响妊娠期母体维生素 D 的需要量。从妊娠第 3 个月开始一直到分娩后，母体循环维生素 D 结合蛋白（DBP）水平与血清 1,25- 二羟维生素 D $[1,25(OH)_2D]$ 水平均增加。DBP 水平早在妊娠 8～10 周就上升，约 2 周后血清 1,25（OH）$_2$D 水平稳步增加。研究提示可能是雌激素的调节，使妊娠期循环 DBP 水平升高。分娩时，待产妇的循环 1,25（OH）$_2$D 浓度大约是未妊娠妇女的 2 倍，这是由于孕妇肾合成的 1,25（OH）$_2$D 增加，再加上胎盘和蜕膜组织产生的 1,25（OH）$_2$D。1α- 羟化酶（CYP27B1）表达激增，催化 25（OH）D 转换成 1,25（OH）$_2$D，同时伴随着 24- 羟化酶（CYP24A1）（分解代谢酶）表达减少。这样，胎盘 / 蜕膜组织不经历分解代谢失活，就有潜在产生大量 1,25(OH)$_2$D 的能力。这些胎盘 - 蜕膜产生 1,25（OH）$_2$D 急剧增加，是对妊娠需要促进胎儿钙质增加的适应。有学者提出，在母体的胎盘和蜕膜组织内维生素 D 的免疫调节作用，是依赖于胎盘和蜕膜组织可利用的 25（OH）D 旁分泌产生的 1,25（OH）$_2$D，从而影响了孕妇 25（OH）D 的阈值和维生素 D 的需要量。

妊娠对维生素 D 代谢的特异性适应与较广泛的钙稳态系统的改变并行发生，从而唤起满足发育中胎儿的需求。孕妇增加 1,25（OH）$_2$D 产生，同时增加钙吸收和减少钙排泄，这与传统的甲状旁腺激素（PTH）- 维生素 D 内分泌系统的效应无关。妊娠早期

PTH 水平下降，并且保持低水平持续到妊娠后期才上升到妊娠前水平。血清钙水平下降可能反映妊娠血液稀释的结果，虽然大多数胎儿的钙是在妊娠最后 3 个月累积的，但妊娠早期孕妇钙吸收能力明显增加，并在整个妊娠期保持高的钙吸收能力，是为了胎儿矿物质需要增加，为了妊娠期骨吸收和骨形成增加（导致孕妇骨密度暂时减少）。应该特殊考虑的是青春期妊娠的年轻妇女正处于骨量增加活跃的阶段，在这个时期母体可能需要额外的钙适应自身的骨骼生长。

胎儿与母亲的钙内环境稳态差异很大，胎儿独特地适应而促进自身的骨骼矿化。钙和磷通过胎盘主动转移到胎儿，但这并不能决定胎儿的钙磷水平，胎儿维持的钙磷水平比母亲血循环钙磷水平高，胎儿血循环 1, 25（OH）$_2$D 水平低，很可能是由于高钙磷水平抑制了 1α- 羟化酶活性的结果。虽然胎儿 PTH 浓度相对较低，但是 PTH 相关蛋白（PTHrP）的浓度高。Kovacs 总结认为，PTH 和 PTHrP 在胎儿骨骼和骨矿代谢及维持血清钙磷水平和调节软骨骨骼发育中起着至关重要的作用，同时 PTHrP（可能和 PTH）也有助于胎盘矿物质的转运。这些主要来自动物实验的观察数据已经导致了一些人建议，改变 PTH/PTHrP 活性比（如钙代谢应激引起的），可能会增强其骨骼发育作用。虽然 PTH 和 PTHrP 表现出累加效应和利用同样的受体，但是它们是不可互换的，它们有不同的调节模式和功能模式。

2017 年 Ji 等综述妊娠期维生素 D 对免疫调节的影响指出，维生素 D 经典的作用是与钙磷平衡有关，但是维生素 D 还参与许多非经典的生理过程，主要包括调节细胞增殖、分化、凋亡和免疫功能，参与炎症反应和维持基因组稳定功能。妊娠期间，维生素 D 受体及其代谢酶在胎盘和蜕膜组织中表达，在母 - 胎之间起着免疫调节的潜在作用。维生素 D 不足或缺乏可能直接影响母亲，并与其特定的妊娠结局有关，如先兆子痫、妊娠糖尿病（GDM）和反复流产。

2017 年 Triunfo 等在妊娠糖尿病风险因素识别中已经证实，25（OH）D 不足涉及钙平衡、心血管、肿瘤、感染和免疫性疾病的发病机制，这些都可能改变胰岛 β 细胞维生素 D 受体的活性，诱发 1 型和 2 型糖尿病的发生发展。研究表明，孕妇 25（OH）D 浓度降低与自身血糖水平、胰岛素抵抗、妊娠糖尿病的发生风险增加呈负相关关系。

2017 年 Hollis 等综述指出，妊娠是快速变化的时期，包括维生素 D 代谢的戏剧性变化。维生素 D 代谢的独特方面是，循环的活性维生素 D——1, 25（OH）$_2$D 浓度在妊娠早期迅速上升到非妊娠妇女中毒的水平，该信号提示维生素 D 从经典的内分泌钙代谢途径解偶联，并且可能服务于母体和胎儿免疫调节功能。

3. 母乳喂养的婴儿必须补充维生素 D　2004 年 Hollis 和 Wagner 指出：过去认为，母乳是新生儿及婴儿生长和抗佝偻病能力的足够来源。其实母乳维生素 D 含量很低，为 20～70 U/L，远不足以维持新生儿及婴儿抗佝偻病能力。如果紫外线照射有限的乳母补充维生素 D 400 U/d（目前推荐摄入量），其乳汁中维生素 D 含量还是很低（从 <25 U/L 增加到 78 U/L），特别是有色人种的乳母。最近几年报道的大多数佝偻病病例都发生在纯母乳喂养的有色人种婴儿。母乳喂养的婴儿维生素 D 缺乏也是阳光充足地区（如中东）的严重问题。现有证据表明，如果乳母维生素 D 充足，其母乳喂养的婴儿将维持"最低正常的"维生素 D 营养状态。Greer 和 Marshall 研究发现，尽管白种人乳母

补充维生素 D 700 U/d，其纯母乳喂养的婴儿在北方冬季只能维持"最低正常的"维生素 D 营养状态 6 个月，以后随着时间延长婴儿的循环 25（OH）D 浓度逐步减少。芬兰的研究表明，乳母补充维生素 D 1 000 U/d 仅引起母乳喂养婴儿循环 25（OH）D 浓度最小的增加。

2004 年 Hollis 和 Wagner 进一步指出，目前乳母的推荐摄入量 400 U/d 不合适，让乳母补充维生素 D 4 000 U/d（注：已经超过中国居民维生素 D 可耐受最高摄入量 2 000 U/d 的 1 倍，不推荐服用）才使一些母乳维生素 D 含量上升为 400 U/L。母乳喂养的 1 岁以内婴儿特别容易患维生素 D 缺乏。有证据表明，以前认为足够的 25（OH）D 水平太低，最佳 25（OH）D 水平应该是 75～150 nmol/L。乳母补充维生素 D<1 000 U/d 可能不足以维持自身和婴儿最佳水平的 25（OH）D，纠正的方法就是母乳喂养的 1 岁以内新生儿及婴儿补充维生素 D 400 U/d。

4. 维生素 D_3 优于维生素 D_2 早在 2004 年 Armas 等、2006 年 Houghton 等和 2008 年 Mistretta 等研究结果认为，维生素 D_3 提高血清 25（OH）D 水平的功效优于维生素 D_2，维生素 D_2 的血浆半衰期较短，维生素 D_2 与维生素 D 结合蛋白、肝羟化酶和维生素 D 受体的亲和力较弱，维生素 D_2 的非生理代谢和保质期短，因此，维生素 D_2 不应该再被用于维生素 D 补充剂或强化食品。

2011 年 Bjelakovic 等检索 Cochrane 图书馆、MEDLINE、EMBASE、LILACS、科学引文索引和会议录引文索引科学（2011 年 1 月以前）和制药公司的试验，入选维生素 D 的随机试验进行荟萃分析，结果：① 50 项随机试验的 94 148 名参与者提供了死亡率分析数据，大多数试验包括老年妇女（年龄超过 70 岁），服用维生素 D 时间的中位数为 2 年。②在 75 927 人参加的 38 项试验中，只有维生素 D_3 明显降低死亡率，其 *RR* 为 0.94（95% *CI* 0.91～0.98，*P*=0.002；I^2=0），而维生素 D_2、阿法骨化醇或骨化三醇都没有明显降低死亡率。结论：补充维生素 D_3 似乎能降低养老院和依赖家属护理为主的老年妇女的死亡率，而维生素 D_2、阿法骨化醇、骨化三醇治疗对死亡率均没有统计学显著影响。

2012 年 Tripkovic 等进行系统综述和荟萃分析直接比较维生素 D_2 和维生素 D_3 对人体血清 25（OH）D 浓度影响的随机对照试验（RCT），结果：与补充维生素 D_2 比较，补充维生素 D_3 对提高血清 25（OH）D 浓度有显著和积极的作用（*P*=0.001）。结论：维生素 D_3 比维生素 D_2 能更有效地提高血清 25（OH）D 浓度，从而维生素 D_3 可能成为首选的维生素 D 补充剂。

二、孕妇和新生儿严重维生素 D 缺乏

2017 年 Fouda 等对 1 097 名沙特阿拉伯孕妇（<24 周）进行大型前瞻性的多中心研究。结果：① 85% 的孕妇维生素 D 缺乏，其 25（OH）D 水平低于 50 nmol/L。② 88% 的新生儿维生素 D 缺乏。③ 母亲的 25（OH）D 水平与新生儿的 25（OH）D 水平明显相关（r=0.54，P<0.01），与新生儿的血清钙水平（r=0.16，P=0.02）明显相关，与新生儿的血清磷酸盐水平明显相关（r=0.17，P=0.02），与新生儿的甲状旁腺

激素水平明显负相关（$r=-0.22$，$P=0.001$）。结论：阿拉伯孕妇和新生儿维生素 D 缺乏高得惊人，需要普查血清 25（OH）D 水平，强制补充维生素 D。希望卫生专业人员能充分解决这一问题，以防止远期后果。【2b】

2012 年 Song 等调查北京 70 例孕妇和 58 例新生儿在 4～5 月龄维生素 D 营养状况，结果：①孕妇和新生儿维生素 D 缺乏发生率分别为 90.2% 和 93.2%，维生素 D 充足的发生率均为 0。②孕妇 25（OH）D 水平与脐带血 25（OH）D 水平呈正相关关系。③孕妇 25（OH）D 水平明显影响新生儿出生体重和高度。结论：北京孕妇和新生儿为维生素 D 缺乏高危人群，新生儿 25（OH）D 水平依赖母体 25（OH）D 水平，孕妇和新生儿维生素 D 营养状况影响新生儿出生体重和高度。【4】

2017 年 Takaoka 等系统综述了 1963—2015 年发表的日本育龄妇女血清 25（OH）D 水平的研究，结果：①18 篇文献符合入选标准。②45.4% 非围生期育龄妇女平均血清 25（OH）D 水平低于 20 ng/ml，95.5% 低于 30 ng/ml。③围生期育龄妇女平均血清 25（OH）D 水平低于非围生期育龄妇女。④绝大部分围生期育龄妇女平均血清 25（OH）D 水平低于 20 ng/ml。结论：日本育龄妇女血清 25（OH）D 水平似乎很低，特别是围生期妇女维生素 D 缺乏严重。【2a】

2017 年 Gellert 等比较 858 例（18～45 岁）妊娠期与非妊娠期德国妇女的维生素 D 水平。结果：①维生素 D 水平低于 50 nmol/L 发生率：孕妇为 78.1%，明显高于非孕妇（53.9%）（$P<0.001$）。②孕妇维生素 D 水平低于 25 nmol/L 发生风险：冬季（比值比 OR 为 13.5）、生活在东经 6.3°E 和 8.9°E 之间的（OR 为 2.0）、生活在东经 9°E 和 10.9°E 之间的（OR 为 2.3）、妊娠晚期（OR 为 2.3）；而年龄每增加 1 年风险降低 10%（OR 为 0.9）。③与非妊娠妇女相比，妊娠妇女维生素 D 水平低于 25 nmol/L 发生风险增加 3.7 倍。结论：德国孕妇维生素 D 状态不足和缺乏普遍存在，孕妇应该补充维生素 D，使自身和胎儿获得充分的维生素 D 供应。【4】

2017 年 Aghajafari 等测定 92 对母 - 婴脐带血 25（OH）D_3 水平。结果：①孕妇和新生儿维生素 D 不足（<75 nmol/L）患病率分别为 38% 和 80%。②补充维生素 D 是唯一的与 25（OH）D_3 充足相关的临床因素，当孕妇每天补充维生素 D 2 000 U 以上时（注：已经超过中国居民维生素 D 可耐受最高摄入量），孕妇维生素 D 充足的可能性（odds）为 3.75（95% CI 1.00～14.07）和新生儿为 5.27（95% CI 1.37～20.27）。结论：使用液相色谱 - 质谱法，证明脐带血中维生素 D 不足的发病率非常高，加拿大阿尔伯塔孕妇补充高剂量维生素 D 与孕妇和脐带血维生素 D 充足可能有关。【4】

2017 年 Figueiredo 等进行 229 例健康孕妇 25（OH）D 和 1, 25（OH）$_2$D 生理变化的前瞻性队列研究。结果：①妊娠初期、妊娠中期、妊娠晚期 25（OH）D 水平<75 nmol/L 的发生率分别为 70.4%、41.0% 和 33.9%，25（OH）D 水平<50 nmol/L 的发生率分别为 16.1%、11.2% 和 10.2%，25（OH）D<30 nmol/L 的发生率分别为 2.0%、0 和 0.6%。②未经调整的分析显示，妊娠期 25（OH）D 水平明显增加（$\beta=0.869$；95% CI 0.723～1.014；$P<0.001$）和 1, 25（OH）$_2$D 水平明显增加（$\beta=3.878$；95% CI 3.136～4.620；$P<0.001$）。③多因素调整的分析显示，孕妇 25（OH）D 水平增加：研究冬季开始（$P<0.001$），春季（$P<0.001$）和秋季（$P=0.028$），而夏季开始没有增加。④与基线维生素 D 足够的孕妇

（≥75 nmol/L）比较，维生素 D 不足的孕妇（50～75 nmol/L）1, 25（OH）$_2$D 浓度增加明显更多（P=0.006）。结论：妊娠期 25（OH）D 水平有季节性变化，根据所采用的标准，维生素 D 不足的患病率有很大差别。与维生素 D 充足的孕妇比较，维生素 D 不足的孕妇 1, 25（OH）$_2$D 浓度更大的纵向增加。【2b】

2010 年 Viljakainen 等对 125 例孕妇进行纵向随访的横断面研究，结果：①妊娠初期、产后，以及脐带的平均血清 25（OH）D 水平分别为 41±13.6 nmol/L 、45.1±11.9 nmol/L 、50.7±14.9 nmol/L。② 大部分新生儿低于中位数 42.6 nmol/L（P=0.05），其中 60% 是男孩。③与低于中位数组比较，高于中位数组的新生儿胫骨骨矿含量明显增高 0.047 g/cm（95% CI 0.011～0.082）（P=0.01），胫骨横截面面积明显增大 12.3 mm^2（95% CI 2.0～22.6）（P=0.02），但两组骨密度无明显差异。④经调整新生儿出生体重 Z 值、母亲身高、新生儿出生天数以后，不同时间点的 25（OH）D 水平高于中位数组母亲骨重塑指标和脐带血清 25（OH）D 水平之间有显著的正相关关系。结论：虽然孕妇平均维生素 D 摄入量符合目前北欧的推荐摄入量，但仍然有 71% 的孕妇和 15% 的新生儿维生素 D 缺乏。本研究结果表明，孕妇维生素 D 状态影响子宫腔内胎儿的骨矿物质代谢和骨骼大小。呼吁应做出更多努力修订目前孕妇的维生素 D 推荐摄入量，这可能对儿童健康成长产生永久的影响。【2b】

2017 年 Richard 等研究 204 例瑞士早期妊娠妇女维生素 D 缺乏（<20 ng/ml）的患病率，并评估其皮肤颜色与维生素 D 缺乏的关系。结果：① 63% 孕妇维生素 D 缺乏。②维生素 D 充足组平均血清 25（OH）D 浓度为 26.1 ng/ml（95% CI 24.8～27.4），维生素 D 缺乏组为 10.5 ng/ml（95% CI 9.7～11.5）。③与浅肤色孕妇比较，深肤色孕妇维生素 D 缺乏明显更多（OR 为 2.60；95% CI 1.08～6.22；调整年龄、季节、维生素 D 补充剂的使用、体重指数、吸烟后的奇偶校验）。结论：研究结果要求更强烈地关注妊娠期间改善维生素 D 营养状况的政策，即妊娠期补充维生素 D，尤其是深色皮肤的妇女。【4】

三、孕妇维生素 D 缺乏的后果

孕妇维生素 D 缺乏的严重后果如下。①引起的新生儿并发症：早产、低出生体重、生长限制、呼吸道感染、维生素 D 缺乏性佝偻病，以及新生儿死亡等。②造成婴儿远期慢性疾病：影响儿童的体重和身体、幼儿多种神经发育结局、后代骨矿含量、骨质疏松性骨折风险等。③导致孕妇自身的不良后果：增加妊娠糖尿病、先兆子痫、早产、死胎、细菌性阴道病等的发病率。

1. 新生儿并发症　2017 年 Zhang 等对孕妇维生素 D 缺乏与早期自发性妊娠中止（SPL）关系进行系统综述和荟萃分析。主要结果：① 5 项研究符合入选标准，包括 10 630 例妊娠妇女；② 25（OH）D 水平降低与 SPL 风险增加无显著相关性；③在亚组分析中，妊娠初期孕妇 25（OH）D 水平（<20 ng/ml）与 SPL 风险增加显著相关（相对危险度 RR 为 2.24，95%CI 1.15～4.37），其研究的异质性不显著（I^2=0.0%，P=0.355）。结论：孕妇严重的维生素 D 缺乏可能对早期胚胎发育不利，并增加早期自发性妊娠中止的风险。【2a】

2017 年 Tabatabaei 等对 2 456 例单胎妊娠的加拿大孕妇进行病例对照的多中心研究，其中包括 120 例早产儿（妊娠 <37 周）和 360 例对照新生儿（妊娠 ≥37 周）。结果：①与对照组比较，只是在少数民族孕妇早产和自发性早产组维生素 D 水平［血浆 25（OH）D 浓度 <50、50~75 和 >75 nmol/L］分布不同（$P=0.003$ 和 $P=0.024$）。②撒哈拉非洲籍亚组和阿拉伯 - 西亚籍亚组孕妇维生素 D 水平与早产风险之间呈明显反比关系（$P=0.030$ 和 $P=0.045$）。③与血浆 25（OH）D 浓度为 75 nmol/L 比较，血浆 25（OH）D 浓度为 30 nmol/L 的孕妇早产风险是全民族人口早产风险的 4.05 倍（$95\%CI$ 1.16~14.12；$P=0.028$）。④相反，在非少数民族孕妇没有这样的关系（OR 为 0.94；$95\%CI$ 0.48~1.82；$P=0.85$）。结论：加拿大少数民族孕妇维生素 D 不足与早产风险增加有关。【3b】

2017 年 Yu 等对 600 对早产儿 - 母亲的血清 25（OH）D 水平和一般情况进行分析。结果：①早产儿维生素 D 缺乏率、不足率和充足率分别为 42%、38.7% 和 19.3%。②夏秋季出生的早产儿血清 25（OH）D 水平显著高于冬季出生者（$P<0.05$），而维生素 D 缺乏发生率明显低于春季和冬季（$P<0.003$）。③与 <30 岁母亲的婴儿比较，年龄 ≥30 岁母亲的婴儿血清 25（OH）D 水平显著较高（$P<0.05$），且维生素 D 缺乏发生率明显较低（$P<0.017$）。④与超重或体重正常母亲的婴儿相比，肥胖母亲的婴儿血清 25（OH）D 水平显著降低（$P<0.05$），维生素 D 缺乏发生率显著较高（$P<0.006$）。⑤与无先兆子痫母亲的婴儿相比，先兆子痫母亲的婴儿血清 25（OH）D 水平显著降低（$P<0.05$），维生素 D 缺乏发生率显著增高（$P<0.017$）；⑥多因素分析表明，婴儿在冬季和春季出生、母亲年龄 <30 岁和妊娠早期 BMI ≥28 kg/m^2 是维生素 D 缺乏的危险因素（$P<0.05$）。结论：早产儿维生素 D 缺乏的发生率很高。对维生素 D 缺乏症高危的早产儿应补充维生素 D。【4】

2015 年 Pinto 等评估 28 例早产儿（妊娠 30~36 周出生）维生素 D 的营养状况。结果：①早产儿平均每天补充维生素 D 量为 643.6±285.3 U。②补充 36 周后早产儿维生素 D 缺乏率：从 32.1% 明显下降到 7.1%（$P=0.016$）。③补充 36 周后 25（OH）D$_3$ 浓度：从 58.4±18.4 nmol/L 明显上升到 82.9±29.2 nmol/L（$P<0.001$）。结论：目前早产儿补充维生素 D 的营养措施是有效的，可以满足维生素 D 的推荐摄入量，并导致早产儿 36 周后维生素 D 缺乏率较低。【2b】

2016 年 Toko 等对 63 例孕妇血浆 25（OH）D 水平与妊娠结局和婴儿出生时人体测量值的关系研究。结果：①51% 孕妇维生素 D 不足［血浆 25（OH）D 水平 <75 nmol/L］和 21% 孕妇维生素 D 缺乏（<50 nmol/L）。②出生时测量脐带血 25（OH）D 水平：74.4% 婴儿维生素 D 不足，其中 30% 婴儿维生素 D 缺乏。③控制入选时产妇年龄和体重指数（BMI）以及分娩时的孕龄多变量的分析发现，血浆 25（OH）D 缺乏与新生儿生长迟缓风险增加 4 倍明显相关（$P=0.04$）。结论：这些发现增加了现有关于维生素 D 及其与胎儿生长线性关系的文献。【2b】

2017 年 Sauder 等进行 605 对非西班牙裔白种人母 - 子产前维生素 D 摄入量、脐带血 25（OH）D 水平及后代出生和 5 个月时的身体大小和身体成分的研究。结果：①母亲妊娠前 BMI 较低、产前维生素 D 摄入量较高，夏季出生的胎儿脐带血 25（OH）

D 水平比较高。②这种较高的 25（OH）D 水平与低出生体重增加相关（$\beta=-6.22$，$P=0.02$），但随着母亲的 BMI 的增加，这种关系增加更明显、幅度更大（$\beta=1.05$，$P=0.04$）。③高 25（OH）D 水平也与降低新生儿肥胖相关（$\beta=-0.02$，$P<0.05$），但没有经过产妇 BMI 调整（$\beta=-0.01$，$P=0.25$）。④脐带血 25（OH）D 水平与 5 个月的后代身体大小或身体组成无关。结论：该数据证实了早期维生素 D 营养状况与新生儿身体大小和组成有关的假设。【2b】

2016 年 Weinert 等研究 184 例妊娠糖尿病孕妇维生素 D 缺乏对妊娠期妊娠结局的影响。结果：①与维生素 D 充足比较，维生素 D 缺乏孕妇的新生儿入住重症监护病房率明显增高（32% 与 19%，$P=0.048$）、低血糖发生率明显增高（17.3% 与 7.1%，$P=0.039$）、需要重症监护率明显增高（15.3% 与 3.6%，$P=0.008$），以及胎龄小发生率明显增高（17.3% 比 5.9%，$P=0.017$）。②调整后，维生素 D 缺乏孕妇的低血糖新生儿需要重症监护的相对风险（RR）为 3.63（95% CI 1.09～12.11）和胎龄小发生相对风险为 4.32（95% CI 1.75～10.66）。③两组早产儿、黄疸和肩难产发生率差异无统计学意义。结论：妊娠期糖尿病孕妇维生素 D 缺乏与新生儿不良结局（如新生儿胎龄小和低血糖）发生率大幅度增加有关。【2b】

2. 婴儿远期慢性疾病　2017 年 Darling 等进行 7 065 对母 - 婴血清 25（OH）D 浓度和后代智力发育关系的研究。结果：①调整混杂因素后，与维生素 D 充足（≥50.0 nmol/L）母亲的 30 个月儿童比较，维生素 D 缺乏（<50.0 nmol/L）母亲的 30 个月儿童粗大运动发育评分（gross-motor development）（OR 1.20；95% CI 1.03～1.40）、精细动作发育评分（fine-motor development）（OR 1.23；95% CI 1.05～1.44）和 42 个月儿童社交能力评分（OR 1.20；95% CI 1.01～1.41）更容易在最低四分位数。②未发现与神经发育结果相关，包括年龄较大时的智商。结论：孕妇维生素 D 缺乏可能对 4 岁以下儿童某些运动和社交能力产生不良影响。母亲预防维生素 D 缺乏可能对防止婴儿最初 4 年中发育很重要。【2b】

2017 年 7 月 6 日发表的 Daraki 等进行 487 对希腊母亲 -4 岁幼儿的前瞻性妊娠队列研究，探讨妊娠初期孕妇 25（OH）D 水平与幼儿多种神经发育结局的关系。结果：①与低 25（OH）D 水平孕妇组（<38.4 nmol/L）比较，高 25（OH）D 水平孕妇组（>50.7 nmol/L）多动症幼儿的数量减少 37%（IR 为 0.63，95% CI 0.39～0.99，$P=0.05$）和注意缺陷多动障碍（ADHD）样症状幼儿数量减少 40%（IR 为 0.60，95% CI 0.37～0.95，$P=0.03$）；②SDQ 问卷评分的多动症 / 注意力不集中分数也有类似结果；③高 25（OH）D 水平孕妇组的学龄前儿童较少有总的行为困难（β 系数：-1.25，95% CI -2.32～-0.19）和其外在症状（β 系数：-0.87，95% CI -1.58～-0.15）；④女童受到影响的程度强于男童（$P<0.1$）；⑤孕妇 25（OH）D 浓度与学龄前儿童认知功能无相关关系。结论：妊娠早期孕妇高维生素 D 水平有助于防止幼儿行为困难，特别是预防学龄前儿童多动症和 ADHD 样症状发生。【2b】

育龄妇女维生素 D 缺乏普遍存在，越来越多的证据表明，新生儿成年后骨质疏松性骨折的风险部分是由于母体宫内和产后早期的环境因素决定的。2006 年 Javaid 等对 198 例儿童和他们的母亲妊娠期维生素 D 状态进行纵向研究，在儿童 9 岁时进行随访，首次报道孕妇 25（OH）D 和后代儿童的骨矿化之间的关系：结果：①妊娠晚期孕妇有 49 例（31%）循环 25（OH）D 不足，28 例（18%）循环 25（OH）D 缺乏。②妊娠晚期孕妇循环 25（OH）D 浓度降低程度与 9 岁儿童全身骨矿含量（$r=0.21$，$P=0.0088$）和腰椎骨矿含量（$r=0.17$，$P=0.03$）明显相关。③ 妊娠晚期紫外线照射的估计值和孕妇服用维生素 D 补充剂能预测孕妇 25（OH）D 浓度（$P<0.0001$ 和 $P=0.0110$），以及能预测儿童骨量（$P=0.0267$）。④脐静脉血钙浓度降低也可预测儿童骨量减少（$P=0.0286$）。结论：妊娠期孕妇维生素 D 缺乏是常见的，而且与后代儿童期骨矿积累减少有关，这种关系部分是通过脐静脉钙的浓度介导的。孕妇补充维生素 D，特别是在冬季，可能会导致其后代能在骨质疏松性骨折的风险持久降低。【2b】

3. 孕妇自身的不良后果 2017 年 Zhao 等对 13 806 名江苏省无锡市孕妇进行队列研究，结果：①孕妇维生素 D 缺乏［25（OH）D$<$50 nmol/L］患病率高。②妊娠前不同 BMI 的孕妇血清 25（OH）D 水平显著不同。③不同年龄的孕妇血清 25（OH）D 水平显著不同。④与无先兆子痫史的孕妇相比，妊娠期重度先兆子痫孕妇血清 25（OH）D 浓度显著降低。⑤妊娠 23～28 周维生素 D 缺乏与重度先兆子痫的发生风险增加密切相关，调整相关的混杂因素后（校正 OR 为 3.16；95% CI 1.77～5.65）。【2b】

2013 年 Aghajafari 等系统综述和荟萃分析结果：与对照组比较，孕妇维生素 D 不足和缺乏能增加近 50% 的妊娠糖尿病发生风险，其 OR 分别为 1.52（95% CI 1.06～2.18）和 1.47（95% CI 1.09～1.99）。【2a】

2017 年 Akoh 等进行 158 例不同人种和民族的年轻孕产妇维生素 D 营养状况和血清炎症标志物之间关系的研究。结果：①分娩时产妇血清 1, 25（OH）$_2$D 浓度显著降低（$P=0.04$），而新生儿出生时 IL-6 浓度高于第 75 百分位（$P=0.004$）。②调整其他炎症的潜在变量后，产妇血清 1, 25（OH）$_2$D 浓度明显与妊娠期 TNF-α 浓度呈正相关关系（$P=0.02$），但分娩时产妇血清 1, 25（OH）$_2$D 浓度与 TNF-α 浓度呈负相关关系（$P=0.02$）。③25（OH）D 浓度$<$30 ng/ml 的年轻产妇在妊娠期更可能检测出念珠菌阴道炎阳性（$P=0.002$）和细菌性阴道炎（$P=0.02$）。④与白种人比较，非洲裔美国人 TNF-α 浓度在妊娠中期（$P=0.009$）和分娩时（$P=0.001$）都明显降低。结论：孕产妇维生素 D 水平降低可能增加妊娠期感染的风险。【4】

2017 年 Zhou 等进行 1 491 对母 - 婴测定脐带血 25（OH）D 浓度和孕妇抑郁症状的观察研究。结果：①与无抑郁症母亲比较，抑郁症母亲在冬春季分娩的婴儿 25（OH）D 浓度显著降低（调整后 $β=-3.51$ nmol/L；95% CI -6.19～-0.84；$P=0.010$）和出生体重降低（3 267±470 g 与 3 348±598 g，$F=4.64$，$P=0.031$）。②孕妇抑郁症评分分数和在冬季出生的婴儿脐带血 25（OH）D 浓度之间存在明显的负相关线性关系（调整后 $β=-0.158$；95% CI -0.259～-0.057）。③孕妇抑郁症评分分数和在冬季出生的母 - 婴血 25（OH）D 浓度比之间存在明显的负相关线性关系（调整后 $β=-0.005$；95% CI -0.008～-0.003）。结论：抑郁症孕妇似乎能显著降低冬春季节出生婴儿的维生素 D 浓度和出生体重。【4】

血浆 25（OH）D 缺乏、睡眠质量差、夜间进食都已经与不良妊娠结局独立相关，但它们之间的关系还有待评估。2017 年 Cheng 等进行 890 例新加坡妊娠期孕妇血浆

25（OH）D 水平和睡眠质量及昼夜饮食模式之间关联的前瞻性队列研究。结果：调整混杂因素后，与血浆 25（OH）D 充足的孕妇比较。血浆 25（OH）D 缺乏的孕妇睡眠质量明显差（*OR* 为 3.49；95%*CI* 1.84～6.63）和夜间进食明显多（*OR* 为 1.85；95% *CI* 1.00～3.41）。【2b】

四、孕妇补充维生素 D 预防妊娠不良结局

1. 提高孕妇和新生儿的 25（OH）D 水平　2017 年 Chakhtoura 等系统综述和荟萃分析了曼娜地区补充维生素 D 的随机对照试验。结果：① 15 项研究符合入选标准：婴儿 1 项、儿童和青少年 4 项、孕妇 10 项。②儿童和青少年研究中，补充中等剂量维生素 D（1 901 U/d）导致比安慰剂组平均高 13.5 ng/ml（95% *CI* 8.1～18.8）（*P*＜0.001），74% 儿童和青少年 25（OH）D 水平≥20 ng/ml。③孕妇研究中，4 项妊娠 12～16 周开始补充直至分娩，6 项妊娠 20～28 周开始补充直至分娩，补充高剂量维生素 D（3 662 U/d）导致 25（OH）D 水平比补充中等剂量（1 836 U/d）平均高 8.6 ng/ml（95% *CI* 5.3～11.9，*P*＜0.001），补充高剂量维生素 D（3 399 U/d）导致 25（OH）D 水平比补充低剂量（375 U/d）平均高 12.3 ng/ml（95% *CI* 6.4～18.2，*P*＜0.001），补充中剂量维生素 D（1 832 U/d）导致 25（OH）D 水平比补充低剂量（301 U/d）平均高 7.8 ng/ml（95% *CI* 4.5～10.8，*P*＜0.001）。④补充高、中、低剂量孕妇 25（OH）D≥20 ng/ml 的比例分别为 80%～90%、73% 和 27%。结论：曼娜的儿童、青少年和孕妇每天补充维生素 D 剂量 1 000～2 000 U，可能使大多数人 25（OH）D 水平达到理想的 20 ng/ml。【1a】

2017 年 Ceccaldi 等进行 399 对母亲 - 新生儿维生素 D 营养状况研究。结果：① 25（OH）D 水平普遍都较低。②在整个研究期间，只有 37.6% 孕妇补充维生素 D，其 25（OH）D 水平显著增高，但目前推荐维生素 D 补充量未能满足大多数新生儿亚组的需要。③冬季后，40.7% 的孕妇脐带血 25（OH）D 缺乏，有色人种发生率上升到 61.9%。结论：像其他工业国家一样，法国北部孕妇脐带血 25（OH）D 水平较低。尽管有国家关于补充维生素 D 的指导方针，但目前孕妇补充维生素 D 的比例还不够高。【4】

2017 年 Wagner 等综述孕妇补充维生素 D 预防母婴并发症指出，越来越多的观察性研究表明，孕妇维生素 D 缺乏［25（OH）D 水平＜20 ng/ml］是新生儿不良结局（包括哮喘、多发性硬化和其他神经系统疾病）重要的危险因素。最近的研究结果表明，孕妇补充维生素 D 可降低新生儿呼吸系统和神经系统并发症，提示目前孕妇补充维生素 D 的相关指南应该更新。【5】

2016 年 De-Regil 等系统综述了 9 项随机试验，评估孕妇妊娠期单独补充维生素 D 与不补充维生素 D 或服用安慰剂，改善母婴的结局。结果：与对照组比较，补充维生素 D 组①能减少 48% 的先兆子痫发生风险。②能减少 57% 的妊娠糖尿病发生风险。③能减少 64% 的早产发生风险。④能减少 60% 的低出生体重发生风险。⑤能减少 5% 的剖宫产发生风险。⑥能减少 83% 的不良反应（肾病综合征）发生风险。⑦能增加 30% 的新生儿长度（cm）。⑧能增加 57% 的出生时头围（cm）。⑨能增加 33.4% 的出

生体重（g）。⑩能减少 65% 的死胎发生风险。⑪能减少 73% 的新生儿死亡发生风险。⑫能减少 47% 的新生儿 Apgar 评分<5 分的风险。结论：孕妇单独补充维生素 D 或与钙同时补充能改变妊娠结局。孕妇单次或持续剂量补充维生素 D 可增加妊娠期血清 25（OH）D 水平，降低先兆子痫、低出生体重和早产的风险。【1a】

2. 降低新生儿并发症　2017 年 Fung 等对 132 名 18～39 岁健康初产妇和她们的男性伴侣做前瞻性队列研究，评价维生素 D 摄入量和血清维生素 D 水平对临床妊娠和活产的影响。结果：①有 37.1% 没有达到维生素 D 摄入量（400 U/d），13.9% 有维生素 D 缺乏或不足的风险［血清 25（OH）D 水平<50 nmol/L］。②临床妊娠率：维生素 D 摄入量<400 U/d 组为 49%，而维生素 D 摄入量≥400 U/d 组为 67.5%；血清 25（OH）D 水平<50 nmol/L 组为 38.9%，而血清 25（OH）D 水平≥50 nmol/L 组为 64.3%。③新生儿成活率：维生素 D 摄入量<400 U/d 组为 40%，而维生素 D 摄入量≥400 U/d 组为 59%。结论：维生素 D 摄入量低于 400 U/d 和血清 25（OH）D 水平<50 nmol/L 的妇女妊娠可能性较小，增加维生素 D 摄入量达到 400 U/d 可能受益。【2b】

2017 年 7 月 McDonnell 等对 1 064 例孕妇维生素 D 营养状况和早产发生率关系进行研究，结果：①总的早产发生率为 13%。②孕妇 25（OH）D 水平上升，胎龄增加。③与<20 ng/ml 组比较，25（OH）D 水平≥40 ng/ml 组早产发生风险降低 62%（$P<0.0001$），调整社会经济变量后，这种风险仍然降低 59%（$OR=0.41$，$P=0.002$）。④早产亚组观察到上述类似的风险降低：自然发生者降低 58%（$P=0.02$）、有症状者降低 61%（$P=0.006$）、白种人降低 65%（$P=0.03$）、非白种人降低 68%（$P=0.008$），以及有早产史的妇女降低 80%（$P=0.02$）。⑤最初 25（OH）D 水平<40 ng/ml 组的早产发生风险比最初 25（OH）D 水平≥40 ng/ml 组降低 60%（$P=0.006$），其中白种人降低 38%（$P=0.33$）和非白种人降低 78%（$P=0.01$）。结论：孕妇 25（OH）D 水平≥40 ng/ml 可大幅度减少早产发生风险。【2b】

2017 年 Zhou 等对孕妇维生素 D 营养状况与早产风险的随机对照试验和观察性研究进行系统综述和荟萃分析。结果：①24 项研究符合入选标准（6 项随机对照试验和 18 项观察性研究）。②孕妇循环 25（OH）D 缺乏的 OR 为 1.25（95% CI 1.13～1.38），而不足的 OR 为 1.09（95% CI 0.89～1.35），两者均与早产风险增加相关。③仅在妊娠期补充维生素 D 可以减少早产风险 43%，其 RR 为 0.57（95% CI 0.36～0.91）。④与循环 25（OH）D 水平>50 nmol/L 比较，孕妇循环 25（OH）D 水平<50 nmol/L 早产风险增加 45%，其 OR 为 1.45（95% CI 1.20～1.75）。结论：孕妇循环 25（OH）D 缺乏可能增加早产风险，仅在妊娠期补充维生素 D 可以减少早产风险。然而，外推这个结果必须谨慎，迫切需要更大设计更好的随机双盲对照试验证实该效应。【2a】

2017 年 Kılıcaslan 等对 100 例足月妊娠的孕妇和其 100 例新生儿进行测量血浆维生素 D 水平和记录新生儿出生参数的横断面分析研究。结果：①孕妇和脐带血维生素 D 水平分别为 11.39±6.24 ng/ml 和 8±4.95 ng/ml。②妊娠期补充维生素 D 的孕妇维生素 D 水平明显更高（$P<0.001$）。③与未补充维生素 D 的孕妇比较，妊娠期补充维生素 D 的孕妇的新生儿高度（$P=0.004$）、头围（$P=0.003$）与胸围（$P=0.005$）都明显增加。④孕妇维生素 D 缺乏（<10 ng/ml）和不足（10～30 ng/ml）的发生率分别为 53% 和

47%，没有一例孕妇维生素 D 是足够的。结论：这项研究证实，尽管卫生管理部门对孕妇补充维生素 D 有管理方案，但是孕妇和脐带血中维生素 D 水平仍然较低。因此每次孕妇随访就诊时都应解释补充维生素 D 的重要性。【4】

3. 减少婴儿远期慢性疾病 2015 年 Moon 等综述认为，有迹象表明妊娠期补充维生素 D 对后代出生体重、钙浓度和骨量以及减少孕妇子痫都可能有益。

2017 年 Wolsk 等对有哮喘后代的美国孕妇进行产前补充维生素 D 减少哮喘的随机、安慰剂对照试验，随机分为 4 400 U/d 组或安慰剂＋400 U/d 组，观察后代哮喘和复发性喘息，直到 3 岁。结果：①非洲裔美国孕妇（312 例）平均 25（OH）D 初始水平为 17.6+8.3 ng/ml，不是非洲裔美国孕妇（400 例）为 27.1＋9.7 ng/ml（$P<0.01$）。②妊娠期孕妇补充维生素 D 对后代哮喘 / 复发性喘息发生的预防无种族差异（$P=0.77$）。③与 25（OH）D 初始水平<20 ng/ml 和接受安慰剂＋400 U/d 组孕妇比较，>30 ng/ml 和 4 400 U/d 组的后代到 3 岁哮喘和复发性喘息发生风险最低（调整后的 OR 为 0.42；95% CI 0.19～0.91）。结论：没有发现非洲裔和不是非洲裔美国孕妇补充维生素 D 对后代哮喘和复发性喘鸣发生影响的差异，孕妇补充维生素 D，特别是 25（OH）D 初始水平>30 ng/ml，能够降低后代哮喘和复发性喘息发生风险一直到 3 岁，这些表明妊娠早期维生素 D 营养状况良好对预防后代早年哮喘和复发性喘息发生是必要的。【1b】

2017 年 Song 等采用剂量 - 反应的荟萃分析定量地总结了妊娠期孕妇维生素 D 状况与儿童哮喘风险的关系。结果：① 15 项前瞻性研究符合入选标准，包括 12 758 例孕妇和 1 795 例儿童哮喘。②与最低级别 25（OH）D 水平比较，最高级别 25（OH）D 水平孕妇的后代儿童哮喘发生风险减少 13%，其 RR 为 0.87（95% CI 0.75～1.02）。③剂量 - 反应分析发现，孕妇 25（OH）D 水平与儿童哮喘风险之间呈“U”型关系（$P_{非线性}=0.02$），孕妇 25（OH）D 水平大约在 70 nmol/L，其儿童哮喘风险最低。结论：孕妇血 25（OH）D 水平与其儿童哮喘的风险呈 U 型关系。【2a】

2017 年 Christensen 等系统综述和荟萃分析了妊娠期孕妇补充维生素 D 对后代 5 岁或以下儿童呼吸道感染或气喘影响的随机对照试验。结果：① 4 项随机对照试验符合入选标准，其中 1 项显示妊娠期孕妇每天补充高剂量维生素 D（2 000 U）可减少后代呼吸道感染的就诊次数（$P=0.004$；这项随机对照试验还包括婴儿补充维生素 D 800 U/d，一直到 6 个月）。②其余 3 项随机对照试验的 Meta 分析显示，妊娠期孕妇补充维生素 D 可减少后代气喘风险 19%，其 RR 为 0.81（95% CI 0.68～0.97）（$P=0.025$）。③ 4 项研究质量很好中有 3 项及 10 项中等质量的观察性研究中有 5 项研究结果显示，孕妇和脐带血 25（OH）D 水平与气喘和（或）呼吸道感染发生之间呈负相关关系。结论：越来越多的证据表明，妊娠期孕妇补充维生素 D 对后代的气喘和（或）呼吸道感染发生有预防作用。建议今后的干预研究可能需要超过目前妊娠期孕妇补充维生素 D 的推荐摄入量，以显示预防儿童喘息或感染的效益。【1a】

4. 预防孕妇自身的不良后果 2014 年 Harvey 等系统综述和荟萃分析结果：孕妇 25（OH）D 水平每增加 25 nmol/L，避免先兆子痫发生风险 25%，其 OR 为 0.75（95% CI 0.48～1.19，$P=0.001$）。【2b】

2016 年 Shahgheibi 等对 90 例至少有一个妊娠期糖尿病危险因素的孕妇进行随机双

盲、安慰剂对照试验，维生素 D 组（46 例）每日服用维生素 D 5 000 U，对照组（44 例）每日服用安慰剂，直到妊娠 26 周。结果：①维生素 D 组孕妇年龄为 31.28±6.38 岁和对照组 29±6.24 岁无明显差异（P＞0.05）。②两组的维生素 D 水平与葡萄糖筛查试验（GCT）无统计学明显差异（P＞0.05）。③维生素 D 组糖尿病发生率 11.4% 明显低于对照组 34.8%（P＜0.01）。④安慰剂组异常 GCT（35.6%）和异常葡萄糖耐量试验（GTT）（34.8%）均显著高于维生素 D 组 10.9% 和 11.4%（P＜0.01）。结论：妊娠初期和妊娠中期孕妇补充维生素 D 可以减少妊娠糖尿病，以及有效控制葡萄糖耐量试验（GTT）和葡萄糖激发试验（GCT）的结果。【1b】

五、国内外权威学术机构的相关指南

维生素 D 对钙和骨骼的平衡至关重要。因为食物很少含有维生素 D，人类很大程度上是依赖于阳光的紫外线辐射诱导产生维生素 D。然而，产生维生素 D 的同样辐射量也会致癌的（尽管有很长的延迟时间），并导致机体 DNA 损伤。鉴于预期寿命的延长，避免过度日晒是明智的。一些人群对维生素 D 的需求量与他们内源性合成量和天然食物摄入量之间存在差距，因此，需要补充维生素 D。政府和科学学术机构定期更新其维生素 D 推荐摄入量，特别是对于应该补充的人群（孕妇、婴儿）或最好避免阳光直射的人群（尤其是老年人）。2017 年 8 月 Bouillon 综述了这些指南指出，大部分指南的共识是所有婴儿在其生命的第一年应每日补充维生素 D 400 U。所有指南一致认为，所有年龄的人群都应避免血清 25（OH）D 水平＜25 nmol/L。

2017 年 Kiely 等综述妊娠期维生素 D 研究进展时报道目前国际学术权威机构关于孕妇维生素 D 推荐摄入量（RI）：美国医学科学院（IOM）推荐美国和加拿大孕妇 600 U/d、北欧部长理事会（NORDEN）推荐北欧孕妇 400 U/d、英国营养科学咨询委员会（SACN）推荐英国孕妇 400 U/d、欧洲食品安全局（EFSA）推荐欧洲孕妇适宜摄入量（AI）600 U/d。

早在 2008 年美国儿科学会根据如下事实：①维生素 D 缺乏症状可在婴儿早期出现，特别是其母亲维生素 D 缺乏时。②未补充维生素 D 的纯母乳喂养婴儿血清 25（OH）D 水平普遍低下，特别是其母亲维生素 D 缺乏及在冬季出生。③目前并不易精确测定使婴儿达到足够血清 25（OH）D 水平的日光照射量。④纯母乳喂养婴儿每日补充维生素 D 400 U 可使血清 25（OH）D 水平＞50 nmol/L。2008 年美国儿科学会提高、提前和延长了 2003 年美国儿科学会的“维生素 D 摄入指南”建议，推荐：①自出生数日后，新生儿需补充维生素 D 400 U/d，一直持续至儿童青少年阶段。②任何母乳喂养的婴儿，无论其是否辅助添加配方奶粉，均需补充维生素 D 400 U/d。因为婴儿必须每日消费 1 L 的配方奶粉才能摄入维生素 D 400 U，而摄入如此大量的配方奶粉几乎是不现实的。③孕妇最后 3 个月每日至少补充维生素 D 400 U。

2013 年 De Ronne 等的法国佛兰德儿科学会预防健康儿童维生素 D 缺乏的推荐摄入量：婴儿从出生时每天口服补充维生素 D 400 U，并持续到 6 岁。

2016 年 Haq 等为克服阿拉伯酋长国和海湾人口维生素 D 缺乏高发病率和改善整体

健康状况的指南指出，母乳喂养的婴儿每天补充维生素 D 400 U，到 6 个月；孕妇及乳母从妊娠早期开始每天补充维生素 D 2 000 U；早产儿，从生命的第 1 天开始每天补充维生素 D 400～800 U。

2013 年中国营养学会制定的"中国居民膳食营养素参考摄入量"中孕妇乳母维生素 D 推荐摄入量为 400 U/d，可耐受最高摄入量为 2 000 U/d。

2008 年《中华儿科杂志》编辑委员会，中华医学会儿科学分会儿童保健学组和全国佝偻病防治科研协作组的"维生素 D 缺乏性佝偻病防治建议"指出，婴儿出生后 1～2 周开始每日摄入维生素 D 400 U。夏季户外活动多者可以停用。妊娠后期为秋冬季的孕妇宜适当补充维生素 D 400～1 000 U/d。

2015 年 6 月 26 日中国国家卫生和计划生育委员会发布《0～6 岁儿童健康管理技术规范》指出：①为预防维生素 D 缺乏性佝偻病，纯母乳喂养的新生儿出生后数天即可开始口服维生素 D，每天 400～500 U。②早产儿、双多胎生后即加服维生素 D，每天 800～1 000 U，3 个月后改为 400～500 U/d。

综上所述，大量临床研究表明，妊娠期孕妇维生素 D 缺乏严重，造成母体 – 胎儿的不良结局，围生期孕产妇和新生儿补充维生素 D_3，有益于预防自身与妊娠相关的疾病，促进胎儿骨骼、神经等系统的正常发育，增进后代远期的健康。因此，实施生命早期 1 000 天营养健康行动，临床产科和儿科医师应该关注围生期孕产妇和新生儿维生素 D 的营养状况，依顺国内外权威学术机构的指南，给予围生期孕产妇和新生儿补充维生素 D_3。

六、专家共识

1. 围生期孕产妇和新生儿维生素缺乏严重，造成母体 – 胎儿的不良结局。

2. 围生期孕产妇和新生儿补充维生素 D_3，有益于预防自身与妊娠相关的疾病，促进胎儿骨骼、神经等系统的正常发育，增进后代远期的健康

3. 临床产科和儿科医师应该关注围生期孕产妇和新生儿维生素 D 的营养状况，依顺国内外权威学术机构的指南，给予围生期孕产妇和新生儿补充维生素 D_3。

参考文献

[1] Zhang JY, Lucey AJ, Horgan R, et al. Impact of pregnancy on vitamin D status: a longitudinal study. Br J Nutr, 2014, 112: 1081-1087.

[2] Papapetrou PD. The interrelationship of serum 1, 25-dihydroxyvitamin D, 25-hydroxyvitamin D and 24, 25-dihydroxyvitamin D in pregnancy at term: a meta-analysis. Hormones (Athens), 2010, 9: 136-144.

[3] Brannon PM, Picciano MF. Vitamin D in pregnancy and lactation in humans. Annu Rev Nutr, 2011, 31: 89-115.

[4] Zehnder D, Evans KN, Kilby MD, et al. The ontogeny of 25-hydroxyvitamin D_3 1α-hydroxylase expression in human placenta and decidua. Am J Pathol, 2002, 161: 105-114.

[5] Saffery R, Ellis J, Morley R. A convergent model for placental dysfunction encompassing combined sub-

optimal one-carbon donor and vitamin D bioavailability. Med Hypotheses, 2009, 73: 1023-1028.

[6]　Evans KN, Bulmer JN, Kilby MD, et al. Vitamin D and placental-decidual function. J Soc Gynecol Investig, 2004, 11: 263-271.

[7]　Tamblyn JA, Hewison M, Wagner CL, et al. Immunological role of vitamin D at the maternal-fetal interface. J Endocrinol, 2015, 224: R107-R121.

[8]　Kirby BJ, Ma Y, Martin HM, et al. Upregulation of calcitriol during pregnancy and skeletal recovery after lactation do not require parathyroid hormone. J Bone Miner Res, 2013, 28: 1987-2000.

[9]　Møller UK, Streym S, Mosekilde L, et al. Changes in calcitropic hormones, bone markers and insulin-like growth factor I (IGF-I) during pregnancy and postpartum: a controlled cohort study. Osteoporos Int, 2013, 24: 1307-1320.

[10]　Institute of Medicine. Dietary reference intakes for calcium and vitamin D. Washington D.C.: National Academies Press, 2011.

[11]　Prentice A. Maternal calcium metabolism and bone mineral status. Am J Clin Nutr, 2000, 71: 1312S-1316S.

[12]　Sanz-Salvador L, Garcia-Perez MA, Tarin JJ, et al. Bone metabolic changes during pregnancy: a period of vulnerability to osteoporosis and fracture. Eur J Endocrinol, 2015, 172: R53-R65.

[13]　Kovacs CS. Bone metabolism in the fetus and neonate. Pediatr Nephrol, 2014, 29: 793-803.

[14]　Kovacs CS. Bone development and mineral homeostasis in the fetus and neonate: roles of the calciotropic and phosphotropic hormones. Physiol Rev, 2014, 94: 1143-1218.

[15]　Tobias JH, Cooper C. PTH/PTHrP activity and the programming of skeletal development in utero. J Bone Miner Res, 2004, 19: 177-182.

[16]　Simmonds CS, Karsenty G, Karaplis AC, et al. Parathyroid hormone regulates fetal-placental mineral homeostasis. J Bone Miner Res, 2010, 25: 594-605.

[17]　Ji JL, Muyayalo KP, Zhang YH, et al. Immunological function of vitamin D during human pregnancy. Am J Reprod Immunol, 2017, 78 (2). doi: 10. 1111/aji. 12716.

[18]　Triunfo S, Lanzone A, Lindqvist PG. Low maternal circulating levels of vitamin D as potential determinant in the development of gestational diabetes mellitus. J Endocrinol Invest, 2017, 40 (10): 1049-1059.

[19]　Hollis BW, Wagner CL. Vitamin D supplementation during pregnancy: Improvements in birth outcomes and complications through direct genomic alteration. Mol Cell Endocrinol, 2017, 453: 113-130.

[20]　Hollis BW, Wagner CL. Assessment of dietary vitamin D requirements during pregnancy and lactation. Am J Clin Nutr, 2004, 79 (5): 717-726.

[21]　Hollis BW, Roos BA, Lambert PW. Vitamin D and its metabolites in human and bovine milk. J Nutr, 1981, 111: 1240-1248.

[22]　Hollis BW. Individual quantitation of vitamin D_2, vitamin D_3, 25 (OH)D_2 and 25 (OH)D_3 in human milk. Anal Biochem, 1983, 131: 211-219.

[23]　Reeve LE, Chesney RW, Deluca HF. Vitamin D of human milk: identification of biologically active forms. Am J Clin Nutr, 1982, 26: 122-126.

[24]　Dawodu A, Agarwal M, Hossain M, et al. Hypovitaminosis D and vitamin D deficiency in exclusively breastfeeding infants and their mothers in summer: a justification for vitamin D supplementation of breastfeeding infants. J Pediatr, 2003, 142: 169-173.

[25]　Greer FR, Marshall S. Bone mineral content, serum vitamin D metabolite concentrations and ultraviolet B light exposure in infants fed human milk with and without vitamin D_2 supplements. J Pediatr, 1989, 114: 204-212.

［26］ Ala-Houhala M. 25 (OH)D levels during breast-feeding with or without maternal or infantile supplementation of vitamin D. J Pediatr Gastroenterol Nutr, 1985, 4: 220-226.

［27］ Hollis BW, Wagner CL. Vitamin D requirements during lactation: high-dose maternal supplementation as therapy to prevent hypovitaminosis D for both the mother and the nursing infant. Am J Clin Nutr, 2004, 80 (6 Suppl): 1752S-1758S.

［28］ Armas LA, Hollis BW, Heaney RP. Vitamin D_2 is much less effective than vitamin D_3 in humans. J Clin Endocrinol Metab, 2004, 89 (11): 5387-5391.

［29］ Houghton LA, Vieth R. The case against ergocalciferol (vitamin D_2) as a vitamin supplement. Am J Clin Nutr, 2006, 84 (4): 694-697.

［30］ Mistretta VI, Delanaye P, Chapelle JP, et al. Vitamin D_2 or vzitamin D_3?. Rev Med Interne, 2008, 29 (10): 815-820.

［31］ Bjelakovic G, Gluud LL, Nikolova D, et al. Vitamin D supplementation for prevention of mortality in adults. Cochrane Database Syst Rev, 2011, (7): CD007470.

［32］ Tripkovic L, Lambert H, Hart K, et al. Comparison of vitamin D_2 and vitamin D_3 supplementation in raising serum 25-hydroxyvitamin D status: a systematic review and meta-analysis. Am J Clin Nutr, 2012, 95 (6): 1357-1364.

［33］ Fouda MA, Turkestani IZ, Almusharraf S, et al. Extremely High Prevalence of Maternal and Neonatal Vitamin D Deficiency in the Arab Population. Neonatology, 2017, 12 (3): 225-230.

［34］ Song SJ, Si S, Liu J, et al. Vitamin D status in Chinese pregnant women and their newborns in Beijing and their relationships to birth size. Public Health Nutr, 2013, 16 (4): 687-692.

［35］ Takaoka N, Nagao M, Umezawa M, et al. Distribution of serum 25-hydroxyvitamin D levels of reproductive age Japanese women. Nihon Koshu Eisei Zasshi, 2017, 64 (3): 133-142.

［36］ Gellert S, Ströhle A, Bitterlich N, et al. Higher prevalence of vitamin D deficiency in German pregnant women compared to non-pregnant women. Arch Gynecol Obstet, 2017, 296 (1): 43-51.

［37］ Aghajafari F, Field CJ, Kaplan BJ, et al. The High Prevalence of Vitamin D Insufficiency in Cord Blood in Calgary, Alberta (APrON-D Study). J Obstet Gynaecol Can, 2017, 39 (5): 347-353.

［38］ Figueiredo AC, Cocate PG, Adegboye AR, et al. Changes in plasma concentrations of 25-hydroxyvitamin D and 1, 25-dihydroxyvitamin D during pregnancy: a Brazilian cohort. Eur J Nutr, 2018, 57 (3): 1059-1072.

［39］ Viljakainen HT, Saarnio E, Hytinantti T, et al. Maternal vitamin D status determines bone variables in the newborn. J Clin Endocrinol Metab, 2010, 95 (4): 1749-1757.

［40］ Richard A, Rohrmann S, Quack Lötscher KC. Prevalence of Vitamin D Deficiency and Its Associations with Skin Color in Pregnant Women in the First Trimester in a Sample from Switzerland. Nutrients, 2017, 9 (3): pii: E260.

［41］ Zhang H, Huang Z, Xiao L, et al. Meta-analysis of the effect of the maternal vitamin D level on the risk of spontaneous pregnancy loss. Int J Gynaecol Obstet, 2017, 138 (3): 242-249.

［42］ Tabatabaei N, Auger N, Herba CM, et al. Maternal Vitamin D Insufficiency Early in Pregnancy Is Associated with Increased Risk of Preterm Birth in Ethnic Minority Women in Canada. J Nutr, 2017, 147 (6): 1145-1151.

［43］ Yu RQ, Zhao X, Chen DZ, et al. Vitamin D level at birth and influencing factors in preterm infants. Zhongguo DangDai Er Ke Za Zhi, 2017, 19 (7): 800-805.

［44］ Pinto K, Collins CT, Gibson RA, et al. Vitamin D in preterm infants: A prospective observational study. J Paediatr Child Health, 2015, 51 (7): 679-681.

［45］ Toko EN, Sumba OP, Daud II, et al. Maternal Vitamin D Status and Adverse Birth Outcomes in Children from Rural Western Kenya. Nutrients, 2016, 8 (12): pii: E794.

[46] Sauder KA, Koeppen HJ, Shapiro ALB, et al. Prenatal Vitamin D Intake, Cord Blood 25-Hydroxyvitamin D, and Offspring Body Composition: The Healthy Start Study. Nutrients, 2017, 9 (7): pii: E790.

[47] Weinert LS, Reichelt AJ, Schmitt LR, et al. Vitamin D Deficiency Increases the Risk of Adverse Neonatal Outcomes in Gestational Diabetes. PLoS One, 2016, 11 (10): e0164999.

[48] Darling AL, Rayman MP, Steer CD, et al. Association between maternal vitamin D status in pregnancy and neurodevelopmental outcomes in childhood: results from the Avon Longitudinal Study of Parents and Children (ALSPAC). Br J Nutr, 2017, 12: 1-11.

[49] Daraki V, Roumeliotaki T, Koutra K, et al. High maternal vitamin D levels in early pregnancy may protect against behavioral difficulties at preschool age: the Rhea mother-child cohort, Crete, Greece. Eur Child Adolesc Psychiatry, 2018, 27 (1): 79-88.

[50] Javaid MK, Crozier SR, Harvey NC, et al. Maternal vitamin D status during pregnancy and childhood bone mass at age 9 years: a longitudinal study. Lancet, 2006, 367 (9504): 36-43.

[51] Zhou QF, Zhang MX, Tong SL, et al. Maternal depression attenuates newborn vitamin D concentrations in winter-spring: a prospective population-based study. Sci Rep, 2017, 7 (1): 1522.

[52] Aghajafari F, Nagulesapillai T, Ronksley PE, et al. Association between maternal serum25-hydroxyvitamin D level and pregnancy and neonatal outcomes: systematic review and meta-analysis of observational studies. BMJ, 2013, 346: f1169.

[53] Akoh CC, Pressman EK, Cooper E, et al. Low Vitamin D is Associated With Infections and Proinflammatory Cytokines During Pregnancy. Reprod Sci, 2018, 25 (3): 414-423.

[54] Zhao X, Fang R, Yu R, et al. Maternal Vitamin D Status in the Late Second Trimester and the Risk of Severe Preeclampsia in Southeastern China. Nutrients, 2017, 9 (2): pii: E138.

[55] Cheng TS, Loy SL, Cheung YB, et al. Plasma Vitamin D Deficiency Is Associated With Poor Sleep Quality and Night-Time Eating at Mid-Pregnancy in Singapore. Nutrients, 2017, 9 (4): pii: E340.

[56] Chakhtoura M, El Ghandour S, Shawwa K, et al. Vitamin D replacement in children, adolescents and pregnant women in the Middle East and North Africa: A systematic review and meta-analysis of randomized controlled trials. Metabolism, 2017, 70: 160-176.

[57] Ceccaldi PF, Pejoan H, Breau N, et al. French prenaal Vitamin D recommended supplementation: Enough or not?. J Gynecol Obstet Hum Reprod, 2017, 46 (1): 35-41.

[58] Wagner CL, Hollis BW, Kotsa K, et al. Vitamin D administration during pregnancy as prevention for pregnancy, neonatal and postnatal complications. Rev Endocr Metab Disord, 2017, 18 (3): 307-322.

[59] De-Regil LM, Palacios C, Lombardo LK, et al. Vitamin D supplementation for women during pregnancy. Cochrane Database Syst Rev, 2016, (1): CD008873.

[60] Fung JL, Hartman TJ, Schleicher RL, et al. Association of vitamin D intake and serum levels with fertility: results from the Lifestyle and Fertility Study. Fertil Steril, 2017, 108 (2): 302-311.

[61] McDonnell SL, Baggerly KA, Baggerly CA, et al. Maternal 25 (OH)D concentrations ≥40 ng/ml associated with 60% lower preterm birth risk among general obstetrical patients at an urban medical center. PLoS One, 2017, 12 (7): e0180483.

[62] Zhou SS, Tao YH, Huang K, et al. Vitamin D and risk of preterm birth: Up-to-date meta-analysis of randomized controlled trials and observational studies. J Obstet Gynaecol Res, 2017, 43 (2): 247-256.

[63] Kılıcaslan AÖ, Kutlu R, Kilinc I, et al. The effects of vitamin D supplementation during pregnancy and maternal vitamin D levels on neonatal vitamin D levels and birth parameters. J Matern Fetal Neonatal Med, 2017, 25: 1-8.

[64] Moon RJ, Harvey NC, Cooper C. Endocrinology in Pregnancy: Influence of maternal vitamin D status

on obstetric outcomes and the fetal skeleton. Eur J Endocrinol, 2015, 173 (2): R69-R83.

[65] Wolsk HM, Harshfield BJ, Laranjo N, et al. Vitamin D supplementation in pregnancy, prenatal 25 (OH) D levels, race, and subsequent asthma or recurrent wheeze in offspring: Secondary analyses from the Vitamin D Antenatal Asthma Reduction Trial. J Allergy Clin Immunol, 2017, 140 (5): 1423-1429.

[66] Song H, Yang L, Jia C. Maternal vitamin D status during pregnancy and risk of childhood asthma: A meta-analysis of prospective studies. Mol Nutr Food Res, 2017, 61 (5). doi: 10. 1002/mnfr. 201600657.

[67] Christensen N, Søndergaard J, Fisker N, et al. Infant Respiratory Tract Infections or Wheeze and Maternal Vitamin D in Pregnancy: A Systematic Review. Pediatr Infect Dis J, 2017, 36 (4): 384-391.

[68] Harvey NC, Holroyd C, Ntani G. Vitamin D supplementation in pregnancy: a systematic review. Health Technol Assess, 2014, 18 (45): 1-190.

[69] Shahgheibi S, Farhadifar F, Pouya B. The effect of vitamin D supplementation on gestational diabetes in high-risk women: Results from a randomized placebo-controlled trial. J Res Med Sci, 2016, 21: 2.

[70] Bouillon R. Comparative analysis of nutritional guidelines for vitamin D. Nat Rev Endocrinol, 2017, 13 (8): 466-479.

[71] Kiely M, Hemmingway A, O' Callaghan KM. Vitamin D in pregnancy: current perspectives and future directions. Ther Adv Musculoskelet Dis, 2017, 9 (6): 145-154.

[72] Nordic Council of Ministers. Nordic nutrition recommendations 2012: integrating utrition and physical activity. Copenhagen: Nordic Council of Ministers, 2012.

[73] Scientific Advisory Committee on Nutrition. Vitamin D and health. London: The Stationary Office, 2016.

[74] European Food Safety Authority. Scientific opinion on dietary reference values for vitamin D. Parma, Italy: European Food Safety Authority, 2016.

[75] Wagner CL, Greer FR. American Academy of Pediatrics Section on Breastfeeding; American Academy of Pediatrics Committee on Nutrition. Prevention of rickets and vitamin D deficiency in infants, children, and adolescents. Pediatrics, 2008, 122 (5): 1142-1152.

[76] Gartner LM, Greer FR. Section on Breastfeeding and Committee on Nutrition. American Academy of Pediatrics. Prevention of rickets and vitamin D deficiency: new guidelines for vitamin D intake. Pediatrics, 2003, 111 (4 Pt 1): 908-910.

[77] De Ronne N, De Schepper J. Société flamande de Pédiatrie. Recommendations for vitamin D supplementation in infants and young children. J Pharm Belg, 2013 (3): 12-21.

[78] Haq A, Wimalawansa SJ, Pludowski P, et al. Clinical practice guidelines for vitamin D in the United Arab Emirates. J Steroid Biochem Mol Biol, 2018, 175: 4-11.

[79] 程义勇.《中国居民膳食营养素参考摄入量》2013 修订版简介. 营养学报, 2014, 36（4）: 313-317.

[80] 《中华儿科杂志》编辑委员会, 中华医学会儿科学分会儿童保健学组, 全国佝偻病防治科研协作组. 维生素 D 缺乏性佝偻病防治建议. 中华儿科杂志, 2008, 46（3）: 190-191.

第 20 章　围孕期妇女服用 B 族维生素预防先兆子痫和后代先天性心脏病

叶酸、维生素 B_6、维生素 B_{12}、维生素 B_2（B 族维生素）是体内代谢的重要辅酶，近年来孕产妇的研究显示，补充叶酸和维生素 B_{12} 可以通过在心脏发育过程中的一碳代谢和降低同型半胱氨酸浓度途径起着保护作用，减少后代先天性心脏病发生风险，降低先兆子痫（妊娠高血压）的发生率和复发率。

一、孕妇服用 B 族维生素预防先兆子痫

1. 概况　先兆子痫（PE）又名子痫前期，是指妊娠前血压正常的孕妇在妊娠 20 周后出现高血压、蛋白尿，是妊娠期高血压疾病的一种，发生率为 5%，是孕产妇和围生期胎儿死亡率升高的主要原因。根据美国国家数据库的分析，2003 年 Zhang 等发现先兆子痫和子痫孕妇发生胎盘早剥、血小板减少、弥散性血管内凝血、肺水肿和吸入性肺炎的风险增加 3～25 倍，1/2 以上的先兆子痫和子痫孕妇需要剖宫产。由于分娩是唯一已知治愈先兆子痫的途径，因此，先兆子痫是控制性早产的主要原因，轻度和重度先兆子痫组孕产妇胎龄分别为 38.3 周和 35.3 周（一般人群为 39～40 周），围生期胎儿和新生儿死亡率分别为 2% 和 4%（一般人群为 0.5%～0.6%）。先兆子痫导致 25% 的非常低出生体重儿和多达 60% 的低出生体重婴儿学习障碍和低智商。虽然先兆子痫引起的急性内皮损伤会在产后期恢复，但是有先兆子痫史的妇女仍然处于未来血管事件的风险。2009 年 Smith 等比较有先兆子痫史的妇女和血压正常妇女之间的结局发现，分娩后的 1 年先兆子痫心血管风险增加 2～3 倍。2001 年 Irgens 等报道挪威出生登记资料显示，与血压正常和足月分娩的妇女比较，有先兆子痫和早产史的妇女心血管死亡风险高 8～12 倍。先兆子痫也可能增加后代患心血管疾病的风险。由于尚无有效的治疗 / 预防措施，受先兆子痫影响的母亲和其后代的短期和长期健康结果的研究仍然是重要的。一些大型队列研究发现，妊娠期补充叶酸与先兆子痫发生率较低有关。

2. 预防孕妇先兆子痫的机制　膳食缺乏参与一碳代谢的辅酶因子叶酸和其他 B 族维生素，以及和关键的叶酸 - 甲硫氨酸代谢途径酶的遗传多态性一起，与循环血浆同型半胱氨酸升高、DNA 甲基化模式的还原和基因组不稳定事件有关。所有这些生物标志物也与先兆子痫相关。2015 年 Singh 等系统综述了符合预定选择标准的 43 篇文献，结果显示：先兆子痫高危的孕妇叶酸缺乏和在各种组织中的某些生物标志物之间存在关联，需要进一步研究了解叶酸在先兆子痫的病因或预防中起的作用。

2012 年 Bergen 等对 5 805 名荷兰鹿特丹孕妇做队列研究。结果：①与同型半胱氨酸浓度（最低的 1/5）比较，同型半胱氨酸浓度（最高的 1/5）发生早产的比值比（OR）为 1.7（$P=0.006$）。②与叶酸浓度（最高的 1/5）比较，叶酸浓度（最低的 1/5）发生先兆子痫的比值比（OR）为 2.1（$P=0.04$）。结论：同型半胱氨酸浓度较高和叶酸浓度较低的孕妇发生早产和先兆子痫的风险显著升高。

先兆子痫是与妊娠相关的由产生血管内皮功能障碍（ED）的异常胎盘触发的病理情况。先兆子痫也与同型半胱氨酸（Hcy）增加和不对称二甲基精氨酸（ADMA）增加相关；一些 B 族维生素缺乏也增加了同型半胱氨酸浓度和不对称二甲基精氨酸浓度。2015 年 López-Alarcón 等对 19 例重度先兆子痫孕妇和 57 例正常孕妇（无先兆子痫）进行横断面研究。结果：① 72% 的孕妇 B 族维生素缺乏，40% 的孕妇缺乏维生素 B_{12}，4% 的孕妇缺乏叶酸。②先兆子痫孕妇同型半胱氨酸浓度和不对称二甲基精氨酸浓度高于无先兆子痫的孕妇。③推理分析表明，先兆子痫期间孕妇同型半胱氨酸浓度和不对称二甲基精氨酸浓度增加，与血液维生素浓度无关；先兆子痫的风险与高同型半胱氨酸浓度相关，但与维生素缺乏无关；L-精氨酸 ADMA 比值可以降低先兆子痫风险。结论：先兆子痫孕妇血浆同型半胱氨酸浓度和不对称二甲基精氨酸浓度增加与血管内皮功能障碍相关，但与涉及同型半胱氨酸和不对称二甲基精氨酸代谢的维生素缺乏无关。

2015 年 Ge 等对 127 例先兆子痫孕妇和 132 例正常孕妇检测，通过比较两组胎盘和外周静脉血的 5,10-亚甲基四氢叶酸还原酶（MTHFR）基因启动子甲基化程度，探讨 MTHFR 基因启动子甲基化程度与先兆子痫的关系，结果如下。①胎盘甲基化指数：先兆子痫组为 26.8%（34/127）和正常组为 15.2%（20/132），[$\chi^2=5.30$，$P<0.05$，比值比（OR）为 2.04，95% CI 1.10～3.73]。②外周静脉血甲基化指数：先兆子痫组为 22.8%（29/127）和正常组为 12.1%（16/132），（$\chi^2=5.17$，$P<0.05$，比值比为 2.15，95% CI 1.11～4.15）。③血浆甲基化水平：先兆子痫组与正常组一致。④血浆同型半胱氨酸水平：先兆子痫组明显高于正常组（$P<0.05$）。⑤叶酸、维生素 B_{12} 水平：先兆子痫组和正常组之间的差异无统计学意义（$P>0.05$）。结论：先兆子痫患者 MTHFR 基因启动子的甲基化程度高，这可能是先兆子痫发生的原因之一。

2015 年 López-Alarcón 等比较 49 例先兆子痫孕妇和 179 例正常孕妇，24 例其他并发症（非先兆子痫）孕妇，结果：①在整个妊娠期间，先兆子痫组孕妇非不对称二甲基精氨酸（ADMA）和同型半胱氨酸（Hcy）逐渐增加，与 B 族维生素营养状况和肥胖无关；但是正常组孕妇仍保持不变。②先兆子痫组孕妇在先兆子痫发生前 1 个月的 ADMA 与 Hcy 水平分别升高：124±27 nmol（$P<0.001$）和 1 177±278 nmol（$P=0.001$），而正常组孕妇 ADMA 与 Hcy 水平没有明显变化。③在先兆子痫发生前 1 个月，ADMA 水平升高 80 nmol/L 与 Hcy 水平升高 1 000 nmol/L 对发生先兆子痫的预测效果最好。结论：ADMA 与 Hcy 水平增加发生在先兆子痫临床表现以前。因此，测定 ADMA 与 Hcy 浓度可能有助于确定孕妇发生先兆子痫的风险。

2016 年 Wadhwani 等比较 62 例先兆子痫孕妇和 126 例正常血压的对照孕妇。结果：①血浆叶酸水平，在整个妊娠期间两组孕妇是相似的。②血浆维生素 B_{12} 水平，在妊娠 26～30 周期间先兆子痫组显著高于正常血压组（$P<0.05$）。③血浆同型半胱氨酸水平，在整个妊娠期间先兆子痫组显著高于正常血压组（在妊娠 16～30 周期间 $P<0.05$）和（在分娩时 $P<0.01$）。结论：先兆子痫孕妇从妊娠早期一直到分娩，其血浆同型半胱氨酸水平都较高。

2015 年 Wu 等检索 PubMed 和中国生物医学数据库，获得 54 项 MTHFR C677T 基因和 MTHFR A1298C 基因多态性的先兆子痫病例对照研究，进行荟萃分析。结果：①评估 MTHFR C677T 基因多态性：7 398 例先兆子痫孕妇和 11 230 例正常对照孕妇，总体结果表明，MTHFR C677T 基因与先兆子痫发生风险增加明显相关（$P<0.01$）。②评估 MTHFR A1298C 基因多态性：1 103 例先兆子痫孕妇和 988 例正常对照孕妇，分析结果不能证明 MTHFR A1298C 基因多态性会增加先兆子痫发生风险（$P=0.667$）。结论：荟萃分析支持 MTHFR C677T 基因型与先兆子痫发生风险增加相关，特别是亚洲人和白种人。

亚甲基四氢叶酸还原酶（MTHFR）是关键的叶酸代谢酶，需要维生素 B_2 作为其共同因子。MTHFR 基因中一个常见多态性（677C→T）在体内可导致亚甲基四氢叶酸还原酶活性降低，从而破坏叶酸代谢和升高同型半胱氨酸浓度。这种多态性（TT 基因型）纯合性涉及一些风险增加，包括心脏病和卒中，但在各种报道中过度风险程度的差异很大。2014 年 Reilly 等探讨支持这种多态性作为一些不良健康结果危险因素作用的证据，以及 B 族维生素减轻这些疾病风险的潜在调节作用的证据。这些证据证明这种多态性与高血压和妊娠高血压疾病（尤其是先兆子痫）有关。此外，发现特别是具有 MTHFR 677TT 基因型人的升高的血压对补充维生素 B_2 干预高度敏感。针对这些基因易感个体需要进一步研究这种新的基因 - 营养相互作用。这种多态性也与神经管畸形和其他不良妊娠结局风险增加相关；然而，这方面的证据是不一致的。初步证据表明，MTHFR 677TT 基因型的妇女可能更需要特别推荐在妊娠前开始补充叶酸预防神经管畸形，但这需要进一步研究。

3. 孕妇服用 B 族维生素预防先兆子痫的临床证据　2015 年 Wang 等进行 10 041 例没有慢性高血压或妊娠高血压的孕妇在妊娠前和妊娠期间补充叶酸或膳食叶酸摄入量来降低先兆子痫风险的研究。结果：①与未补充叶酸的孕妇相比，服用叶酸补充剂孕妇的先兆子痫发生的风险降低（OR 0.61，95% CI 0.43～0.87）。②仅在妊娠期间补充叶酸的孕妇观察到具有显著的剂量 - 使用时间效应的关系（$P=0.007$）。③与叶酸补充相关的先兆子痫降低的风险对于轻度或重度先兆子痫和早发作或晚发作的先兆子痫都是相似的，虽然观察到具有统计学明显降低只是在轻度（$OR=0.50$，95% CI 0.30～0.81）和晚发作（$OR=0.60$，95% CI 0.42～0.86）先兆子痫。④与妊娠期膳食叶酸摄入量相关的先兆子痫降低的风险只在重度先兆子痫观察到（与最低四分位数膳食叶酸摄入量比较，最高四分位数的 $OR=0.52$，95% CI 0.31～0.87）。结论：妊娠期间补充叶酸或较高的膳食叶酸摄入量可减少先兆子痫的发生风险。【2b】

2015 年 Martinussen 等进行从妊娠早期开始随访 3 647 例孕妇的前瞻性队列研究。结果：妊娠前 1 个月补充叶酸的母亲（BMI＜25 kg/m²）患先兆子痫的风险降低 40%，其调整后的比值比（OR）为 0.6（95% CI 0.4～1.0）。结论：母亲（BMI＜25 kg/m²）在

妊娠早期补充叶酸可能减少先兆子痫的发生风险。没有发现补充叶酸会导致有害影响的任何证据。【2b】

先兆子痫或子痫占全球孕产妇死亡率的25%。2015年Agrawal等从印度第3次全国家庭健康调查（2005－2006年）获得39 657例15~49岁孕产妇的横截面数据，调查前5年婴儿均安全出生。其中有自我报告妊娠期间有先兆子痫或子痫症状。研究结果：①有1.2%（456例）经历先兆子痫或子痫症状；②与摄入多样化膳食不足比较，摄入多样化膳食足够的孕产妇发生先兆子痫或子痫的少34%（OR 为0.66；95% CI 0.51~0.87）；③与没有服用铁和叶酸比较，在最近一次妊娠期间服用铁和叶酸至少90天的孕产妇发生先兆子痫或子痫的少36%（OR 为0.64；95% CI 0.47~0.88）；④作为敏感性分析，我们通过教育、财富、产前保健访问、出生间隔和胎次等方式对分析模型进行分层，研究结果在很大程度上保持不变：在妊娠期间充分摄入多样化膳食和补充铁和叶酸可以减少先兆子痫或子痫的发生。结论：印度妇女有足够的多样化膳食摄入和妊娠期间铁和叶酸补充与减少先兆子痫或子痫的发生相关。【4】

2016年Saccone等对303例以前妊娠时发生先兆子痫而目前妊娠无先兆子痫症状的孕妇做回顾性队列研究，157例从妊娠早期开始每日口服15 mg甲基甲氢叶酸盐（5-MTHF组）和146例没有服用的孕妇（对照组）。结果：① 5-MTHF组总的先兆子痫复发率为21.7%，显著低于对照组的复发率（39.7%）（其OR 为0.57，95% CI 0.25~0.69）。② 5-MTHF组重度先兆子痫复发率为3.2%，显著低于对照组的复发率8.9%（其OR 为0.44，95% CI 0.12~0.97）。③ 5-MTHF组早发型先兆子痫复发率为1.9%，显著低于对照组的复发率（7.5%）（其OR 为0.34，95% CI 0.07~0.87）。④ 5-MTHF组新生儿出生体重较高。结论：之前患有先兆子痫的孕妇每天口服15 mg甲基甲氢叶酸盐能够显著降低总的先兆子痫、重度先兆子痫和早发型先兆子痫的复发率。【2b】

2016年Wen等进行妊娠20周前补充和没有补充叶酸的孕妇之间先兆子痫（PE）发生风险比较的前瞻性队列研究。结果：①共有7 669例孕妇参加；95%的孕妇在妊娠中早期服用叶酸补充剂。②服用叶酸组的先兆子痫发生率低于没有补充叶酸组，其中高危孕妇的发生率差异具有统计学意义。③红细胞和血清叶酸水平的分析和剂量-反应的分析中都观察到类似的相关模式。结论：妊娠期补充叶酸可能会降低孕妇先兆子痫发生的风险，尤其是先兆子痫高危的孕妇。【2b】

2016年Porter关注叶酸和B族维生素（维生素 B_{12}、维生素 B_6 和维生素 B_2）对老龄化疾病的潜在保护作用，指出老年人叶酸、维生素 B_2 缺乏的最常见原因是膳食摄入量低，而维生素 B_{12} 不足的主要原因与食物吸收不良有关，维生素 B_6 不足归因于老龄化的需求增加。观测研究证据显示，叶酸和B族维生素不足［和（或）同型半胱氨酸浓度升高］与退行性疾病（心血管疾病、认知功能障碍和骨质疏松症）发生风险增加相关。这些B族维生素单独缺乏或不足，或与基因多态性的组合（包括常见的MTHFR基因677 C→T多态性），都可以通过干扰一碳代谢而导致老龄化的疾病风险更大。此外，服用相关的B族维生素干预治疗优化退行性疾病的预防，目前尚未了解确切的机制，但已提出了许多涉及叶酸和相关B族维生素对一碳转移反应的共同作用，这是DNA和RNA的生物合成和甲基化反应维护的根本。【5】

二、围受孕期妇女服用 B 族维生素预防后代先天性心脏病

1. 概况　先天性心脏病（CHD）是最常见的新生儿先天性畸形，占因先天性异常导致婴儿死亡的 1/3 以上，在世界上影响了近 1% 的活产婴儿，荷兰成活新生儿先天性心脏病发生率为 6/1 000，美国为 9/1 000。先天性心脏病包括圆锥动脉干畸形、房室间隔缺损、室间隔缺损、肺动脉瓣狭窄、Fallot 四联症与大动脉转位等，占先天性畸形的 1/3，是围产儿死亡的主要原因。虽然在过去一个世纪里心血管疾病诊断和心胸外科手术方面取得了巨大突破，导致先天性心脏病的新生儿存活率增加，但是大部分先天性心脏病的病因尚不清楚。几个染色体异常、某些孕产妇疾病、产前服用特殊的治疗药物都是公认的危险因素。十多年前几项研究显示，母体服用叶酸补充剂可以预防神经管畸形的发生和复发。主要是因为 1998 年开始叶酸强化面粉和谷物制品，育龄妇女补充叶酸，从而有益于预防神经管畸形。服用含叶酸的多种维生素补充剂可以降低神经管畸形的风险，同时证据表明，孕妇补充叶酸可能也有益于其他生殖结局，包括先天性心脏病的发病率减少。

2. 预防后代先天性心脏病的机制　虽然先天性心脏病的病因涉及遗传和环境因素，但是只有 15% 可以归因于一个已知的原因。先前的流行病学研究表明，围孕期服用含有叶酸的多种维生素补充剂可降低后代先天性心脏病的风险。Shaw 等首次显示，产妇在心脏发育敏感期服用这些维生素可特别降低心脏圆锥动脉干畸形的风险。Hernandez Diaz 等研究显示，母体在妊娠早期服用叶酸拮抗药先天性心脏病发生风险增加，提示叶酸是心血管发育的关键因素，而服用含有叶酸的多种维生素补充剂可减少这种风险。

B 族维生素叶酸和维生素 B_{12} 参与同型半胱氨酸转化为甲硫氨酸的甲基化。摄入叶酸不足会损害甲基化周期，从而损害了 DNA、蛋白质和脂类的甲基化。此外，叶酸和（或）维生素 B_{12} 不足也导致轻度高同型半胱氨酸血症。同型半胱氨酸可能有害于细胞，因为它能通过激活活性氧，唤起氧化应激反应，结合一氧化氮或导致其前体 S- 腺苷同型半胱氨酸（一种生物反式甲基化强烈的抑制药）的积累。鸡胚胎的研究表明，注射 30 mmol/L 同型半胱氨酸至鸡胚的神经管管腔或循环系统后，在 83% 的鸡胚中观察到动脉干下型室间隔缺损，这个同型半胱氨酸浓度与人类轻度高同型半胱氨酸血症相似。在人类研究和动物模型中已经观察到，膳食摄入叶酸不足会导致广泛的基因甲基化减少，这种减少可以被叶酸补充校正。此外，DNA 甲基化模式的紊乱可导致发育畸形。这些发现支持同型半胱氨酸和 B 族维生素在先天性心脏病发病中起着关键作用。胚胎和胎儿都依赖于母体的营养素传递。因此，可以预期，在受孕前和妊娠第 1 周（如围受孕期）母体同型半胱氨酸水平和 B 族维生素营养状态会影响妊娠结果。

2013 年 Linask 报道的动物研究表明，补充叶酸可以预防因为乙醇、锂或代谢性同型半胱氨酸升高（叶酸缺乏的标志物）引起的先天性心脏病。所有这三个因素都会通过抑制胎儿心脏 Wnt 信号介导的基因表达，影响重要的 Wnt 信号通路，导致心肌细胞迁移和心脏发育延迟，发生先天性心脏病。作者的研究观察到，心脏发生的最佳保护是在

受孕后早晨服用，其效果优于目前建议的产前补充更高剂量的叶酸。作者的研究表明，在心脏发育过程中涉及的一个碳代谢保护的途径和细胞过程。

B 族维生素叶酸对同型半胱氨酸调节和内皮型一氧化氮合成酶（eNOS）活性有心血管效应。2008 年 Moens 等认为，叶酸与 eNOS 的相互作用是由于生物蝶呤的生物利用度提高，帮助维持耦合状态的 eNOS，有利于一氧化氮的生成而不是氧自由基产生。叶酸在预防几种心脏畸形和非心脏畸形中也起了一定的作用，具有强效的直接抗氧化和抗血栓作用，可以干扰内皮源性超极化因子的产生。叶酸的这些多种作用机制导致叶酸治疗心血管疾病潜力的研究。越来越多的证据表明，一氧化氮合成酶解偶联在许多心血管疾病中起着重要的作用，外源性叶酸作为一种廉价和安全的口服治疗潜力是令人振奋的，其刺激正在进行的研究。

3. 围受孕期妇女服用 B 族维生素预防后代先天性心脏病的临床证据　根据动物研究到人类妊娠临床研究表明，孕妇在妊娠最初 2～3 周叶酸（FA）缺乏和环境因素一次性暴露可导致严重的先天性心脏病。考虑到 49% 的妊娠是计划外的，这个妊娠早期可以认为是心脏、神经等出生缺陷发生的高风险时期，而女人通常不知道她妊娠了，不可能采取预防措施保护胚胎发育。

2006 年 Verkleij-Hagoort 等对 192 例分娩先天性心脏缺陷婴儿的母亲和 216 例分娩健康婴儿的母亲进行病例对照研究。结果：①平均叶酸摄入量，心脏缺陷婴儿的母亲组 161 μg，而健康婴儿的母亲组 175 μg，其均低于荷兰叶酸膳食推荐摄入量 300 μg。②心脏缺陷婴儿的母亲组中，高同型半胱氨酸血症（tHcy ≥14.5 μmol/L）的母亲蛋白质和维生素 B_6 摄入量，以及血清维生素 B_{12} 和叶酸的浓度均明显低于正常同型半胱氨酸血症的母亲。③如果母亲维生素 B_{12} 摄入量减少 50%，先天性心脏缺陷发生风险增加 1 倍，其 OR 为 2.0（95% CI 1.1～3.5）。结论：母亲维生素 B_{12} 膳食摄入量低就伴有先天性心脏缺陷发生风险增加，尤其是低学历的母亲。母亲摄入蛋白质失衡和叶酸摄入量低都可能增加先天性心脏缺陷发生风险，但需要进一步研究。高同型半胱氨酸血症作为成人心血管疾病的重要的危险因素，可能意味着，高同型半胱氨酸血症的母亲和她们的孩子应该需要针对性的营养干预。【3b】

2006 年 Verkleij-Hagoort 等比较 149 例母亲（先天性心脏病婴儿 151 例）和 183 例对照的母亲（正常婴儿 175 例）。结果：①高同型半胱氨酸血症（＞14.3 μmol/L）母亲的婴儿先天性心脏病发生风险增加，其比值比（OR）为 2.9（95% CI 1.4～6.0），且风险增加具有显著的浓度依赖性（P＝0.004）。②与正常同型半胱氨酸浓度母亲比较，高同型半胱氨酸血症母亲血清叶酸和维生素 B_{12} 浓度显著降低。③先天性心脏病的婴儿血清和红细胞的叶酸浓度明显高于正常婴儿。结论：高同型半胱氨酸血症母亲的婴儿先天性心脏病发生风险增加，部分是由于母亲叶酸和维生素 B_{12} 不足。婴儿的叶酸营养状况有待进一步研究。【4】

2009 年 Ionescu-Ittu 等报道加拿大魁北克省 1990—2005 年出生确诊为重度先天性心脏缺陷（Fallot 四联症、心内膜垫缺损、单心室、动脉导管未闭等）的婴儿数据库资料，随访 1998 年政府强制性用叶酸强化面粉和面制品的政策，是否降低严重的先天性心脏缺陷发生率。结果：①出生婴儿 1 324 440 例中患有严重的先天性心脏缺陷的婴儿 2 083

例（平均发生率为 1.57/1 000）。②时间趋势分析表明，没有强化前的 9 年中重度先天性心脏缺陷的患病率没有改变，其比值比（RR）为 1.01（95%CI 0.99～1.03），而强化后 7 年中每年显著减少 6%，其比值比为 0.94（95%CI 0.90～0.97）。结论：通过强化叶酸摄入的公共卫生措施，严重的先天性心脏缺陷发生率下降，这支持叶酸对心脏缺陷有预防作用的假说。【2b】

2011 年 Obermann-Borst 等对具有 *MDR1 3435C>T* 基因型的 283 例（母亲、父亲和儿童 3 人一组）和 308 例对照 3 人一组，探讨孕产妇和儿童功能性 *MDR1 C3435T* 多态性基因型、围孕期药物和叶酸的使用，以及后代先天性心脏病发生风险。结果：①与没有使用药物的 *MDR1 3435CC* 基因型的母亲比较，*MDR1 3435 CT / TT* 基因型并且服用药物的母亲的婴儿先天性心脏病发生风险显著升高，其比值比（OR）为 2.4（95% CI 1.3～4.3）。②没有服用叶酸的母亲这种风险增加，其比值比为 2.8（95% CI 1.2～6.4），但服用叶酸的母亲这种风险减少，其比值比为 1.7（95% CI 0.8～3.7）。③具有 *MDR1 3435 CT / TT* 基因型的婴儿并且母亲在围孕期服用药物和没有补充叶酸并没有表现出明显的婴儿先天性心脏病发生风险升高。结论：具有 *MDR1 3435T* 等位基因而且没有服用叶酸的母亲后代先天性心脏病发生风险增加近 3 倍。【2b】

2015 年 Jiang 等对 100 例先天性心脏病婴儿的母亲和 100 名健康婴儿的母亲进行病例对照研究，结果：①两组血清同型半胱氨酸水平具有明显统计学差异（$t=-8.14$，$P=0.000$）。②多因素 Logistic 回归分析表明：血清同型半胱氨酸水平与后代的先天性心脏病发生风险明显相关，其 OR 为 1.734（95% CI 1.458～1.986）。结论：孕妇血清同型半胱氨酸水平升高可能会增加后代患先天性心脏病的风险。【3b】

以前的匈牙利干预试验显示妊娠期服用含叶酸的多种维生素补充剂和显著降低先天性心脏缺陷发生风险之间存在关联。这些研究结果在美国的多种维生素观察研究、在荷兰和中国关于叶酸的研究中得到证实。2015 年 Czeizel 等对 1980—1996 年人口为基础的匈牙利先天性畸形病例对照监测项目（HCCSCA）中 22 843 例先天性畸形和 38 151 例没有任何先天性心脏缺陷作对照研究，其中包括 3 567 例各种先天性心脏病的存活 - 出生病例的 5 395 例相匹配的对照组。在先天性心脏缺陷产生的关键时期这些婴儿的母亲服用高剂量的叶酸。结果：①室间隔缺损发生率明显减少，其 OR 为 0.57（95% CI 0.45～0.73）。② Fallot 四联症发生率明显减少，其 OR 为 0.53（95% CI 0.17～0.94）。③大动脉转位发生率明显减少，其 OR 为 0.47（95% CI 0.26～0.86）。④房间隔缺损发生率明显减少，其 OR 为 0.63（95% CI 0.40～0.98）。结论：孕妇补充叶酸，其婴儿的某些类型先天性心脏缺陷的发生风险显著降低。因此，先天性心脏缺陷应包括在神经管缺陷预防项目中的二次评估。【3b】

2016 年 Krikke 等对 12 373 例荷兰阿姆斯特丹孕妇在妊娠早期（妊娠 13 周）测定血清维生素 B$_{12}$ 和叶酸浓度，并且对其 5～6 岁的儿童做健康检查。结果：①妊娠早期孕妇叶酸水平低与其孩子 BMI 稍高相关（每减少 10 U：β 0.07 kg/m^2，95% CI 0.01～0.13）。②妊娠早期孕妇维生素 B$_{12}$ 浓度低与心率较快相关（每减少 100 U：β 0.49 次 / 分，95% CI 0.11～0.87）。结论：这项研究提供了进一步证据表明，妊娠早期母体营养可能影响其后代心脏代谢的健康。【2b】

2015 年 Feng 等检索了在 2014 年 10 月 10 日以前的 MEDLINE 和 EMBASE 数据库的产妇补充叶酸与先天性心脏病风险之间关系的研究，对符合条件的 1 项随机对照试验、1 项队列研究和 16 项病例对照研究进行荟萃分析。结果：①孕妇补充叶酸与新生儿先天性心脏病的风险显著降低相关（$RR=0.72$，95% CI 0.63～0.82）。统计学显著异质性检测（$Q=82.48$，$P<0.001$，$I^2=79.4\%$）。②分层和荟萃回归分析，提供了孕妇补充叶酸与新生儿先天性心脏病风险降低之间的正向关联的稳健估计。【3a】

2016 年 Liu 等基于人群的队列研究（$n=5\ 901\ 701$），对 1990—2011 年加拿大≥妊娠 20 周的所有活产和死产（包括晚期妊娠终止）分析。结果：①出生时和婴儿期诊断先天性心脏病（$n=72\ 591$），其中非染色体遗传的亚型先天性心脏病（$n=66\ 980$）。②先天性心脏病的总患病率为 12.3/1 000。③大多数非染色体遗传的亚型先天性心脏病（除房间隔缺损外）发生率在 1990—2011 年降低。④食用叶酸强化食品可降低圆锥动脉干畸形发生率，调整的风险比（aRR）为 0.73（95% CI 0.62～0.85）、主动脉缩窄的调整的风险比为 0.77（95% CI 0.61～0.96）、室间隔缺损为 0.85（95% CI 0.75～0.96）、房间隔缺陷为 0.82（95% CI 0.69～0.95），但不严重的非圆锥动脉干畸形为 0.81（95% CI 0.65～1.03）和其他心脏或循环系统异常的调整风险比为 0.98（95% CI 0.89～1.11）。结论：食用叶酸强化食品和特殊的先天性心脏病出生率减少相关，这就提供了适度的证据证明食用叶酸强化食品的干预措施具有额外的益处。【2b】

2016 年 Xu 等检索医学数据库 2015 年 9 月以前的 20 项研究的合格文献，荟萃分析母亲补充叶酸（FA）对先天性心脏病（CHD）的出生率影响。结果：①母亲补充叶酸和先天性心脏病的出生率明显相关，但具有明显的地理区域性差异。②在中国和欧洲母亲在妊娠期间补充叶酸对先天性心脏病具有预防作用，在中国具有正相关关系。结论：在中国和欧洲的母亲在妊娠期间补充叶酸能显著降低新生儿先天性心脏病的风险。【2a】

三、专家共识

1. 先兆子痫（PE）是孕产妇和围产儿死亡的主要原因之一。

2. 先天性心脏病（CHD）是最常见的新生儿先天性畸形，是围生期胎儿死亡的主要原因之一。

3. 围孕期（特别是围受孕期）妇女服用 B 族维生素对预防先兆子痫和后代先天性心脏病的发生有作用。

4. 建议围孕期（特别是围受孕期）妇女服用 B 族维生素。

参考文献

[1] Magee LA, Helewa M, Moutquin JM, Hypertension Guideline Committee, et al. Strategic Training Initiative in Research in the Reproductive Health Sciences (STIRRHS) Scholars. Diagnosis, evaluation, and management of the hypertensive disorders of pregnancy. Journal of Obstetrics and Gynaecology

Canada, 2008, 30 (Suppl 1): S1-S48.

[2]　Roberts JM, Lain KY. Recent Insights into the pathogenesis of pre-eclampsia. Placenta, 2002, 23: 359-372.

[3]　Zhang J, Meikle S, Trumble A. Severe maternal morbidity associated with hypertensive disorders in pregnancy in the United States. Hypertension in Pregnancy, 2003, 22: 203-212.

[4]　Vogel JP, Lee AC, Souza JP. Maternal morbidity and preterm birth in 22 low- and middle-income countries: a secondary analysis of the WHO Global Survey dataset. BMC Pregnancy & Childbirth, 2014, 14: 56.

[5]　Peek MJ, Horvath JS, Child AG, et al. Maternal and neonatal outcome of patients classified according to the Australasian Society for the Study of Hypertension in Pregnancy Consensus Statement. The Medical Journal of Australia, 1995, 162: 186-189.

[6]　Ales KL, Frayer W, Hawks G, et al. Development and validation of a multivariate predictor of mortality in very low birth weight. Journal of Clinical Epidemiology, 1988, 41: 1095-1103.

[7]　Whitfield MF, Grunau RV, Holsti L. Extremely premature (≤800 g) schoolchildren: multiple areas of hidden disability. ADC Fetal & Neonatal edition, 1997, 77: 85F-90F.

[8]　Smith GN, Walker MC, Liu A, et al. Pre-Eclampsia New Emerging Team (PE-NET). A history of preeclampsia identifies women who have underlying cardiovascular risk factors. American Journal of Obstetrics and Gynecology, 2009, 200: 58.e1-e8.

[9]　Irgens HU, Reisaeter L, Irgens LM, et al. Long term mortality of mothers and fathers after pre-eclampsia: population based cohort study. BMJ, 2001, 323 (7323): 1213-1217.

[10]　Barker DJP, Osmond C, Winter PD, et al. Weight in infancy and death from ischaemic heart disease. Lancet, 1989, 2 (8663): 577-580.

[11]　Dekker GA, Sibai BM. Etiology and pathogenesis of pre-eclampsia: current concepts. American Journal of Obstetrics and Gynecology, 1998, 179: 1359-1375.

[12]　Wen SW, Chen XK, Rodger M, et al. Folic acid supplementation in early second trimester and the risk of preeclampsia. American Journal of Obstetrics and Gynecology, 2008, 198: 45. e1-e7.

[13]　Wen SW, Zhou J, Yang Q, et al. Maternal exposure to folic acid antagonists and placenta-mediated adverse pregnancy outcomes. Canadian Medical Association Journal, 2008, 179: 1263-1268.

[14]　Bodnar LM, Tang G, Ness RB, et al. Periconceptional multivitamin use reduces the risk of pre-eclampsia. American Journal of Epidemiology, 2006, 164: 470-477.

[15]　Hernandez-Diaz S, Werler MM, Louik C, et al. Risk of gestational hypertension in relation to folic acid supplementation during pregnancy. American Journal of Epidemiology, 2002, 156: 806-812.

[16]　Singh MD, Thomas P, Owens J, et al. Potential role of folate in pre-eclampsia. Nutr Rev, 2015, 73 (10): 694-722.

[17]　Bergen NE, Jaddoe VW, Timmermans S, et al. Homocysteine and folate concentrations in early pregnancy and the risk of adverse pregnancy outcomes: the Generation R Study. BJOG, 2012, 119 (6): 739-751.

[18]　López-Alarcón M, Vital-Reyes VS, Montalvo-Velarde I, et al. Interactions between markers of endothelial damage (homocysteine and asymmetric dimethylarginine) and antioxidants and B-vitamins in preeclamptic women. Ginecol Obstet Mex, 2015, 83 (6): 329-339.

[19]　Ge J, Wang J, Zhang F, et al. Correlation between MTHFR gene methylation and pre-eclampsia, and its clinical significance. Qenet Mol Res, 2015, 14 (3): 8021-8028.

[20]　López-Alarcón M, Montalvo-Velarde I, Vital-Reyes VS, et al. Serial determinations of asymmetric dimethylarginine and homocysteine during pregnancy to predict pre-eclampsia: a longitudinal study. BJOG, 2015, 22 (12): 1586-1592.

[21]　Wadhwani NS, Patil VV, Mehendale SS, et al. Increased homocysteine levels exist in women with

preeclampsiafrom early pregnancy. J Matern Fetal Neonatal Med, 2016, 29 (16): 2719-2725.

[22] Wu X, Yang K, Tang X, et al. Folate metabolism gene polymorphisms MTHFR C677T and A1298C and risk for preeclampsia: a meta-analysis. J Assist Reprod Genet, 2015, 32 (5): 797-805.

[23] Reilly R, McNulty H, Pentieva K, et al. MTHFR 677TT genotype and disease risk: is there a modulating role for B-vitamins?. Proc Nutr Soc, 2014, 73 (1): 47-56.

[24] Wang Y, Zhao N, Qiu J, et al. Folic acid supplementation and dietary folate intake, and risk of preeclampsia. Eur J Clin Nutr, 2015, 69 (10): 1145-1150.

[25] Martinussen MP, Bracken MB, Triche EW, et al. Folic acid supplementation in early pregnancy and the risk ofpreeclampsia, small for gestational age offspring and preterm delivery. Eur J Obstet Gynecol Reprod Biol, 2015, 195: 94-99.

[26] Agrawal S, Fledderjohann J, Vellakkal S, et al. Adequately diversified dietary intake and iron and folic acid supplementation during pregnancy is associated with reduced occurrence of symptoms suggestive of pre-eclampsia or eclampsia in Indian women. PLoS One, 2015, 10 (3): e0119120.

[27] Saccone G, Sarno L, Roman A, et al. 5-Methyl-tetrahydrofolate in prevention of recurrent preeclampsia. J Matern Fetal Neonatal Med, 2016, 29 (6): 916-920.

[28] Wen SW, Guo Y, Rodger M, et al. Folic Acid Supplementation in Pregnancy and the Risk of Pre-Eclampsia-A Cohort Study. PLoS One, 2016, 11 (2): e0149818.

[29] Porter K, Hoey L, Hughes CF, et al. Causes, Consequences and Public Health Implications of Low B-Vitamin Status in Ageing. Nutrients, 2016, 8 (11): pii: E725.

[30] Pierpont ME, Bosson CT, Benson Jr DW, et al. Genetic basis for congenital heart defects: current knowledge: a scientific statement from the American Heart Association Congenital CardiacDefects Committee, Council on Cardiovascular Disease in the Young: endorsed bythe American Academy of Pediatrics. Circulation, 2007, 115 (23): 3015-3038.

[31] Botto LD, Correa A. Decreasing the burden of congenital heart anomalies: an epidemiologic evaluation of risk factors and survival. Prog Pediatr Cardiol, 2003, 18: 111-121.

[32] Boneva RS, Botto LD, Moore CA, et al. Mortality associated with congenital heart defects in the UnitedStates: trends and racial disparities, 1979-1997. Circulation, 2001, 103 (19): 2376-2381.

[33] Loffredo CA. Epidemiology of cardiovascular malformations: prevalence and risk factors. Am J Med Genet, 2000, 97: 319-325.

[34] Smithells RW, Sheppard S. Possible prevention of neural-tube defects bypericonceptional vitamin supplementation. Lancet, 1980, 1: 647.

[35] Laurence KM, James N, Miller MH, et al. Doubleblindrandomised controlled trial of folate treatment before conception to preventrecurrence of neural-tube defects. Br Med J (Clin Res Ed), 1981, 282: 1509-1511.

[36] Food labeling: health claims and labeling statements; dietary fiber and cancer; antioxidant vitamins and cancer; omega-3 fatty acids and coronary heart disease; folate and neural tube defects; revocation. Food and Drug Administration, HHS. Final rule. Fed Regist, 2000, 65 (192): 58917-58918.

[37] Botto LD, Mulinare J, Erickson JD. Do multivitamin or folic acid supplements reduce the risk for congenital heart defects? Evidence and gaps. Am J Med Genet A, 2003, 121: 95-101.

[38] Shaw GM, O' Malley CD, Wasserman CR, et al. Maternal periconceptional use of multivitamins and reduced risk for conotruncal heart defects and limb deficiencies among offspring. Am J Med Genet, 1995, 59: 536-545.

[39] Hernandez-Diaz S, Werler MM, Walker AM, et al. Folic acid antagonists during pregnancy and the risk of birth defects. N Engl J Med, 2000, 343: 1608-1614.

［40］ Perna AF, Ingrosso D, De Santo NG. Homocysteine and oxidative stress. Amino Acids, 2003, 25: 409-417.

［41］ Boot MJ, Steegers-Theunissen RP, Poelmann RE, et al. Cardiac outflow tract malformations in chick embryos exposed to homocysteine. Cardiovasc Res, 2004, 64: 365-373.

［42］ Boot MJ, Steegers-Theunissen RP, Poelmann RE, et al. Folic acid and homocysteine affect neural crest and neuroepithelial cell outgrowth and differentiation in vitro. Dev Dyn, 2003, 227: 301-308.

［43］ McKay JA, Williams EA, Mathers JC. Folate and DNA methylation during in utero development and aging. BiochemSoc Trans, 2004, 32: 1006-1007.

［44］ Linask KK. The heart-placenta axis in the first month of pregnancy: induction and prevention of cardiovascular birth defects. J Pregnancy, 2013, 2013: 320413.

［45］ Moens AL, Vrints CJ, Claeys MJ, et al. Mechanisms and potential therapeutic targets for folic acid in cardiovascular disease. Am J Physiol Heart Circ Physiol, 2008, 294 (5): H1971-H1977.

［46］ Verkleij-Hagoort AC, de Vries JH, Ursem NT, et al. Dietary intake of B-vitamins in mothers born a child with a congenitalheart defect. Eur J Nutr, 2006, 45 (8): 478-486.

［47］ Verkleij-Hagoort AC, Verlinde M, Ursem NT, et al. Maternal hyperhomocysteinaemia is a risk factor for congenital heart disease. BJOG, 2006, 113 (12): 1412-1418.

［48］ Ionescu-Ittu R, Marelli AJ, Mackie AS, et al. Prevalence of severe congenital heart disease after folic acid fortification of grain products: time trend analysis in Quebec, Canada. BMJ, 2009, 338: b1673.

［49］ Obermann-Borst SA, Isaacs A, Younes Z, et al. General maternal medication use, folic acid, the MDR1 C3435T polymorphism, and the risk of a child with a congenital heart defect. Am J Obstet Gynecol, 2011, 204 (3): 236. e1-e8.

［50］ Jiang Y, Mei J, Zhang W, et al. Correlation between offspring congenital heart disease and MTHFR 677C/T polymorphism and general status of pregnant women. Zhonghua Liu Xing Bing Xue Za Zhi, 2015, 36 (10): 1072-1076.

［51］ Czeizel AE, Vereczkey A, Szabó I. Folic acid in pregnant women associated with reduced prevalence of severe congenital heart defects in their children: a national population-based case-control study. Eur J Obstet Gynecol Reprod Biol, 2015, 193: 34-39.

［52］ Krikke GG, Grooten IJ, Vrijkotte TG, et al. Vitamin B12 and folate status in early pregnancy and cardiometabolic risk factors in the offspring at age 5-6 years: findings from the ABCD multi-ethnic birth cohort. BJOG, 2016, 123 (3): 384-392.

［53］ Feng Y, Wang S, Chen R, et al. Maternal folic acid supplementation and the risk of congenital heart defects in offspring: a meta-analysis of epidemiological observational studies. Sci Rep, 2015, 5: 8506.

［54］ Liu S, Joseph KS, Luo W, et al. Effect of Folic Acid Food Fortification in Canada on Congenital Heart Disease Subtypes. Circulation, 2016, 134 (9): 647-655.

［55］ Xu A, Cao X, Lu Y, et al. A Meta-Analysis of the Relationship Between Maternal Folic Acid Supplementation and the Risk of Congenital Heart Defects. Int Heart J, 2016, 57 (6): 725-728.

第21章 叶酸预防出生缺陷

一、背景

1. 流行病学资料 出生缺陷已成为全球性人口健康问题。2016 年世界卫生组织报告指出：每 33 名婴儿中就有 1 名先天性异常，每年导致 320 万名儿童罹患与出生缺陷有关的残疾。2012 年我国卫生部发布的《中国出生缺陷防治报告》显示，我国出生缺陷发生率为 5.6%，每年新增出生缺陷 90 万例。我国政府于 2009—2011 年实施全国性补充叶酸预防神经管缺陷项目，使神经管缺陷发生率明显下降。2011 年全国神经管缺陷发生率为 4.5/ 万，较 2000 年下降了 62.3%，其中农村下降幅度达到 72.7%。

2. 导致出生缺陷的可能因素 致出生缺陷的可能因素包括不可控因素和可控因素。不可控因素包括遗传因素、物理因素（如 X 线、电磁辐射等）、环境污染（如城市建筑、工业污染等）和微生物感染（如胚胎细胞对风疹病毒呈选择性易感等）等客观外在因素。其针对性的一级预防困难较大，主要通过妊娠期筛查和产前诊断尽早发现胎儿缺陷，以便尽早干预。可控性因素包括妊娠期营养状况（如叶酸水平等）、慢性疾病、致畸药物、生活习惯和职业等。此类因素是进行一级预防的重点。

3. 我国妊娠前期及妊娠期女性营养素摄入状况 调查显示，我国妊娠前期及妊娠期女性营养素摄入情况不容乐观。2009 年我国 8 省（市）孕妇营养与健康状况结果显示，城市和农村孕妇存在蛋白质、维生素 A、钙、铁等摄入量未达到推荐摄入量的问题。其中，蛋白质摄入量仅为推荐量的 76.3%～92.7%；维生素 A 为 64.3%；钙为 38.8%；铁为 72.1%～87.1%。随着我国妇幼保健工作的开展和营养知识的宣传教育，女性围孕期叶酸补充率显著升高，已从 2002 年的 20.5% 增加到 2009 年的 49.9%，但《中国居民营养与慢性病状况报告 2015》显示，孕妇微量营养素摄入不足和缺乏情况依然严重，积极开展切实有效的营养防控至关重要。

二、临床证据

临床研究证实，妊娠期缺乏营养素与胎儿出生缺陷密切相关，如缺乏叶酸可致多系统出生缺陷，如神经管缺陷、先天性心脏病、唇腭裂等。而妊娠期叶酸补充可有效降低上述出生缺陷的发生风险。

1. 预防神经管缺陷（neural tube defects，NTD） 大量研究显示，女性在备孕期补充叶酸或服用含叶酸的复合营养素补充剂可有效预防 NTD。6 项荟萃分析显示，围孕期补充叶酸或服用含叶酸的复合营养素补充剂可显著降低 NTD 风险（OR 为 0.31～0.67）【2a】。维生素研究组开展的随机对照研究（RCT）显示，妊娠前补充叶酸使 NTD 的风险降低 72%【1b】。该结果在后续开展的诸多 RCT 和病例对照研究中得到进一步验证。【1b】

2. 先天性心脏病 与 NTD 相比，有研究显示，妊娠期补充叶酸或服用含叶酸的复合营养素制剂对先天性心脏病有预防作用，但研究结论尚不统一。Goh 等进行的荟萃分析结果显示，妊娠期补充叶酸可显著降低先天性心脏病发生风险（OR 为 0.61）。【2a】近期 6 项 RCT 和病例对照研究结果同样支持这一结果（OR 为 0.27～0.82），但 De-Regil LM 等开展的一项 Cochrane 系统综述结果显示，妊娠期补充叶酸对先天性心脏病的发生风险无显著影响。【1a】

3. 唇腭裂 临床研究对妊娠期补充叶酸或含叶酸的复合营养素对唇腭裂的预防作用同样存在争议。3 项荟萃分析结果显示，妊娠期补充叶酸或含叶酸的复合营养素可显著降低唇腭裂尤其是唇裂发生风险（OR 为 0.42～0.88）。【2a】多项 RCT 和病例对照研究结果也支持该结论，【1b】但 De-Regil LM 等的系统综述及 3 项病例对照研究显示补充叶酸或含叶酸的复合营养素对唇腭裂并无显著预防作用。【1a】

三、专家共识

1. 育龄女性在备孕（妊娠前 3 个月）及妊娠早期应摄入富含叶酸饮食，同时应补充含叶酸或含叶酸的复合营养素，使孕妇红细胞叶酸水平达到预防胎儿神经管缺陷的水平（≥906 nmol/L），以预防神经管缺陷等叶酸相关出生缺陷。【A 级证据，1a】

2. 医务工作者应向进行医疗随访或体检访视的育龄女性普及合理补充叶酸的益处，无论其是否在计划妊娠。【A 级证据，3a】

参考文献

［1］ Oliveira CI, Fett-Conte AC. Birth defects: Risk factors and consequences. J Pediatr Genet, 2013, 2 (2): 85-90.

［2］ Sarmah S, Muralidharan P, Marrs JA. Common congenital anomalies: Environmental causes and prevention with folic acid containing multivitamins. Birth Defects Res C Embryo Today, 2016, 108 (3): 274-286

［3］ 韩侨宇, 陆敏. 出生缺陷构成及影响因素的研究. 中国优生优育, 2012, 5（4）: 303-306.

［4］ Wang L, Shangguan S, Chang S, et al. Determining the association between methylenetetrahydrofolate reductase (MTHFR) gene polymorphisms and genomic DNA methylation level: A meta-analysis. Birth Defects Res A Clin Mol Teratol, 2016, 106 (8): 667-674.

［5］ 贺亚琴, 郑玉华, 王晓成, 等. 出生缺陷影响因素的 Meta 分析. 中国计划生育学杂志, 2012, 4（3）: 233-236.

［6］ 徐灵敏, 闫欢, 金红梅, 等. 近 5 年我国出生缺陷非遗传因素研究现状的 Meta 分析. 中国医

刊，2015，2（1）：53-57.

［7］ Zhu H, Kartiko S, Finnell RH. Importance of gene-environment interactions in the etiology of selected birth defects. Clin Genet, 2009, 75 (5): 409-423.

［8］ 祝轲，任榕娜. 出生缺陷相关因素的研究进展及干预措施. 医学综述，2011，1（2）：116-118.

［9］ 刘玉平，胡文筠. 基层遗传优生优育咨询方法以及对出生缺陷干预作用的探讨. 中国优生与遗传杂志，2008，6（1）：18-25.

［10］ Dey AC, Shahidullah M, Mannan MA, et al. Maternal and neonatal serum zinc level and its relationship with neural tube defects. J Health Popul Nutr, 2010, 28 (4): 343-350.

［11］ 张霆. 关注营养相关性出生缺陷疾病. 中华儿科杂志，2011，49（10）：730-733.

［12］ 中国疾病预防控制中心营养与健康所. 中国居民营养与慢性病状况报告（2015）. 营养与健康工作简讯，2015，7（1）：3-6.

［13］ 常素英，葛可佑，翟凤英，等. 中国居民微量营养素摄入的地区分布. 卫生研究，1999，28（6）：364-366

［14］ 王冰洁，霍军生，黄建，等. 山西省出生缺陷高发地区育龄妇女膳食组成及营养素研究. 中国食品卫生杂志，2009，21（2）：106-109.

［15］ 郝玲，田熠华，章斐然，等. 我国部分地区成年人血浆叶酸的地区和季节差异比较. 中华预防医学杂志，2002，36（5）：308-310.

［16］ 中国营养学会. 中国居民膳食营养素参考摄入量速查手册. 2013版. 北京：中国标准出版社，2014.

［17］ 荫士安. 中国妇女营养与健康状况（育龄妇女、孕妇和乳母）——2002年中国居民营养与健康状况调查. 北京：人民卫生出版社，2008.

［18］ Goh YI, Bollano E, Einarson TR, et al. Prenatal multivitamin supplementation and rates of congenital anomalies: a meta-analysis. J Obstet Gynaecol Can, 2006, 28 (8): 680-689.

［19］ Vitamin Study Research Group. Prevention of neural tube defects: results of the Medical Research Council Vitamin Study (MRCVS). Lancet, 1991, 338 (8760): 131-137.

［20］ Czeizel AE, Dudás I. Prevention of the first occurrence of neural-tube defects by periconceptional vitamin supplementation. N Engl J Med, 1992, 327 (26): 1832-1835.

［21］ Czeizel AE. Prevention of congenital abnormalities by periconceptional multivitamin supplementation. BMJ, 1993, 306 (6893): 1645-1648.

［22］ De Wals PI, Tairou F, Van Allen MI, et al. Reduction of neural-tube defects after folic acid fortification in Canada. N Engl J Med, 2007, 357 (2): 135-142.

［23］ Persad VL, Van den Hof MC, Dubé JM, et al. Incidence of open neural tube defects in Nova Scotia after folic acid fortification. CMAJ, 2002, 167 (3): 241-245.

［24］ Berry RJ, Li Z, Erickson JD, et al. Prevention of neural-tube defects with folic acid in China, China-U. S. Collaborative Project for Neural Tube Defect Prevention. N Engl J Med, 1999, 341 (20): 1485-1490.

［25］ Boulet SL, Yang Q, Mai C, et al. Trends in the postfortification prevalence of spina bifida and anencephaly in the United States. Birth Defects Res A Clin Mol Teratol, 2008, 82 (7): 527-532.

［26］ Blom HJ. Folic acid, methylation and neural tube closure in humans Birth Defects. Res A Clin Mol Teratol, 2009, 85 (4): 295-302.

［27］ Chen G, Song X, Ji Y, et al. Prevention of NTDs with periconceptional multivitamin supplementation containing folic acid in China. Birth Defects Res A Clin Mol Teratol, 2008, 82 (8): 592-596.

［28］ Blencowe H, Cousens S, Modell B, et al. Folic acid to reduce neonatal mortality from neural tube disorders. Int J Epidemiol, 2010, 39 (Suppl): i110-i121.

［29］ De-Regil LM, Peña-Rosas JP, Fernández-Gaxiola AC, et al. Effects and safety of periconceptional oral folate supplementation for preventing birth defects. Cochrane Database Syst Rev, 2015, (12): CD007950.

[30] Gong R, Wang ZP, Wang M, et al. Effects of folic acid supplementation during different pregnancy periods and relationship with the other primary prevention measures to neural tube defects. J Matern Fetal Neonatal Med, 2016, 29 (23): 3894-3901.

[31] Mosley BS, Cleves MA, Siega-Riz AM, et al. Neural tube defects and maternal folate intake among pregnancies conceived after folic acid fortification in the United States. Am J Epidemiol, 2009, 169 (1): 9-17.

[32] Williams J, Mai CT, Mulinare J, et al. Updated estimates of neural tube defects prevented by mandatory folic Acid fortification-United States, 1995-2011. MMWR Morb Mortal Wkly Rep, 2015, 64 (1): 1-5.

[33] Godwin KA, Sibbald B, Bedard T, et al. Changes in frequencies of select congenital anomalies since the onset of folic acid fortification in a Canadian birth defect registry. Can J Public Health, 2008, 99 (4): 271-275.

[34] 吴博生，耿劲松，黄媛，等. 复合维生素预防出生缺陷的效果评价. 中国妇幼保健，2014，29（14）：2298-2300.

[35] 见明智，王金桃，孙海魁，等. 叶酸对神经管畸形干预效果的 Meta 分析. 卫生研究，2009，38（6）：682-684.

[36] 方晓茹，马静，赖金船，等. 育龄妇女增补叶酸对妊娠结局及并发症的影响. 中国医院用药评价与分析，2016，16（7）：892-893.

[37] Li X, Li S, Mu D, et al. The association between periconceptional folic acid supplementation and congenital heart defects: A case-control study in China. Prev Med, 2013, 56 (6): 385-399.

[38] Czeizel AE, Vereczkey A, Szabo I. Folic acid in pregnant women associated with reduced prevalence of severe congenital heart defects in their children: a national population-based case-control study. Eur J Obstet Gynecol Reprod Biol, 2015, 193 (1): 34-39.

[39] Bower C, Miller M, Payne J, et al. Folate intake and the primary prevention of non-neural birth defects. Aust NZ J Public Health, 2006, 30 (3): 258-261.

[40] Van Beynum IM, Kapusta L, Bakker MK, et al. Protective effect of periconceptional folic acid supplements on the risk of congenital heart defects: a registry-based case-control study in the northern Netherlands. Eur Heart J, 2010, 31 (4): 464-471.

[41] Liu S, Joseph KS, Luo W, et al. Effect of folic acid food fortification in Canada on Congenital Heart Disease Subtypes. Circulation, 2016, 134 (9): 647-655.

[42] Ionescu-Ittu R, Marelli AJ, Mackie AS, et al. Prevalence of severe congenital heart disease after folic acid fortification of grain products: time trend analysis in Quebec, Canada. BMJ, 2009, 338: b1673.

[43] Shaw GM, Lammer EJ, Wasserman CR, et al. Risks of orofacial clefts in children born to women using multivitamins containing folic acid periconceptionally. Lancet, 1995, 346 (8972): 393-396.

[44] Yazdy MM, Honein MA, Xing J. Reduction in orofacial clefts following folic acid fortification of the U. S. grain supply. Birth Defects Res A Clin Mol Teratol, 2007, 79 (1): 16-23.

[45] O' Neill J. Do folic acid supplements reduce facial clefts. Evid Based Dent, 2008, 9 (3): 82-83.

[46] Wehby GL, Felix TM, Goco N, et al. High dosage folic acid supplementation, oral cleft recurrence and fetal growth. Int J Environ Res Public Health, 2013, 10 (2): 590-605.

[47] Badovinac RL, Werler MM, Williams PL, et al. Folic acid-containing supplement consumption during pregnancy and risk for oral clefts: a meta-analysis. Birth Defects Res A Clin Mol Teratol, 2007, 79 (1): 8-15.

[48] Johnson CY, Little J. Folate intake, markers of folate status and oral clefts: is the evidence converging.

Int J Epidemiol, 2008, 37 (5): 1041-1058.

[49] Shaw GM, Carmichael SL, Laurent C, et al. Maternal nutrient intakes and risk of orofacial clefts. Epidemiology, 2006, 17 (3): 285-291.

[50] Wilcox AJ, Lie RT, Solvoll K, et al. Folic acid supplements and risk of facial clefts: national population based casecontrol study. BMJ, 2007, 334 (7591): 464.

[51] Kelly D, O' Dowd T, Reulbach U. Use of folic acid supplements and risk of cleft lip and palate in infants: a population-based cohort study. Br J Gen Pract, 2012, 62 (600): e466-e472.

[52] Gildestad T, Bjorge T, Vollset SE, et al. Folic acid supplements and risk for oral clefts in the newborn: a population-based study. Br J Nutr, 2015, 114 (9): 1456-1463.

第 22 章　中美合作的《林县营养干预试验》

《林县营养干预试验》是中国医学科学院肿瘤研究所和美国国立癌症研究所（NCI）联合开展世界上首次最大规模的随机、双盲、安慰剂对照的营养干预试验。该试验从1985年开始至1991年结束，一直随访至今。经过长达30多年的研究和随访，全面探索了多种维生素和矿物质对癌症和其他慢性常见病的病因学和预防干预效果。

一、林县营养干预试验的背景

中国林县是世界食管癌、贲门癌最高发的地区，其死亡率比中国食管癌、贲门癌的年平均死亡率高10倍，比美国白种人高100倍。在众多的推论中，比较流行的是食物假说，认为当地居民喜食发酵霉变食物，其中可能污染的致癌物质，以及摄取的营养素中缺乏防癌因素，如维生素 B_2、维生素 A、胡萝卜素、维生素 C、维生素 E 和锌、钼等维生素和矿物质，是造成食管、贲门癌高发的原因。国内外一些流行病学调查研究指出，居民食物中缺少新鲜水果和蔬菜与食管癌及胃癌高发高度相关，但水果、青菜中何种成分起作用目前仍不清楚，可能是一些微量营养素，如维生素 C、维生素 B_2、维生素 A、维生素 E 和胡萝卜素摄取不足所致。实验室试验结果也表明，这些营养素不足可增强化学致癌作用，若得到适当的补充能抑制肿瘤的形成。而且，广大群众，特别是西方发达国家的群众，因受一些新闻报道和不可靠调查试验结果的影响，为保健防病目的，已盲目长期大量服用多种市售维生素和微量元素，并且添加维生素微量元素的保健食品更是层出不穷，它们对广大人民群众健康影响也亟待评价。

1969年周恩来总理对肿瘤防治工作做了重要指示，林县食管癌防治研究基地的工作得到加强，成立了多学科参加的病因学预防研究协作组，开展食管癌人群病因学预防调查研究。食管癌防治被纳入国家重点科技攻关任务。1978年，政协主席邓颖超在人民大会堂接见美国国立癌症研究所来访流行病学家李沛并对中美癌症流行病协作研究表示大力支持，拉开了中美癌症合作研究的序幕。鉴于中国林县居民食管癌、胃癌发病死亡率极高，其病因可能与某些食物营养素不足有关，当地政府和居民迫切要求预防和控制癌症的危害。中国过去在肿瘤高发区现场防治工作已积累了丰富的经验，因此，中美两国有关科学家一致选择林县作为基地，进行两项随机双盲和以安慰剂作对照的营养预防试验，以验证补充各种复合维生素和矿物质能否降低癌症发病率及死亡率。

二、林县营养干预试验的设计及补充复合营养素配方

研究分两项，第一项：食管上皮重增试验。用经过细胞学普查诊断为食管上皮重度增生的患者作为受试对象，以验证多种维生素和矿物质对癌前病变的影响。第二项：普通人群试验。用当地高癌风险人群为受试对象，专门评价不同复合维生素、矿物质对居民癌症和其他常见病的特异预防效果。

1. 重增人群试验　采用有效药丸与安慰剂两组随机双盲对照设计，受试对象按年龄、性别和所在乡分层随机分为 10 个区组进行试验，以验证补充 14 种维生素和 12 种矿物质对食管癌和和胃癌的发生及死亡，以及食管上皮重度增生转归的影响。补充剂量为美国建议食物允许量的 2～3 倍，范围从 1/3 至 6 倍，每人每日服 3 丸，包括 1 颗硬明胶胶囊（商品名为 Solatene™ 的 β- 胡萝卜素，或相应的安慰剂，系霍夫曼拉洛奇公司产品）和 2 颗多种维生素矿物质片剂（商品名为 Centrum™，或相应的安慰剂，系莱德利实验公司产品）。干预时间为 1985 年 5 月至 1991 年 4 月，为期 6 年（表 22-1）。

表 22-1　中国林县食管上皮重增试验补充的微量营养素种类和每日剂量

种类	实给物质	剂量
β- 胡萝卜素		15 mg
维生素 A	醋酸盐	10 000 U
维生素 E	dl-alpha 醋酸生育酚	60 U
维生素 C	抗坏血酸	180 mg
叶酸		800 μg
维生素 B_1	一硝酸硫胺	5 mg
维生素 B_2	核黄素	5.2 mg
烟胺		40 mg
维生素 B_8	盐酸吡哆醇	6 mg
维生素 B_{12}	氰钴胺	18 μg
维生素 D		800 U
生物素		90 μg
泛酸	泛酸钙	20 mg
钙	二磷酸钙	324 mg
磷	二磷酸钙	250 mg
碘	碘化钾	300 μg
铁	延胡索酸亚铁	54 mg
镁	氧化镁	200 mg
铜	氧化铜	6 mg
锰	硫酸锰	15 mg
钾	氯化钾	15.4 mg
氯化物	氯化钾	14 mg

（待续）

（续表）

种类	实给物质	剂量
铬	氯化铬	30 μg
钼	钼酸钠	30 μg
硒	硒酸钠	50 μg
锌	硫酸锌	45 mg

2. 普通人群干预试验　采用四因素分数析因设计，以评价不同配方维生素、矿物质对降低癌发生及死亡，以及其他常见死因的特殊效果。这 4 种配方包括 9 种可能对癌症预防有效的维生素、矿物质，因难以在一次试验中同时评价 9 种维生素、矿物质的干预效果，所以只能将其合并分为 4 类，使用半数重复 2 析因设计对其主效应加以评价，补充量相当于美国建议食物的允许量的 1.5～3 倍（表 22-2）。所有受试者按照年龄、性别、所在乡随机分层并组成：安慰剂、AB、AC、AD、BC、BD、CD 和 ABCD 共 8 组，使每种配方均有 1/2 受试对象能服用到有效药物，另 1/2 服用不到。每个受试对象每日服 2 颗药丸，包括 1 颗硬明胶胶囊（商品名为 Solatene™ 的 β- 胡萝卜素或相应的安慰剂，系霍夫曼拉洛奇公司产品）和 1 颗多种维生素、矿物质片剂（专门配制的制剂或相应的安慰剂，系莱德利实验公司产品）。干预时间自 1986 年 3 月至 1991 年 5 月，为期 5.25 年（表 22-3）。

表 22-2　普通人群干预试验补充维生素 / 矿物质种类和剂量

复方	成分	每日剂量
A	维生素 A（棕榈酸盐）	5 000 U
	锌（氧化锌）	22.5 mg
B	核黄素	3.2 mg
	烟酸（烟酰胺）	40 mg
C	抗坏血酸	120 mg
	钼（钼酵母复合物）	30 μg
D	β- 胡萝卜素	15 mg
	硒（硒酵母）	50 μg
	α- 生育酚	30 mg

表 22-3　半数重复 2 析因设计

安慰剂	A	B	AB
D	AD	BD	ABD
CD	ACD	BCD	ABCD

三、林县营养干预试验的研究对象选择标准及随机分组情况

1. 食管上皮重增试验

（1）年龄为 40～69 岁，家住林县北部三个乡的健康居民。

（2）经食管细胞学拉网检查确诊为食管上皮重度增生的患者。

（3）签署同意书同意参加的受试者。

（4）非经常服用维生素或癌预防中草药者。

（5）非癌症或其他严重慢性病患者。共有 3 318 名患者最终纳入研究。

2. 普通人群试验　选择标准除不必经食管细胞学拉网检查确诊为食管上皮重度增生及研究地区扩大至横水乡外，其他与重增试验相同。最后参加随机化分组和统计分析的受试对象共 29 584 人。

四、林县营养干预试验的质量控制

为了保证该项研究科学有效开展，中美科学家主要采取下述两种方法进行质量控制。

1. 施行实名制药丸配送、换取过程。经过培训的调查员和村医师按月进行实名制药物发放，受试对象利用前 1 个月的药瓶换取本月的药丸，并由调查员和村医师记录每位受试者服药的剂量。此外，为了提高受试对象的服药合作率，现场工作人员利用有线广播、墙报、电影、健康讲座等方法督促推动受试者按时服药，并进行三级核查对受试者进行抽查核对。

2. 每季度随机抽取 9 个村子进行生化检查，按照年龄、性别分层随机抽取 120 例受试者，进行 24 小时膳食调查和血清维生素水平检测。

五、林县营养干预试验的研究终点的判定

采用了癌发生、死亡，以及其他常见病的死亡或患病指标作为评价干预效果的终点。任何受试对象，一旦被发现有可疑癌症状，乡村医师即动员患者到中国医学科学院姚村医疗队，以便免费进行包括细胞学和内镜等进一步检查。此外，我们还在 1987 和 1991 年对部分重增试验和普通人群试验对象进行了专门的细胞学和内镜普查。最后，所有癌发病或死亡病例的诊断，均由中美双方细胞学、病理学、放射学专家组成的国际终点评估委员会（IERC）开会共同核对确定，而白内障的诊断则由中国医学科学院协和医院眼科和美国国立眼科研究所的专家共同确定。

六、林县营养干预试验的初步结果分析

1. 重增人群　1985 年 5 月至 1991 年 4 月，6 年共有 323 名受试对象死亡，其中癌

死亡 177 例（55%），脑血管死亡 57 例（18%），其他死因 89 例（28%），其他死因中没有一个死因的死亡率超过总死亡的 5%。在这项试验中，补充多种微量营养素 72 个月时，有效干预组总死亡较对照组降低 9%，脑血管病死亡率降低 40%，食管癌死亡率降低 17%，差别均未达到统计学显著性。然而，在干预 30 个月和 72 个月时进行的食管细胞学检查的结果，均显示补充多种微量营养素促进受试的增生对象向非增生逆转。在非癌疾病终点中，补充多种营养素可见显著降低男性卒中死亡率（58%）、高血压患病率（57%）和 65～74 岁组核性白内障患病率（43%）。

2. 普通人群 截至 1991 年 5 月，共随访 5.25 年。其间发生 2 127 例（7.2%）死亡，其中癌死亡事件 797 例（2.7%，其中 360 例食管癌，334 例胃癌）、心脑血管疾病死亡 523 例（1.8%）、其他死亡事件 807 例（2.7%），但无一个死因的死亡率超过总死亡的 9%。结果表明，与未服用 D 组维生素 / 矿物质复合剂片的受试人群相比，服用 D 组营养素受试人群中总死亡率下降 9%，总癌死亡率下降 13%，其中尤以胃癌（20%）和其他癌（19%）最为明显，食管癌则下降不大（4%）。其他 3 组（A、B、C）未看出此效应。此外，考虑营养干预的延迟效应即剔除 1986 年 3 月至 1987 年 3 月所有发生结局事件的受试者，发现服用 D 组维生素 / 矿物质复合剂片降低受试人群死亡率的效应更为明显。

七、林县营养干预试验的随访结果分析

1. 重增试验 1985—2010 年，共有 2 239 人死亡，其中癌症死亡 935 例（42%），心脏疾病死亡 463 例（21%），脑血管疾病死亡 565 例（25%），其他死亡 276 例（12%）。研究结果表明，补充维生素 / 矿物质复合剂片对总死亡率和其他常见死因死亡率无明显影响。按性别和年龄分组后，男性心脏病的死亡降低（$HR=0.73$，95% CI 0.56～0.96）而女性脑血管病死亡有所增加（$HR=1.25$，95% CI 1.00～1.56，$P=0.047$），老年组心脏病的死亡有所降低（表 22-4）。

2. 一般人群 截至 2001 年 5 月，共随访了 15.25 年。其间发生总死亡事件 9 727 例（32.9%），总癌死亡事件 3 242 例（11%），其中食管癌死亡事件 1 515 例（5.1%）、胃癌死亡事件 1 199 例（4.1%）。与未服用 D 组维生素 / 矿物质复合剂片的受试者相比，服用 D 组营养素受试人群中总死亡率下降 5%。其中，胃癌（11%）下降最明显，而食管癌死亡率则上升 1%。这种效应在其他 3 组（A、B 和 C 组）中均未发现。此外，这种降低受试人群死亡率的现象在营养干预结束后的 5 年（1991—1996 年）并未观察到，至干预后的第二个 5 年内才观察到，补充 D 组维生素 / 矿物质复合剂片可显著性地降低人群总死亡率 6%。而至 2013 年随访 27 年结果表明，补充 D 组维生素 / 矿物质相较于对照组，干预组在营养干预停止 10 年内总死亡率、癌症死亡率、食管癌死亡率均明显降低，但在后续随访期内该效应逐渐消失。营养干预显著降低了 55 岁以下年龄组人群的癌症死亡率，且有持续效应，随访 27 年期间仍可明显降低该人群胃体癌 15% 和贲门癌 20% 的死亡，但对于大年龄组该效应并不明显（表 22-5）。

表 22-4 重增人群随访 26 年口服不同维生素/矿物质复合剂片后死因的相对危险度

死亡原因（1985—2010）年	全部		男性		女性		年龄<55 岁		年龄≥55 岁	
	例数	HR（95%CI）	例数	HR（95%CI）	例数	HR（95%CI）	例数	HR（95%CI）	例数	HR（95%CI）
总死亡	2 239	0.98（0.90~1.06）	1 090	0.90（0.80~1.01）	1 149	1.06（0.95~1.19）	885	1.04（0.91~1.19）	1 354	0.94（0.84~1.04）
癌症	935	0.97（0.85~1.10）	489	0.92（0.77~1.09）	446	1.03（0.86~1.24）	446	0.90（0.75~1.20）	489	1.03（0.86~1.23）
食管癌	491	0.98（0.82~1.16）	241	0.87（0.68~1.12）	250	1.09（0.85~1.40）	247	0.93（0.73~1.20）	244	1.01（0.79~1.30）
胃癌	327	0.91（0.73~1.13）	188	0.88（0.66~1.17）	139	0.9（0.69~1.33）	141	0.76（0.55~1.06）	186	1.05（0.79~1.30）
贲门癌	265	0.91（0.72~1.16）	157	0.86（0.63~1.18）	108	1.00（0.68~1.45）	113	0.77（0.53~1.11）	152	1.04（0.75~1.43）
非贲门癌	62	0.91（0.55~1.49）	31	0.98（0.49~1.99）	31	0.82（0.41~1.67）	28	0.74（0.35~1.56）	34	1.10（0.56~2.16）
食管癌或贲门癌	756	0.95（0.83~1.10）	398	0.87（0.71~1.05）	358	1.06（0.87~1.31）	360	0.88（0.71~1.08）	396	1.02（0.84~1.24）
其他肿瘤	117	1.13（0.79~1.63）	60	1.29（0.77~1.15）	57	0.97（0.58~1.63）	58	1.20（0.72~2.02）	59	1.06（0.63~1.76）
心脑血管疾病	565	1.10（0.93~1.30）	247	0.92（0.72~1.18）	318	1.25（1.00~1.56）	203	1.42（1.07~1.88）	362	0.96（0.78~1.18）
卒中	463	0.90（0.75~1.08）	212	0.73（0.56~0.96）	251	1.08（0.85~1.39）	125	1.28（0.90~1.82）	338	0.96（0.78~1.19）
其他	276	0.90（0.71~1.14）	142	1.04（0.75~1.45）	134	0.78（0.55~1.10）	111	0.83（0.57~1.21）	165	0.96（0.78~1.20）

表 22-5 不同研究时间口服不同维生素 / 矿物质复合剂片后死因的相对危险度

随访各期间死亡	例数	复方 A（vs. 非复方 A），HR（95% CI）	复方 B（vs. 非复方 B），HR（95% CI）	复方 C（vs. 非复方 C），HR（95%CI）	复方 D（vs. 非复方 D），HR（95% CI）
总随访（1986—2001 年）					
总死亡	9 727	1.04（1.00～1.09）	0.98（0.94～1.02）	0.97（0.94～1.01）	0.95（0.91～0.99）
癌症	3 242	1.00（0.93～1.07）	0.96（0.90～1.03）	1.04（0.97～1.11）	0.95（0.89～1.02）
食管癌	1 515	1.07（0.97～1.19）	0.93（0.84～1.02）	1.09（0.98～1.20）	1.01（0.91～1.11）
胃癌	1 199	0.97（0.87～1.09）	0.99（0.88～1.10）	1.05（0.94～1.18）	0.89（0.79～1.00）
贲门癌	873	0.95（0.84～1.09）	1.00（0.87～1.14）	1.07（0.94～1.23）	0.89（0.78～1.01）
非贲门癌	326	1.02（0.82～1.27）	0.95（0.88～1.03）	0.99（0.80～1.24）	0.90（0.72～1.12）
食管或贲门癌	2 388	1.03（0.95～1.11）	0.95（0.88～1.03）	1.08（1.00～1.17）	0.96（0.89～1.04）
其他肿瘤	528	0.87（0.73～1.03）	1.02（0.86～1.21）	0.89（0.75～1.05）	0.94（0.79～1.11）
心脑血管疾病	2 984	1.08（1.00～1.16）	1.02（0.95～1.10）	0.92（0.86～0.99）	0.98（0.91～1.05）
其他	3 501	1.06（0.99～1.13）	0.96（0.90～1.03）	0.96（0.90～1.03）	0.92（0.86～0.98）
试验阶段（1986—1991 年）					
总死亡	2 528	1.03（0.95～1.11）	0.99（0.91～1.07）	1.00（0.93～1.08）	0.91（0.84～0.99）
癌症	992	0.99（0.87～1.12）	1.03（0.91～1.16）	1.04（0.92～1.18）	0.91（0.81～1.04）
食管癌	448	0.97（0.81～1.17）	0.90（0.75～1.08）	1.06（0.88～1.28）	1.00（0.84～1.21）
胃癌	406	1.05（0.86～1.27）	1.08（0.89～1.31）	1.06（0.87～1.28）	0.81（0.66～0.98）
贲门癌	297	1.15（0.92～1.45）	1.07（0.85～1.34）	1.10（0.88～1.39）	0.83（0.66～1.04）
非贲门癌	109	0.81（0.56～1.18）	1.09（0.75～1.59）	0.94（0.65～1.37）	0.75（0.51～1.10）
食管或贲门癌	745	1.04（0.90～1.20）	0.96（0.84～1.11）	1.08（0.93～1.25）	0.93（0.81～1.07）
其他肿瘤	138	0.86（0.62～1.20）	1.37（0.98～1.93）	0.91（0.65～1.28）	0.96（0.69～1.35）
心脑血管疾病	643	1.06（0.91～1.24）	0.93（0.80～1.09）	0.99（0.85～1.16）	0.90（0.77～1.05）
其他	893	1.05（0.92～1.20）	0.98（0.86～1.12）	0.97（0.85～1.10）	0.92（0.81～1.05）
2 阶段随访（1991—1996 年）					
总死亡	3 555	1.05（0.98～1.12）	0.97（0.91～1.03）	0.95（0.89～1.02）	0.99（0.93～1.06）
癌症	1 245	1.02（0.91～1.14）	0.89（0.80～1.00）	1.04（0.93～1.16）	0.99（0.89～1.11）
食管癌	594	1.15（0.98～1.35）	0.91（0.77～1.07）	1.04（0.89～1.22）	1.05（0.89～1.23）
胃癌	436	1.00（0.83～1.21）	0.91（0.75～1.10）	1.11（0.92～1.34）	0.95（0.79～1.14）
贲门癌	321	0.99（0.80～1.24）	0.90（0.72～1.12）	1.11（0.89～1.38）	0.96（0.77～1.20）
非贲门癌	115	1.02（0.71～1.47）	0.94（0.65～1.35）	1.13（0.78～1.63）	0.91（0.63～1.31）
食管或贲门癌	915	1.09（0.96～1.24）	0.90（0.79～1.03）	1.06（0.94～1.21）	1.02（0.89～1.16）
其他肿瘤	215	0.76（0.58～1.00）	0.81（0.62～1.07）	0.90（0.69～1.18）	0.93（0.71 to 1.22）
心脑血管疾病	1 037	1.07（0.95～1.21）	1.11（0.98～1.26）	0.89（0.79～1.01）	1.10（0.97～1.24）
其他	1 273	1.05（0.94～1.17）	0.94（0.84～1.05）	0.92（0.83～1.03）	0.90（0.81～1.01）

（待续）

（续表）

随访各期间死亡	例数	维生素/矿物质复合剂片			
		复方 A（vs. 非复方 A），HR（95% CI）	复方 B（vs. 非复方 B），HR（95% CI）	复方 C（vs. 非复方 C），HR（95%CI）	复方 D（vs. 非复方 D），HR（95% CI）
3 阶段随访（1996—2001 年）					
总死亡	3 644	1.05（0.99~1.12）	0.99（0.92~1.05）	0.97（0.91~1.04）	0.94（0.88~1.00）
癌症	1 005	0.98（0.87~1.11）	0.99（0.86~1.13）	1.04（0.92~1.18）	0.94（0.83~1.06）
食管癌	473	1.08（0.90~1.29）	0.97（0.81~1.16）	1.17（0.98~1.40）	0.95（0.80~1.14）
胃癌	357	0.86（0.70~1.06）	0.99（0.80~1.21）	0.98（0.79~1.20）	0.91（0.74~1.13）
贲门癌	255	0.73（0.57~0.93）	1.05（0.82~1.34）	1.00（0.78~1.28）	0.86（0.67~1.10）
非贲门癌	102	1.30（0.88~1.93）	0.84（0.57~1.24）	0.91（0.62~1.35）	1.06（0.72~1.57）
食管或贲门癌	728	0.94（0.81~1.09）	1.00（0.86--1.15）	1.11（0.96~1.28）	0.92（0.80~1.06）
其他肿瘤	175	1.02（0.75~1.37）	1.08（0.80~1.45）	0.85（0.63~1.15）	0.93（0.69~1.25）
心脑血管疾病	1 304	1.08（0.97~1.20）	1.00（0.90~1.12）	0.90（0.81~1.01）	0.94（0.84~1.05）
其他	1 335	1.08（0.97~1.20）	0.96（0.86~1.07）	1.00（0.89~1.11）	0.93（0.84~1.04）

八、林县营养干预试验随访中设计的其他研究结果

血清硒浓度与食管癌、胃贲门癌、心脏病、卒中和总死亡风险的前瞻性研究随访 15 年发现，血清高硒水平是食管鳞癌、胃癌的保护因素，也是心脏病的保护因素；食管鳞癌和胃癌高发地区，可考虑在低血清硒水平的人群进行硒补充。血清维生素 E 水平和食管癌、胃癌发病风险相关性的病例队列研究提示维生素 E 在上消化道肿瘤中的病因学作用；研究发现低水平维生素 D 人群中高水平血清 25（OH）D 明显增加男性食管鳞癌风险，但是与胃贲门癌和非贲门癌无明显联系。经过 24 年的随访，研究结果显示在低水平维生素 D 人群中血清 25（OH）D 的浓度与全死亡及原因区别死亡率无关。食管上皮组织中的锌水平浓度与食管鳞状细胞癌的危险性呈负相关；人类锌缺乏与食管上皮鳞状细胞癌的危险性增加有关，铜、铁、镍与食管癌发病风险无关。巢式病例对照研究表明较低的基线血清半胱氨酸浓度，与食管鳞癌和贲门腺癌风险降低之间的关系有统计学意义，半胱氨酸有望可对上消化道癌症进行化学预防。

九、林县营养干预研究的启示

林县营养干预试验，作为当时世界上最大规模的癌症社区化学预防试验，实验设计严谨、样本量巨大、研究时间长，是世界上少有的成功案例。该试验在世界上首次证明了补充某些维生素和矿物质（硒、维生素 E、维生素 C、维生素 B₂、钼等）能够降低某些癌症发生和死亡率或逆转食管癌前病变为正常。还有助于降低高血压、脑卒中、老年白内障的发生和死亡率。这样大型的干预试验引起了科学界的高度重视和公众的巨大反响，该研究不仅具有巨大的科学价值，而且具有重要的现实和教育意义，是当代医学生

进行素质科研训练的不可多得的案例教材。林县营养干预试验给我们如下启示。

1. 滞后效应　干预的滞后效应主要是指补充维生素／矿物质复合剂对受试者所产生的真实效应是滞后的。在林县普通人群营养干预试验中，中美科学家假定补充维生素／矿物质复合剂对受试者产生延迟效应的周期为 12 个月，因此，一些分析中剔除服药第 1 年内发生结局事件受试者的数据资料后，发现干预的效果与未剔除时的效果存在差异，提示干预存在延迟效应。总死亡率滞后效应是复杂的（来自不同死因的不同滞后产生的综合作用），研究证明出现早期效应在 2 年之内；出现明确效应需 4 年以上。

2. 有效持续时间　滞后效应对干预持续的时间有影响；某些持续分离的生存曲线贯穿整个干预进程中，提示假如干预的时间越长效应就越大。有些随着时间的进一步延长，某些干预效果逐渐减弱。

3. 中间终点　呈现某些中间终点高度预示癌症的前期病变（如食管不典型增生 → 癌），干预发现了与癌症终点一致的中间终点；对于今后开展规模更小和时间更短的干预研究，利用中间终点就有可能尽早取得预防效果的评价。

4. 析因设计　营养预防干预试验研究采用析因设计是成功之路。我们能够在同一时间对基本上同样的成分做多项假设的检验。

2002 年美国医学会杂志（JAMA）上哈佛大学医学院的专家们回顾了维生素与慢性疾病预防方面的科研成果，并得出"成年人应该每日服用 1 片多种维生素，以预防慢性疾病"的结论，进一步肯定了林县研究的重要意义。"隐性饥饿"（hidden hunger）往往为人们忽视，今天应以"无病主动预防"取代"有病被动治疗"。正如 2002 年的"中国居民营养与健康状况调查"所示，目前中国人群总体上存在微量营养素摄入的不足，因而在常规饮食之外适当补充多种维生素和矿物质实属必要。目前，林县营养干预试验的随访研究仍在继续进行。中美两国科研工作者希望能在与人类生命和健康的大敌——癌症的抗争中做出自己应有的贡献。

十、专家共识

1. 林县营养干预试验作为当时世界上最大规模的癌症社区化学预防试验，实验设计严谨、样本量巨大、研究时间长，是世界上少有的成功案例。

2. 林县营养干预试验在世界上首次证明了补充某些维生素和矿物质（硒、维生素 E、维生素 C、维生素 B_2、钼等）能够降低某些癌症发生和死亡率或逆转食管癌前病变为正常。

3. 林县营养干预试验还证明了补充某些维生素和矿物质，有助于降低高血压、脑卒中、老年白内障的发生和死亡率。

参考文献

［1］　Li JY. Epidemiology of esophageal cancer in China. Natl Cancer Inst Monogr, 1982, 62: 113.

［2］　Blot WJ, Li JY. Some considerations in the design of a nutrition intervention trial in Linxian, People's

Republic of China. Natl Cancer Inst Monogr, 1985, 69: 29-34.

［3］ Li JY, Ershow AG, Chen ZJ, et al. A case-control study of cancer of the esophagus and gastric cardia in Linxian. Int J Cancer, 1989, 43: 755-761.

［4］ Birt DF. Update on the effects of vitamins A, C and E and selenium on carcinogenesis. Proc Soc Exper Biol: Med, 1986, 188: 311.

［5］ Steinmetz KA, Potter JD. Vegetables, fruit and cancer: I. Epidemiology Cancer Causes Control, 1991, 2: 325.

［6］ Wang JB. The randomized Linxian Dysplasia Nutrition Intervention Trial after 26 years of follow-up: no effect of multivitamin supplementation on mortality. JAMA Intern Med, 2013, 173 (13): 1259-1261.

［7］ Qiao YL. Total and cancer mortality after supplementation with vitamins and minerals: follow-up of the Linxian General Population Nutrition Intervention Trial. J Natl Cancer Inst, 2009, 101 (7): 507-518.

［8］ Wei WQ. Prospective study of serum selenium concentration and mortality from esophageal squamous cell carcinoma, gastric cardia cancer, heart disease, and stroke. Gastroenterology, 2003, 124 (4): A263-A263.

［9］ Taylor PR. Prospective study of serum vitamin E levels and esophageal and gastric cancers. Cancerspectrum Knowledge Environment, 2003, 124 (4): 1414-1416.

［10］ Chen W. Prospective study of serum 25 (OH)-vitamin D concentration and risk of oesophageal and gastric cancers. British Journal of Cancer, 2007, 97 (1): 123-128.

［11］ Lin SW, Chen W, Fan JH, et al. Prospective Study of Serum 25-Hydroxyvitamin D Concentration and Mortality in a Chinese Population. Am J Epidemiol, 2012, 176 (11): 1043-1050.

第 23 章　抗氧化维生素矿物质与癌症

一、癌症疾病负担

癌症是全球重要死因。根据 Globocan 2012 数据库资料，2012 年全球有 1 410 万癌症新发病例，820 万癌症死亡病例。其中，57% 的新发病例和 65% 的死亡病例发生在发展中国家。此外，癌症的疾病负担有明显的性别特征，总体而言，男性癌症的总体年龄标化发病率比女性高 25%。全球范围而言，男性发病率最高的前 5 种癌症为：肺癌、前列腺癌、结直肠癌、胃癌和肝癌；女性前 5 位为：乳腺癌、结直肠癌、宫颈癌、肺癌和子宫癌。

我国癌症的疾病负担沉重，因癌症死亡人数占全球癌症死亡总数的 27%。根据全国肿瘤登记中心数据，2015 年中国有 429.2 万癌症新发病例、281.4 万癌症死亡病例。其中，肺癌居我国恶性肿瘤发病率和死亡率之首，胃癌、食管癌和肝癌次之。农村居民癌症发病和死亡的年龄标化率显著高于城市居民。2000—2011 年，我国男性癌症发病率变化不大，但女性癌症的发病率呈显著上升趋势（年化增长率 2.2%）。

癌症的病因复杂，常见的致癌因素和促癌因素如下。①外界因素：化学因素包括烷化剂、多环芳香烃类、氨基偶氮类、亚硝胺类、真菌霉素等致癌物质；物理因素包括电离辐射等；生物因素包括病毒等。②内在因素：包括遗传因素、内分泌因素、免疫因素等。③其他因素：包括营养、微量元素、精神因素等。

世界卫生组织（WHO）国际癌症研究署（IARC）的研究显示，全球有 14% 的胃肠道癌症是因为水果蔬菜缺乏造成的。中国医学科学院肿瘤医院学者对我国癌症各类危险因素的归因风险研究显示：水果蔬菜摄入量低占我国癌症病因的 16.6%。蔬菜水果是抗氧化维生素的重要来源，表明抗氧化维生素和矿物质与癌症发生密切相关。

二、抗氧化维生素和矿物质

抗氧化剂（Anti-Oxidant）是指能减缓或防止氧化作用的分子。人体在日常生活中产生大量的自由基，而过量自由基与癌症、衰老或其他疾病有关。抗氧化物质就是任何以低浓度存在就能有效抑制自由基氧化反应的物质，其作用机制可以直接作用在自由基上，或间接消耗容易生成自由基的物质，防止进一步生成自由基。常见抗氧化维生素和矿物质有以下几种。

1. 硒　硒是人体必需的微量元素。硒参与合成人体内多种含硒酶和含硒蛋白。其中谷胱甘肽过氧化物酶，在生物体内催化氢过氧化物或脂质过氧化物转变为水或各种醇类，清除自由基对生物膜的攻击，保护生物膜免受氧化损伤；硒也参与构成碘化甲状腺胺酸脱碘酶。此外，硒能提高人体免疫功能，促进淋巴细胞的增殖及抗体和免疫球蛋白的合成。硒代谢物甲基硒酸（CH3SeH）能诱导癌细胞凋亡，抑制新生血管形成，阻止肿瘤生长或转移；含硒蛋白质可减少氧化应激和 DNA 损害，从而降低癌症风险；另一方面，硒甲硫氨酸可能通过影响细胞周期分布和诱导细胞凋亡，从而抑制体外培养的食管癌细胞系 EC9706 的细胞增殖。硒也与维生素 E 具有协同作用，可增强机体抗氧化能力。

2. β- 胡萝卜素　β- 胡萝卜素是维生素 A 的前体，具有清除自由基的功能。有研究显示 β- 胡萝卜素能通过激活 caspase-2 和 caspase-8、降低线粒体膜电位、增加细胞色素 C 的释放、调节核因子 -κB（NF-κB）途径、抑制激活蛋白 -1（AP-1）、下调抗凋亡蛋白 Bcl-2、Bcl-XL 和 c-myc 的表达、上调过氧化酶体增殖因子受体 -Y（PPAR-Y），以及热休克蛋白 70（Hsp70）和 Hsp90 的水平等机制促进肿瘤细胞凋亡。

3. 维生素 A　维生素 A 在体内主要参与膜的结构与功能，具有维持上皮组织正常生长、分化及分泌的功能；体内维生素 A 缺乏可能增加肿瘤的发病率和缩短诱导期，有研究显示维生素 A 可能具有阻止癌细胞周期转换、诱导凋亡，调节免疫功能，从而抑制肿瘤细胞增殖。

4. 维生素 C　维生素 C 是主要的抗氧化营养素，阻止氧化损伤。有研究显示维生素 C 可防止致癌前化合物形成致癌物质，清除和降低亚硝酸盐化合物。另外，维生素 C 有保护细胞基质完整性的作用，可能与维生素 E 具有协同抗氧化作用，共同保护脂质、蛋白及核苷酸不被氧化。

5. 维生素 E　维生素 E 是细胞膜内重要的抗氧化物和膜稳定剂。在动物细胞中，维生素 E 能保护细胞膜中不饱和脂肪酸、细胞骨架及其他蛋白质的巯基免受氧化性损伤。该功能与机体的免疫、神经、血管和生殖等多个系统的正常运行密切相关。维生素 E 可能的抑制肿瘤作用机制：①清除自由基，抑制肿瘤形成；②诱导细胞分化，控制肿瘤细胞生长；③抑制肿瘤细胞周期或诱导凋亡；④增强免疫系统的抗肿瘤作用。

三、抗氧化维生素矿物质预防癌症的临床证据

1. 硒　硒是目前抗氧化剂中发现的最有潜力的抗癌物质。早在 20 世纪 70 年代，"中国硒生态景观地图"显示，食管癌高发区河南林县、四川盐亭等多位于从东北到西南的一条缺硒带上。因此，我国学者考虑缺硒可能是我国高发区食管癌、胃癌发病的重要危险因素。随后在我国林县地区开展的研究结果证实：血清较高的硒水平与食管癌和胃贲门癌的发病呈显著负相关，缺硒人群中有 26% 的食管癌和贲门癌是因血清低硒水平所造成的。2015 年的一项 Cochrane 系统综述，汇总全球 55 项硒与癌症的前瞻性观察性研究发现：较高的硒水平与癌症发病率（$OR=0.69$，95%CI 0.53～0.91）和死亡率（$OR=0.60$，95%CI 0.39～0.93）呈显著负相关，以胃癌、膀胱癌和前列腺癌最为显著。【2b】我国林县营养干预试验（NIT）结果发现，对普通人群使用维生素 E、β- 胡萝卜素

和硒进行 5.25 年的干预，可明显降低人群总死亡率 9%，癌症死亡率 13%，胃癌死亡率 21%，并且该预防效应具有滞后性，在干预结束 10 年后仍可降低人群总死亡率 5%，胃癌死亡率 11%；通过对该队列人群进一步分析发现，干预因素中对癌症的预防作用主要来源于硒。【1b】

　　硒作为人体微量元素中的重要抗氧化剂，与人体健康和癌症防控密切相关，但其全球地质分布明显不均。如何在缺硒地区合理补硒成为全球研究的重点领域。芬兰是一个土壤严重缺硒的国家，1970 年该国人民硒每天摄入量仅为 0.025 mg。自 1985 年起，芬兰在全国范围内，通过硒酸钠化肥强化补硒，至今已坚持 30 年。这一举措显著提高了该国土壤和作物中的硒含量。最新调查数据显示，目前该国居民饮食日常硒摄入量与 1985 年相比提高了 1 倍，已达营养学推荐日常摄入水平。人体平均血浆硒含量从 0.89 μmol/L 提高至正常水平 1.40 μmol/L。芬兰为其他缺硒国家合理补硒提供了典范，为癌症防控提出了新思路。

　　值得注意的是，虽然硒是目前公认的开展癌症化学预防最具潜力的物质，我们需警惕其营养学和毒理学的双重效用。对于富硒地区或不缺硒的人群，补硒需慎重。上面提到的 Cochrane 综述对 8 项单纯补硒的 RCT 试验进行了汇总，并未发现补充硒可有效降低癌症的发病率（$OR=0.90$，$95\%CI$ 0.70～1.17）和死亡率（$OR=0.81$，$95\%CI$ 0.49～1.32）。【2b】这与人群血清硒含量的基础水平相关，目前学界广泛认为：只有在缺硒人群中补硒才可获得有益结果。

　　2. β- 胡萝卜素　法国抗氧化维生素和矿物质干预研究（SUpplementation in VItamins and Mineral AntioXidants Study，SU.VI.MAX）纳入 13 017 例法国居民，随机分为两组，对干预组每天给予复合维生素矿物质胶囊（含维生素 C 120 mg，维生素 E 30 mg、β- 胡萝卜素 6 mg、硒 100 μg 和锌 20 mg），对照组给予安慰剂。随访 7.5 年后发现低剂量复合抗氧化剂干预并未降低总人群癌症发病率和死亡率。进一步分组分析，发现上述干预可降低男性癌症发病率（$HR=0.69$，$95\%CI$ 0.53～0.91）和总死亡率（$HR=0.63$，$95\%CI$ 0.42～0.93），对女性并无效果。该研究认为其结果可能与男性人群基线血清抗氧化维生素（尤其是 β- 胡萝卜素）的水平较低有关。【1b】

　　欧洲著名的 α- 生育酚，β- 胡萝卜素癌症预防研究（The Alpha-tocopherol，Beta-carotene Cancer Prevention Study，ATBC）和美国的 β- 胡萝卜素和视黄醇效果研究（β-Carotene and Retinol Efficacy Trial，CARET）发现 β- 胡萝卜素可增加肺癌高危人群（重度吸烟人群或石棉职业暴露者）的肺癌风险。【1b】此外，一项 Meta 分析汇总现有 β- 胡萝卜素的相关研究，发现 β- 胡萝卜素会增加膀胱癌的风险（$RR=1.44$，$95\%CI$ 1.00～2.09）。【1a】2013 年，美国预防服务工作组（USPSTF）根据几个大型临床对照试验结果提出：在 50 岁以上、营养充足的健康人群中，不建议补充 β- 胡萝卜素预防癌症。

　　3. 维生素 A　目前少有临床随机对照试验研究单独补充维生素 A 对癌症预防的效果，仅有的 2 个研究均未发现补充维生素 A 对癌症预防的作用。【1b】CARET 研究显示同时补充维生素 A 和 β- 胡萝卜素会增加肺癌高危人群（重度吸烟者或石棉暴露者）的肺癌死亡率。此外，日常补充中等剂量的维生素 A 可能会降低骨骼中的矿物质密度，而高剂量维生素 A 是有肝毒性和致畸性的。同时，应考虑脂溶性维生素在人体中的终生累积效应。所以，目前认为通过补充维生素 A 预防癌症证据不足。

4. 维生素 C 美国医师健康研究 Ⅱ（Physicians' Health Study Ⅱ，PHS-Ⅱ）纳入 14 641 名美国男性医师，采用析因设计对补充维生素 C 和维生素 E（维生素 E 400 U/2 d，维生素 C 500 mg/d）效果进行评估。分别在 8 年中位随访期和 10 年中位随访期进行分析，结果发现补充维生素 C 或维生素 E 对前列腺癌、结直肠癌、肺癌或其他癌症均没有预防效果。所以，目前认为通过补充维生素 C 来预防癌症证据不足。【1b】

5. 维生素 E 我国林县营养干预试验队列属于营养缺乏人群，在该人群中开展的一项病例队列研究发现：与血清维生素 E（α- 生育酚）最低水平组相比，最高水平组发生食管癌的风险降低 37%（$HR=0.63$，$95\%CI$ 0.44～0.91）。美国的硒和维生素 E 癌症预防试验（SELECT 研究），在美国、加拿大和波多黎各等地纳入 35 533 例男性，对其进行维生素 E（400 U/d）、硒（200 μg/d）、维生素 E+硒、或安慰剂进行平均 5.46 年的干预。干预阶段的中期分析并未发现维生素 E 对癌症预防的效果，但随着随访时间的延长，该研究发现在营养充足的人群中补充维生素 E 会增加前列腺癌发病风险（$HR=1.17$，$95\%CI$ 1.004～1.36）。与之相反，ATBC 研究发现维生素 E 在重度吸烟人群中可降低前列腺癌的死亡率，但增加出血性卒中的死亡率。2014 年，美国预防服务工作组综合现有关于维生素 E 的研究结果，反对通过补充维生素 E 预防癌症。【2b】

6. 复合维生素和矿物质 全球居民每年花费大量资金用于购买复合维生素防治疾病。以美国为例，根据美国国家健康与营养调查项目（National Health and Nutrition Examination Survey，1988—1994）数据，美国居民每年花费 118 亿美元购买维生素，近 1/2 美国人每天都在补充维生素矿物质，以复合维生素为主。目前，全球已有 20 多项大型临床随机对照营养干预试验研究单种 / 组合性维生素和矿物质对癌症的预防效果。其中，以 NIT、SU.VI.MAX 和 PHS-Ⅱ 为代表的研究发现，补充复合维生素有益于癌症预防，但另一方面，ATBC、CARET、SELECT 等研究结果显示，补充复合维生素可增高癌症风险。各研究具体结果如下。

林县营养干预实验（NIT）结果显示：在林县营养缺乏的人群中每天使用维生素 E 30 mg，β- 胡萝卜素 15 mg 和硒 50 μg 进行干预 5.25 年后，可有效降低人群总死亡率 9%，癌症死亡率 13%，胃癌死亡率 21%；补充维生素 A 5 000 U 和锌 22.5 mg 可降低非贲门胃癌死亡率 41%。此外，营养干预效应有明显的滞后性，在干预结束 10 年后，仍可在补充维生素 E、β- 胡萝卜素和硒的人群中看到总死亡率下降 5%，胃癌死亡率下降 11%；补充维生素 C 120 mg 和钼 30 μg 的人群中可看到卒中死亡率仍有 8% 的下降，而补充维生素 A 5 000 U 和锌 22.5 mg 的人群总死亡率增加 4%。值得注意的是，林县研究显示营养干预效果与干预起始年龄明显相关，55 岁之前补充维生素的人群获益最大。【1b】美国医师健康研究 Ⅱ（PHS-Ⅱ）在 14 641 例美国男性医师中使用善存银片（含维生素 E 400 U，维生素 C 500 mg，β- 胡萝卜素 50 mg）进行长达 11.2 年的干预随访，发现在有癌症病史的男性中补充复合维生素可降低癌症发病率，但对健康男性没有效果（$HR=0.94$，$95\%CI$ 0.87～1.02）。【1b】法国 SU.VI.MAX 发现低剂量复合抗氧化剂干预（含维生素 C 120 mg，维生素 E 30 mg，β- 胡萝卜素 6 mg、硒 100 μg 和锌 20 mg）可降低男性癌症发病率（$HR=0.69$，$95\%CI$ 0.53～0.91）和总死亡率（$HR=0.63$，

95%*CI* 0.42～0.93），对女性并无效果。【1b】

上述提及的欧洲 ATBC 研究（补充 α- 生育酚，β- 胡萝卜素）和美国的 CARET 研究（补充 β- 胡萝卜素和视黄醇）发现补充上述维生素，尤其是 β- 胡萝卜素可增加肺癌高危人群（重度吸烟人群或石棉职业暴露者）的肺癌风险。【1b】美国的 SELECT 研究在 5.46 年的干预期分析并未发现维生素 E 对癌症预防的效果，但随着随访时间的延长，该研究发现在营养充足的人群中补充维生素 E 会增加前列腺癌发病风险（*HR*=1.17，95%*CI* 1.004～1.36）。【1b】美国国家癌症研究所与北京肿瘤研究所合作，1995 年在我国山东纳入 3 365 例受试者，开展了为期 7.3 年的维生素 C、维生素 E 和硒的补充干预，在干预期和干预结束 7.3 年后的随访期均未发现对胃癌的预防作用。【1b】

汇总上述不同研究，我们发现各研究获得不同的研究结论是由多种原因造成的：①人群营养状况不同，营养干预效果不同；上述提到的发现营养干预对癌症具有预防效果的研究人群多缺乏某种或某些维生素或矿物质。像我国的 NIT 研究的人群，属于营养缺乏人群。有研究显示林县地区居民体内多种维生素或矿物质（如维生素 A、维生素 E 和 β- 胡萝卜素）水平很低。SU.VI.MAX 研究也显示，基线营养水平较差的人群通过营养干预获益更大。②补充维生素和矿物质的剂量不同，干预效果不同；如上面所提到的，抗氧化维生素和矿物质是双刃剑，有研究显示其对人体健康作用呈 "U" 型曲线。体内含量过高或过低均对人体有害。我国 NIT 研究和 SU.VI.MAX 研究多采用低剂量补充维生素和矿物质，看到了补充维生素矿物质的益处；但其他高剂量干预的研究多获得有害的结果。③人群特征不同，营养干预效果不同；不同研究人群对癌症的危险因素暴露不同，会影响到研究结果。如 ATBC 和 CARET 研究是在重度吸烟人群中开展的，结果发现 β- 胡萝卜素会增加吸烟者患肺癌的风险。这两个研究属于肺癌高危人群研究，其结果推广到普通人群需谨慎。另一方面，我国 NIT 研究是在上消化道肿瘤高发区开展。不同国家和人群的高发肿瘤谱不同，不同类型肿瘤对营养干预的反应不同，所以将不同的研究结果外推到其他特征的人群时需谨慎。

四、总结

抗氧化维生素和矿物质在癌症的发生、发展过程中具有重要作用。抗氧化维生素和矿物质缺乏很可能促进癌症的发生和发展，同时癌症本身也会加重营养素缺乏，两者互为因果。在营养缺乏人群中，及早适当补充多种抗氧化维生素和矿物质可能是防治癌症的辅助方法。但是，服用抗氧化维生素和矿物质的种类、剂量、干预时间以及补充抗氧化维生素和矿物质的起始年龄，有待后续进一步研究。

五、专家共识

1. 常见抗氧化维生素和矿物质有维生素 A、维生素 C、维生素 E、β- 胡萝卜素、硒等。

2. 抗氧化维生素和矿物质在癌症的发生发展中具有重要作用，缺乏或过量均可能促进癌症发生。

3．营养缺乏人群中，及早适当补充多种抗氧化维生素和矿物质可能是防治癌症的辅助方法。

4．补充抗氧化维生素和矿物质防治癌症，应综合考虑人群基础营养状况等人群特征。

参考文献

［1］ Chen W, Zheng R, Baade PD, et al. Cancer statistics in China, 2015. CA Cancer J Clin, 2016, 66 (2): 115-132.

［2］ Wang JB, Jiang Y, Liang H, et al. Attributable causes of cancer in China. Ann Oncol, 2012, 23 (11): 2983-2989.

［3］ Rayman MP. Selenium in cancer prevention: a review of the evidence and mechanism of action. Proc Nutr Soc, 2005, 64 (4): 527-542.

［4］ 陈滋华，吴清明，谢国建，等. 硒蛋氨酸诱导食管癌细胞株凋亡的实验研究. 临床消化病杂志，2004，16（2）：68-70.

［5］ 王景川，庞光昌. β-胡萝卜素的抗肿瘤作用及其分子机制研究进展. 食品科学，2008，10：5.

［6］ Klaassen I, Braakhuis BJ. Anticancer activity and mechanism of action of retinoids in oral and pharyngeal cancer. Oral Oncol, 2002, 38 (6): 532-542.

［7］ Byers T, Guerrero N. Epidemiologic evidence for vitamin C and vitamin E in cancer prevention. Am J Clin Nutr, 1995, 62 (6 Suppl): 1385S-1392S.

［8］ Kline K, Yu W, Sanders BG. Vitamin E：mechanisms of action as tumor cell growth inhibitors. J Nutr, 2001, 131 (1): 161S-163S.

［9］ Mark SD, Qiao YL, Dawsey SM, et al. Prospective study of serum selenium levels and incident esophageal and gastric cancers. J Natl Cancer Inst, 2000, 92 (21): 1753-1763.

［10］ Wei WQ, Abnet CC, Qiao YL, et al. Prospective study of serum selenium concentrations and esophageal and gastric cardia cancer, heart disease, stroke, and total death. Am J Clin Nutr, 2004, 79 (1): 80-85.

［11］ Vinceti M, Dennert G, Crespi CM, et al. Selenium for preventing cancer. Cochrane Database Syst Rev, 2014, (3): CD005195.

［12］ Blot WJ, Li JY, Taylor PR, et al. Nutrition intervention trials in Linxian, China: supplementation with specific vitamin/mineral combinations, cancer incidence, and disease-specific mortality in the general population. J Natl Cancer Inst, 1993, 85 (18): 1483-1492.

［13］ Qiao YL, Dawsey SM, Kamangar F, et al. Total and cancer mortality after supplementation with vitamins and minerals: follow-up of the Linxian General Population Nutrition Intervention Trial. J Natl Cancer Inst, 2009, 101 (7): 507-518.

［14］ Abnet CC, Qiao YL, Dawsey SM, et al. Prospective study of serum retinol, beta-carotene, beta-cryptoxanthin, and lutein/zeaxanthin and esophageal and gastric cancers in China. Cancer Causes Control, 2003, 14 (7): 645-655.

［15］ Taylor PR, Qiao YL, Abnet CC, et al. Prospective study of serum vitamin E levels and esophageal and gastric cancers. J Natl Cancer Inst, 2003, 95 (18): 1414-1416.

［16］ Alfthan G, Eurola M, Ekholm P, et al. Effects of nationwide addition of selenium to fertilizers on foods, and animal and human health in Finland: From deficiency to optimal selenium status of the population. J Trace Elem Med Biol, 2015, 31: 142-147.

［17］ Hercberg S, Galan P, Preziosi P, et al. The SU. VI. MAX Study: a randomized, placebo-controlled trial of the health effects of antioxidant vitamins and minerals. Arch Intern Med, 2004, 164 (21): 2335-2342.

［18］　Omenn GS, Goodman GE, Thornquist MD, et al. Effects of a combination of beta carotene and vitamin A on lung cancer and cardiovascular disease. N Engl J Med, 1996, 334 (18): 1150-1155.

［19］　The Alpha-Tocopherol, Beta Carotene Cancer Prevention Study Group. The effect of vitamin E and beta carotene on the incidence of lung cancer and other cancers in male smokers. N Engl J Med, 1994, 330 (15): 1029-1035.

［20］　Park SJ, Myung SK, Lee Y, et al. Effects of Vitamin and Antioxidant Supplements in Prevention of Bladder Cancer: a Meta-Analysis of Randomized Controlled Trials. J Korean Med Sci, 2017, 32 (4): 628-635.

［21］　Fortmann SP, Burda BU, Senger CA, et al. Vitamin and mineral supplements in the primary prevention of cardiovascular disease and cancer: An updated systematic evidence review for the U. S. Preventive Services Task Force. Ann Intern Med, 2013, 159 (12): 824-834.

［22］　Moyer VA. Vitamin, mineral, and multivitamin supplements for the primary prevention of cardiovascular disease and cancer: U. S. Preventive services Task Force recommendation statement. Ann Intern Med, 2014, 160 (8): 558-564.

［23］　Wang L, Sesso HD, Glynn RJ, et al. Vitamin E and C supplementation and risk of cancer in men: posttrial follow-up in the Physicians' Health Study II randomized trial. Am J Clin Nutr, 2014, 100 (3): 915-923.

［24］　Gaziano JM, Glynn RJ, Christen WG, et al. Vitamins E and C in the prevention of prostate and total cancer in men: the Physicians' Health Study Ⅱ randomized controlled trial. JAMA, 2009, 301 (1): 52-62.

［25］　Lippman SM, Klein EA, Goodman PJ, et al. Effect of selenium and vitamin E on risk of prostate cancer and other cancers: the Selenium and Vitamin E Cancer Prevention Trial (SELECT). JAMA, 2009, 301 (1): 39-51.

［26］　Klein EA, Thompson IM Jr, Tangen CM, et al. Vitamin E and the risk of prostate cancer: the Selenium and Vitamin E Cancer Prevention Trial (SELECT). JAMA, 2011, 306 (14): 1549-1556.

［27］　Virtamo J, Pietinen P, Huttunen JK, et al. Incidence of cancer and mortality following alpha-tocopherol and beta-carotene supplementation: a postintervention follow-up. JAMA, 2003, 290 (4): 476-485.

［28］　Virtamo J, Taylor PR, Kontto J, et al. Effects of alpha-tocopherol and beta-carotene supplementation on cancer incidence and mortality: 18-year postintervention follow-up of the Alpha-tocopherol, Beta-carotene Cancer Prevention Study. Int J Cancer, 2014, 135 (1): 178-185.

［29］　Gaziano JM, Sesso HD, Christen WG, et al. Multivitamins in the prevention of cancer in men: the Physicians' Health Study Ⅱ randomized controlled trial. JAMA, 2012, 308 (18): 1871-1880.

［30］　Ma JL, Zhang L, Brown LM, et al. Fifteen-year effects of Helicobacter pylori, garlic, and vitamin treatments on gastric cancer incidence and mortality. J Natl Cancer Inst, 2012, 104 (6): 488-492.

［31］　Yang CS, Sun Y, Yang QU, et al. Vitamin A and other deficiencies in Linxian, a high esophageal cancer incidence area in northern China. J Natl Cancer Inst, 1984, 73 (6): 1449-1453.

［32］　Galan P, Briancon S, Favier A, et al. Antioxidant status and risk of cancer in the SU. VI. MAX study: is the effect of supplementation dependent on baseline levels?. Br J Nutr, 2005, 94 (1): 125-132.

［33］　Hashemian M, Poustchi H, Abnet CC, et al. Dietary intake of minerals and risk of esophageal squamous cell carcinoma: results from the Golestan Cohort Study. Am J Clin Nutr, 2015, 102 (1): 102-108.

第 24 章 儿童补充维生素和矿物质的健康效应

　　营养是维持儿童基本新陈代谢，保证儿童正常生长发育的关键。虽然目前世界各个国家和地区的儿童保健工作取得了很大进展和改善，但营养不良仍然是各个国家尤其是发展中国家在 21 世纪所面临的最主要公共卫生挑战之一。营养不良影响儿童的生存、生长和发育，全世界 5 岁以下儿童死亡人数中，近 35% 与之相关。据估计全球有 1.78 亿儿童发育不良，同时有 1 900 万儿童患有严重的急性营养不良。营养不良包括能量 - 蛋白质缺乏性营养不良（如消瘦和恶性营养不良）和微量营养素缺乏（如矿物质和维生素缺乏等），两者之间具有一定的重叠性，且一种微量营养素的缺乏也可伴有其他几种微量营养素的缺乏。

　　儿童营养缺乏的病因：①长期营养素摄入不足。如单纯用粥、米糊、奶糕等喂养，忽视蛋白质与脂肪的补充，导致食物中蛋白质和热量不足。②疾病的影响。如小儿腹泻、反复呼吸道感染、肺炎、麻疹、消化道畸形、寄生虫、长期发热及某些遗传代谢性疾病等。由于疾病造成长期进食不足或消化吸收障碍，以及代谢消耗过多等都可造成营养缺乏。营养不良的危险因素包括低出生体重、母乳喂养不足，辅食添加不当，复发性感染等。感染性疾病常与微量营养素缺乏共存，并表现出复杂的相互作用，导致营养不良和感染的恶性循环。关于婴儿发育迟缓的数据表明，这种发病与不适当的辅食添加有关，并且可能因为母亲营养不良和胎儿子宫内发育迟缓而加剧，出生后最初的 24 个月是干预机会的关键窗口期。

　　儿童营养缺乏的并发症：①水电解质紊乱。②营养性贫血：因缺乏造血原料，如蛋白质、铁、维生素 B_{12} 等，而造成营养性贫血。③维生素缺乏症：常见维生素 A、维生素 D、B 族维生素、维生素 C 等缺乏。④感染：由于免疫功能低下，容易继发上呼吸道感染、鹅口疮、肺炎、结核、中耳炎、泌尿系感染、败血症、婴儿腹泻等。⑤低血糖，可发生自发性低血糖。

一、维生素和矿物质与儿童营养相关的流行病学

　　1. 儿童的维生素和矿物质的营养状况　在全球范围内，超过 20 亿人面临缺乏维生素 A、碘和铁的危险。公共健康关注的其他微量营养素缺乏还包括锌、叶酸和 B 族维生素。儿童发育不良和营养不良常与伴随的微量营养素缺乏相关，其中维生素 A、铁、锌和碘缺乏症在儿童时期最为普遍。维生素 A 和锌缺乏估计与 100 万儿童死亡和全球儿

童残疾调整生命年数的 9% 有关。在中国，由于食物的丰富和膳食质量的提高，儿童能量 - 蛋白质缺乏引起的营养不良患病率大幅度下降。根据《中国居民营养与健康状况监测 2010—2013 年综合报告》，2013 年中国 0～5 岁儿童生长迟缓率为 8.1%，低体重率为 2.5%，与 2002 年相比分别下降了 8.2 和 3.2 个百分点。《中国居民营养与慢性病状况报告（2015）》中指出，儿童青少年生长迟缓率和消瘦率分别为 3.2% 和 9.0%，比 2002 年降低 3.1 和 4.4 个百分点。6～11 岁儿童贫血率为 5.0%，比 2002 年下降了 7.1 个百分点。但是维生素缺乏和钙、铁、锌、碘等矿物质不足的问题仍然存在，农村及贫困地区的情况更为突出。

张继国等研究了 2009 年中国西部 6 省（区）贫困农村 5 岁以下儿童维生素 A 水平，结果维生素 A 缺乏率为 20.2%，男童 20.6%，女童 19.7%。其中 6～11 月龄儿童的维生素 A 缺乏率最高，之后维生素 A 缺乏率随着儿童月龄的增加而下降。

张宇等分析了 2010—2012 年中国农村儿童青少年维生素 A 的营养状况，维生素 A 总缺乏率为 5.53%，其中一般农村和贫困农村分别为 6.14% 和 4.55%；边缘缺乏率为 18.75%，其中一般农村和贫困农村分别为 19.17% 和 18.07%，表明中国农村地区儿童青少年的维生素 A 缺乏仍普遍存在，其中边缘缺乏情况较为突出。

王艳华等检测了辽宁沈阳地区 0～14 岁儿童青少年的维生素 A 水平，提示各年龄组血清维生素 A 缺乏率随年龄上升而降低，在 1.75%～6.15%，边缘性缺乏的比例不容忽视。

胡贻椿等分析了 2010—2012 年中国 6～17 岁儿童青少年维生素 D 营养状况，报道维生素 D 缺乏率（包括缺乏与严重缺乏）高达 53.22%，其中城市缺乏率达到 53.78%，显著高于农村的缺乏率 52.58%，女性缺乏率为 56.44，显著高于男性的 50.05%。

孙慧等根据浙江温州健康儿童体检维生素 D 水平报道该地区维生素 D 严重缺乏率、缺乏率和不足率分别为 1.47%、32.6% 和 40.84%。

2. 维生素和矿物质在儿童健康成长的作用机制　维生素和矿物质是人体生长发育不可缺少的营养素。维生素矿物质缺乏和不足对儿童的生长发育，尤其是智力、体格、免疫水平和注意力等会造成不良影响。这些维生素和矿物质对儿童生长发育的作用机制如下。

（1）维生素 A：促进生长，维持黏膜上皮细胞完整性，促进骨骼、牙发育和免疫力，以及形成视网膜内视紫质及视紫蓝质，适应暗视觉。

（2）维生素 B_1：各种氧化脱羧酶系统的辅酶，在糖代谢中起重要作用，特别对心肌和神经功能影响大。

（3）维生素 B_2：形成黄素蛋白类辅酶的组成部分，参与体内糖类、脂质、氨基酸代谢中氢离子转换及细胞呼吸的作用。

（4）维生素 B_6：有吡哆醇、吡哆醛和吡哆胺 3 种活性形式，经磷酸化后转变为辅酶，作用于脱羧酶、转氨酶及脱硫酶等，在蛋白质和脂肪代谢中起重要作用。

（5）维生素 B_{12}：与胃中内因子结合而吸收，促进叶酸的利用，参与核酸、卟啉和嘌呤的合成，促进红细胞发育成熟，对造血和神经组织的代谢有重要作用。

（6）维生素 C：参与组织氧化还原反应，促进结缔组织成熟及胶原形成，维持其完整性，促进铁的吸收及叶酸代谢，参与肾上腺皮质激素、免疫球蛋白及神经递质的合成。

（7）烟酸：体内脱氢酶的辅酶Ⅰ、Ⅱ的重要组成部分，参与糖类、脂质、蛋白质的代谢过程，维持皮肤、黏膜和神经组织健全。

（8）泛酸：在脂肪酸的合成与降解、类固醇激素、维生素 A、维生素 D 和血红蛋白 A 合成等代谢过程中起重要作用，在三羧酸循环与氧化供能、膜磷脂合成、氨基酸氧化降解、维生素 B_{12} 合成等代谢过程中起重要作用。

（9）叶酸：其活性形式四氢叶酸为一碳基团的辅酶，参与卟啉嘧啶、核蛋白及甲基的代谢，为合成核酸的原料，有促进骨髓造血作用。

（10）维生素 D：促进钙磷在肠壁的吸收及在骨骼中的沉淀，调节血清碱性磷酸酶的浓度，维持血中钙磷浓度，有利于骨骼和牙生长发育。此外，维生素 D 可通过多种机制，以直接或间接的方式参与免疫细胞的调节与分化，并在多个水平参与对机体免疫系统的调节，总体上，维生素 D 起着免疫抑制的作用。动物实验研究结果显示，补充维生素 D 对于某些自身免疫性疾病具有预防作用，如多发性硬化和 1 型糖尿病等。

（11）钙：人体骨骼和牙齿主要成分，离子钙参与调节神经肌肉兴奋性、促进血液凝固、腺体分泌和心脏活动，以及激活体内多种酶如 ATP 酶、脂肪酶、琥珀酸脱氢酶等。

（12）磷：骨骼和牙的主要成分，为所有细胞核和细胞质的组成物质，参与酸碱平衡，并形成许多酶，在能量转换、神经冲动传递及糖类、蛋白质、脂质的代谢过程中起关键作用。

二、维生素和矿物质不足对儿童健康成长的影响

1. 多种维生素和矿物质不足限制儿童健康成长的临床研究

（1）骨骼发育：钙、磷、维生素 D 和维生素 A 在儿童生长发育和骨骼发育中发挥着重要的作用：①钙是骨骼和牙的主要成分，在维持肌肉兴奋、酶的激活中起重要作用。儿童缺钙可导致佝偻病、生长停滞、骨软化症、骨折等。②骨骼的发育与血磷的浓度也有一定的关系，钙磷乘积为 35～40 mg/dl 才能最有效发挥骨矿化作用。此外，磷还可以增加胶原的合成，严重的磷缺乏可以明显破坏骨基质合成及矿化。③维生素 D 缺乏会使肠道对钙、磷吸收减少，最终使骨化过程受干扰，是营养缺乏性佝偻病的基本病因。④维生素 A 对于正常的骨骼生长发育也是必需的，缺乏可以导致骨钙含量低。

（2）免疫功能：维生素 A、维生素 D 缺乏及钙磷代谢失衡将降低儿童的免疫功能，增加其发病率及死亡率：①维生素 A 亚临床缺乏状态时，可出现机体对病原微生物的屏障抗病能力降低，引起急性感染，同时感染性疾病也增加了肝中储存的维生素 A 消耗。②维生素 D 缺乏与感染的发生率呈正相关。维生素 D 缺乏性佝偻病合并呼吸道感染患儿的细胞免疫功能低下。③研究证实，机体钙磷代谢失衡与免疫功能相互影响，两者存在非常明显的制约关系。

（3）智力发育：钙、烟酸、维生素 B_1、维生素 B_6、维生素 B_{12}、维生素 A、维生素 C、维生素 D 和叶酸等与儿童的智力发育密切相关：①钙不足时往往发生异常性兴奋，即使很小的刺激也会使人发生精神激动；钙充足时，即使遇到较强的精神刺激也能很好

应对，说明儿童注意力不集中与钙缺乏有关。②烟酸缺乏所导致的糙皮病可引起认知障碍，甚至痴呆。③其他多种 B 族维生素，尤其是维生素 B_1、维生素 B_6、维生素 B_{12} 和叶酸是合成神经递质所必需的，缺乏可影响儿童的智力发育并出现多种神经症状。④维生素 C 可影响几种与神经递质代谢有关的羟化酶的活性，还可通过改变载体在细胞膜的转运和定位起到神经调节作用，是提高脑功能极为重要的营养素。⑤维生素 A 能促进大脑的发育，儿童长期维生素 A 摄入不足可导致智力低下。⑥维生素 D，研究证实，1, 25（OH）$_2D_3$ 可促进神经生长因子的表达，并激活移植到体外培养的海马体中神经突触的生长。出生前低水平的维生素 D 可导致新生大鼠的大脑增大、变形、滤泡增大，以及抑制神经生长因子的表达等。

（4）维生素和矿物质之间存在的协同作用：①维生素 A 是合成糖蛋白的重要辅基，骨骼基质中的硫酸软骨素就是一种重要的糖蛋白，缺少维生素 A 会影响小儿的骨骼生长。②维生素 D 与钙的吸收及成骨密切有关。③维生素 C 在胶原的合成过程中，能帮助赖氨酸和脯氨酸羟化，从而促进胶原组织的合成。④B 族维生素能改善儿童食欲，促进其他营养素的吸收。因此，补充多种维生素和矿物质对促进儿童生长发育及提高免疫功能具有协同作用。

2. 补充多种维生素和矿物质改善儿童健康成长的临床证据　营养不良一直是限制儿童健康成长的主要问题，尤其在发展中国家，儿童的死亡危险与营养不良的程度呈直接相关性。膳食营养中多种或单一营养素缺乏，如维生素矿物质的缺乏和不足，是限制儿童生长的重要原因。维生素和矿物质缺乏，特别是铁、维生素 A 和锌，影响全球 20 亿多人。由于生长迅速和不适当的饮食习惯，年幼儿童最容易受到伤害。国内外很多研究均已证实，补充多种维生素和矿物质不仅可预防和纠正普通人群及特殊人群的某种或多种营养素缺乏状况，而且有助于某些疾病的防治，如甲状腺肿、佝偻病、维生素 B_1 缺乏病和糙皮病等。这对儿童的生长发育、神经协调、智力水平和骨骼健康均有益。

2005 年王茵等研究显示，每日给 8～12 岁小学生补充多种维生素和矿物质（维生素 A 400 μg-RE，维生素 B_1 1 mg，维生素 B_2 1 mg，维生素 B_6 1 mg，维生素 C 50 mg，维生素 D 5 μg，叶酸 100 μg，钙 400 mg，铁 8 mg，锌 10 mg，硒 20 μg）共 6 个月，结果：①补充组的阅读速度和工作能力较对照组有显著提高（$P<0.01$）。②数学成绩和语文、数学成绩之和亦显著高于对照组（$P<0.05$）。③补充组儿童的感冒、其他不适和总患病数均显著低于对照组（$P<0.001$）。【1b】

2006 年祝海燕等研究报道，每日给 3～5 岁学龄前儿童补充多元维生素片 1 片（每片含维生素 A 5 000 U，维生素 D 400 U，维生素 E 30 U，维生素 B_1 1.5 mg，维生素 B_2 1.7 mg，维生素 B_6 2 mg，维生素 B_{12} 6 μg，叶酸 0.4 mg，烟酰胺 20 mg，维生素 C 60 mg），结果：补充 6 个月组小儿的身高和体重均较未补充组有显著增长（$P<0.05$）；补充 1 年后，补充组小儿的体重明显超过同年龄小儿的水平（$P<0.05$）。【1b】

2007 年印度的一项随机研究证实，每日给 7～11 岁儿童补充强化食盐（含硫酸亚铁、维生素 A、维生素 B_1、维生素 B_2、维生素 B_6、维生素 B_{12}、叶酸、烟酸、泛酸和碘）共 1 年，结果：①补充组的血红蛋白、红细胞计数、尿碘含量和血清维生素 A 均较基线时有显著改善（$P<0.05$）。②无一例口角炎病例（基线时的发病率为 30.4%）。

③学习成绩（平均分数）显著高于对照组（$P<0.05$）。【1b】

　　微量营养素粉（MNP）含有多种维生素和矿物质，可以掺入任何固态食品，已被提议作为改善 2 岁以下儿童微量营养素摄入量的干预方法。2011 年 De-Regil LM 等用循证的方法评价了多种营养素粉对 2 岁以下儿童的营养、健康和发育的影响和安全性。来自亚洲、非洲和加勒比低收入国家的 8 个试验（3 748 名受试者）中，干预措施持续了2～12 个月，粉末配方中含有 5～15 个营养素。6 个试验比较了 MNP 与不治疗或安慰剂，另两个比较了 MNP 和铁剂的使用。结果提示 MNP 可降低 31% 的贫血和 51% 缺铁，表明无论干预时间的长短和婴儿的性别，MNP 用于 6～23 个月的婴儿是有效的。【1b】

　　2013 年刘永芳等为了观察维生素 A 复合其他微量营养素对 3～6 岁儿童营养状况的影响，将 350 例学龄前儿童分成 3 组，分别单独补充维生素 A，补充维生素 A 和锌，补充维生素 A 复合多种微量元素，干预 6 个月。结果：3 组儿童营养不良的比例均有不同程度的下降，但 3 组间未见显著性差异。【1b】

　　总之，由于我国经济水平的大力提高，诸多大城市的父母对儿童的健康"自认为非常关注，吃得很好，不缺乏营养"，实际上由于诸多原因（老年人带孩子、父母工作忙、喂养知识不能与时俱进、婴儿患病等）即使在大城市也很难做到营养均衡。营养不良被认为是限制儿童健康生长的重要原因，而营养不良儿童又极易引起多种维生素矿物质缺乏和不足。儿童期保证充足的多种维生素矿物质摄入量，有助于改善儿童微量营养素的营养状况，促进儿童生长发育，提高儿童非语言方面的智力，以及降低儿童感冒、腹泻等的发生率。各个年龄段的各种维生素矿物质推荐摄入量或适宜摄入量，以及可耐受最高摄入量见"附录 A《中国居民膳食营养素参考摄入量》2013 修订版"。常量和微量元素的功能、来源和过量摄入的不良反应见附录 C。因此，合理补充多种维生素和矿物质对改善儿童营养起着至关重要的作用。

三、专家共识

　　1. 营养不良常合并维生素缺乏和矿物质不足，边缘性缺乏比例高。

　　2. 维生素和矿物质在儿童的健康生长中起着重要作用。

　　3. 维生素缺乏和矿物质不足直接影响儿童的生长发育、骨骼发育、免疫功能、造血功能和智力发育等。

　　4. 合理补充多种维生素矿物质有助于改善儿童微量营养素的营养状况，对保证儿童正常的生长发育、骨骼发育、智力发育，以及改善儿童免疫功能等都是有益。

参考文献

［1］　Müller O, Krawinkel M. Malnutrition and health in developing countries. CMAJ, 2005, 173 (3): 279-286.

［2］　Bhutta ZA, Salam RA. Global nutrition epidemiology and trends.Ann Nutr Metab, 2012, 61 Suppl 1: 19-27.

［3］　赵东红. 儿科学讲座（9）营养不良. 中国乡村医药，2000，7（6）: 35-36.

［4］ 常继乐，王宇. 中国居民营养与健康状况监测 2010—2013 年综合报告. 北京：北京大学医学出版社，2016.

［5］ 张继国，张兵，杜文雯，等. 中国西部 6 省（区）贫困农村 5 岁以下儿童维生素 A 缺乏状况分析. 中华流行病学杂志，2011，32（12）：1224-1226.

［6］ 张宇，刘小兵，陈竞，等. 2010—2012 年中国农村 6～17 岁儿童青少年维生素 A 营养状况. 卫生研究，2017，46（3）：345-349.

［7］ 王艳华，廖新，沈阳地区 0～14 岁儿童血清维生素 A 水平的研究. 中国中西医结合儿科学，8（5）：554-556.

［8］ 孙慧，郭俊霞，等. 儿童维生素 D 营养状况与骨密度关系的研究. 浙江预防医学，27（7）：682-685.

［9］ Bhan MK, Sommerfelt H, Strand T. Micronutrient deficiency in children. Br J Nutr, 2001, 85: S199-S203.

［10］ Bhandari N, Bahl R, Taneja S. Effect of micronutrient supplementation on linear growth of children. Br J Nutr, 2001, 85: S131-S137.

［11］ Kannani SJ, Poojara RH. Supplementation with iron and folic acid enhances growth in adolescent Indian girls. J Nutr, 2000, 130: S452-S455.

［12］ Grantham-McGregor SM, Fernald LC. Nutritional deficiencies and subsequent effects on mental and behavioral development in children. Southeast Asian J Trop Med Public Health, 1997, 28: 50-68.

［13］ Wasantwisut E. Nutrition and development: other micronutrients' effect on growth and cognition. Southeast Asian J Trop Med Public Health, 1997, 28: 78-82.

［14］ 宁寿葆. 儿科学. 2 版. 上海：上海医科大学出版社，2000.

［15］ 周建烈，柳启沛. 实用维生素矿物质补充剂手册. 北京：中国轻工业出版社，2003.

［16］ Arnson Y, Amital H, Shoenfeld Y. Vitamin D and autoimmunity: new aetiological and therapeutic considerations. Ann Rheum Dis, 2007, 66 (9): 1137-1142.

［17］ Optimal calcium intake. NIH Consens Statement, 1994, 12 (4): 1-31.

［18］ Instiute of Medicine (US) Standing Committee on the Scientific Evaluation of Dietary Reference Intakes. Institute of Medicine. Dietary Reference Intakes for Calcium, Phosphorus, Magnesium, Vitamin D, and Fluoride. Washington (DC): National Academies Press (US), 1997.

［19］ 杨雅华. 从维生素 D 作用的新认识谈营养缺乏性佝偻病病因的新观点. 中国临床医药研究杂志，2007，166：41-42.

［20］ 滕红红，王晓华，李辉. 2000—2004 年中国儿童维生素 A 缺乏状况研究. 中国儿童保健杂志，2006，14（3）：270-271.

［21］ 高广英，王宜海. 86 例晚发性维生素 D 缺乏性佝偻病患儿的临床特点分析. 山东医药，2001，41（13）：27-28.

［22］ 韩爱萍. 35 例 VDDR 反复呼吸道感染患儿的免疫功能分析. 山东医药，2006，46（23）：81-82.

［23］ 曹伟平，冯罗华，吴晔. 80 例反复呼吸道感染与钙磷代谢及免疫功能关系分析. 实用全科医学，2007，5（6）：518-519.

［24］ 毛绚霞，蔡美琴. 补充维生素矿物质促进儿童智力发育的研究进展. 中国临床营养杂志，2005，13（5）：325-328.

［25］ 袁海斌，张国勋，龙雅玲，等. 128 例脑性瘫痪血钙、锌、铁、铜、镁元素分析. 广东微量元素科学，2007，14（5）：13-15.

［26］ Fanjiang G, Kleinman RE. Nutrition and performance in children. Curr Opin Clin Nutr Metab Care, 2007, 10 (3): 342-347.

［27］ Dakshinamurti K, Shamna SK, Bonke D. Influence of B vitamin on binding properties of serotonin receptors in the CNS of rats. KlinWochenschr, 1990, 68 (2)：142-145.

[28] Schneede J, Dagnelie PC, Van Staver en WA, et al. Methyhnalonic acid and homocysteine in plasma as indicatos of functional cobalamin deficiency in infants on macrobiotic diets. Pediatr Res, 1994, 36 (2): 194-201.

[29] Bryan J, Osendarp S, Hughes D, et al. Nutrients for cognitive development in school-aged children. Nutr Rev, 2004, 62 (8): 295-306.

[30] Mattson MP, Shea TB. Folate and homsocysteine metabolism in neural plasticity and neumdegenerative disorders. Trends Neurosci, 2003, 26 (3): 137-146.

[31] 唐久来, 唐茂志, 余世成, 等. 维生素 B_{12}、叶酸和环核苷酸与儿童智力关系的探讨. 安徽医科大学学报, 1992, 27 (2): 114-115.

[32] Girls, F, Ramassamy C, Piton C, et al. Ascorbic acid increases synaptosomal potassium-induceddopaminere lease. Neuroreport, 1994, 5 (9): 1027-1029.

[33] Zile MH. Function of vitamin A in vertebrate embryonic development. J Nutr, 2001, 131 (3): 705-708.

[34] Thompson HG, Maynard TM, Shatzmiller RA, et al. Retinoic aci d signaling at sites of plasticity in the mature central nervous system. J Comp Neuml, 2002, 452 (3): 228-241.

[35] Lazarević K, Nikoli ć M, Mitrovi ć V. Application and significance of fortification in preventi on of micronutrient deficiency-induced diseases. Srp Arh Celok Lek, 2006, Suppl 2: 139-144.

[36] Bhandari N, Bahl R, Taneja S. Effect of micronutrient supplementation on linear growth of children. Br J Nutr, 2001, 85: S131-S137.

[34] Sandstead HH, Penland JG, Alcock NW, et al. Effects of repletion with zinc and other micronutrients on neuropsychologic performance and growth of Chinese children. Am J Clin Nutr, 1998, 68: S470-S475.

[38] Harahap H, Jahari AB, Husaini MA, et al. Effects of an energy and micronutrient supplement on iron deficiencyanemia, physical activity and motor and mental development in undernourished children in Indonesia. Eu J Clin Nutr, 2000, 54: S114-S119.

[39] Bates CJ, Evans PH, Allison G, et al. Biochemical indices and neuromuscular function tests in rural Gambian school children given a riboflavin, or multivitamin plus iron supplement. Br J Nutr, 1994, 72: 601-610.

[40] Van Stuijverberg ME, Kvalsvig JD, Faber M, et al. Effect of iron-, iodine-, and beta-carotene — fortified biscuits on the micronutrient status of primary school children: a randomized controlled trial. Am J Clin Nutr, 1999, 69: 497-503.

[41] Jahari AB, Haas J, Husaini MA, et al. Effects of an energy and micronutrient supplement on skeletal maturation in undernourished children in Indonesia. Eu J Clin Nutr, 2000, 54: S74-S79.

[42] Rosado JL. Separate and joint effects of micronutrient deficiencies on linear growth. J Nutr, 1999, 129: S531-S533.

[43] 王茵, 荫士安, 赵显峰, 等. 补充微量营养素对儿童健康状况影响的研究. 浙江省医学科学院学报, 2005, 61: 115-120.

[44] 祝海燕, 周浩平, 肖慧萍, 等. 补充多元维生素对学龄前儿童生长的促进作用. 中国儿童保健杂志, 2006, 14 (6): 629-631.

[45] Kumar MV, Rajagopalan S. Multiple micronutrient fortification of salt and its effect on cognition in Chennai school children. Asia Pac J Clin Nutr, 2007, 16 (3): 505-511.

[46] Suchdev PS, Jefferds MED, Ota E, et al. Home fortification of foods with multiple micronutrient powders for health and nutrition in children under two years of age. Cochrane Database Syst Rev, 2020, 2 (2): CD008959.

[47] 刘永芳, 陈立, 龚敏, 等. 维生素 A 复合其他微量营养素对3~6岁儿童营养状况的影响. 第二军医大学学报, 2013, 34 (8): 828-834.

第 25 章 孕妇补充维生素和矿物质的健康效应

妊娠期是女性生命中的特殊生理时期。妊娠所导致的机体新陈代谢的变化使得机体对营养素的需求增加。妊娠期良好的营养状态不仅是保证母体正常生理功能、维持自身健康的需要，也是胎儿正常发育、孕妇顺利分娩及产后乳汁分泌必不可少的保障。现有的临床证据已经初步显示，某些维生素或矿物质在维护妊娠期妇女的健康方面发挥非常重要的作用，缺乏这些维生素或矿物质可能导致孕妇各种妊娠综合征患病危险的增加，引发流产、死产、畸胎、新生儿死亡、早产、低出生体重及产后大出血等，同时孕妇营养与胎儿的大脑发育和智力发育发展之间都存在密切的关系。国际妇产科联盟（International Federation of Gynecology and Obstetrics，FIGO）在 2015 年发布的营养建议中提出"营养优先"（think nutrition first）的概念，旨在提醒人们关注青春期、备孕期、妊娠期、生育期女性营养状况对自身健康及后代生长发育的影响。

微量元素和维生素类物质是胎儿生长发育必需的营养物质，孕妇在妊娠期微量元素和维生素类缺乏，可导致胎儿生长受限，容易造成流产、早产、胎儿畸形、胎死宫内等，对于母亲可导致贫血、低钙、妊娠期高血压、产后出血等不良的妊娠结局。

一、妊娠期妇女中维生素和矿物质缺乏的流行病学

妊娠期女性由于血容量和红细胞数量的增加，循环中营养的结合和微量营养素水平有所降低，加上孕妇的新陈代谢水平还要满足胎儿生长的需求。孕妇作为一个高营养需求群体，对各种营养的需求均有所增加。

孕妇维生素和矿物质的状态在人群中是有差异的。在发展中国家，孕妇各种维生素和矿物质的缺乏现象较为严重，其中包括铁、碘、锌、维生素 A、B 族维生素等。并且存在一种"隐性饥饿"现象，即由于评估成本较高使得统计妊娠期维生素和矿物质状态的数据较少。2007 年中国居民营养与健康状况调查数据显示，某些居民钙、锌、硒、维生素 A 等多种微量营养素摄入不足。农村孕妇的糖类、能量、B 族维生素、维生素 C、维生素 E 摄入量高于城市，城市孕妇每日维生素 A、视黄醇、B 族维生素和钙的摄入量高于农村。不同妊娠期妇女能量均达到了膳食参考摄入量的要求。蛋白质早、中、晚期摄入量分别为膳食营养素参考摄入量（DRIs）的 93%、87%、81%。维生素 A 的摄入量为 DRIs 的 53%～58%；维生素 B_1 达到 DRIs 的 73%～80%；维生素 B_2 仅为 DRIs 的 41%～53%；维生素 C 摄入量为 DRIs 的 80%；钙的摄入量仅为 DRIs 的 32%～37%；

早、中、晚期孕妇铁的摄入量分别为 DRIs 的 165%、93% 及 73%；锌的摄入量分别为 90%、72% 和 73%。

孕妇中常见的容易摄入不足的维生素和矿物质如下。

1. 铁 贫血是妊娠期最常见的并发症，贫血在妊娠各期对母儿均可以造成一定的危害，在某些地区是孕产妇死亡的主要原因之一，其中缺铁性贫血最为常见。贫血是妊娠期常见并发症，世界卫生组织资料显示，全球贫血患病率为 24.8%，妊娠期贫血患病率为 41.8%。国内报道各地区妊娠期贫血的患病率差异较大，为 14.4%（876/6 070）～58.5%（55/94）。2004 年一项对中国孕妇及孕龄妇女铁缺乏症患病率的调查显示，孕妇铁缺乏和缺铁性贫血的患病率分别为 42.6%（1 528/3 591）和 19.1%（687/3 591）。南京地区属于我国东部地区，经济较为发达，妊娠期保健工作开展得比较完善和规范，孕妇营养相对均衡。对 3 262 例孕妇调查后结果显示，妊娠晚期贫血［27.16%（886/3 262）］、铁缺乏［47.98%（1 565/3 262）］和缺铁性贫血的患病率［16.89%（551/3 262）］依然较高。说明尽管居民生活水平有了大幅度提高，但妊娠期贫血尤其是缺铁性贫血现状依然严峻。

2. 叶酸 备孕妇女叶酸服用率的高低直接影响着预防出生缺陷的效果。欧洲 McKeating 等采用前瞻性观察性研究，对 2009—2013 年妇女妊娠期叶酸增补趋势进行分析，研究结果显示妇女妊娠期叶酸服用率为 43.9%，而 2009—2013 年，妊娠期叶酸服用率从 45.1% 下降至 43.1%。2009 年 Forster 等采用横断面研究，对澳大利亚 588 例妇女进行了妊娠前和妊娠期叶酸及其他维生素服用情况调查，结果显示 79% 的妇女于妊娠期增补叶酸。Ren 等 2006 年的报道显示，中国北方地区 693 例妊娠早期妇女叶酸服用率为 15%。一项关于 902 270 例中国农村妇女的研究显示，中国农村妊娠早期随访妇女 2010—2012 年叶酸的平均服用率为 75.62%，高于欧洲的报道结果。

3. 碘 健康人群的尿碘水平为 100～300 μg/L，人体对碘的安全耐受量是 1 000 μg/L，根据 2007 年世界卫生组织对妊娠和哺乳期女性碘营养制定的标准：尿碘＜150 μg/L 为碘缺乏，＞500 μg/L 则为碘过量。我国各地区孕妇碘缺乏率从 30%～70% 各有不同。虽然沿海城市儿童和一般成年人群碘营养水平适宜，维系适宜碘营养水平 74% 的贡献率来源于碘盐。而妊娠是个特殊生理阶段，妊娠期碘需要量增加，是防止碘缺乏病的重点人群。妊娠期也是纠正碘缺乏的最佳时机，对于碘摄入不足的孕妇，做到合理的碘摄入，及时进行饮食指导或碘制剂治疗是十分必要的。

4. 钙 妊娠期钙的摄入量不足，妊娠中晚期钙的摄入量严重不足，仅占 RNI 的 49%，妊娠早期为 47.9%。对南昌地区 1 169 例孕妇调查，钙的摄入量严重不足，仅为 RNI 的 47.77%。

5. 维生素 A 妊娠期维生素 A 缺乏或过多均可导致胚胎发育异常。对 1 341 例孕妇妊娠中期膳食营养状况调查，维生素 A 摄入量合理的孕妇仅占 11.33%。

6. 维生素 D 查阅部分资料显示南京地区冬季妊娠中期孕妇有 65.4% 存在维生素 D 缺乏，广州地区的一项研究表明孕妇妊娠早期血清 25（OH）D 缺乏和不足的发生率分别为 17.8% 和 81.7%，妊娠中期分别为 12.3% 和 85.9%，妊娠晚期分别为 17.6% 和 80.8%。无锡地区对 4 630 例妊娠期妇女进行研究后发现其中维生素 D 缺乏 1 524 例，占 32.9%；不足 3 094 例，占 66.8%；随着妊娠的发展，妊娠早期维生素 D 缺乏的检出率为 31.6%，妊娠中期为 34.4%，妊娠晚期为 38.3%。表明中国不同地区、各个妊娠期的人群普遍存在维生素 D 缺乏和不足。

7. 锌　成人锌需要量每日约 2.2 mg，混合膳食平均锌吸收率为 20%，因此，每日锌供给量应为 11 mg。我国膳食营养素供给量标准规定：10 岁以上儿童及成人每日为 15 mg，1 岁以下婴儿为 3～5 mg，1～9 岁儿童为 10 mg，孕妇、乳母为 20 mg。孕妇每日从食物中获取锌约 10 mg，另外从补锌制剂中每日补充锌 10 mg，可使整个妊娠期锌摄入量充足。对银川市 788 例孕妇进行调查，妊娠中晚期锌的摄入量缺乏，占 RNI 的 62.3%。

8. 其他 B 族维生素　由于胎儿吸收和胎盘运输的增加，妇女围孕期维生素 B_6、维生素 B_{12} 缺乏较为常见。国内研究显示，成都孕妇维生素 B_1、维生素 B_2、维生素 B_6、维生素 B_{12} 摄入均不足，其中 49.45% 的孕妇维生素 B_{12} 摄入不足。

二、维生素和矿物质在母婴健康中的生理机制及缺乏表现

孕妇的营养状况直接影响母体健康和胎儿的生长发育，其缺乏可对孕妇和胎儿的健康造成严重不良影响。

下述维生素和矿物质对于保持妊娠期妇女和胎儿健康的可能机制如下。

1. 维生素

（1）维生素 A：维生素 A 构成视觉细胞内感光物质视紫红质，具有维持上皮组织结构完整、促进上皮细胞糖蛋白合成、促进生长发育、抗氧化的作用，并且参与皮质激素、性激素合成及骨组织形成。研究发现，在胚胎发育时期，母体维生素 A 缺乏会导致胎儿发育不良及一系列先天性缺陷，如小眼及无眼畸形、心脏畸形、肺缺如或发育不全、中枢神经系统发育畸形、骨骼发育迟缓及畸形。

（2）维生素 D：维生素 D 是一种调节钙、磷代谢的脂溶性维生素，具有广泛的生理作用，有研究表明维生素 D 缺乏不仅影响骨骼的健康，还会增加机体患某些非骨骼疾病的风险，如免疫功能异常、肿瘤和心血管系统疾病等。孕妇的维生素 D 水平可同时影响母亲和儿童的健康，近期研究发现孕妇维生素 D 水平与先兆子痫、子痫、妊娠糖尿病、高剖宫产率和免疫功能受损有关，同时影响新生儿骨发育，能降低后代过敏性疾病如下呼吸道感染和哮喘发生的风险。

孕妇不可过量摄入维生素 D，以防出现高钙血症及高钙尿、软组织钙沉积、不可逆性肾与心血管损伤等潜在毒性以及婴儿动脉硬化的发生，当日摄入量超过 45 μg 时则可以出现中毒反应。2010 年美国医学研究院报道，孕产妇维生素 D 平均需要量为 400 U/d，推荐摄入量为 600 U/d，将足以满足她们的目标。2011 年预防维生素 D 缺乏的内分泌学会临床实践指南建议孕妇至少补充维生素 D 600 U/d。

（3）维生素 E：维生素 E 是维持机体正常代谢和功能的必需维生素。维生素 E 在抗氧化、抗自由基、提高免疫功能、抗衰老、抗癌变等过程中发挥重要作用。对于妊娠期女性来说，机体代谢旺盛，自由基产生增加，脂质过氧化反应增强，自由基也会增加，

如果不及时清除，有可能导致胎盘老化及不良妊娠结局，增加妊娠高血压综合征的发生风险和不良转归率，但有文献报道，妊娠期增加维生素 E 摄入并不会对高危人群子痫前期的发生起到预防作用，并没有发现维生素 E 与子痫前期、妊娠期高血压或蛋白尿有直接的关系，但有研究表明，妊娠期孕妇血清维生素 E 水平的高低与胎儿将来发生哮喘以及其他过敏性疾病的发生率相关。

（4）维生素 K：维生素 K 作为辅酶参与血液凝固和骨代谢相关的特定蛋白质的合成。为预防维生素 K 缺乏性出血（vitamin K deficiency bleeding，VKDB）及早产儿出血，特别是服用抗癫痫药物等抗凝血药物的孕妇在分娩前 2~4 周开始服用维生素 K 10 mg/d，直至分娩。新生儿出生后立即肌内注射维生素 K 1 mg；或在妊娠最后 3 个月内肌内注射维生素 K 10 mg/ 次，共 3~5 次，临产前 1~4 小时再肌内注射或静脉滴注维生素 K_1 10 mg，以预防早发型 VKDB。

（5）叶酸：叶酸作为一碳转移的辅酶在核苷和氨基酸代谢中发挥作用，对于细胞分化及蛋白质合成非常重要。由于 DNA 的合成需要叶酸作辅酶（用于嘧啶核苷酸的合成），因此正常细胞的分化也需要叶酸的参与。妊娠期对叶酸的需求因一碳转移反应速度的加快而大量增加，特别是在核苷酸的合成和细胞分化过程中。妊娠初 4 周是胎儿神经管分化和形成的重要时期，由于妊娠具有延迟性，且叶酸缺乏状态在补充 4~8 周后才能得到明显改善，研究显示，与每天增补单一叶酸 0.4 mg 相比，含 0.8 mg 叶酸多元营养素，可以更快达到预防胎儿神经管畸形所需叶酸阈浓度。同型半胱氨酸（homocysteine，Hcy）代谢异常是诱发胎儿出生缺陷和血管疾病的独立危险因素。研究证实，高 Hcy 水平与胎儿生长受限、神经管畸形以及先天性心脏病的发生显著相关。维生素 B_{12} 和维生素 B_6 均可为分解同型半胱氨酸提供辅酶，从而强化叶酸的作用，协助降低神经管畸形（NTD）发生风险。

5, 10- 亚甲基四氢叶酸还原酶（5, 10-methylenetetrahydrofolate reductase，MTHFR）是叶酸代谢过程的关键酶，也是 Hcy 重新甲基化形成甲硫氨酸所需要的关键酶。如果 MTHFR 催化反应过程发生障碍，将影响甲基供体的产生，引起 Hcy 升高。MTHFR 具有许多个多态性位点，研究最多的是第 677 位核苷酸位点，该位点基因型有 *CC*、*CT*、*TT*（纯合突变）3 种。孕产妇 MTHFRC677 基因型为 *TT* 时，体内 Hcy 浓度容易偏高，胎儿患 NTDs 的风险上升。近期有研究发现不论何种基因型的女性补充合理剂量的含叶酸多元营养素即可改善 Hcy 水平。澳大利亚一项研究发现血清高叶酸水平不会影响由维生素 B_{12} 缺乏引起贫血的治疗。

（6）维生素 B_1：硫胺素作为辅酶参与糖类和支链氨基酸的代谢。由于维生素 B_1 依赖性酶在胎儿脑发育的脂质核苷合成的细胞能量代谢中有重要作用，因此孕妇维生素 B_1 缺乏可对胎儿大脑发育造成损害。妊娠期间，由于母体和胎儿的生长发育及能量消耗的少量增加，使得维生素 B_1 的需求量较非妊娠期女性增加 30%，如果缺乏维生素 B_1，母体可能不会表现出明显症状，但新生儿则有可能发生先天性维生素 B_1 缺乏症或在幼儿期发生口面畸形。

（7）维生素 B_2：维生素 B_2 作为辅酶参与许多氧化还原反应，对维持正常物质代谢起重要作用。它还参与包含烟酸的辅酶的生物合成，以形成 5- 磷酸吡哆醛，以及 5, 10-

甲基 - 四氢叶酸的还原。维生素 B_2 作为辅酶还能影响与先兆子痫相关的线粒体功能、氧化应激和血管扩张，保护胎儿免受低氧环境的影响。

（8）维生素 B_6：作为人体内 100 多种重要化学反应的辅酶，参与机体蛋白质的代谢，主要作用于中枢神经系统发育大脑神经传递素及神经细胞的合成。维生素 B_6 作为辅酶参与氨基酸、糖原以及鞘氨基酸的代谢，在许多代谢过程，如神经系统的发育和功能中发挥重要作用。维生素 B_6 的 AI 为每天 10 mg，当摄入量为 7～10 倍时可致中毒。

（9）维生素 B_{12}：维生素 B_{12} 是一种含钴（Co^{2+}）的咕啉衍生物，钴被咕啉环平面所围绕，故又称为钴胺素，是唯一含金属元素的维生素。在人体中的主要生理作用是以辅酶形式参与代谢反应，是维持人体正常代谢、DNA 合成和红细胞再生所必需。维生素 B_{12} 缺乏若得不到及时纠正，可导致巨幼细胞贫血及不可逆性中枢神经系统损伤，在妊娠期间维生素 B_{12} 缺乏会直接影响胎儿维生素 B_{12} 的存储。维生素 B_{12} 缺乏可能导致不孕或反复自然流产。妊娠开始缺乏维生素 B_{12} 可能会增加出生缺陷、卒中、先兆子痫、早产和癌症等风险。

（10）维生素 C：维生素 C 是一种有效的抗氧化剂，并可使其他抗氧化营养素如维生素 A、维生素 E 和一些 B 族维生素再生，Casanueva 等的研究结果说明，维生素 C 参与抗氧化、胶原蛋白的代谢等反应。中国建议妊娠后期维生素 C 的摄入量为每天 130 mg。

（11）泛酸：泛酸是辅酶 A 和磷酸泛酰巯基乙胺的组成成分。有关泛酸在妊娠期使用情况的资料非常少，美国和加拿大人群的常规摄入量似乎可以保障健康的妊娠结果，因此妊娠期的 DRIs 被设定为每天 6 mg。

（12）生物素：生物素在依靠碳酸氢盐的羧化作用中发挥辅酶功能。这类反应包括了丙二酰辅酶 A 的形成和三羧酸循环或生成葡萄糖过程中丙酮酸盐的羧化作用。亮氨酸的降解和 D- 甲基丙二酰辅酶 A 的形成也都依赖于生物素。

（13）胆碱：胆碱是乙酰胆碱、磷脂类及甘氨酸三甲内盐的前体，作为非叶酸依赖型的甲基团在肝中参与高半胱氨酸的甲基化。因此，妊娠期女性的 AI 被定为每天 450 mg。

2. 矿物质

（1）钙：孕妇的钙需求量随着其孕龄增大而逐步增加，以妊娠晚期最为显著。欧美国家专业营养组织建议妊娠中、晚期妇女的钙摄入量不宜低于 1 000 mg/d，中国营养学会 2000 年推荐中国妊娠中期妇女的适宜钙摄入量为 1 000 mg/d。2013 年中国营养学会推荐中国妊娠中晚期妇女的摄入量均为 1 000 mg/d（见附录 A）。妊娠期妇女的钙营养主要来源于日常均衡膳食、钙强化食物、运动、日光浴等途径。已有较多研究结果显示，妊娠中、晚期妇女补充外源性钙制剂可增加母体骨密度，促进胎儿生长发育，预防和减轻妊娠期高血压、子痫或先兆子痫等疾病发生，降低早产和低出生体重的发生率。

（2）磷：磷是人体所有组织的重要成分，并且具有结构（磷脂、核苷酸、核酸）和调节功能。足月新生儿体内的磷含量约为 17 g，主要（88%）存在于骨骼和体液中。母体钙吸收量的增加还能够增加磷的吸收，且这种吸收量的增加及涵盖了妊娠期对磷需求量的增加，故而 DRI 中对妊娠期女性磷摄入量的限定与非孕期女性相同。

（3）镁：镁是 300 多种不同辅酶的辅助因子，新生儿体内大约有 750 mg 的镁，其中 60% 分布在骨骼中。考虑到受体组织的增加量及生物利用度的增强，妊娠期妇女镁的 DRI 增加至每天 400 mg。镁元素几乎参与人体所有新陈代谢过程，缺乏可致母亲出现精神紧张、容易激动、烦躁不安，严重者可有癫痫样发作等。

（4）铁：是人体必需的微量元素之一，缺铁性贫血是发展中国家主要的营养问题之一，特别是在我国孕产妇死亡的首要原因仍然是产科出血，妊娠期贫血的纠正有着更重要的意义，不同种类的含铁食物铁的吸收率差异较大，从 <1% 至 >50%，并且与机体的铁的营养状况相关，总体来讲，我国常用膳食的铁的吸收率为 10%。需要注意的是无论是钙盐还是乳制品中的钙均会影响铁的吸收，并且对血红蛋白铁和非血红蛋白铁的抑制强度没有差异。一餐中摄入 300～600 mg 钙时，对铁的吸收抑制作用高达 60%，因此，应避免与钙剂、铁剂同时服用，特别是对缺铁性贫血较严重的孕妇，如补铁治疗效果不理想的时候可考虑暂停钙剂的补充，以利于铁的吸收，及早纠正贫血。研究证实维生素 C 是促进三价铁还原为二价铁的确定因素，补铁的同时补充维生素 C 是有益的。妊娠中期膳食铁的 AI 为 25 mg/d，妊娠晚期为 35 mg/d。但对于贫血的孕妇，如血红蛋白 <105 g/L，血清铁蛋白 <12 μg/L 时，应补充元素铁 60～100 mg/d。

（5）锌：据估计，妊娠期间贮留在母亲及胎儿组织中的总锌量为 100 mg，其中 60 mg 在胎儿成熟期被利用。孕妇血中锌在妊娠早期即开始下降并持续至足月。锌对胎儿的生长发育起着至关重要的作用，锌缺乏可引起 RNA、DNA 及蛋白质合成障碍，细胞分裂减少，导致胎儿生长发育迟缓甚至停滞。

（6）铬：铬使得胰岛素在活体内及活体外都能保持活性。有报道中提出，体内铬的量在妊娠期会大量减少。早期的研究中显示，新生儿体组织内的铬水平会在出生后降低，因此，建议女性需要在妊娠期增加铬的储存，但是尚未能确定铬需求情况的精确预计量。

（7）碘：碘是人体必需的微量元素，甲状腺利用碘和酪氨酸合成甲状腺素，碘缺乏或摄入过多可能会引起甲状腺功能的异常。每日碘摄入量低于 150 μg，患者碘缺乏病的风险增加，影响母儿的新陈代谢，尤其是蛋白质的合成。由于孕妇要同时提供胎儿所需的碘，所以膳食碘的 RNI 为 200 μg/d，UL 为 1 000 μg/d。妊娠期食用加碘食盐即可满足需要，1 g 加碘食盐含碘约 35 μg，每天推荐的食盐摄入量为 5.5 g，碘的摄入量为 192.5 μg，但碘极易被破坏，所以，除碘盐外，最好每周进食 1～2 次海产品。

（8）铜：铜在体内主要以铜蓝蛋白的形式存在，血中铜含量随妊娠期生长激素的增加而增高。胎儿缺铜易使多系统受损，尤其是神经缺损，且与营养性小细胞贫血有关，妊娠晚期易致胎膜早破、感染等，甚至增加子痫前期的发病率。彭燕等 2013 年的研究认为，镁、铜并非孕妇膳食中易出现缺乏的矿物质，可能与这两种元素广泛存在于各种食物中，正常膳食即可满足机体需要有关。

（9）硒：硒元素是谷胱甘肽过氧化物酶（GSH - Px）的一种成分，通常在保护核酸、细胞膜、蛋白质的正常结构、保持其功能完整性及清除自由基方面有重要的作用，属于人类胚胎早期发育时必要的微量元素。硒的摄入量因土壤中含硒量不同而有差异，中毒量为每天 5 000 μg。中国一般成人每日硒摄入量为 19 μg，而克山病地区仅有 8 μg。

（10）氟：氟化物主要与钙化组织相关，它能够防止龋齿的形成和发展，激发促进新骨的发育。氟化物可经过胎盘并参与乳牙的形成。来自于前瞻性、随机双盲试验的数据并不支持龋齿发生率低与产前氟化物暴露量之间存在相关性，因此，不支持在妊娠期进行补充。

（11）锰：锰对于骨的形成以及氨基酸、胆固醇和糖类的代谢都非常重要。有关妊娠期锰的情况的资料很少。

（12）钼：钼是亚硫酸盐氧化酶、黄嘌呤氧化酶及醛氧化镁这几种参与含硫氨基酸和杂环化合物代谢的酶的辅助因子。有关妊娠期钼的需求情况，还没有直接的资料。

总之，孕妇的维生素矿物质的推荐摄入量或适宜摄入量参考附录 A。

三、膳食推荐以及营养素缺乏者的补充

普通妊娠期女性的膳食摄入应当满足妊娠期营养需求的增加，需求量增加最多的营养素包括铁（50%）、叶酸（50%）、碘（47%）、维生素 B_6（46%），以及锌（38%）。铁补充剂的应用需要一如既往地由医疗卫生专业机构提供及指导，而大多数女性都需要连续性地补充叶酸以满足推荐量。其他营养素的药剂补充尚未被充分阐述论证。李思会等在 2009 年对 500 例孕妇的调查中得出，92% 以上孕妇的各种营养素中蛋白质、脂肪及糖类的摄入均能达到推荐量的 90% 以上。但普遍存在部分微量营养缺乏及不均衡现象，锌、铁、钙摄入量不足较为明显。妊娠合并贫血时，胎儿可发生缺氧及与之有关的病理生理改变，可导致产后出血及救治困难等不良妊娠结局。研究显示，服用多元营养素组较单纯铁 - 叶酸组低出生体重儿、流产、死胎、新生儿死亡的发生率更低。提示妊娠期妇女服用多元营养素较单纯服用铁 - 叶酸制剂，不仅可以改善孕妇贫血状态，还可以带来其他的益处。

研究显示，妊娠期每日补铁 60 mg 显著降低缺铁性贫血的发生率（补充组与不补充组，6.67% 与 54.44%）。

研究显示，营养素水平，如 25- 羟基维生素 D、钙等水平过低及代谢异常是妊娠期高血压发病原因，妊娠期补充多元营养素与减少妊娠期高血压疾病的发生有一定相关性。研究提示围孕期常规应用多元营养素可以使子痫前期的发生风险降低 45%。这种效果在体型较瘦的孕妇（降低 71%）和肥胖、超重的孕妇（降低 52%）中均效果显著。特别是复合维生素 A、维生素 B_1、维生素 B_2、维生素 C、维生素 E、铜、锌、锰、铁、钙、硒等多种抗氧化营养素的补充，能够显著降低流产、先兆子痫、早产、宫内生长发育迟缓等一系列围生期问题的发生率。

四、维生素和矿物质补充剂在保持妊娠期妇女和胎儿健康中的应用

维生素之间和矿物质之间并非为单独成分发生作用，而是存在协同作用。如维生素 C 和维生素 E 联合作用后，总体来看抗氧化活性比单独作用强，表现出一定的协同

效应；维生素 E 可促进硒的吸收，两者互补，协同作用；维生素 C 可增加铁的吸收；联合补充铁和维生素 A 对改善孕妇贫血的作用优于单独补铁。由于低或中等收入的国家通常更容易发生多种微量营养素缺乏，因此，含全面维生素和矿物质的补充剂对发挥身体最佳功能及孕妇和婴儿获得更多健康益处可能是一种更佳的选择。

五、多种维生素、矿物质在保持妊娠期妇女健康和良好妊娠结局中的临床证据

多种维生素和矿物质补充剂作为妊娠期营养管理的重要组成部分，一方面可通过直接对孕妇相关疾病的治疗作用或间接减少孕妇分娩时相关的并发症降低孕妇的患病率和死亡率；另一方面也是孕育健康胎儿的必需营养素。

1. 一项前瞻性研究意在确定妊娠早、中期补充含叶酸的维生素矿物质补充剂与发生先兆子痫危险的关系。研究最终共纳入 762 例孕妇，根据孕产妇妊娠期间有无规律服用叶酸和维生素 C、维生素 D、维生素 E 等，分为 A 组（$n=241$）、B 组（$n=292$）和 C 组（$n=229$），其中 A 组孕产妇产前规律服用叶酸和维生素 C、维生素 D、维生素 E；B 组孕产妇产前规律服用叶酸，但并未口服维生素 C、维生素 D、维生素 E，C 组孕产妇无服用叶酸和维生素 C、维生素 D、维生素 E。结果 A、B 和 C 组子痫前期发生率分别为 5 例（2.07%）、6 例（2.05%）、13 例（5.68%），A、B 组子痫前期发生率明显低于 C 组（$P<0.05$），但 A、B 组间比较，差异无统计学意义（$P>0.05$）。【2b】

2. 一项双盲、安慰剂对照研究共入选 14 293 例印度尼西亚孕妇，对照组（$n=7\ 001$）仅常规补充铁和叶酸，干预组（$n=7\ 292$）每天补充含有多种维生素和矿物质的补充剂。所有孕妇妊娠期开始补充直至分娩。以出生体重和产程作为主要观察指标。结果：干预组与对照组相比，平均出生体重增加 33 g（$95\%CI\ -1\sim66$，$P=0.06$），同时低体重的发生率降低 21%。因此，研究人员认为妊娠期补充多种维生素和矿物质能增加婴儿的出生体重。【1b】

3. 近期公布的一项双盲、随机对照研究，将孕妇分为单独补铁、叶酸＋铁和多种维生素和矿物质组，研究的主要指标包括新生儿死亡率、流产和低出生体重。母亲上臂围（MUAC）<23.5 cm 作为营养不良组，MUAC>23.5 cm 作为正常组。结果：与补充叶酸组相比，补充多种维生素矿物质组妊娠期延长 0.29 周（95% CI 0.12~0.45），早产率减少 35%（RR 0.55，95% CI 0.32~0.93），新生儿死亡率减少 35%（RR 0.42，95% CI 0.19~0.90）。与补充叶酸组相比，补充铁＋叶酸组妊娠期延长了 0.27 周（95% CI 0.09~0.45），早产率减少 59%（RR 0.41，95% CI 0.17~0.98），新生儿死亡率减少 54%（RR 0.42，95% CI 0.19~0.90）。对于 MUAC>23.5 cm 组，3 组无明显差异，因此，营养不良的孕妇，补充多种维生素和矿物质比单纯补充叶酸的作用更佳，另外在这些孕妇中，铁＋叶酸和多种维生素和矿物质相比在保护新生儿的生存方面有类似的作用。【1b】

4. 对一项 1998—2013 年关于 137 791 例孕妇的临床研究进行荟萃分析，对照组只常规口服铁和（或）叶酸，干预组每天补充多种维生素矿物质（包含铁和叶酸），结果认为干预组新生儿低体重儿、小于胎龄儿的数量均小于对照组，其 RR 值分别为 0.88

（95% *CI* 0.85～0.91）、0.92（95% *CI* 0.86～0.98）。【2a】

5. 对一项 1998—2010 年关于孕妇的临床研究进行荟萃分析，随机对照试验的样本量由法国的 100 例至印度尼西亚的 312 900 例。对照组只常规口服铁和（或）叶酸，干预组每天补充多种维生素矿物质（包含铁和叶酸），结果认为干预组新生儿低体重儿、小于胎龄儿的数量均小于对照组，其 *RR* 值分别为 0.86（95% *CI* 0.81～0.91）、0.83（95% *CI* 0.73～0.95），并增加了平均体重 52.6 g（95% *CI* 43.2～62 g）。【2a】

6. 孟加拉国的一项最新研究，对妊娠期妇女每天补充种多维生素和矿物质与仅补充叶酸＋铁组比较，观察早产、新生儿体重等方面的结局。这项双盲、随机对照研究共纳入 44 567 例妊娠期妇女，其中多种维生素矿物质补充组 22 405 例，铁＋叶酸组 22 162 例。研究的主要指标是新生儿早产率和低出生体重。与补充叶酸组相比，补充多种维生素矿物质组早产率明显下降（18.6% 比 21.8%，*RR* 0.85；95% *CI* 0.80～0.91；*P*＜0.001）；低出生体重儿明显减少（40.2% 比 48.2%，*RR* 0.88；95% *CI* 0.85～0.91；*P*＜0.001）。因此补充多种维生素和矿物质比单纯补充叶酸的作用更佳。【1b】

7. 一项 1993—1995 年中美预防神经管畸形合作项目，130 142 例婚前体检妇女开始每天补充叶酸 400 μg，直到妊娠 3 个月为止，与 117 689 例未补充孕妇作对照。结果表明，高发区（河北）和低发区（浙江和江苏）神经管畸形发生率分别为 4.8% 和 1.0%，补充叶酸后分别降低为 1.0% 和 0.6%。32%～35% 中国北部地区妇女血浆叶酸和红细胞叶酸水平低，春季叶酸水平明显低于秋季。每天补充叶酸 400 μg，中国北部地区和南部地区神经管畸形发生风险分别下降 85% 和 40%。为此，2001 年国家卫生部和中国残疾人联合会公布了 2002—2010 年减少出生缺陷和残疾的国建行动计划。【综述】

六、专家共识

1. 妊娠期妇女对叶酸、碘、铁等维生素和矿物质的需求增加，但实际摄入量不足，往往伴有多种维生素和矿物质绝对或相对缺乏的表现，并由此可能造成多种妊娠并发症和不良妊娠结局的发生。适当补充维生素和矿物质是妊娠期营养管理的重要部分，可有效降低妊娠并发症和不良妊娠结局的发生危险。

2. 育龄女性（含 IVF 女性）在备孕（妊娠前 3 个月）及妊娠早期采取富含叶酸饮食的同时补充含叶酸的多元营养素，使孕妇红细胞叶酸水平达到能足够预防胎儿神经管畸形的水平，有效预防神经管畸形及其他叶酸相关出生缺陷，效果优于仅补充单一叶酸。对于低危风险人群（女性中无 NTD 及叶酸相关出生缺陷的个人史或家族史；男性中无 NTD 及叶酸相关出生缺陷的个人史或家族史），叶酸推荐剂量为妊娠前 3 个月每天口服含 0.4～0.8 mg 叶酸的多元营养素，并贯穿整个妊娠过程，以及产后 4～6 周，或整个哺乳期。通过联用单叶酸片以达到高风险人群推荐的叶酸剂量。如果女方有叶酸相关出生缺陷的个人史或妊娠史，包括口面裂（以及腭裂）、某些心脏缺陷、某些泌尿道缺陷、肢体缩小缺陷和先天脑积水，加拿大相关指南推荐，妊娠前及妊娠早期每日补充含 0.8～1.0 mg 叶酸的多元营养素。从妊娠 12 周至产后 4～6 周或整个哺乳期，每天补充含 0.4～0.8 mg 叶酸的多元营养素。

3. 妊娠期发生缺铁性贫血的比例高达 41.8%，并且在分娩后可能持续存在，可能偶尔增加低体重儿发生并增加新生儿死亡率，推荐妊娠期每日补充 25～35 mg 铁，如果明确有妊娠期缺铁性贫血者，应补充更多的铁。

4. 通过膳食（特别是乳制品）或阳光紫外线都能够补充维生素 D，但是在冬季妊娠时可能发生不足，并导致胎儿骨代谢受损，应鼓励妊娠期补充钙 1 000～1 200 mg，维生素 D>600 U。

5. 对于纯素食者，建议补充维生素 B_{12}。

6. 对于缺铁性贫血的孕妇或膳食营养不足或不均衡的孕妇，建议补充多种维生素和矿物质补充剂。多种维生素和矿物质补充剂对于多胎妊娠、既往烟酒习惯、HIV 感染者的孕妇同样有益。

7. 使用各种营养补充剂的前提仍然是建立在平衡营养膳食的基础上的摄入充足才是安全、有效的。

参考文献

［1］ Hanson MA, Bardsley A, Deregil LM, et al. The International Federation of Gynecology and Obstetrics (FIGO) recommendations on adolescent, preconception, and maternal nutrition: "Think Nutrition First". Int J Gynaecol Obstet, 2015, 131 Suppl 4: S213-S253.

［2］ 郭玉芳，曹军华，闫泓霖，等. 孕期微量元素和维生素类的营养干预对母婴健康影响. 新疆医科大学学报，2013，36（7）：1006-1008，1012.

［3］ Gernand AD, Schulze KJ, Stewart CP, et al. Micronutrient deficiencies in pregnancy worldwide: health effects and prevention.Nat Rev Endocrinol, 2016, 12 (5): 274-289.

［4］ 赖建强，荫士安，马冠生，等. 孕产妇女营养与健康状况调查. 营养学报，2007，29（1）：4-8.

［5］ 龚江丽，温庆荣，罗丽梅，等. 68 例妊娠期贫血孕妇的营养治疗效果分析. 赣南医学院学报，2011，31（1）：71-72.

［6］ McLean E, Cogswell M, Egli I, et al. Worldwide prevalence of anaemia, WHO vitamin and mineral nutrition information system, 1993-2005. Public Health Nutr, 2009, 12 (4): 444-454.

［7］ 孟玉翠，张雨寒，侯丽艳，等. 我国三省妇女妊娠合并贫血的调查. 中国计划生育学杂志，2011，19（5）：288-290.

［8］ 中国儿童、孕妇、育龄妇女铁缺乏症流行病学调查协作组. 中国孕妇、育龄妇女铁缺乏症患病率调查. 中华血液学杂志，2004，25（11）：653-657.

［9］ 兰明，李洁，张珊，等. 3262 例孕妇妊娠中、晚期贫血患病率及血清铁蛋白水平调查. 中华围产医学杂志，2016，6（1）：62-66.，

［10］ Bailey LB. 叶酸对健康和疾病的作用. 郝玲，季成叶，译. 2 版. 北京：北京大学医学出版社，2014.

［11］ McKeating A, Farren M, Cawley S, et al. Maternal folic acidsupplementation trends 2009-2013. Acta Obstet Gynecol Scand, 2015, 94 (7): 727-733.

［12］ Fomter DA, Wills G, Denning A, et al. The use offolie acid and other vitamins before and during pregnancy in a group of women in Melbourne, Australia Midwifery, 2009, 25 (2): 134-146.

［13］ Ren A, Zhang L, Li Z, et al. Awareness and use of folic acid, and blood folate concentrations among pregnant women in northern China—all area with a high prevalence of neural tube defects J I. Repmd

Toxic01, 2006, 22 (3): 431-436.

[14] 陈京, 张世琨, 王巧梅, 等. 2010—2012 年中国农村孕早期妇女叶酸服用状况调查. 中华医学杂志, 2016, 96（15）: 1215-1219.

[15] WHO/UNICEF/ICCIDD. Assement of iodine deficiency disorder and monitoring their elimination. A guide for programme managers. Geneva：WHO/NUT, 2007: 32-34.

[16] 常丽军, 韩哲. 2389 例孕中期孕妇的碘营养状况调查. 中国妇幼保健, 2013, 28（18）: 2969-2970.

[17] 凌文辉. 珠海地区 2013 年孕妇尿碘检测结果分析. 国际检验医学杂志, 2015, 36（12）: 1680-1681.

[18] 孙建方, 辛君伟, 张同军, 等. 张家港地区孕妇尿碘水平调查. 中国血液流变学杂志, 2015, 25（4）: 506-507.

[19] 邓晶, 徐卫民, 朱晓霞, 等. 杭州市 2010 年碘营养状况调查. 中华流行病学杂志, 2011, 32（10）: 1010-1014.

[20] 杨生秀, 刘晓玲. 银川市某院产前检查孕妇膳食营养状况调查. 宁夏医科大学学报, 2014, 36（1）: 52-55.

[21] 周莉, 张倩平, 付楚慧, 等. 南昌市 1169 例孕中期妇女膳食调查与评估. 江西医药, 2014,（10）: 1070-1072.

[22] 张志波, 郭俊斌, 王练英. 维生素 A 在胚胎发育中的作用. 中国当代儿科杂志, 2005,（1）: 88-91.

[23] 饶继美, 黄勤. 1341 例孕妇孕中期膳食营养状况调查. 中国健康教育, 2014, 30（5）: 452-454, 457.

[24] 汪德宇. 浅析影响临床检验质量的相关因素及对策. 当代医药论丛, 2015, 18（9）: 191-192.

[25] Naghavi M, Libby P, Falk E, et al. From vulnerable plaque to vulnerable patient: a call for new definitions and risk assessment strategies: Part I. Cirulation, 2013, 108 (15): 1664-1672.

[26] 谢中建. 临床检验分析前的影响因素和质量控制探析. 中国医药科学, 2011, 18（6）: 96-109.

[27] 程义勇.《中国居民膳食营养素参考摄入量》2013 修订版简介. 营养学报, 2014, 36（4）: 313-317.

[28] 孙玲玲, 蒲杰, 刘敬涛, 等. 成都市 188 例妇女维生素 B_{12} 水平调查研究. 航空航天医学杂志, 2013, 24 (7): 788-790.

[29] Kennedy KA, Porter T, Mehta V, et al. Retinoic acid enhances skeletal muscle progenitor formation and bypasses inhibition by bone morphogenetic protein 4 but not dominant negative beta-catenin. BMC Biol, 2009, 7: 67.

[30] Chang SY, Cha HR, Chang JH, et al. Lack of retinoic acid leads to increased langerin-expressing dendritic cells in gut-associated lymphoid tissues. Gastroenterology, 2010, 138 (4): 1468- 1478.

[31] Chung SS, Wang X, Wolgemuth DJ. Expression of retinoic acid receptor alpha in the germline is essential for proper cellular association and spermiogenesis during spermatogenesis. Development, 2009, 136 (12): 2091-2100.

[32] Kumar S, Duester G. Retinoic acid signaling in perioptic mesenchyme represses Wnt signaling via induction of Pitx2 and Dkk2. Dev Biol, 2010, 340 (1): 67-74.

[33] Thorne-Lyman AL, Fawzi WW. Vitamin a and carotenoids during pregnancy and maternal, neonatal and infant health outcomes: a systematic review and meta-analysis. Paediatr Perinat Epidemiol, 2012, 26 (Suppl 1): 36-54.

[34] Li P, Pashmforoush M, Sucov HM. Retinoic acid regulates differentiation of the secondary heart field and TGFbeta-mediated outflow tract septation. Dev Cell, 2010, 18 (3): 480-485.

[35] Chen F, Desai TJ, Qian J, et al. Inhibition of Tgf beta signaling by endogenous retinoic acid is essential

for primary lung bud induction. Development, 2007, 134 (16): 2969-2979.

［36］ Wang Z, Dollé P, Cardoso WV, et al. Retinoic acid regulates morphogenesis and patterning of posterior foregut derivatives. Dev Biol, 2006, 297 (2): 433-445.

［37］ Ghenimi N, Beauvieux MC, Biran M, et al. Vitamin a deficiency in rats induces anatomic and metabolic changes comparable with those of neurodegenerative disorders. J Nutr, 2009, 139 (4): 696-702.

［38］ See AW, Kaiser ME, White JC, et al. A nutritional model of late embryonic vitamin A deficiency produces defects in organogenesis at a high penetrance and reveals new roles for the vitamin in skeletal development. Dev Biol, 2008, 316 (2): 171.

［39］ Mandal M, Tripathy R, Panda AK, et al. Vitamin D levels in Indian systemic lupus erythematosuspatients: association with disease activity index and interferon alpha. Arthritis Res Ther, 2014, 16 (1): R49-R51.

［40］ wei SQ, Qi HP, Luo ZC, et al. Maternal vitamin Dstatus and adversepregnancy outcomes: a systematicreview and meta—analysis. J Matem Fetal Neonatal Med, 2013, 26 (9): 889-899.

［41］ Bener A, Al-Hamaq AO, Saleh NM. Associationbetween vitamin DinsuffⅠciency and adverse pregnancy outcome: global comparisons. Int J Womens Health, 2013, 5: 523-531.

［42］ Litonjua AA. Childhood asthma may be a consequence of vitamin Ddeficiency. Curr Opin Allerg Y Chn Immunol, 2009, 9 (3): 202-207.

［43］ Food and Nutrition Board. Standing Committee onthe Scientific Evaluation of Dietary Reference Intakes. Dietary reference intakes for vitamin D and calcium.Washington D.C.: National Academy Press, 2010: 8-14.

［44］ 侯学敬，任立红. 孕期维生素D 水平对胎儿及生后长期的影响. 中国儿童保健杂志，2013，21（3）：282-284.

［45］ Jamesm R, LesIiem, Catheriney S, et al. Vitamins Cand Etopreventcomplications of pregnancy-associated hypertension. The Engl J Med, 2010, 362（4）：1282-1291.

［46］ 赵秀丽. 妊娠早期脑内生长受限65 例临床分析. 临床误诊，2010，26（2）：97-98.

［47］ Villar J, Purwar M, Merialdi M, et al. World Health Organisation multicentre randomised trial of supplementation with vitamins C and E among pregnant women at high risk for pre-eclampsia in populations of low nutritional status from developing countries. BJOG, 2009, 116 (6)：780-788.

［48］ Wangkheimayum S, Kumar S, Suri V. Effect of Vitamin E on sP-Selectin Levelsin Pre-Eclampsia. Indian J Clin Biochem, 2011, 26 (2)：169-171.

［49］ Peroni DG, Bonomo B, Casarotto S, et al. owchangesin nutrition haveinfluenced the development of allergicdiseasesin childhood. Ital J Pediatr, 2012, 38：22-27.

［50］ 刘俐，奚莎. 新生儿及婴儿维生素K 缺乏的防治. 中华实用儿科临床杂志，2016，31（14）：1059-1062.

［51］ 中国营养学会. 中国居民膳食指南. 拉萨：西藏人民出版社，2016.

［52］ Brämswig S. Supplementation with a multivitamin containing 800 μg of folic acid shortens the time to reach the preventive red blood cell folate concentration in healthy women. Int J VitamNutr Res, 2009, 79 (2): 61-70.

［53］ Lamers Y, Prinz-Lanqenohl R, Brämsniq S, et al. Red blood cell folate concentrations increase more after supplementation with [6s]-5-methyltetrahydrofolate than with folic acid in women of childbearing age. Am J ClinNutr, 2006, 84 (1): 156-161.

［54］ Lindblad B, Iaman S, Malik A, et al. Folate, vitamin B_{12}, and homocysteine levels in South Asian women with growth-retarded fetuses. Acta Obstet Gynecol Scand, 2005, 84 (11): 1055-1061.

［55］ 石建，李芬. 同型半胱氨酸、亚甲基四氢叶酸还原酶及叶酸与先天性心脏病的关系. 中国全科

医学，2005，8（18）：1551-1553.

[56] Candito M, Rivet R, Herbeth, et al. Nutritional and Genetic Determinants of Vitamin B and Homocysteine Metabolisms in Neural Tube Defects: A Multicenter Case-Control Study. Am J Med Genet A, 2008, 146 (9): 1128-1133.

[57] Colson NJ, Naug HL, Nikbakht E, et al. The impact of MTHFR 677 C/T genotypes on folate status markers: a meta-analysis of folic acid intervention studies. Eur J Nutr, 2017, 56(1): 247-260.

[58] Ou CY, Stevenson RE, Brown VK, et al. 5, 10 Methylenetetrahydrofolate reductase genetic polymorphism as a risk factor for neural tube defects. American Journal of Medical Genetics, 1996, 63 (4): 610-614.

[59] Christensen B, Arbour L, Tran P, et al. Genetic polymorphisms in methylenetetrahydrofolate reductase and methionine synthase, folate levels in red blood cells, and risk of neural tube defects. American Journal of Medical Genetics, 1999, 84 (2): 151-157.

[60] Dell' Edera D. Effect of multivitamins on plasma homocysteine in patients with the 5, 10 methylenetetrahydrofolate reductase C677T homozygous state. Molecular Medicine Reports, 2013, 8 (2): 609-612.

[61] Metz J, McNeil AR, Levin M, et al. The relationship between serum cobalamin concentration and mean red cell volume at varying concentrations of serum folate. Clin Lab Haem, 2004, 26: 323-325.

[62] Olivera K-V, Nenad S, Nebojsa R. Micronutrients in women' s reproductive health: I vitamins. Int J Fertil Women Med, 2006, 51 (3): 106-115.

[63] 顾景范，杜寿玢，查良锭，等. 现代临床营养学. 北京：科学出版社，2003.

[64] Food and Nutrition Board, Institute of Medicine. Dietary Reference Intakes for Thiamin, Riboflavin, Niacin, Vitamin B_6, Folate, Vitamin B_{12}, Pantothenic Acid, Biotin, and Choline. Washington D.C.: National Academy Press, 1988.

[65] Krapeld IP, van Rooij IA, Ocké MC, et al. Maternal dietary B vitamin intake, other than folate, and the association with orofacial cleft in the offspring. Eur J Nutr, 2004, 43 (1): 7-14.

[66] Brito A, Hertrampf E, Olivares M, et al. Folate, vitamin B_{12} and human health. Rev Med Chil, 2012, 140 (11): 1464-1475.

[67] Shane B. Folate and vitamin B_{12} metabolism: overview and interaction with riboflavin, vitamin B_6, and polymorphisms. Food N utr Bull, 2008, 29 (2 Suppl): S5-S17.

[68] Molloy AM, Kirke PN, Brody LC, et al. Effects of folate and vitamin B12 deficiencies during pregnancy on fetal, infant, and child development. Food Nutr Bull, 2008, 29 (2 Suppl): S101-S115.

[69] Coelho D, Kim JC, Miousse IR, et al. Mutations in ABCD 4 cause a new in born error of vitamin B12 metabolism. Nat Genet, 2012, 44 (10): 1152-1155.

[70] Elmadfa I, Meyer AL. Vitamins for the first 1000 days: preparing for life. Int J Vitam Nutr Res, 2012, 82 (5): 342-347.

[71] Goh YI, Bollano E, Einarson TR, et al. Prenatal multivitamin supplementa-tion and rates of congenital anomalies: a meta-analysis. Journal of Obstetrics and Gynaecology Canada, 2006, 28: 680-689.

[72] Food and Nutrition Board, Institute of Medicine. Dietary Reference Intakes for Thiamin, Riboflavin, Vitamin B6, Folate, Vitamin B12, Pantothenic Acid, Biotin, and Choline. Washington D.C.: National Academy Press, 1998.

[73] Beinder E. Cacium-supplementation in pregnancy-is it a must?. Ther Umsch, 2007, 64 (5): 243-247.

[74] Imdad A, Jabeen A, Bhutta ZA. Role of calcium supplementation during pregnancy in reducing risk of developing gestational hypertensive disorders：a meta-analysis of studies from developing countries. BMC Public Health, 2011, 11（3）：s18.

[75] Zerfu TA, Ayele HT. Micronutrients and pregnancy: effect of supplementation on pregnancy and pregnancy outcomes: a systematic review. Nutr J, 2013, 12: 20.

[76] 胡霞. 妊娠期补充钙剂对母儿的影响. 齐齐哈尔医学院学报, 2010, 31 (21): 3431-3432.

[77] 易静, 李继斌, 王昌龄. 妊娠期补钙预防妊娠高血压综合征的 meta 分析. 中国妇幼保健, 2004, 19 (2): 33-35.

[78] 邱玲, 苏宜香, 彭玉平, 等. 孕期钙摄入量对孕产妇骨密度的影响. 中华预防医学杂志, 1999, 33 (6): 369-371.

[79] Liu Z, Qiu I, Chen YM, et al. Effect of milk and calcium supplementation on bone density and bone turnover in pregnant Chinese women: a randomized controlled trail. Arch Gynecol Obstet, 2011, 283 (2): 205-211.

[80] Food and Nutrition Board, Institute of Medicine. Dietary Reference Intakes for Calcium, Phosphorus, Magnesium, Vitamin D, and Fluoride. Washington D.C.: National Academy Press, 1997.

[81] Al-Jameil N, Tabassum H, Ali MN, et al. Correlation between serum trace elements and risk of preeclampsia: a case controlled study in Riyadh, Saudi Arabia. Saudi J Biol Sci, 2017, 24 (6): 1142-1148.

[82] 肖兵, 张琚, 熊庆, 等. 孕期营养素补充的规范化. 实用妇产科杂志, 2011, 27 (7): 488-490.

[83] Rashed MN. The role of trace elements on hepatitis virus infections: a review. J Trace Elem Med Biol, 2011, 25 (3): 181-187.

[84] Food and Nutrition Board, Institute of Medicine. Dietary Reference Intakes for Vitamin A, Vitamin K, Arsenic, Boron, Chromium, Copper, Iron, Manganese, Molybdenum, Nickel, Silicon, Vanadium, and Zinc. Washington D.C.: National Academy Press, 2001.

[85] 彭燕, 王新, 罗利萍, 等. 湘潭地区不同孕期、不同年龄孕妇微量元素变化分析. 现代生物医学进展, 2013, 13 (9): 1767-1770.

[86] Leverett DH, Adair SM, Vaughan BW, et al. Comparing nutrient intake from food to the estimated average requirements shows middle to upper-income pregnant women lack iron and possibly magnesium. J Am Diet Assoc, 2003, 103 (4): 461-466.

[87] 李思会, 李育真, 林贞. 500 例孕妇孕期膳食营养状况调查分析. 国际医药卫生导报, 2009, 15 (1): 13-14.

[88] Dell' Edera D. Effect of multivitamins on plasma homocysteine in patients with the 5, 10 methylenetetrahydrofolate reductase C677T homozygous state. Molecular Medicine Reports, 2013, 8 (2): 609-612.

[89] 明成秋. 加强孕期营养指导预防妊娠期缺铁性贫血. 中国妇幼保健, 2010, 25 (7): 903-904.

[90] 中国医师协会高血压专业委员会. 妊娠期高血压疾病血压管理中国专家共识. 中华高血压杂志, 2012, 20 (11): 1023-1027.

[91] 冯欣, 王育琴, 黄醒华, 等. 妊娠期高血压疾病与微量元素代谢研究进展. 中国优生与遗传杂志, 2007, 15 (2): 9-10.

[92] Baker AM. A nested case-control study of midgestation vitamin D deficiency and risk of severe preeclampsia. Journal of Clinical Endocrinology & Metabolism, 2010, 95 (11): 5105-5109.

[93] Wen SW, Chen XK, Rodger M, et al. Folic acid supplementation in early second trimester and the risk of preeclampsia. Am J Obstet Gynecol, 2008, 198: 45, e1-e7.

[94] Bodnar LM, Tang G, Ness RB, et al. Periconceptional multivitamin use reduces the risk of preeclampsia. American journal of epidemiology, 2006, 164(5): 470-477.

[95] Vanderlelie J, Scott R, Shibl R, et al. First trimester multivitamin/mineral use is associated with reduced risk of pre-eclampsia among overweight and obese women. Matern Child Nutr, 2016, 12 (2): 339-348.

［96］ Usha Ramakrishnan, Frederick Grant, Tamar Goldenberg. Effect of Women's Nutrition before and during Early Pregnancy on Maternal and Infant Outcomes: A Systematic Review. Paediatric and Perinatal Epidemiology, 2012, 26(1): 285-301.

［97］ 刘国安, 李杰林, 李双越, 等. 维生素 C 和维生素 E 的联合抗氧化活性研究. 西北师范大学学报（自然科学版）, 2015,（2）: 66-72.

［98］ 许友卿, 谢亮亮, 丁兆坤, 等. 维生素 E 和硒在机体的协同作用. 饲料工业, 2012, 33（4）: 30-33.

［99］ 顾小海. 右旋糖酐铁口服液联合维生素 C 治疗小儿缺铁性贫血的疗效观察. 中国继续医学教育, 2016, 8（28）: 163-164.

［100］ 范萍, 汪福玲, 杜珍, 等. 铁剂＋维生素 A 与单纯铁剂改善铁营养状况整合 Meta 分析. 中国预防医学杂志, 2010,（12）: 1213-1217.

［101］ Haider BA, Bhutta ZA. Multiple-micronutrient supplementation for women during pregnancy. Cochrane Database Syst Rev, 2017, 4 (4): CD004905.

［102］ 张艳琼, 陈延龄, 刘莹, 等. 叶酸联合多种维生素对子痫前期的预防作用. 现代诊断与治疗, 2016, 27（10）: 1814-1815.

［103］ Sebayang SK, Dibley MJ, Kelly P. Modifying effect of maternal nutritional status on the impact ofmaternal multiple micronutrient supplementation on birthweightin Indonesia. Eur J Clin Nutr, 2011, 65 (10): 1110-1117.

［104］ Zeng L, Yan H, Cheng Y, et al. Modifying effects of maternal nutrition status on the response to multiple micronutrients supplementation on preterm and neonatal mortality in China. Annals of nutrition & metabolism, 2013, 63: 859-860.

［105］ Ramakrishnan U, Grant FK, Goldenberg T. effect ofmultiple micronutrient supplementation on pregnancyand infant outcomes: a systematic review. Paediatr Perinat Epidemiol, 2012, 26 (1): 153-167.

［106］ West KP Jr, Shamim AA, Mehra S, et al. Effect of maternal multiple micronutrient vs iron-folic acidsupplementation on infant mortality and adverse birth outcomes in rural Bangladesh: the JiVitA-3 randomized trial. JAMA, 2014, 312 (24): 2649-2658.

［107］ Berry RJ, Li Z, Erickson JD, et al. Prevention of Neural-Tube Defects with Folic Acid in China. N Engl J Med, 1999, 341 (20): 1485-1491.

［108］ Zhu L, Ling H. National neural tube defects prevention program in China. Food Nutr Bull, 2008, 29 (2 Suppl): S196-S204.

第26章 中老年人补充维生素和矿物质的健康效应

近年来，中老年人群以较快的速度增长，使得营养工作者对于中老年人群维生素和矿物质营养的关注与日俱增。虽然已经有很多人拥有了更健康长寿的生活，但是，随着不断衰老，健康状况和幸福指数却不断下降。因此，对中老年人群的营养治疗目标不仅是对疾病的治疗，更旨在促进健康、提高其生活质量。

一、中老年人维生素和矿物质缺乏的流行病学证据

近年来中国人群构成发生了变化，45 岁以上的中老年人群数量以很快的速度增长。随着年龄的增加，维生素及矿物质的充足摄入愈发显得重要，但是达到这些目标也是一项愈发严峻的挑战：在获得适宜营养素的过程中，每况愈下的生理功能，不断变差的健康状况及心理状态相互之间会产生影响。

根据 2015 年《中国居民营养与慢性病状况报告》发布的调查结果，2012 年中国居民平均每日摄入维生素 A 443.5 µg，维生素 B_1 0.9 mg，维生素 B_2 为 0.8 mg，维生素 E 35.7 mg，烟酸 14.3 mg，维生素 C 80.1 mg，叶酸 180.9 mg，钙 366.1 mg，铁 21.5 mg，锌 10.7 mg。有研究调查发现贵阳地区 60 岁以上老年人（$n=106$）的血 25（OH）D_3 水平为 55.8±21.2 nmol/L，血钙水平为 2.3±0.2 mmol/L，均显著低于同地区青年男性水平（$P<0.05$）。全国居民平均每标准人维生素 A（VA）视黄醇当量的摄入量为 441.9 mg，视黄醇活性当量为 291.5 mg，城市高于农村，视黄醇当量分别为 512.3 mg 和 374.4 mg，视黄醇活性当量分别为 334.9 mg、249.8 mg，贫困农村摄入量不足大城市 1/2。

其他国家和地区目前也普遍存在老年人部分微量营养元素摄入不足。如，有研究纳入 25 个欧洲国家营养数据，并以平均需要量（estimated average requirement，EAR）正常值切点为参考标准，评估了 64 岁以上老年人的部分微量营养素的营养状况，发现其中维生素 C、维生素 D、维生素 B_{12}、叶酸、钙、锌、硒、碘缺乏的发生率较高。另有研究发现，许多中东国家部分 60 岁以上老年人群的维生素 D 摄入不足。一项荟萃分析纳入欧洲、北美、澳大利亚及新西兰的 37 个针对 65 岁以上社区老年人微量营养素摄入的观察性队列研究及纵向研究（$n=28\,000$），发现在被分析的 20 余种微量营养素中，维生素 D、维生素 B_1、维生素 B_2、钙、镁和硒缺乏的风险很高。同时，一项印度研究从 30 个村庄抽样调查了 255 例 60 岁以上受试者，通过膳食调查发现，钙、镁、锌、铁、铜、铬、维生素 B_1、维生素 B_2、烟酰胺、维生素 C、叶酸等微量营养素均未达到

推荐摄入量。

二、维生素在老年人健康效应中的作用

1. 维生素 A　近年来，类胡萝卜素被认为是一种抗氧化物质，可减少自由基的形成，防止组织的损伤，降低年龄相关疾病的发病风险。同时，类胡萝卜素也表现出抑制细胞增殖，导致细胞周期阻滞的作用。下列是一些重要的类胡萝卜素：① β- 胡萝卜素。许多流行病学调查和干预研究都表明，β- 胡萝卜素可在预防心脏疾病、痴呆及肿瘤方面发挥作用。β- 胡萝卜素的抗氧化作用包括清除自由基并降低脂质过氧化，减轻 DNA 损伤。此外，β- 胡萝卜素还表现出对肿瘤形成的调节作用，可能与其可转化为维生素原调节基因表达有关，也可能和提高解毒酶类活性有关。但目前干预试验没有证实补充 β- 胡萝卜素可以防止肿瘤发生或起到健康促进作用。②叶黄素和玉米黄素。叶黄素和玉米黄素存在于视网膜的黄斑中，可以过滤具有"光毒性"的光线，该保护作用的实现可能是因为两者能清除自由基。这两种物质对年龄相关性黄斑变性和白内障具有一定的保护性作用，而这两类疾病在许多老年人中非常普遍。③番茄红素。研究显示番茄红素的摄入与心血管疾病及肺癌和前列腺癌的发病风险呈负相关。番茄红素的抗氧化作用要强于 β- 胡萝卜素，其可以防止阿尔兹海默病患者体内 DNA 的氧化损伤。番茄红素的抗肿瘤作用则可能归因于其抗氧化特性和对细胞增殖的抑制作用。④ β- 隐黄素。β- 隐黄素可以降低肺部及结肠肿瘤的发生风险，预防关节炎的发生。β- 隐黄素作为维生素 A 原的前体具有抗氧化功效并可调节基因表达。

2. 维生素 D　维生素 D 最重要的生理功能是参与骨骼代谢及钙稳态调节，但近年来有研究证实维生素 D 可以通过激活信号转导通路，发挥类似类固醇激素样作用。维生素 D 与以下几种疾病的发生发展有关：①维生素 D 协同甲状旁腺素（PTH），对维持骨骼健康、预防骨质疏松有重要的作用。甲状旁腺素的主要功能为维持血清中血钙的正常水平。当血清中钙浓度下降时，甲状旁腺素刺激 $1, 25(OH)_2D$ 的分泌，而后者作用于调节钙稳态的靶器官——小肠、骨骼、肾。因此，通过增加小肠对钙的吸收、肾对钙的重吸收及骨钙溶解，可导致血钙浓度增加。如果维生素 D 摄入不充足，可致甲状旁腺素分泌增加，从而引发骨钙溶出增加，导致骨质疏松的发生。②维生素 D 通过与维生素 D 受体（VDR）结合可促进蛋白质的合成，从而可以直接调控骨骼肌的形成。此外，维生素 D 还可以刺激 ATP（三磷腺苷）和磷酸肌酸的合成，从而有利于肌肉收缩。VDR 还可以在细胞内部对细胞代谢进行调节。当维生素 D 水平下降而甲状旁腺素水平上升时，蛋白质分解代谢增加，肌纤维减少，细胞线粒体内氧摄入量及 ATP 合成减少。随着肌肉强度下降，机体平衡能力变差，跌倒的倾向增加。据估测，养老机构和非卧床的人群，摄入适量的维生素 D，跌倒的风险可下降 20% 以上。③维生素 D 通过增加机体 $1, 25(OH)_2D$ 的水平从而发挥预防多种肿瘤的作用，可以调节细胞分化和细胞周期，促进恶性细胞凋亡。研究显示，适量增加中波紫外光照射，从而增加机体维生素 D 的合成，可以降低癌症的发生风险。④动脉粥样硬化的发生与慢性炎症及细胞因子的产生有关。研究显示，$1, 25(OH)_2D$ 具有抑制细胞因子产生的作用，而且又有研究证实心

肌细胞中含有 VDR。观察性研究表明血清中的维生素 D 水平和心肌梗死的发生风险呈负相关。⑤维生素 D 可调节血糖水平及胰岛素分泌，同时可影响胰岛素发挥作用。有研究显示，当机体维生素 D 水平下降时，空腹血糖水平升高。

3. 维生素 E　维生素 E 最重要的生理功能是作为一种短链抗氧化剂，防止脂质过氧化的链式反应。维生素 E 是天然最高效的自由基清道夫之一。4 种生育酚的抗氧化能力相似，但是血浆和肝中存在的最主要形式为 α- 生育酚，因此 α- 生育酚被认为是维生素 E 最主要的生物活性形式。最近，维生素 E 参与细胞信号转导与影响酶活性、调节细胞凋亡、调控基因等作用也引起研究者的关注。有关维生素 E 在一些老年相关疾病（如肿瘤、心脏病、慢性炎症反应、痴呆、呼吸道感染及衰老相关眼部病变）的作用模式，目前有两种假说，即氧化理论和损伤反应理论。①氧化理论：在氧化理论中，脂质过氧化是疾病的启动事件。机体正常代谢过程中可能会产生诸如活性氧等自由基，这些自由基会作用于细胞膜上的不饱和脂肪酸，导致细胞膜脂质过氧化，引起细胞的氧化损伤，因此，维生素 E 的作用在于清除自由基，保持细胞膜的完整性。维生素 E 抑制脂质过氧化的机制主要是通过还原型的维生素 E 捕获不稳定的自由基，而随后产生的氧化型维生素 E- 自由基复合物则可以被维生素 C 还原为非氧化形式。②损伤反应理论：虽然维生素 E 的抗氧化作用已经被广泛认可，但是近来它的非抗氧化作用逐渐被人们肯定。该理论已经在动脉粥样硬化的病因学研究及对味觉、嗅觉障碍的研究中得以探明。损伤反应理论认为，维生素 E 通过对细胞信号传导的调节抑制或干扰酶活性，从而缓解炎症反应。如维生素 E 可以抑制环氧化酶 -2（COX-2）的活性，而该酶在前列腺素、细胞因子及白介素等炎性因子生成中发挥重要作用。维生素 E 还可以抑制脂质过氧化引起的细胞凋亡。

4. 维生素 K　维生素 K_1 和维生素 K_2 统称为维生素 K。维生素 K_1 主要功能为促进凝血：在人体的 13 种凝血因子中，维生素 K 作为辅酶参与凝血因子 Ⅱ（凝血酶原）、Ⅶ、Ⅸ 及 Ⅹ 的合成过程；维生素 K_2 主要功能：参与骨形成降低血管钙化。维生素 K_2 是维生素 K_2 依赖性蛋白（VK2DP）羧化的必需物质。骨钙蛋白和基质 Gla 蛋白（MGP）都是 VK2DP。骨钙蛋白是骨形成的标志物；基质 Gla 蛋白（MGP）在动脉血管平滑肌和软骨，以及组织细胞内合成，抑制动脉钙化。

5. B 族维生素（维生素 B_{12}、维生素 B_6 和叶酸）　维生素 B_{12}、维生素 B_6 和叶酸 3 种物质在代谢上密切相关，而且对老年人有重要作用。这 3 种物质在代谢上的相互作用，再加上衰老，可使老年人出现一系列的健康问题和身体功能紊乱。因此，通常将三者作为一种复合维生素讨论，以便更充分理解它们的营养学意义。总体来说，维生素 B_{12}、维生素 B_6 和叶酸可作为辅酶，参与一碳单位的代谢。其中，维生素 B_{12} 是甲硫氨酸合成酶和甲基丙二酰辅酶 A 的辅酶，这两种酶对保证正常的造血功能和神经功能都是必需的。维生素 B_{12} 缺乏还将导致体内同型半胱氨酸和甲基丙二酸水平升高，这些变化对机体的影响及与一些疾病的关系将在本章接下来的篇幅中讨论。磷酸化的维生素 B_6 作为氨基酸代谢中上百种酶的辅酶发挥了重要作用，更为重要的是，维生素 B_6 作为辅酶，还参与了亚铁血红蛋白合成和同型半胱氨酸 - 半胱氨酸的转硫过程。在众多氨基酸代谢过程需要一碳单位的转移，叶酸在该反应中同样以辅酶的形式发挥了重要作用。这些以叶酸作为辅酶的酶类广泛参与了 DNA、嘌呤的合成及氨基酸的相互转化，尤其是同型半胱氨酸与蛋氨酸的转化。综上可看出，同型半胱氨酸是这 3 种维生素的共同作用"底物"。

6. 维生素 C 维生素 C 是一种有多种生理功能的水溶性维生素，是一种抗氧化剂，在结缔组织、激素及神经递质的合成方面发挥着作用。作为一种抗氧化剂，维生素 C 具有潜在的预防认知损伤的作用。同时，它还与其他抗氧化剂有协同作用，尤其是维生素 E，且需要在其他抗氧化剂存在的情况下，才能发挥最大功效。维生素 C 补充剂与其他抗氧化剂的联合使用可能有预防痴呆的作用。大量摄入水果和蔬菜与心血管疾病、老年性黄斑变性和癌症的低发病率相关。已证实，主要存在于水果和蔬菜中的维生素 C，是可以降低上述疾病发病风险的抗氧化物质之一。此外，维生素 C 补充剂还可能降低冠心病的发病率，但这一结果尚未经进一步的研究证实。

7. 其他 B 族维生素 维生素 B_1（硫胺素）、烟酸、维生素 B_2（核黄素）、生物素及泛酸等 B 族维生素均参与机体的能量代谢，将糖类、蛋白质和脂肪等产能营养素中的能量释放。目前，没有多少证据表明上述这些维生素的代谢会因衰老而发生变化。同样美国国家调查数据（National data）显示，老年人这些营养素的摄入是充足的。但是，由于食物摄入不足或长期用药会导致多重营养缺乏症。此外，社交孤立、食物供应不足、低社会经济地位、慢性疾病、机体功能受限等情况也可能导致营养素缺乏，而且此时通常会伴随潜在的营养不良。

人体衰老过程中发生的生理变化及这些变化与营养需求的关系是目前研究的课题，需要掌握更多的相关知识才能充分了解老年人的营养需求。对于保持健康的身体和生活自理能力，维持适宜的膳食摄入是十分必要的，同时也能控制医疗保健消费。当膳食摄入不足时，应该考虑服用营养素补充剂。

三、矿物质在老年人健康效应中的作用

1. 常量元素

（1）钙：钙的主要功能是维持骨骼结构。其无机成分（如磷酸钙结晶、磷酸钙盐）占骨骼干重的 65%。血液和细胞外液中的钙对于调节血管收缩和舒张、肌肉收缩、凝血功能及神经传导有重要作用。

（2）磷：成人体内大部分磷以羟磷灰石形式存在于骨骼中，其余分布在细胞膜和核酸中。磷的主要生理功能是调节酸碱平衡，参与酶促反应和能量代谢。

（3）镁：人体内 1/2 的镁存在于骨骼中。镁是数百种酶的辅因子，参与能量代谢、蛋白质和脂肪酸的生物合成及葡萄糖代谢。镁是机体贮存适量嘌呤和嘧啶所必需的元素，对核酸（DNA 和 RNA）的合成也起重要作用。肌肉收缩也需要镁的参与。此外，镁可与钠、钾、钙相互作用，维持细胞内外离子的平衡。

（4）钠：钠是细胞外最重要的阳离子，作用是保持细胞外液和血容量平衡，保持膜电位，参与营养物质的主动转运。

（5）氯：氯是细胞外重要的阴离子，在维持体液和电解质平衡中起重要作用。氯和钠是细胞外液体积的主要决定因素。此外，氯还是胃酸（盐酸）的主要成分。

（6）钾：钾是细胞内的主要阳离子，只有很少一部分在细胞外。细胞膜上的 Na^+-K^+ 泵将 K^+ 送入细胞内，将 Na^+ 运出细胞外。细胞内外的 K^+ 浓度差构成电压差，对维持细胞膜静息电位有重要作用。钾的生理功能包括维持心脏搏动，参与神经传导和肌肉收缩，维持血管张力、酸碱平衡，参与葡萄糖代谢。

2. 微量元素

（1）铁：机体的血红蛋白由红细胞负责转运，血红蛋白则是以铁为中心、由 4 个亚铁血红蛋白亚单位形成的蛋白质。每个亚铁血红蛋白亚单位有多肽的珠蛋白相连。铁以血红蛋白的形式参与氧的运输，将其从肺部运输到全身其他组织器官，本身并不被氧化。肌红蛋白也含有铁，但只存在于肌肉组织中。其作用与血红蛋白相似，其主要功能也是转运氧。但血红蛋白是将氧经血液运送至全身，而肌红蛋白只在肌肉中运送氧。因为肌肉收缩非常频繁，故肌红蛋白需要不断释放氧，以满足肌肉收缩对氧的需求。亚铁血红蛋白也是细胞色素的组成成分。其存在于细胞的线粒体内，是细胞呼吸和能量代谢所必需的成分。就是在细胞的线粒体中借助含铁的细胞色素进行了机体的能量代谢。亚铁血红蛋白酶对体内抗脂质过氧化有重要作用。含非血红蛋白铁的酶含量很少，但同样对能量代谢有重要作用。此外，铁还与维持正常免疫功能有关。

（2）锌：锌是人体内约 100 种酶的激活剂，是很多重要蛋白的关键成分，并能调节基因表达。锌能促进生长发育和机体免疫功能，维持正常嗅觉和味觉，保持皮肤完整性。

（3）铜：铜的主要生理功能是多种酶的辅助因子，如过氧化氢酶、细胞色素氧化酶、过氧化物酶等。

（4）铬：研究证实铬能通过与胰岛素相互作用，调节糖类的代谢，但其具体作用机制目前还不明确。

（5）硒：硒在体内可与某些蛋白形成复合物，即"硒蛋白"，后者的主要生理作用是抗氧化和调节甲状腺激素水平。硒对于机体的解毒作用也有非常重要的意义。因硒能抗氧化、解毒，其抗肿瘤作用正在研究之中。

（6）铝：近年的研究关注焦点是，铝可能与阿尔茨海默病（Alzheimer disease）发生有关。

（7）钼：钼是至少 3 种与氧化、解毒反应有关酶的辅因子。

（8）锰：锰在体内参与酶促反应，调节蛋白质、脂肪和糖代谢，影响骨质生成。此外，锰还能影响生殖功能和免疫功能，参与食物消化和血液凝固。

（9）镍：对于低等动物，镍已被证明是必需的微量元素，但对于高等动物及人类，其生化功能尚不明了。镍可能参与人体酶促反应、基因表达或铁代谢。

（10）碘：碘在体内主要参与甲状腺激素素合成。其主要的 2 种激素为甲状腺素（thyroxin，T_4）和三碘甲腺原氨酸（triiodothyronine，T_3），两者分别含 4 个和 3 个碘分子。甲状腺激素影响细胞分化、代谢和生长。

（11）氟：氟是骨骼和牙的重要成分，在牙萌出前后均能预防龋齿的发生。在牙萌出前，氟能增加牙釉质结构上的防龋性能。牙萌出后，氟可减少牙菌斑中产生的酸。

常量元素包括钙、磷、镁、钠、氯和钾。通常老年人膳食中缺乏钙、镁和钾，磷和氯充足，但钠过量。微量元素包括铁、锌、铜、铬、硒、铝、钼、锰、镍和碘。虽然变异较大，通常来说，老年人膳食中含充足的铁、锰、硒和碘，以及大致充足的锌和铜。对于铬和氟的日常摄入量需要更多的研究去评估。而对于铝、钼和镍，目前尚缺乏推荐摄入量。老年健康人群对磷、氟、钾、钠、氯、铜、碘、锰、硒和锌的日常需要量与成年人相同，对镁的推荐摄入量稍高，膳食指南中对铬和铁的需求则低于普通成年人。老年人群多发骨质疏松和高血压。这些慢性病使老年人对钙和钾的需求增加，对钠的需要减少。肾功能降低和服用利尿药治疗高血压的情况在老年人中也多见，因此影响其对多种矿物质的需求。

四、中老年人维生素和矿物质缺乏的临床研究

1. 维生素

（1）有芬兰学者对社区 65 岁以上老年人的维生素 D 水平与运动功能的关系进行了为期 1 年的随访研究，他们根据老年人基线 25- 羟维生素 D_3 水平由低到高将受试者分为 3 组：Ⅰ组＜50 nmol/L、Ⅱ组 50～74.9 nmol/L、Ⅲ组≥75 nmol/L，研究发现 1 年后Ⅲ组老年人的五次坐立试验（Ⅲ组 vs Ⅰ组：11.4 ± 4.0 s 与 13.8±5.4 s，P＜0.001）和 10 m 步行的时间（Ⅲ组 vs Ⅰ组：6.8±1.8 s 与 8.0±3.0 s，P＝0.002）与Ⅰ组相比显著降低，说明低水平的 25- 羟维生素 D_3 与老年人运动功能下降有关。

（2）一项韩国的横断面研究评估了维生素 D 水平缺乏和压力之间的关系，该研究纳入了韩国全国健康和营养调查（2012—2013 年）中的 1 393 例老年人（65 岁），研究发现女性维生素 D 缺乏与感知到的压力显著相关（OR＝2.73；95%CI 1.10～6.77；P＝0.029），而在男性中无明显关联。另一项韩国的横断面研究纳入了 2 942 例 65 岁老年人，表明在控制混杂因素后，与 25（OH）D_3 水平≥30.0 ng/ml 的人群相比，25（OH）D_3 水平在 20.0～29.9 ng/ml、10.0～19.9 ng/ml 和＜10.0 ng/ml 的男性抑郁症的发病的比值比分别为 1.74（95%CI 0.85～3.58）、2.50（95%CI 1.20～5.18）和 2.81（95%CI 1.15～6.83））；而女性患者无论是否控制混杂因素，25（OH）D_3 水平均与抑郁症状显著相关，因此认为低水平的维生素 D 是韩国老年人群抑郁症状的独立相关因素。另一项荷兰的随机对照研究也表明维生素 D 缺乏可导致老年人抑郁，是老年人抑郁症状的独立危险因素。

（3）有一项体外研究通过分离 50 例健康的老年志愿者（年龄≥65 岁）和 80 例年轻志愿者（年龄 20～35 岁）的外周血淋巴细胞，分别在有无维生素 A、维生素 C、维生素 E 或 NADH 的环境下培养，发现老年人淋巴细胞的细胞因子分泌能力下降、谷胱甘肽水平降低、氧化应激增加，同时，其衰老的 T 细胞增殖能力下降；而在培养液中加入维生素 C、维生素 E 及 NADH 可显著改善淋巴细胞增殖能力并减轻细胞内氧化应激，但加入维生素 A 并不影响细胞增殖和细胞氧化还原状态。

（4）有研究发现，老年人血浆维生素 C 水平与干扰素 γ 水平显著相关（P＜0.01），血浆锌水平与干扰素 γ 和白介素 -2 水平显著相关（均 P＜0.0001），呼吸道感染与维生素 A、维生素 D、维生素 E、维生素 C、维生素 B_6、维生素 B_{12}、叶酸、铜、铁或锌中

的任意微量营养素缺乏均相关（$P<0.001$），因此上述微量营养素缺乏会影响老年人免疫功能，使其呼吸道感染风险增加。

（5）有研究认为，老年人维生素 D 水平较低会使其认知功能下降更快，但 Schoor 等研究却发现，老年人维生素 D 水平较低只是总体认知水平较低且信息处理速度较慢，而并不会加速其认知功能下降。

（6）Snorri 等通过一项荟萃分析研究表明，硒、维生素 C、维生素 E 及胡萝卜素有潜在保护老年人认知水平的功能。

（7）维生素 D 缺乏可导致肌肉氧化应激增加，从而使得肌肉蛋白水解作用增加，加速老年人肌肉减少症的发生发展。有一项荟萃分析研究发现血 25（OH）D_3 水平越低，虚弱发生的风险越高（合并的 $OR=1.27$，95% CI 1.17~1.38，$I^2=59\%$）。Gutierrez-Robledo 等也证实上述观点。

（8）当血 25（OH）D_3 的水平 <10 ng/ml 时会增加男性 2 型糖尿病患者的周围神经病变或增加女性 2 型糖尿病患者肾病的发生风险。

（9）维生素 D 水平正常的人群补充维生素 D 并不能改善其骨密度。

（10）有一项研究纳入有跌倒病史的 70 岁以上老年人（$n=200$），将其随机分成 3 组，每月分别给予 24 000 U 的维生素 D_3（$n=67$，组 I）、60 000 U 的维生素 D_3（$n=67$，组 II）或 24 000 U 的维生素 D_3 加 300 μg 的骨化二醇（$n=66$，组 III），干预 12 个月后，尽管患者的血 25（OH）D_3 水平达到正常水平，但其简易运动评分并无明显改善。

（11）给予老年人群补充维生素 D（750 μg 或 1 500 μg，每月 1 次，持续 1 年）并不能降低细胞因子及脂肪因子（CRP、瘦素、脂联素、瘦素 / 脂联素及 IL-10）的水平。

2. 矿物质

（1）血清锌浓度与老年人心理效能有关，无抑郁症的认知功能正常的老年人较记忆受损合并抑郁症状的老年人血清锌浓度显著升高。

（2）一项前瞻性队列研究纳入 9 820 例受试者（平均年龄 65.1 岁），通过 Cox 比例风险模型分析发现，血清镁水平增加 0.1 mmol/L 就可降低冠心病的致死风险（OR：0.82，95% CI 0.70~0.96）。

（3）Carolien 等纳入 387 例健康老年男性（平均年龄 77 岁）进行一项队列研究发现，血浆硒蛋白（selenoprotein P，SePP）和硒水平与总骨密度及股骨转子的骨密度显著正相关。

五、中老年人维生素和矿物质缺乏进行干预的临床证据

1. Razinah Sharif 等将 84 例健康受试者（65~85 岁）随机分成干预组（$n=42$，86.9 mg 锌肌肽补充剂）和对照组（$n=42$，麦芽糊精安慰剂），进行为期 12 周的干预研究后发现，与对照组相比，干预组受试者的血浆锌水平显著升高、微核率显著降低、DNA 的尾长和尾密度显著降低、端粒损伤显著下降、锌转运体基因 MT1A 及 ZIP1 显著升高（均 $P<0.05$），因此，认为补充锌可改善老年人锌营养状态、增加体内抗氧化水平并减少 DNA 损伤。【1b】

2．一项法国的为期两年的随机双盲对照干预研究，纳入了来自 25 个老年中心的 725 例 65 岁以上的老年人，随机分配口服营养补充剂（含锌、硒；或含维生素 C、β 胡萝卜素、维生素 E）或安慰剂。结果提示补充低剂量的锌或硒可加强老年人体液反应，并降低其呼吸道及泌尿生殖系感染风险。【1b】

3．Grodstein 等进行了一项为期 12 年的医师健康研究 Ⅱ（The Physicians' Health Study Ⅱ），发现补充维生素复合物（含 50 mg β 胡萝卜素、400 U 维生素 E、500 mg 维生素 C）并未明显改善老年人的认知水平。【1b】

4．有荟萃分析表明，给予老年患者叶酸及维生素 B_6 或维生素 B_{12} 可以明显降低患者血同型半胱氨酸水平（$P<0.001$），但是 MMSE（Mini-Mental State Examination，MMSE）评分无明显改善（$P=0.921$）。【1a】

5．有一项荟萃分析纳入了已发表的 2 个纵向研究和 10 个横断面研究（研究样本量 28-2 287），年龄在 65~81 岁。研究的神经结局包括：神经功能、临床症状和体征、自述的神经症状。其中，一个纵向研究结果和 3 个横断面研究表明 B 族维生素与老年人认知功能不相关；而另 4 个横断面研究表明维生素 B_{12} 仅与部分神经结局相关。总体上，B 族维生素是否能改善老年人认知仍不确定。【2a】

6．有新加坡研究者对虚弱的老年人（平均年龄 70 岁）进行了一项为期半年的平行随机对照试验，研究发现给予老年人连续补充 24 周营养补充剂（含铁、钙、叶酸、维生素 B_6、维生素 B_{12}、维生素 D）能明显改善老年人 3 个月、6 个月和 12 个月后的虚弱状态（$P<0.001$）。【1b】

7．一项荟萃分析表明，由于利尿药的应用、饮食习惯的改变及吸收和代谢功能障碍，与健康老年人群相比，合并收缩期心力衰竭的老年人群其维生素 B_1 缺乏的发生率更高（$OR=2.53$，$95\%CI$ 1.65~3.87），而补充维生素 B_1 可明显改善其射血分数及心力衰竭症状。【2a】

8．对于血液透析的患者，口服锌离子补充剂（34 mg/d）可以降低红细胞生成素反应指数，有利于改善患者的缺锌状态及肾性贫血。【1b】

9．对于合并 Ⅱ、Ⅲ 或者 Ⅳ 期压疮的营养不良患者，给予口服特殊营养补充剂（富含精氨酸、锌、抗氧化剂，400 ml/d）8 周后可使其压疮面其积缩小 40%（$OR=1.98$，$95\%CI$ 1.12~3.48，$P=0.018$）。【1b】

六、专家共识

1．维生素和矿物质在中老年人健康的维持和疾病的发生、发展过程中具有重要作用。

2．中老年人维生素和矿物质缺乏会影响老年人生理功能、心理功能、免疫功能、认知功能受损。

3．中老年人维生素和矿物质缺乏会导致老年人跌倒的风险增加，并增加肌肉减少症、虚弱及其他慢性疾病的发生。

4．对本身存在营养不良的老年人，适当补充维生素和矿物质可明显改善老年人生理功能、心理功能、免疫功能、认知功能受损，减少氧化应激，促进健康老龄化，预防慢性疾病的发生。

参考文献

［1］ Roman Viñas B, Ribas Barba L, Ngo J, et al. Projected prevalence of inadequate nutrient intakes in Europe. Ann Nutr Metab, 2011, 59: 84-95.

［2］ Hwalla N, Al Dhaheri AS, Radwan H, et al. The Prevalence of Micronutrient Deficiencies and Inadequacies in the Middle East and Approaches to Interventions. Nutrients, 2017, 9: E229.

［3］ Ter Borg S, Verlaan S, Hemsworth J, et al. Micronutrient intakes and potential inadequacies of community-dwelling older adults: a systematic review. Br J Nutr, 2015, 113: 1195-1206.

［4］ Gupta A, Khenduja P, Pandey RM, et al. Dietary Intake of Minerals, Vitamins, and Trace Elements Among Geriatric Population in India. Biol Trace Elem Res, 2017, 180 (1): 28-38.

［5］ Salminen M, Saaristo P, Salonoja M, et al. Vitamin D status and physical function in older Finnish people: A one-year follow-up study. Arch Gerontol Geriatr, 2015, 61: 419-424.

［6］ Gwon M, Tak YJ, Kim YJ, et al. Is Hypovitaminosis D Associated with Stress Perception in the Elderly? A Nationwide Representative Study in Korea. Nutrients, 2016, 8: E647.

［7］ Song BM, Kim HC, Rhee Y, et al. Association between serum 25-hydroxyvitamin D concentrations and depressive symptoms in an older Korean population: A cross-sectional study. J Affect Disord, 2016, 189: 357-364.

［8］ Brouwer-Brolsma EM, Dhonukshe-Rutten RA, van Wijngaarden JP, et al. Low vitamin D status is associated with more depressive symptoms in Dutch older adults. Eur J Nutr, 2016, 55: 1525-1534.

［9］ Bouamama S, Merzouk H, Medjdoub A, et al. Effects of exogenous vitamins A, C, and E and NADH supplementation on proliferation, cytokines release, and cell redox status of lymphocytes from healthy aged subjects. Appl Physiol Nutr Metab, 2017, 42: 579-587.

［10］ Hamer DH, Sempértegui F, Estrella B, et al. Micronutrient deficiencies are associated with impaired immune response and higher burden of respiratory infections in elderly Ecuadorians. J Nutr, 2009, 139: 113-119.

［11］ Wise J. Low vitamin D is linked to faster cognitive decline in older adults. BMJ, 2015, 351: 4916.

［12］ Van Schoor NM, Comijs HC, Llewellyn DJ, et al. Cross-sectional and longitudinal associations between serum 25-hydroxyvitamin D and cognitive functioning. Int Psychogeriatr, 2016, 28: 759-768.

［13］ Rafnsson SB, Dilis V, Trichopoulou A. Antioxidant nutrients and age-related cognitive decline: a systematic review of population-based cohort studies. Eur J Nutr, 2013, 52: 1553-1567.

［14］ Bhat M, Ismail A. Vitamin D treatment protects against and reverses oxidative stress induced muscle proteolysis. J Steroid Biochem Mol Biol, 2015, 152: 171-179.

［15］ Zhou J, Huang P, Liu P, et al. Association of vitamin D deficiency and frailty: A systematic review and meta-analysis. Maturitas, 2016, 94: 70-76.

［16］ Gutiérrez-Robledo LM, Ávila-Funes JA, Amieva H, et al. Association of low serum 25-hydroxyvitamin D levels with the frailty syndrome in Mexican community-dwelling elderly. Aging Male, 2016, 19: 58-63.

［17］ Jung CH, Kim KJ, Kim BY, et al. Relationship between vitamin D status and vascular complications in patients with type 2 diabetes mellitus. Nutr Res, 2016, 36: 117-124.

［18］ Zheng YT, Cui QQ, Hong YM, et al. A meta-analysis of high dose, intermittent vitamin D supplementation among older adults. PLoS One, 2015, 10: e0115850.

［19］ Bischoff-Ferrari HA, Dawson-Hughes B, Orav EJ, et al. Monthly High-Dose Vitamin D Treatment for the Prevention of Functional Decline: A Randomized Clinical Trial. JAMA Intern Med, 2016, 176: 175-183.

［20］ Waterhouse M, Tran B, Ebeling PR, et al. Effect of vitamin D supplementation on selected inflammatory biomarkers in older adults: a secondary analysis of data from a randomised, placebo-controlled trial. Br J Nutr, 2015, 114: 693-699.

［21］ Markiewicz-Żukowska R, Gutowska A, Borawska MH. Serum zinc concentrations correlate with mental and physical status of nursing home residents. PLoS One, 2015, 10: e0117257.

［22］ Kieboom BC, Niemeijer MN, Leening MJ, et al. Serum Magnesium and the Risk of Death from Coronary Heart Disease and Sudden Cardiac Death. J Am Heart Assoc, 2016, 5: e002707.

［23］ Beukhof CM, Medici M, Van den Beld AW, et al. Selenium Status Is Positively Associated with Bone Mineral Density in Healthy Aging European Men. PLoS One, 2016, 11: e0152748.

［24］ Sharif R, Thomas P, Zalewski P, et al. Zinc supplementation influences genomic stability biomarkers, antioxidant activity, and zinc transporter genes in an elderly Australian population with low zinc status. Mol Nutr Food Res, 2015, 59: 1200-1212.

［25］ Girodon F, Galan P, Monget AL, et al. Impact of trace elements and vitamin supplementation on immunity and infections in institutionalized elderly patients: a randomized controlled trial. MIN. VIT. AOX. geriatric network. Arch Intern Med, 1999, 159: 748-754.

［26］ Grodstein F, O' Brien J, Kang JH, et al. Long-term multivitamin supplementation and cognitive function in men: a randomized trial. Ann Intern Med, 2013, 159: 806-814.

［27］ Zhang DM, Ye JX, Mu JS, et al. Efficacy of Vitamin B Supplementation on Cognition in Elderly Patients with Cognitive-Related Diseases. J Geriatr Psychiatry Neurol, 2017, 30: 50-59.

［28］ Miles LM, Mills K, Clarke R, et al. Is there an association of vitamin B12 status with neurological function in older people? A systematic review. Br J Nutr, 2015, 114: 503-508.

［29］ Ng TP, Feng L, Nyunt MS, et al. Nutritional, Physical, Cognitive, and Combination Interventions and Frailty Reversal Among Older Adults: A Randomized Controlled Trial. Am J Med, 2015, 128: 1225-1236.

［30］ Jain A, Mehta R, Al-Ani M, et al. Determining the Role of Thiamine Deficiency in Systolic Heart Failure: A Meta-Analysis and Systematic Review. J Card Fail, 2015, 21 (12): 1000-1007.

［31］ Kobayashi H, Abe M, Okada K, et al. Oral zinc supplementation reduces the erythropoietin responsiveness index in patients on hemodialysis. Nutrients, 2015, 7: 3783-3795.

［32］ Cereda E, Klersy C, Serioli M, et al. A nutritional formula enriched with arginine, zinc, and antioxidants for the healing of pressure ulcers: a randomized trial. Ann Intern Med, 2015, 162: 167-174.

附　　录

附录A　《中国居民膳食营养素参考摄入量》2013 修订版

文献来源：程义勇.《中国居民膳食营养素参考摄入量》2013 修订版简介. 营养学版，2014，36（4）：313-317.

表1　中国居民膳食宏量营养素的可接受范围（AMDR）

年龄（岁）	总碳水化合物（%E）	添加糖（%E）	总脂肪（%E）	SFA（%E）	n-6 PUFA（%E）	n-3 PUFA（%E）	EPA＋DHA（g/d）
0～	—	—	48（AI）	—	—	—	—
0.5～	—	—	40（AI）	—	—	—	—
1～	50～65	—	35（AI）	—	—	—	—
4～	50～65	<10	20～30	<8	—	—	—
7～	50～65	<10	20～30	<8	—	—	—
11～	50～65	<10	20～30	<8	—	—	—
14～	50～65	<10	20～30	<8	—	—	—
18～	50～65	<10	20～30	<10	2.5～9.0	0.5～2.0	0.25～2.0
50～	50～65	<10	20～30	<10	2.5～9.0	0.5～2.0	0.25～2.0
65～	50～65	<10	20～30	<10	2.5～9.0	0.5～2.0	0.25～2.0
80～	50～65	<10	20～30	<10	2.5～9.0	0.5～2.0	0.25～2.0
孕妇（早）	50～65	<10	20～30	<10	2.5～9.0	0.5～2.0	—
孕妇（中）	50～65	<10	20～30	<10	2.5～9.0	0.5～2.0	—
孕妇（晚）	50～65	<10	20～30	<10	2.5～9.0	0.5～2.0	—
乳母	50～65	<10	20～30	<10	2.5～9.0	0.5～2.0	—

%E. 占能量的百分比；SFA. 饱和脂肪酸；PUFA. 多不饱和脂肪酸

表2　中国居民膳食水适宜摄入量（AI）

年龄（岁）	饮水量 [a]（L/d）		总摄入量 [b]（L/d）	
	男	女	男	女
0～	—		0.7 [c]	
0.5～	—		0.9	
1～	—		1.3	
4～	0.8		1.6	
7～	1.0		1.8	
11～	1.3	1.1	2.3	2.0
14～	1.4	1.2	2.5	2.2
18～	1.7	1.5	3.0	2.7
50～	1.7	1.5	3.0	2.7
65～	1.7	1.5	3.0	2.7
80～	1.7	1.5	3.0	2.7
孕妇（早）	—	+0.2	—	+0.3
孕妇（中）	—	+0.2	—	+0.3
孕妇（晚）	—	+0.2	—	+0.3
乳母	—	+0.6	—	+0.1

a. 如在高温环境或中等以上身体活动时，应适当增加摄入量；b：包括食物中及饮水中的水；c. 来自母乳

表 3　中国居民膳食维生素的推荐摄入量（RNI）或适宜摄入量（AI）

年龄（岁）	VitA μg RAE/d 男	女	VitD μg/d	VitE（AI） mg α-TE/d	VitK(AI) μg/d	VitB₁ mg/d 男	女	VitB₂ mg/d 男	女	VitB₆ mg/d	VitB₁₂ mg/d	泛酸（AI） mg/d	叶酸 μg DFE/d	烟酸 mg NE/d 男	女	胆碱（AI） mg/d 男	女	生物素 (AI) mg/d	VitC mg/d
0~	300（AI）		10（AI）	3	2	0.1（AI）		0.4（AI）		0.2（AI）	0.3（AI）	1.7	65（AI）	2（AI）		120		5	40（AI）
0.5~	350（AI）		10（AI）	4	10	0.3（AI）		0.5（AI）		0.4（AI）	0.6（AI）	1.9	100（AI）	3（AI）		150		9	40（AI）
1~	310		10	6	30	0.6		0.6		0.6	1.0	2.1	160	6		200		17	40
4~	360		10	7	40	0.8		0.7		0.7	1.2	2.5	190	8		250		20	50
7~	500		10	9	50	1.0		1.0		1.0	1.6	3.5	250	11	10	300		25	65
11~	670	630	10	13	70	1.3	1.1	1.3	1.1	1.3	2.1	4.5	350	14	12	400		35	90
14~	820	630	10	14	75	1.6	1.3	1.5	1.2	1.4	2.4	5.0	400	16	13	500	400	40	100
18~	800	700	10	14	80	1.4	1.2	1.4	1.2	1.4	2.4	5.0	400	15	12	500	400	40	100
50~	800	700	10	14	80	1.4	1.2	1.4	1.2	1.6	2.4	5.0	400	14	12	500	400	40	100
65~	800	700	15	14	80	1.4	1.2	1.4	1.2	1.6	2.4	5.0	400	14	11	500	400	40	100
80~	800	700	15	14	80	1.4	1.2	1.4	1.2	1.6	2.4	5.0	400	13	10	500	400	40	100
孕妇（早）	—	+0	+0	+0	+0	—	+0	—	+0	+0.8	+0.5	+1.0	+200	—	+0	—	+20	+0	+0
孕妇（中）	—	+70	+0	+0	+0	—	+0.2	—	+0.2	+0.8	+0.5	+1.0	+200	—	+0	—	+20	+0	+15
孕妇（晚）	—	+70	+0	+0	+0	—	+0.3	—	+0.3	+0.8	+0.5	+1.0	+200	—	+0	—	+20	+0	+15
乳母	—	+600	+0	+3	+5	—	+0.3	—	+0.3	+0.3	+0.8	+2.0	+150	—	+3	—	+120	+10	+50

RAE. 视黄醇活性当量（μg）=膳食或补充剂来源全反式视黄醇（μg）+1/2补充剂源全反式β-胡萝卜素（μg）+1/12膳食全反式β-胡萝卜素（μg）+1/24其他膳食维生素A类胡萝卜素（μg）；α-TE. α-生育酚当量（mg）=1×α-生育酚（mg）+0.5×β-生育酚（mg）+0.1×γ-生育酚（mg）+0.02×δ-生育酚（mg）+0.3×α-三烯生育酚（mg）；DFE. 膳食叶酸当量（μg）=天然食物来源叶酸（μg）+1.7×合成叶酸（μg）；NE. 烟酸当量（mg）=烟酸（mg）+1/60色氨酸（mg）；未制定参考值时省用"—"表示

表4 中国居民膳食矿物质的推荐摄入量（RNI）或适宜摄入量（AI）

年龄（岁）	钙 mg/d	磷 mg/d	钾（AI）mg/d	镁（AI）mg/d	钠（AI）mg/d	氯（AI）mg/d	铁 mg/d 男	铁 mg/d 女	锌 mg/d 男	锌 mg/d 女	碘 µg/d	硒 µg/d	铜 mg/d	钼 µg/d	氟（AI）mg/d	锰（AI）mg/d	铬（AI）µg/d
0~	200（AI）	100（AI）	350	20（AI）	170	260	0.3（AI）		2.0（AI）		85（AI）	15（AI）	0.3（AI）	2（AI）	0.01	0.01	0.2
0.5~	250（AI）	180（AI）	550	65（AI）	350	550	10		3.5		115（AI）	20（AI）	0.3（AI）	15（AI）	0.23	0.7	4.0
1~	600	300	900	140	700	1 100	9		4.0		90	25	0.3	40	0.6	1.5	15
4~	800	350	1 200	160	900	1 400	10		5.5		90	30	0.4	50	0.7	2.0	20
7~	1 000	470	1 500	220	1 200	1 900	13		7.0		90	40	0.5	65	1.0	3.0	25
11~	1 200	640	1 900	300	1 400	2 200	15	18	10	9.0	110	55	0.7	90	1.3	4.0	30
14~	1 000	710	2 200	320	1 600	2 500	16	18	11.5	8.5	120	60	0.8	100	1.5	4.5	35
18~	800	720	2 000	330	1 500	2 300	12	20	12.5	7.5	120	60	0.8	100	1.5	4.5	30
50~	1 000	720	2 000	330	1 400	2 200	12	12	12.5	7.5	120	60	0.8	100	1.5	4.5	30
65~	1 000	700	2 000	320	1 400	2 200	12	12	12.5	7.5	120	60	0.8	100	1.5	4.5	30
80~	1 000	670	2 000	310	1 300	2 200	12	12	12.5	7.5	120	60	0.8	100	1.5	4.5	30
孕妇（早）	+0	+0	+0	+40	+0	+0	—	+0	—	+2.0	+110	+5	+0.1	+10	+0	+0.4	+1.0
孕妇（中）	+200	+0	+0	+40	+0	+0	—	+4	—	+2.0	+110	+5	+0.1	+10	+0	+0.4	+4.0
孕妇（晚）	+200	+0	+0	+40	+0	+0	—	+9	—	+2.0	+110	+5	+0.1	+10	+0	+0.4	+6.0
乳母	+200	+0	+400	+0	+0	+0	—	+4	—	+4.5	+120	+18	+0.6	+3	+0	+0.3	+7.0

未制定参考值者用"—"表示

表 5　中国居民膳食微量营养素平均需要量（EAR）

年龄（岁）	VitA μg RAE/d 男	VitA 女	VitD μg/d	VitB₁ mg/d 男	VitB₁ 女	VitB₂ mg/d 男	VitB₂ 女	VitB₆ mg/d	VitB₁₂ mg/d	叶酸 μg DFE/d	烟酸 mg NE/d 男	烟酸 女	VitC mg/d	Ca mg/d	P mg/d	Mg mg/d	Fe mg/d 男	Fe 女	Zn mg/d 男	Zn 女	I μg/d	Se μg/d	Cu mg/d	Mo μg/d
0~	—	—	—	—	—	—	—	—	—	—	—	—	—	—	—	—	—	—	—	—	—	—	—	—
0.5~	—	—	—	—	—	—	—	—	—	—	—	—	—	—	—	—	—	7	—	2.8	—	—	—	—
1~		220	8		0.5		0.5	0.5	0.8	130	5	5	35	500	250	110		6		3.2	65	20	0.25	35
4~		260	8		0.6		0.6	0.6	1.0	150	7	6	40	650	290	130		7		4.6	65	25	0.30	40
7~		360	8		08		0.8	0.8	1.3	210	9	8	55	800	400	180		10		5.9	65	35	0.40	55
11~	480	450	8	1.1	1.0	1.1	0.9	1.1	1.8	290	11	10	75	1 000	540	250	11	14	8.2	7.6	75	45	0.55	75
14~	590	450	8	1.3	1.1	1.3	1.0	1.2	2.0	320	14	11	85	800	590	270	12	14	9.7	6.9	85	50	0.60	85
18~	560	480	8	1.2	1.0	1.2	1.0	1.3	2.0	320	12	10	85	650	600	280	9	15	10.4	6.1	85	50	0.60	85
50~	560	480	8	1.2	1.0	1.2	1.0	1.3	2.0	320	12	10	85	800	600	280	9	9	10.4	6.1	85	50	0.60	85
65~	560	480	8	1.2	1.0	1.2	1.0	1.3	2.0	320	11	9	85	800	590	270	9	9	10.4	6.1	85	50	0.60	85
80~	560	480	8	1.2	1.0	1.2	1.0	1.3	2.0	320	11	8	85	800	560	260	9	9	10.4	6.1	85	50	0.60	85
孕妇（早）	—	+0	+0	—	+0		+0	+0.7	+0.4	+200	—	+0	+0	+0	+0	+30	—	+0		+1.7	+75	+4	+0.10	+7
孕妇（中）	—	+50	+0	—	+0.1		+0.1	+0.7	+0.4	+200	—	+0	+10	+160	+0	+30	—	+4		+1.7	+75	+4	+0.10	+7
孕妇（晚）	—	+50	+0	—	+0.2		+0.2	+0.7	+0.4	+200	—	+0	+10	+160	+0	+30	—	+7		+1.7	+75	+4	+0.10	+7
乳母	—	+400	+0	—	+0.2		+0.2	+0.2	+0.6	+130	—	+2	+40	+160	+0	+0	—	+3		+3.8	+85	+15	+0.50	+3

RAE. 视黄醇活性当量（μg）：膳食或补充剂无机品全反式视黄醇（μg）+1/2 补充剂纯品全反式 β- 胡萝卜素（μg）+1/12 膳食全反式 β- 胡萝卜素（μg）+1/24 其他膳食维生素 A 类胡萝卜素（μg）; DFE. 膳食叶酸当量（μg）= 天然食物来源叶酸（μg）+1.7×合成叶酸（μg）; NE. 烟酸当量（mg）= 烟酸（mg）+1/60 色氨酸（mg）; 未制定参考值者用 "—" 表示

表6　中国居民膳食微量营养素的可耐受最高摄入量（UL）

年龄（年）	VitA μg RAE/d	VitD μg/d	VitE mg α-TE/d	VitB$_6$ mg/d	叶酸 μg/d ª	烟酸 mg NE/d	烟酸胺 mg/d	胆碱 mg/d	VitC mg/d	Ca mg/d	P mg/d	Fe mg/d	Zn mg/d	I μg/d	Se μg/d	Cu mg/d	Mo μg/d	F mg/d	Mn mg/d
0～	600	20	—	—	—	—	—	—	—	1 000	—	—	—	—	55	—	—	—	—
0.5～	600	20	—	—	—	—	—	—	—	1 500	—	—	—	—	80	—	—	—	—
1～	700	20	150	20	300	10	100	1 000	400	1 500	—	25	8	200	100	2	200	0.8	—
4～	900	30	200	25	400	15	130	1 000	600	2 000	—	30	12	200	150	3	300	1.1	3.5
7～	1 500	45	350	35	600	20	180	1 500	1 000	2 000	—	35	19	300	200	4	450	1.7	5.0
11～	2 100	40	500	45	800	25	240	1 500	1 400	2 000	—	40	28	400	300	6	650	2.5	8
14～	2 700	50	600	55	900	30	280	2 000	1 800	2 000	—	40	35	500	350	7	800	3.1	10
18～	3 000	50	700	60	1 000	35	310	3 000	2 000	2 000	3 500	42	40	600	400	8	900	3.5	11
50～	3 000	50	700	60	1 000	35	310	3 000	2 000	2 000	3 500	42	40	600	400	8	900	3.5	11
65～	3 000	50	700	60	1 000	35	300	3 000	2 000	2 000	3 500	42	40	600	400	8	900	3.5	11
80～	3 000	50	700	60	1 000	30	280	3 000	2 000	2 000	3 000	42	40	600	400	8	900	3.5	11
孕妇（早）	3 000	50	700	60	1 000	35	310	3 000	2 000	2 000	3 500	42	40	600	400	8	900	3.5	11
孕妇（中）	3 000	50	700	60	1 000	35	310	3 000	2 000	2 000	3 500	42	40	600	400	8	900	3.5	11
孕妇（晚）	3 000	50	700	60	1 000	35	310	3 000	2 000	2 000	3 500	42	40	600	400	8	900	3.5	11
乳母	3 000	50	700	60	1 000	35	310	3 000	2 000	2 000	3 500	42	40	600	400	8	900	3.5	11

RAE. 视黄醇活性当量（μg）=膳食或补充剂来源全反式视黄醇（μg）+1/2补充剂纯品全反式β-胡萝卜素（μg）+1/12膳食全反式β-胡萝卜素（μg）+1/24其他膳食维生素A类胡萝卜素（μg）；α-TE. α-生育酚当量（mg）=1×α-生育酚（mg）+0.5×β-生育酚（mg）+0.1×γ-生育酚（mg）+0.02×δ-生育酚（mg）+0.3×α-三烯生育酚（mg）；DFE. 膳食叶酸当量（μg）=天然食物来源叶酸（μg）+1.7×合成叶酸（μg）；NE. 烟酸当量（mg）=烟酸（mg）+1/60色氨酸（mg）；未制定参考值者用"—"表示；a. 指合成叶酸摄入量上限，不包括天然食物来源的叶酸量

表 7　中国居民膳食营养素建议摄入量（PI）

人群（岁）	钾（mg/d）	钠（mg/d）	维生素 C（mg/d）
0～	—	—	—
0.5～	—	—	—
1～	—	—	—
4～	2 100	1 200	—
7～	2 800	1 500	—
11～	3 400	1 900	—
14～	3 900	2 200	—
18～	3 600	2 000	200
50～	3 600	1 900	200
65～	3 600	1 800	200
80～	3 600	1 700	200
孕妇（早）	3 600	2 000	200
孕妇（中）	3 600	2 000	200
孕妇（晚）	3 600	2 000	200
乳母	3 600	2 000	200

未制定参考值者用"—"表示

表 8　中国成人其他膳食成分特定建议值（SPL）和可耐受最高摄入量（UL）

其他膳食成分	SPL	UL
膳食纤维（g/d）	25（AI）	—
植物甾醇（g/d）	0.9	2.4
植物甾醇酯（g/d）	1.5	3.9
番茄红素（mg/d）	18	70
叶黄素（mg/d）	10	40
原花青素（mg/d）	—	800
大豆异黄酮（mg/d）[a]	55	120
花色苷（mg/d）	50	—
氨基葡萄糖（mg/d）	1 000	—
硫酸或盐酸氨基葡萄糖（mg/d）	1 500	—
姜黄素（mg/d）	—	720

a. 指绝经后妇女；未制定参考值者用"—"表示

附录 B 读者须知：牛津循证医学中心证据分级及推荐强度

专家共识中的证据分级标准

本书中的证据质量的评价采用 Cochrane 手册（版本 5.1.0）中推荐使用偏倚风险表（risk of bias table）对入选的随机对照试验进行质量评价和分级；如所有标准均为充分，则发生各种偏倚的可能性很小，如其中一个为不清楚，则有发生相应偏倚的中度可能性，如其中一个为不充分，或未采用，则有发生相应偏倚的高度可能性。

证据级别分类原则参照 2001 年牛津大学循证医学中心证据等级标准（治疗、预防），见下表。

治疗、预防类的证据	证据等级	推荐强度
同质 RCT 的系统评价	1a	
单个 RCT（可信区间窄）	1b	A
全或无病案系列	1c	
同质队列研究的系统评价	2a	
单个队列研究	2b	B
结局研究	2c	
同质病例对照研究的系统评价	3a	
单个病例对照	3b	B
病例系列研究（包括低质量队列和病例对照研究）	4	C
基于经验未经严格论证的专家意见	5	D

专家共识的推荐原则和推荐强度

由于有关营养的文献研究大多数存在试验报道内容不全面、设计欠规范、疗效标准不统一等问题，使试验结果存在潜在的偏倚，因此，本专家共识的推荐原则是结合医学理论、文献研究和专家经验等综合考虑和制定的，所有的证据均需取得专家共识后方可列入推荐。

专家共识的推荐强度分级按照 GRADE 小组制定的推荐强度级别标准进行证据推荐，该标准中推荐意见分为强、弱两级，当证据明确显示干预措施利大于弊，或弊大于利时，指南小组可将其列为强推荐；当利弊不确定或无论质量高低的证据均显示利弊相当时，则视为弱推荐。

综上所述，本指南证据为 Ⅰ 级并且取得专家共识则视为强推荐，证据为 Ⅱ 级、Ⅲ 级、Ⅳ 级、Ⅴ 级且取得专家共识则视为弱推荐。

附录 C　常量和微量元素的功能、来源和过量摄入的不良反应

营养素	功能	主要食物来源	过量摄入导致的不良反应	备注
钙（Ca）	对血液凝集、肌肉收缩、神经传导和骨骼牙齿的发育发挥重要作用	牛奶、奶酪、酸奶、玉米饼、豆腐、卷心菜、甘蓝、花菜	肾结石、高钙血症、乳 - 碱综合征、肾功能不全	由于运动神经性厌食导致的无月经妇女钙的净吸收率下降；高蛋白摄入增加钙的需要量这一观点仍有争议
磷（P）	维持 pH，能量的储存和转移及核苷酸的合成	牛乳、酸奶、冰淇淋、奶酪、豌豆、肉类、蛋类及一些谷类和面包	转移性钙化、骨骼空隙、影响钙吸收	运动员和其他高能量消耗者从食物中摄取的量大于 UL，但没有明显不良反应
镁（Mg）	酶系统的辅因子	绿叶蔬菜、非精制谷类、坚果、肉类、淀粉、牛乳	食用天然食物中的镁没有不良反应；补充剂中镁的不良反应可能包括渗透性腹泻；镁的 UL 值仅指药用镁，而不包括食物和水中的镁	
铁（Fe）	血红蛋白及多种酶的组成成分，预防小细胞低色素贫血	水果、蔬菜及强化的面包和谷类制品；谷类是非血红蛋白铁的来源，肉类和禽类是血红蛋白铁的来源	胃肠道不适	素食者非红蛋白铁的吸收率低于非素食者，因此建议素食者铁的需要量应是非素食者的 2 倍；建议血红蛋白铁占 75%
碘（I）	甲状腺激素的组成成分，预防甲状腺肿和克汀病	海产品、加碘盐	增加促甲状腺激素（TSH）的浓度	自身免疫性
锌（Zn）	多种酶和蛋白质的组成成分；参与调节基因表达的调节	强化谷类、红肉及某些海产品	减少铜的含量	素食者锌的吸收比非素食者低，因此建议素食者锌的需要量大约是非素食者的 2 倍
硒（Se）	免受氧化应激、调节甲状腺激素的活性、降低维生素 C 及其他分子的氧化水平	动物内脏。海产品和植物（依据土壤中的硒含量）	毛发和指甲变脆变脱落	无
铜（Cu）	与铁代谢有关的酶类的成分	动物内脏、海产品、坚果、种子、麦麸、谷类、全麦制品、可可制品	胃肠道反应，肝损害	摄入过量铜可增加 Wilson 病、印度儿童硬化和特发性铜中毒等不良反应的危险性
氟（F）	抑制龋齿的发生和发展，促进新骨的形成	加氟水、茶、海鱼、加氟的护齿用品	牙釉质和骨骼的氟中毒	无
铬（Cr）	有助于维持血糖稳定	一些谷类、肉、禽、鱼类和啤酒	慢性肾衰竭	无

（待续）

（续表）

营养素	功能	主要食物来源	过量摄入导致的不良反应	备注
锰（Mn）	参与骨骼的形成及与氨基酸、胆固醇和糖类代谢有关的酶的形成	坚果、豆类、茶和全麦	增加血液浓度和神经毒性	由于饮用水和补充剂中锰的生物利用率高于食物中的锰，因此锰补充剂应慎用，尤其是已大量食用富含镁的植物食品者；此外，肝病患者过量服用锰后明显容易发生不良反应
钼（Mo）	参与含硫氨基酸。嘌呤和嘧啶代谢的酶的辅因子	豆类、粮谷类制品及坚果	动物研究中观察到不良反应	膳食铜摄入缺乏者及铜代谢障碍者导致的铜缺乏者发生钼中毒的危险性增加
砷（As）	动物资料表明需要砷，但未发现对人体的生理功能	乳制品、肉、禽、鱼类、粮谷类	未发现食物中有机砷化合物的不良反应；无机砷是已知的毒物；尽管未定砷的UL，但在食品或补充剂中添加砷还缺乏合理性	无
硼（B）	尽管有研究发现在动物中发挥功能，但对人体的生物能尚不清楚	果汁饮料及其制品、土豆、豆类、牛乳、砂梨、花生酱和花生	动物研究中发现影响生殖和发育	无
镍（Ni）	尚未证实对人体有明确的生物功能；可能作为含金酶的辅因子并促进铁在微生物中的吸收和代谢	坚果、豆类、谷类、甜味剂、巧克力奶粉、巧克力糖	动物研究中发现可减少动物体重的增加	通过皮肤接触途径发生镍过敏者及肾功能不全者摄入过量镍后明显易于发生不良反应
硅（Si）	尚未证实对人体有生物学作用；动物研究发现参与骨骼的功能	植物性食物	尚无证据表明天然食物和硅对健康产生不良反应	无
钒（V）	尚未证实对人体有生物学作用	蘑菇、贝类、黑椒、欧芹和莳萝子	动物研究发现肾损伤	无

附录 D　维生素的功能、来源和过量摄入的不良反应

营养素	功能	主要食物来源	过量摄入导致的不良反应	备注
维生素 A	对于维持正常视力、基因表达、生殖、胚胎发育和免疫功能是必需的	肝、乳制品、鱼、深色水果和叶菜	致咳作用、肝毒性；注：仅来自已形成的维生素 A	大量饮酒者，有肝疾病史者、高脂血症者及严重蛋白质营养不良者过量摄入已形成的维生素 A 后明显发生不良反应；维生素 A 缺乏的危险的个体，β-胡萝卜素补充剂仅可作维生素 A 原性用
维生素 D	维持血清中钙和磷的浓度	鱼肝油。高脂肪含量的新鲜鱼类，海豹的肝和脂肪、给予维生素 D 的母鸡所产的蛋，强化的乳制品和谷类	血清 $25(OH)D_3$ 浓度增加，导致高钙血症	用糖皮质凝血治疗的患者可能需要额外补充维生素 D
维生素 E	代谢功能尚未被证实；维生素 E 的主要功能足作为非特异性的抗氧化剂	植物油、未精制粮谷类、坚果、水果、蔬菜和肉类	尚无证据表明天然食物中的维生素 E 有不良反应；维生素 E 补充剂的不良反应可能包括出血倾向；维生素 E 的 UL 值适用于补充剂、强化食品中任何形式的 α-维生素 E	接受抗凝血治疗的患者服用维生素 E 补充剂应注意检测
维生素 K	作为辅助参与许多与凝血和日代谢的蛋白质的合成	绿色蔬菜（芥蓝、菠菜、沙拉中的绿色蔬菜和花菜、抱子甘蓝、卷心菜、植物油和人造黄油）	人群和动物研究都未有膳食或补充剂中的维生素 K 产生不良反应的报道，但并不意味着大量摄入没有不良反应；由于维生素 K 不良反应的资料有限，应慎用	接受抗凝血治疗的患者应监测维生素 K 的摄入量
维生素 B_1	糖类和支链氨基酸代谢的辅酶	浓缩、强化和全麦制品；面包及制品；主要成分为谷类的混合食品；即食食品	尚无食物和补充剂中的维生素 B_1 产生不良反应的报道，但并不意味着大量摄入没有发生不良反应的可能性；由于维生素 B_1 不良反应作用的资料有限，应慎用	血液透析者、腹膜透析者及吸收不良综合征患者维生素 B_1 的需要量增加
维生素 B_2	许多氧化还原反应的辅酶	动物内脏、牛乳、面包制品和强化谷类	尚无食物或补充剂中的维生素 B_2 产生不良反应的报道，但这并不意味着大量摄入没有产生不良反应的可能性；由于维生素 B_2 不良反应的资料有限，应慎用	无

（待续）

（续表）

营养素	功能	主要食物来源	过量摄入导致的不良反应	备注
维生素 B_6	氨基酸、糖原和神经鞘氨基酸代谢中的辅酶	强化谷类、动物内脏、强化的用大豆制成的肉类替代品	尚无食物中的维生素 B_6 产生不良反应的报道，但并不意味着大量摄入没有发生不良反应的可能性；由于维生素 B_6 不良反应资料有限，应慎用；大量摄入补充剂后发生神经病变	无
维生素 B_{12}	核酸代谢中的辅酶；预防巨幼细胞贫血	强化谷类、肉、鱼、禽	膳食和补充剂中正常含量的维生素 B_{12} 不产生不良反应，但并不意味着大量摄入没有发生不良反应的可能性；由于维生素 B_{12} 不良反应资料有限，应慎用	由于有 10%～30% 的老年人对食物中的维生素 B_{12} 吸收不良，因此建议 50 岁以上的老年人应主要通过食用含维生素 B_{12} 的食品或含维生素 B_{12} 的补充剂
维生素 C	在需还原型铜或铁金属酶的反应中作为辅因子，并可作为抗氧化剂	柑橘类水果、番茄、番茄汁、土豆、抱子甘蓝、菜花、花椰菜、草莓、卷心菜和菠菜	胃肠道不适、肾结石、铁吸收过量	吸烟者需要比非吸烟者额外增加 35mg/d；确保接触烟草维生素 C 的摄入量达到 RDA
泛酸	脂肪酸代谢的辅助	鸡肉、牛肉、土豆、燕麦、谷类、番茄制品、肝、肾、酵母、蛋黄、花菜、全麦	尚无食物或补充剂中的泛酸产生不良反应报道，但这并不意味着大量摄入没有发生反应的可能性；由于有关泛酸不良反应资料有限，应慎用	无
叶酸	核酸和氨基酸代谢的辅酶；预防巨幼细胞贫血	强化的粮谷类，深绿色蔬菜，强化面包、全麦面包及其制品，强化的即食谷类	掩盖维生素 B_{12} 缺乏症患者的神经学症状；未有食品或添加剂中的叶酸有不良反应的报道，这并不意味着大量摄入不产生不良反应，由于叶酸不良反应的资料有限，应慎用；叶酸、UL 值适用于补充剂或强化食品中的合成形式	有证据表明，叶酸与婴儿神经管畸形的发生有关，因此建议所有准备妊娠的妇女除膳食外另外通过补充剂或强化食品摄取 400μg 叶酸；这些女性应连续服用 400μg 叶酸，一直到确诊妊娠、开始产前保健之前（一般是在神经管形成的关键期——围孕期结束之后）
烟酸	许多氧化还原反应的辅助和共同底物，因此是能量代谢所必需的	肉、鱼、禽、强化的面包、全麦面包及其制品，强化的即食谷类	尚无证据表明天然食物中的烟酸有不良反应；烟酸补充剂的不良反应包括潮红和胃肠道不适；烟酸的 UL 值适用于补充剂、强化食品或两者兼有的合成形式	血液透析者、腹膜透析者及吸收不良综合征患者烟酸的需要量增加

（待续）

（续表）

营养素	功能	主要食物来源	过量摄入导致的不良反应	备注
胆碱	乙酰胆碱、磷脂和甜菜碱的前体	牛乳、肝、蛋类和花生	腥臭体味、流汗、流涎、低血压、肝毒性	三甲胺尿患者、肾病、肝病、抑郁症和帕金森病患者服用 UL 剂量的胆碱后有发生不良反应的危险；尽管已制定了胆碱的 ALS，但研究是否各年龄段的人群都需要补充胆碱的资料很少；在某些年龄段，通过内生性合成即可满足机体对胆碱的需要量
生物素	用于合成脂肪、糖原和氨基酸的辅酶	肝，水果和肉类中含量较少	未发现生物素对人体或动物不良反应。但并不表明大量摄入没有发生不良反应的可能性。由于有关生物素不良反应的资料有限，应慎用	无

SOUMCES: Chetary Feferenoe Ntales for Calcium Phosphrous, Magnesium Vitamin D, and Fluorie(1997); Chetary Reference rtaies for Thian in, Rbonauin, Nacin Ntan in BG, Folate Vitamin on, Pantothenic Acid, Biotin, and Chofine (1998); Dietary Referenoe Nrtaves for Vitamin C.Vitamin E.Setenium, and Carotenids(2000); and Chetary Reference ritaiesfor ViaminA. Vitamin K. Aresninc. Boron, Chrom ium.Copper, bdine, lon, Nanganese, Molyodenum, Nchel, sinioon, Vanadim, and Zinc(2001). These reports maybe accessed Via WWW.nap.edu.